中国针灸大成

综合卷

普济方·针灸门
四库全书本

Zhongguo Zhenjiu Dacheng
Zonghejuan

COMPENDIUM OF
Chinese
Acupuncture
and Moxibustion

"十三五"国家重点图书出版规划项目

总主编／石学敏

执行主编／王旭东　陈丽云　梁尚华

湖南科学技术出版社

《中国针灸大成》编委会名单

主　　编： 石学敏（天津中医药大学第一附属医院）

执行主编： 王旭东（上海中医药大学）

　　　　　　陈丽云（上海中医药大学）

　　　　　　梁尚华（上海中医药大学）

（以下以姓氏笔画为序）

副 主 编： 卞金玲（天津中医药大学第一附属医院）

　　　　　　杜宇征（天津中医药大学第一附属医院）

　　　　　　张建斌（南京中医药大学）

　　　　　　张亭立（上海中医药大学）

　　　　　　尚　力（上海中医药大学）

　　　　　　倪光夏（南京中医药大学）

编　　委： 于莉英　马　泰　马曼华　王旭东　王秋琴　王慕然　卞金玲
　　　　　　卞雅莉　申鹏飞　史慧妍　朱石兵　朱思行　朱蕴菡　衣兰杰
　　　　　　衣兰娟　许军峰　孙增坤　杜宇征　李月玮　李　军　杨丽娜
　　　　　　杨艳卓　杨　涛　杨　杰　杨　萌　宋亚芳　张工彧　张建斌
　　　　　　张亭立　张卫茜　陈杞然　陈丽云　陈雨荟　陈昕悦　林怡冰
　　　　　　尚　力　周　围　周　敏　周文娟　赵晓峰　俞欣雨　施庆武
　　　　　　晁　敏　倪光夏　徐松元　奚飞飞　梁尚华　彭娟娟　戴晓矞

学术秘书： 马　泰　宋亚芳　张亭立

序

岁在庚子，瘟疫横行，年末将近，拙著初成。新冠疫情，日渐偃伏，国既昌泰，民亦心安。天晴日朗，朋辈相聚酒酣；笑逐颜开，握手道故纵谈。谈古论今，喜看中医盛况；数典读书，深爱针灸文献。针矣砭矣，历史班班可考；焫焉爇焉，成就历历在目。针灸之术，盖吾一生足迹之所跬步蹒跚；集成先贤，乃吾多年夙愿之所魂牵梦绕。湖南科学技术出版社，欲集历代针灸文献于一编，甚合我意，大快我心。吾素好书，老而弥笃，幸喜年将老而体未衰，又得旭东教授鼎力相助，陈丽云、梁尚华诸君共同协力，《大成》之作，蒐材博远，体例创新，备而不烦，详而有体。历代针灸著述，美不胜收；各种理论技法，宛在心目。吾深知翰墨之苦，寻书之难；珍本善本，岂能易得？尤其影校对峙，瑕疵不容，若无奉献精神，哪能至此？吾忝列榜首，只是出谋划策；出版社与诸同道，方为编书栋梁。夫万种医书，内外妇儿皆有；针灸虽小，亦医学宝库一脉。《针经》之《问难》，《甲乙》之《明堂》，皇甫谧、王惟一，《标幽赋》《玉龙经》，书集一百零九种，论、图、歌、文，连类而相继。文献详备，版亦珍奇，法国朝鲜，日本越南，宋版元刻，明清官坊，见善必求，虽远必访。虽专志我针灸，亦合之国策，活我古籍，壮我中华；弘扬国粹，继承发展。故见是书，已无憾。书适成，可以献国家而备采择，供专家而作查考，遗学子而为深耘。吾固知才疏学浅，难为针灸之不刊之梓，尚需方家润色斧削。盼师长悯我诚恳，实乃真心忧，非何求，赐我良教，点我迷津，开我愚钝，正我讹误，使是书趋善近美，助中医药学飞腾世界医学之巅，则善莫大矣！

中 国 工 程 院 院 士

国 医 大 师 石 学 敏

《中国针灸大成》总主编

穷神极变出针砭 万壑春云一冰台
—— 代前言

重新认识针灸学

20世纪初，笔者于欧洲巡医，某大赛前一日，一体育明星腰伤，四壮汉抬一担架，逶迤辗转，访遍当地名医，毫无起色。万般无奈之下，求针灸一试，作死马活马之想。笔者银针一枚，刺入人中，原本动则锥心、嗷嗷呼痛之世界冠军，当即挺立行走，喜极而泣。随行记者瞠目结舌，医疗团队大惊失色——在西方医生的知识储备里，穷尽所有聪明才智，也想不出鼻唇沟和腰部有什么关系，"结构决定功能"的"真理"被人中沟上的一根银针击碎了！

这在中医行业内最平常的针灸技术，却被欧洲人看成"神操作"，恰恰展示了中国传统医学引以为豪的价值观："立象尽意"。以人类的智慧发现外象与内象的联系，以功能（疗效）作为理论的本源。笔者以为，这是针灸学在诊治疾病之外，对于人类认知世界的重大贡献。亦即：针灸学远远不只是诊疗疾病，更是人类发现世界真理的另一个重要途径。

2018年3月28日，*Science Reports*杂志发表一篇科学报告，证明了笔者上述观点。国内外媒体宣称美国科学家发现了人体内一个未知的器官，而且是人体中面积最大的一个器官。这一发现能够显著地提高现有医学对癌症以及其他诸多疾病的认知。而这一器官体内的密集结缔组织，实际上是充满流体的间质（interstitium）网络，并发挥着"减震器"的作用。科学家首次建议将该间质组织归为一个完整的器官。也就是说它拥有独立的生理作用和构成部分，并执行着特殊任务，如人体中的心脏、肝脏一样。

基于上述发现是对人体普遍联系方式的一种描述，所以研究中医的学者认为经络就是这样一种结构。人体的十四经脉主要是由组织间隙组成，上连神经和血管，下接局部细胞，直接关系着细胞的生死存亡。经络与间质组织一样无处不在，所有细胞都浸润在组织液中，整体的普遍联系就是通过连续在全身的"水"来实现的。事实上，中药就是疏通经络来治病的，这与西药用直接杀死病变细胞的药理有着根本的不同。可以这样说，证明了经络的存在，也就间接证明了中药药理的科学性，可以理解为什么癌症在侵袭某些人体部位后更容易蔓延。

笔者认为，中医学者对美国科学家的发现进行相似性印证，或许不那么贴切和完全对应，但是，从整体观念而言，这种发现无疑是西方医学的进步。这也佐证了针灸学知识领域内，古老而晦涩的语言文字里，隐含着朦胧而内涵深远的知识，有待我们深入挖掘研究。

应用现有的科学认知来评价针灸的科学性，我们已经吃尽苦头。"经络研究"进行了几十年，花费无数人力、物力、财力，最终却是一无所获。因为这些研究一直是以西方科学的知识结构、价值观和思维方式来检验古代的成果，犯了本质的错误。"人中"和腰椎、腰肌的关系，任何现代医学知识都是无法证实的，但是我们却硬要在实验室寻找物质基础和有形的联系，终究是没有结果的。古代针刺合谷催产，谁能找到合谷和子宫的关联？若是我们以针灸学的认知为线索，将会获得无数新启示，能找到人中与腰部的联系通道的人，获得诺贝尔生理学或医学奖将是一件很容易的事。因此，包括中医药学界的学者专家，并未能完全认识到针灸学术的深邃和伟大。我们欠针灸学术一个客观的评价。

不过，尽管科学在不断证实着针灸学的伟大和深奥，但是，在中国传统医学的版图上，无论是古代还是现代，针灸学术的地位，一直处于从属、次要的地位。笔者只有在外国才从事针灸工作，回到中国境内，便重归诊脉开方之途。其中种种隐曲不便展开，但业内视针灸为带有劳作性质的小科的潜意识，却是业内真实的存在。

再以现存古籍为例，现代中医古籍目录学著作如《中国中医古籍总目》《中医图书联合目录》，收录古籍都在万种以上，但1911年以前的针灸类著作数量却不到200种。郭霭春先生、黄龙祥先生等针灸文献学家都做过类似的统计，如郭先生《现存针灸医籍》129种，黄先生《针灸名著集成》180种（含日本所藏）。且大多是转抄、辑录、类编、汇编、节抄之类，学术含量较高的也就30多种。

如今，"中医走向世界"已成为业内的共识，但是，准确的说法应该是"针灸走向世界"，遍布欧美、东南亚，乃至非洲、大洋洲的"TCM"，其实都是针灸诊所。由于用药受到种种限制，中药方剂至今未被世界各国广泛接受。中医对世界人民的贡献，针灸至少占90%以上。因此，全方位审视针灸学的历史地位和医学价值，是中医界必须要做的工作。

此次湖南科学技术出版社策划，针灸学大师石学敏院士领衔，收集现存针灸古籍，编纂一套集成性的针灸文献丛书，为医学界提供相对系统的原生态古典针灸文献，虽然达不到集大成的要求，但至少能满足针灸学者们从事文献研究时看到古原貌的愿望，以历史真实的遗存来实现针灸文献的权威性。

历尽坎坷的针灸发展史

从针灸文献的数量和质量上，可以看出针灸学术的地位。其实轻慢针灸技术，这不是现代才有的问题，历史上也曾多次发生类似问题。有高潮也有低谷。

针灸学术最辉煌的时期，莫过于历史的两头：即中医学知识体系的形成阶段和20世纪美国总统尼克松访华至今。

一、高光时刻：春秋战国至两汉

春秋战国到西汉时期，是中医学初步成形的时期，药物和药剂的应用还没有成熟，对药物的不良反应的认识也不充分，因此，药物的使用受到极大的限制，即便是医学经典著作，《黄帝内经》中也只有13首方剂。而此时的针灸技术相对成熟得多，《灵枢》中针灸理论和技术的内容竟多达4/5，文献记载当时针灸主治的疾病几乎涉及人类的所有病种。从现有文献来看，这一时期应该是针灸技术最为辉煌的时期。

汉代，药物学知识日渐丰富，在《黄帝内经》理论指导下，药物配伍知识也得到长足的发展。东汉末年，医圣张仲景著成《伤寒杂病论》，完善了《黄帝内经》六经辨治理论，形成了外感热病诊疗体系。该书也是方剂药物运用比较纯熟的标志。仲景治疗疾病的主要方法是方药、针灸，属于针、药并重的态势。至于魏晋皇甫谧之《针灸甲乙经》，则是先秦两汉针灸学辉煌盛世的全面总结。

此后，方药的发展突飞猛进，势不可挡。诚如笔者在《中医方剂大辞典》第2版"感言"中所述："《录验方》《范汪方》《删繁方》《小品方》，追随道家气质；《僧深方》《波罗门》《耆婆药》《经心录》，兼修佛学思想……《抱朴子》《肘后方》，为长寿学先导，传急救学仙方。《肘后备急》，成就诺奖；《巢氏病源》，医道大全。《食经》《产经》《素女经》，《崔公》《徐公》《虞丘公》，录诸医经验，载民间验方，百花齐放，蔚为大观……"方药学术，一片繁荣，逐渐成为治疗疾病的主流技术。到了唐代，孙思邈、王焘等人在强盛国力和社会文明的催促下，对方药治疗的盛况进行了总结，《千金要方》《外台秘要》等大型方书是方药技术成为医学主流的写照。

二、初受重创：中唐以降

方药兴起，一段时间内与针灸并驾齐驱，针灸技术在初唐时期还在学术界具有一定地位。杨上善整理《黄帝明堂经》，著《黄帝内经太素》，孙思邈推崇针灸，《千金要方》《外台秘要》中也载录了不少针灸学著作，但都是沿袭前人，未见新作。不仅没有创新，而且出现了对针灸非常不利的信号：王焘在《外台秘要》卷三十九中对针刺治病提出了质疑，贬低针刺的疗效，"汤药攻其内，以灸攻其外，则病无所逃。知火艾之功，过半于汤药矣。其针法，古来以为深奥，今人卒不可解。经云：针能杀生人，不能起死人。若欲录之，恐伤性命。今并不录《针经》，唯取灸法"。这里，王焘大肆鼓吹艾灸，严重质疑针刺，明确提出：我的《外台秘要》只收《黄帝明堂经》，不收《针经》，因为针刺会死人！《外台秘要》这样一部权威著作，竟然提出这样的观点，对社会的负面影响可想而知！以至于中唐之后很长一段时间内，社会上只见艾灸，少见针刺，针灸学文献只有灸学著作而无针灸之书。这种现象甚至波及日本，当时的唐朝，在日本人心目中可是神圣般的国度，唐风所及，日本的灸疗蔚然成风。

三、再度辉煌：两宋金元

宋代确是中国历史上文化最为繁荣的时代，人文科技在政府的高度重视下得到全面发展。笔者认为，北宋医学最醒目的成就，除了世人熟知的校正医书局对中医古籍的保存和整理之外，王惟一铸针灸铜人，宋徽宗撰《圣济经》，成为三项标志性的成果。

其一，宋代官方设立校正医书局，宋以前所有医学著作得到收集整理，其中包括《针灸甲乙经》等珍贵针灸著作。同时，政府组织纂修的大型综合性医学著作《太平圣惠方》《圣济总录》等，也保留了大量珍贵针灸典籍。

其二，北宋太医院医官王惟一在官方支持下，设计并主持铸造针灸铜人孔穴模型两具，撰《铜人腧穴针灸图经》与之呼应。该书与铜人模具完成了对宋以前针灸理论及临床技术的全面总结，对我国针灸学的发展具有深远而重大的影响。

其三，宋徽宗亲自撰述《圣济经》，将儒家思想、伦理秩序全面注入医学知识体系，促进整体思想和辨证论治法则在中医学理论和临床运用等全方位的贯彻运用。在中国五千年历史中，除了《黄帝内经》托黄帝之名外，这是唯一由帝王亲自撰稿的医学书籍。

宋代是中国历史上商品经济、文化教育、科学创新高度繁荣的时代。陈寅恪言："华夏民族之文化，历数千载之演进，造极于赵宋之世。"民间的富庶与社会经济的繁荣实远超盛唐。虽然重文轻武的治国方略导致外族侵略而亡国，但是这个历史时期为人类文明创造了无数辉煌而不朽的文化遗产，其中就包括针灸技术的中兴。

两宋时期，针灸学术的传承和发展是多方位的，不仅有针灸铜人之创新，更有《太平圣惠方》《圣济总录》之存古，更有《针灸资生经》之集大成。

时至金元，窦默（汉卿）在针灸领域独树一帜，成为针灸史上一位标志性人物。其所著《标幽赋》《通玄指要赋》等，完成了对针刺手法的系统总结，印证了《黄帝内经》对手法论述的正确性。并且采用歌赋的形式把幽冥隐晦、深奥难懂的针灸理论表达出来，文字精练，叙述准确，对后世医家影响很大。

由于金元时期针灸书散佚较多，虽然大多内容被明清针灸著作所引录，但终究不利于后世对这一历史时期针灸学成就的认知。就现有文献的学术水平来看，当时对针灸腧穴、刺灸法的研究程度，已经达到了历史最高水平，腧穴主治的内容都已定型，可以作为针灸临床的规范和标准，且高度成熟，一直影响到现在。

因此，可以毫不夸张地说，两宋金元时期是中国针灸从中兴走向成熟的时代，创造了针灸学术的又一个盛世景象。

四、惯性沿袭：明代

明代，开国皇帝朱元璋出身草莽，颇为亲民，对前朝文化兼收并蓄，故针灸术在窦汉卿的总结和普及下，成为解除战火之余灾病之得力手段，而在民间盛行。尤其在临床技艺、操作手法等方面越来越纯熟。

例如，明初泉石心在《金针赋》中提出了烧山火、透天凉等复式补泻手法，以及青龙摆尾、白虎摇头、苍龟探穴、赤凤迎源等飞经走气法。此后又有徐凤、高武等针灸名家闻名于世，并有著作传世。尤其是杨继洲、靳贤所撰《针灸大成》，是继《针灸甲乙经》《针灸资生经》以后又一集大成者，内容最为详尽，具有较高的学术价值和实用价值。该书被翻译成德文、日文等文字，在世界范围内受到推崇。

明代的针灸学术具有鲜明的特色，即临床较多，理论较少；文献辑录较多，理论创新较少。明代雕版印刷技术发达，书坊林立，针灸书得以广泛传播，但也因此造成了大量抄袭，或抄中有改，抄后改编，单项辑录，多项类编等以取巧、取利、窃名为目的的书籍。大部分存世针灸书都是抄来抄去。从文献的意义上来说，确实起到了存续及传播的作用，但是，就学术发展而言，却缺乏发皇古义之推演、融会新知之发挥。

五、惨遭废止：清代

时至清代，统治在政权稳固后，对中华传统文化的传承和践行，较之前朝有过之而无不及。针灸学术在清代前期尚可延续，乾隆年间的《医宗金鉴》集中医药学之大成，其间的《刺灸心法要诀》等内容，系统记录了古代针灸医学的主要内容，是对针灸学术的最后一次官方总结。道光二年（1882），皇帝发布禁令：废止针灸科。任锡庚《太医院志职掌》："针刺火灸，终非奉君之所宜，太医院针灸一科，着永远停止。"这一禁令，将针灸科、祝由科逐出医学门墙。此后，针灸的学术传承被拦腰斩断，伴随着"嘉道中衰"，针灸医生完全没有了社会地位，只是因为疗效和廉价，悄悄地转入民间。

从本书收录的文献来看，情况也确实如此，《医宗金鉴》之后，几乎没有像样的针灸类刻本传世，大多是手录之抄本、辑本、节本，再就是日本的各种传本。清晚期，针灸有再起之象，业界出现了公开出版物，但是，比起明代的普及，清代针灸学术几乎没有发展。针灸医生的社会地位彻底沦为下九流，难登大雅之堂，而正是这些民间针灸医生的存在，才使得传统针灸并没有完全失传。

六、现代复兴：近代以来

晚清至民国时期，针灸学开始复兴，民间的针灸医生崭露头角，医界的名家大力提倡，出版书籍，成立学校，开设专科，编写教材……各种针灸文献如雨后春笋，层出不穷。晚清以前数千年流传下来的针灸古籍只有100多种，而同治以后铅字排版、机器印刷迅速普及，仅几十年时间，到1949年新中国成立前的文献综述已达到400多种。

个人以为，晚清以后的针灸复兴，与西学东渐的时代潮流密切相关，当西方的解剖学、生理学理论，临床诊断、外科手术之类的技术成为社会常态时，针灸操作暴露身体就完全不值一提。加之针灸学术的历史积淀和现实疗效，更因为其简便实用和价格优势，自然成为中西医学家青睐的治疗技术。

综上所述，针灸学术发展并非一帆风顺，而是多灾多难。这与使用药物的中医其他分支有很大区别。金代阎明广注何若愚《流注指微赋》言："古之治疾，特论针石，《素问》先论刺，后论脉；《难经》先论脉，后论刺。刺之与脉，不可偏废。昔之越人起死，华佗愈躄，非有神哉，皆此法也。离圣久远，后学难精，所以针之玄妙，罕闻于世。今时有疾，多求医命药，用针者寡矣。"反复强调前代的针药并用，夸耀名医针技之神奇，而后世的针灸越来越不景气，以至于患者只能"求医命药"，以药为主。其实，金代的针灸学术氛围并不消沉，还是个不错的历史时期，阎明广尚且如此慨叹，可见其他朝代更加严重。究其原因，不外乎以下三个方面。

医生：针灸的操作性很强，需要工匠精神和手工劳作。在中国古代文化传统的"重文轻技"的观念下，凡是能开方治病的，当然不愿动手劳作。俗语"君子动口不动手"就是这种观念的世俗化表述。除了出自民间，且为了提高疗效的大医之外，大多数医生多少是有这样的想法。南宋王执中在《针灸资生经》卷二中言："世所谓医者，则但知有药而已，针灸则未尝过而问焉。人或诘之，则曰是外科也，业贵精不贵杂也。否则曰富贵之家，未必肯针灸也。皆自文其过尔。""自文其过"，正是这种心态的真实写照。

患者：畏惧针灸是老百姓的普遍心理。《扁鹊心书·进医书表》："无如叔世衰离，只知耳食，性喜寒凉，畏恶针灸，稍一谈及，俱摇头咋舌，甘死不受。"说是社会上的人只知道道听途说，只要听说施用针灸，死都不肯。除了怕疼怕苦以外，不愿暴露身体，也是畏惧针灸的原因之一。

官府：道光皇帝废止针灸科，理由只有一个，"非奉君之所宜"。也就是中国传统文化中的"忠君""奉亲"，儒家理学强调"身体发肤，受之父母，不敢毁伤"，针要穿肤，灸要烂肉，这都有违圣人之道，对自己尚且如此，更不用说用这种技术来治疗"君""亲"之病。除了"不敢毁伤"外，"男不露脐，女不露皮"，暴露身体也是有违圣训的。所以，不惜用强制手段加以禁绝。

其实，无论是平民百姓，还是士者医官，乃至皇帝朝廷，轻视针灸的根本原因，都是根源于儒家伦理纲常。在"独尊儒术"之前，或者儒术不振之时，针灸术就会昌盛。春秋战国百花齐放，所以是针灸的高光时刻；北宋文化昌盛，包罗万象，儒学并未成为主宰，所以平等对待针灸学术；金元外族主政，儒学偃伏，刀兵之下，医学不继，自然推崇针灸。唯有南宋理学兴起，明代理学当道，孔孟之道统治社会，针灸学就会受到制约。这种情况在清代中期到了无以复加的地步，非禁绝不能平其意。

旧时代的伦理确实对针灸术的发展造成了一定的阻碍，但是正如本文标题所说，这是一门学问，是人类认识世界的丰硕成果，正如魏晋时期皇甫谧在《针灸甲乙经·序》中所总结的，"穷神极变，而针道生焉"。穷神极变并不是绞尽脑汁，而是在"内考五脏六腑，外综经络血气色候，参之天地，验之人物……"种种努力之后，方可达成。此类基于天地本质的生命活动，却不是人力所能阻挡。中国针灸，以其原生态的顽强，一直在延续中为人民服务。

200多年前，日本人平井庸信在《名家灸选大成》序言中，已经把药物、针刺、艾灸的适应范围说得很清楚了，对针灸在医学领域中的地位，也有中肯的评价："夫医斡旋造化，燮理阴阳，以赞天地之化育也。盖人之有生，惟天是命，而所以不得尽其命者，疾病职之由。圣人体天地好生之心，阐明斯道，设立斯职，使人得保终乎天年也，岂其医小道乎哉！其治病之法，则有导引、行气、膏摩、灸熨、刺焫、饮药之数者，而毒药攻其中，针、艾治其外，此三者乃其大者已。《内经》之所载，服饵仅一二，而灸者三四，针刺十居其七。盖上古之人，起居有常，寒暑知避，精神内守，虽有贼风虚邪，无能深入，是以惟治其外，病随已。自兹而降，风化愈薄，适情任欲，病多生于内，六淫亦易中也。故方剂盛行，而针灸若存若亡。然三者各有其用，针之所不宜，灸之所宜；灸之所不宜，药之所宜，岂可偏废乎？非针、艾宜于古，而不宜于今，抑不善用而不用也。在昔本邦针灸之传达备，然贵权豪富，或恶热，或恐疼，惟安甘药补汤，是以针灸之法，寖以陵迟。"而最后所述，是针灸之术在当时日本的态势。鉴于日本社会受伦理纲常的约束较少，所以针灸发展中除了患者畏痛外，实在要比中国简单得多，正因为如此，所以如今我们要跑到日本去寻访针灸古籍。

针灸文献概览

回望历史，中医药古籍琳琅满目，人们常以"汗牛充栋"来形容中医宝库之丰富，但是，针灸文献之数量，只能以凋零、寒酸来形容。如前所述，在现存一万多种中医古籍中，针灸学文献占比还不到百分之二。就本书收载的109种古籍而论，大致有以下几种类型。

一、最有价值的针灸文献

最有价值的针灸文献指原创，或原创性较高，对推进针灸学术发展作用巨大的著作，如《十一脉灸经》《针灸资生经》《灵枢》《针灸甲乙经》《十四经发挥》《黄帝明堂经》《铜人腧穴针灸图经》《针灸大成》等。

（一）《十一脉灸经》

《十一脉灸经》由马王堆出土帛书《足臂十一脉灸经》《阴阳十一脉灸经》组成，是我国现存最早的经络学和灸学专著，反映了汉代以前医学家对人体生理和疾病的认知状态，与后来发达的中医理论比较，《十一脉灸经》呈现的经脉形态非常原始，还没有形成上下纵横联络成网的经络系统，但是却可以明确看出其与后代经络学说之间的渊源关系，是针灸经络学的祖本，为了解《黄帝内经》成书前的经络形态提供了宝贵的资料。

（二）《黄帝明堂经》

《黄帝明堂经》又名《明堂》《明堂经》，约成书于西汉末至东汉初（公元前138年至公元106年），约在唐以后至宋之初即已亡佚。书虽不存，但却在中国针灸学历史上开创了一个完整的学术体系——腧穴学，是腧穴学乃至针灸学的开山鼻祖。

"明堂"，是上古黄帝居所，也是黄帝观测天象地形和举行重要政治经济文化活动的场所，具有中国文化源头的象征性意义，在远古先民心目中的地位极其崇高。随着文明的发展进步，学术日渐繁荣，人们发现了经络、腧穴，形成对人体生理功能的理性认知，建立了针灸学的基础理论：经络和腧穴。黄帝居于明堂，明堂建有十二宫，黄帝每月轮流居住，与十二经循环相类。黄帝于明堂观察天地时令，又与腧穴流注的时令节律类似。基于明堂功用与经络、腧穴的基本特性的相似性，将记载经络、腧穴特性的书籍命名为《明堂经》。沿袭日久，不断演变，但"明堂"作为腧穴学代名词和腧穴学文献的象征符号，却被历史固定了下来。

《黄帝明堂经》的内容，是将汉以前医学著作中有关腧穴的所有知识，如穴位名称、部位、取穴方法、主治病症、刺法灸法等，加以归纳、梳理、分类、总结，形成了独立的、完整的知识体系。因此，该书是针灸学术发展的标志性成果，也是宋以前最权威的针灸学教科书和腧穴学行业标准。晋皇甫谧编撰综合性针灸著作《针灸甲乙经》，其中腧穴部分即多来源于该书。

盛唐时期，政府两次重修该书，形成了两个新的版本，一是甄权的《明堂图》，一是杨上善的《黄帝内经明堂》，又名《黄帝内经明堂类成》。后者较好地保留了《黄帝明堂经》三卷的内容。唐末以后，明堂类著作迅速凋零，几乎荡然无存，所幸本书曾随鉴真东渡时带至日本，然至唐景福年间（893年前后）亦仅残存一卷，内容为《明堂序》和第一卷全文。目前日本保存多个该残本的抄本，其中永仁抄本、永德抄本为较早期之抄本，藏于日本京都仁和寺，被日本政府定为"国宝"。清末国人黄以周到日本访书时，得永仁抄本，此书得以回归。本书影印校录了仁和寺的两个版本，这两个版本的书影在国内流传不广，故弥足珍贵。

（三）《针经》和《灵枢》

先秦至汉，我国先后流传过多种名为《针经》的著作，如《黄帝针经》九卷、《黄帝针灸经》十二卷、《针经并孔穴虾蟆图》三卷、《杂针经》四卷、《针经》六卷、《偃侧杂针灸经》三卷、《涪翁针经》、《赤乌神针经》……这些著作现在都已经失传了，在现代中医人心目中，凡是说到《针经》，那一定是指《灵枢》。几乎所有的工具书都称《灵枢》为《针经》。如，今人读张仲景《伤寒论·序》"撰用《素问》《九卷》"，注《九卷》为《灵枢》；读孙思邈《千金要方·大医习业》"凡欲为大医，必须谙《甲乙》《素问》《黄帝针经》、明堂流注……"，注《黄帝针经》为《灵枢》……现今已是定规，固化为中医学的思维定式。

回望历史，这里存在一个难解的历史之谜：在现存历史文献中，《灵枢》作为书名，最早出现在王冰注《素问·三部九候论篇第二十》，此时已是中唐，此前再无痕迹。王冰在《素问》两处不同地方引用了同一段文字，一处称"《针经》曰"，另一处却称"《灵枢经》曰"，全元起《新校正》认为这是王冰的意思：《针经》即《灵枢》。北宋校正医书局则据此将《针经》《灵枢》认定为同一本书而名称不同，并大力推崇，到了南宋史崧编订，《灵枢》已与《素问》等同，登上中医经典的顶峰地位。

更加诡异的是，直到宋哲宗元祐八年（1093）高丽献《黄帝针经》，此前中国从未见到《灵枢》或者相同内容书名不同者。1027年王惟一奉敕修成《铜人腧穴针灸图经》，国家级的纂修而未见到的书，道理上说不过去。而高丽献书之后的《圣济总录》，也不认这部伟大的巅峰之作，"凡针灸腧穴，并根据《铜人经》及《黄帝三部针灸经》参定"。高丽献书后，《宋志》著录既有《黄帝灵枢经》九卷，也有《黄帝针经》九卷，恰好证明此前将《灵枢》《针经》视作同一著作是有疑问的。

后世史论著述和史家评述，均对《灵枢》存疑多多。如晁公武《读书志》、李濂《医史》以及周学海等，或认为是冒名之作，或认为是后人补缀，或认为即使存在其价值也不如《甲乙经》甚至《铜人经灸经》，而更多人则认为王冰以前即便有《灵枢》，也不能将其认作《黄帝针经》。亦有人认为是南宋史崧对《灵枢》进行了大量增改然后冒名顶替《针经》……

最典型的例证，莫过于历代文献学家均不重视《灵枢》。明代《针灸大成》卷一的《针道源流》可谓是针灸历史考源之作，其中对28种重要针灸著作进行了评述，唯独没有《灵枢》。只是在论述《铜人针灸图》三卷时，称该书穴位："比之《灵枢》本输、骨空等篇，颇亦繁杂也。"说明至少在明代针灸学家心目中，《灵枢》地位并不崇高。

以上存疑，尚需我中医学界深入研究。

(四)《针灸甲乙经》

《针灸甲乙经》成书于三国魏甘露元年（256）至晋太康三年（282）之间，是我国现存最早的针灸学经典著作。作者将前代《素问》《针经》《黄帝明堂经》等针灸经典中的文字汇辑类编，首次系统记载人体生理、经络、穴位、针灸法，以及临床应用，成为后世历代针灸著作的祖本。

(五)《铜人腧穴针灸图经》

《铜人腧穴针灸图经》可视为官修腧穴学，属针灸名著之一。

(六)《针灸资生经》

《针灸资生经》系综述性针灸临床著述，内容丰富，资料广博，且有腧穴考证和修正。

(七)《十四经发挥》

《十四经发挥》是经络学重要著作。

(八)《针灸大成》

《针灸大成》是明以前针灸著述之集大成者，也是我国针灸学术史上规模较大较全的重要著作。

二、保留已佚原创书的著作

唐《千金要方》《千金翼方》，保留了大量唐代以前已佚针灸书，如已佚之《甄权针经》，又如《小品方》所引《曹氏灸方》，原书、引书均亡（《小品方》仅剩抄本残卷），但书中内容被《千金要方》载录。尤其是《甄权针经》，作者为初唐针灸的大师级人物，临证实验非常丰富，该书即出自甄氏经验，强调刺法且描述明晰，穴位、刺法与主治精准对应，临床价值和学术价值都非常高。可惜早已亡佚，幸得孙思邈《千金翼方》记述了该书主要内容，这对宋以后针灸学术发展意义非常重大。

《外台秘要》保留了已佚崔知悌《骨蒸病灸方》。

《太平圣惠方》卷九十九保留了早已失传的《甄权针经》和已佚的隋唐间重要腧穴书内容，是宋王惟一《铜人腧穴针灸图经》乃至后世所有《针经》之祖本；卷一百则收录唐代失传之《明堂》，其中包括《岐伯明堂经》《扁鹊明堂经》《华佗明堂经》《孙思邈明堂经》《秦承祖明堂》和已失传之北宋医官吴复珪《小儿明堂》，后世所有冠以《黄帝明堂灸经》的各种版本，均是从本书录出后冠名印行，故乃存世《明堂》之祖本。可知该两卷实际上是现存针灸典籍之源头。

《圣济总录》引述了已佚之《崔丞相灸劳法》《普济针灸经》。

《医学纲目》转录了大量金元亡佚的针灸书内容。如，完整保存了元代忽泰《金兰循经取穴图解》一书所附的全部四幅"明堂图"。

以上著作多是综合性医著，亦有针灸专门著作中存有失传古籍的，如《针灸集书》中的《小易赋》，可知前代在蒐集资料、保留遗作方面，建有卓越之功。

三、实用性著作

如前所述，针灸学在其发展过程中遭受颇多摧残，学术发展之路并不顺利，多处于民间实用层面，如《针经摘英》内容简要，言简意赅，是一本简易读本。《扁鹊神应针灸玉龙经》为针灸歌诀。《神应经》临床实用价值较大，颇似临床针灸手册。自明代以后直至晚清，针灸学文献多为循经取穴、临床应用、歌赋韵文等内容，基本上与《针灸大成》大同小异。如《针灸逢源》《针方六集》。另外，辑录、类编、抄录前代文献的著作较多，如《针灸聚英》《针灸节要》等。

再如《徐氏针灸大全》《杨敬斋针灸全书》《勉学堂针灸集成》等，虽然内容都是互相转抄，但是却起到了传播和普及针灸学术的作用。

四、值得研究的针灸文献

上述重要针灸文献都是需要后世深入研究的宝库，如前述《灵枢》的形成发展源流和真相。除此之外，还有一些貌似不重要，其实深藏内涵的文献。

《黄帝虾蟆经》，分9章，借"月中有兔与虾蟆"之古训，记述逐日、逐月、逐年、四时等不同阶段虾蟆和兔在月球上所处位置，与之相应，人体不同穴位、不同经络的血气分布亦不同，由此指出针灸禁刺、禁忌图解、补泻方式等与针灸推拿相关的基础知识。其中有较多费解之处，文字难读，术语生涩。虽列入针灸门类，但是与针灸临床的关系，尚需深入考证和研究。

《子午流注针经》，现代人认为子午流注属古代的时间医学、时间针灸学，但该书内容如何应用到临床，以及其客观评价，亦须深入研究。

《存真环中图》《尊生图要》《人体脏腑经穴图》等彩绘针灸图，可以从古代画师的角度，研究历史氛围下的古代身体观及相关文化。

关于灸学文献

本文标题有"万壑春云一冰台"之句，"冰台"，即艾草。《博物志》："削冰令圆，举而向日，以艾承其影则得火，故艾名冰台。"在相当长的一个历史阶段内，灸学在针灸领域内占据着统治地位。

现存最早的针灸文献《十一脉灸经》，便是以"灸"命名。有学者据此认为灸法早于针法。但这仅仅是灸法、针法两种医疗技术形成过程中的先后次序问题。待到针法成熟，与灸法并行，广泛运用于临床之后，针灸学术史上有过"崇灸、抑针"的历史现象，而此风至晋唐始盛：晋代《小品》，唐代《外台》，均大肆宣传"针能杀人"，贬针经，崇明堂，甚至以"明堂"作为艾灸疗法的专用定语。这一现象存续多年，历史上也留存有相当数量的灸学专著，或仅以"灸"

字命名的著作。最典型的就是《黄帝明堂灸经》，沿袭者如《西方子明堂灸经》，也有临床灸学如《备急灸法》，甚至单穴灸书，如《灸膏肓腧穴法》。此风东传，唐以后日本有专门的灸家和流派，灸学著作众多，如《名家灸选》《灸草考》《灸焫要览》等灸学专著。明清时期，也曾出现过艾灸流行的小高潮，出现了《采艾编》《采艾编翼》《神灸经纶》等著作。

其实，有识之士一直提倡多法并举，根据病人需要而采用不同疗法。约在公元前581年（鲁成公十年），《左传》记载医缓治晋侯疾，称"疾不可为也，在肓之上，膏之下，攻之不可，达之不及"，据杜预注，此处的"攻"即灸，"达"即针。《灵枢·官能》："针所不为，灸之所宜"。可见，一个全面的医生，应该针灸并重，各取所长。如果合理使用，效果很好，如《孟子·离娄·桀纣章》："今之欲王者，犹七年之病，求三年之艾。"

不过，文献记载中的艾灸，尽管有种种神奇疗效的宣传，但却和现代艾灸是完全不同的治疗方法。尽管现代针灸学著作上介绍艾灸有"直接灸""间接灸"两大类，但如今直接灸几乎绝迹，临床全都是温和舒适的间接灸。

古代多用直接灸、化脓灸，用大艾炷直接烧灼皮肤，结果是皮焦肉烂，感染化脓，然后等待灸疮结痂。灸学著作中还要告诫医患双方："灸不三分，是谓徒冤。"——烧得不到位，等于白白受罪。然而，此法无异于酷刑加身。为了减轻患者痛苦，古人只得麻醉患者，让他们服用曼陀罗花和火麻花制成的"睡圣散"，麻翻后再灸。

"睡圣散"之类的麻醉药只能减轻当时疼痛，灸后化脓成疮依旧难熬，因此，到了清代，终于有人加以变革，产生了"太乙神针"之法，此法类似于后世"间接灸"。这种创新，在崇古尊经的时代，容易遭受攻击，被指离经叛道，于是编造出种种神话故事，或称紫霞洞天之异人秘授，或称得之汉阴丛山之壁神授古方……都是时人假托古圣之名，标榜源远流长，以示正宗之惯用套路。尽管此法经过不断渲染，裹上神秘的面纱，但其本质却很简单：药艾条、间接灸而已。此类书籍有《太乙神针心法》《太乙神针》《太乙离火感应神针》等。

古代的直接灸（化脓灸）过于痛苦，现今已不再用，而是采用艾条、温针，更有为方便而设计出温灸器。即便用直接灸的方法，也不会让艾炷烧到皮肉，而是患者感觉热烫，即撤除正在燃烧的艾炷，另换一炷，生怕烫伤，有医院将烫伤起疱都要算作医疗事故。其实，古代的烧灼皮肉虽然痛苦，但真的能够治疗顽疾，诸如寒痹（风湿性关节炎、类风湿关节炎）、顽固性哮喘等，忍受一两次痛苦，可换取顽疾消除。如何取舍？我以为更应以患者意愿为主。

总之，古今艾灸文献中同样蕴含着无数值得探索的秘密，即便是温和的间接灸，也有无穷无尽的待解之谜。笔者常用艾灸治疗子宫内膜异位症所致顽固痛经，仅用足三里、三阴交两个穴位，较之西医的激素、止痛药更为有效，而现今流行的"冬病夏治"三伏药灸，防治"老寒腿""老寒喘""老寒泻"，更是另有玄机。

本书编纂概述

2016年，石学敏院士领衔，湖南科学技术出版社组织申报，《中国针灸大成》入选"十三五"国家重点图书出版规划项目，距今已有5年。笔者在石院士的坚强领导下，在三所院校数十位师生的大力协助下，为此书工作了整整4年。至此雏形初现之时，概述梗概，以志备考。

一、本书的体例和版式

石院士、出版社决定采用影印加校录的体例，颇有远见卓识。但凡古籍整理者，最忌讳的就是这种整理方式，因为读者不仅能看到现代简体汉字标点校录的现代文本和相关校注，更能看到古代珍贵版本的书影，只要整理者功力不足，出现任何错漏，读者立马可以通过对照原书书影而发现。上半部分的书影如同照妖镜，要求录写、断句、标点、校勘不能出一点错误。因此，这种出版形式，对校订者要求极高。出版物面世后，一定会招致方家吹毛求疵，因此具有一定的风险。然而，总主编和出版社明知如此，仍然采用影校对照形式，一是要以此体现本书整理者和出版社编校水平，二是从长远计，错误难免，但是可以通过未来的修订增减，终将成为各种针灸古籍的最佳版本。

二、本书的版本访求和呈现

为体现本书作者发皇针灸古籍的初心，对版本选择精益求精，千方百计获取珍本善本图书。这在当前一些藏书单位自矜珍秘、秘不示人，或者高价待沽、谋求私利的现状下，珍贵版本的访求难上加难。本书收录109种古籍书影，虽不能尽善尽美，但已经殚精竭虑，尽呈所能，半数以上都是行业内难以见到的古籍。将如此众多珍贵底本展示给读者，凸显了本书的特色。

学术研究到了一定水平，学者最大的心愿便是阅读原书，求索珍本。石院士、出版社倾尽心力，决心以版本取胜，凸显特色。特别是为了方便学者研究，对一些版本的选择独具匠心，如《针灸甲乙经》，校订者在拥有近10种版本的基础上，大胆选用明代蓝格抄本，就是为学界提供珍稀而不普及的资料。

此外，本书首次刊行面世的，有不少是最新发现的孤本或海外珍藏本，有些版本连《中国中医古籍总目》等目录学著作中都未曾收录。例如：

《铜人腧穴针灸图经》三卷，明正统八年（1443）刻本，该版本为明代早期刻本，仅存孤本，藏于法国国家图书馆。而国内现存最早版本为明代天启年间（1621年后）三多斋刻本。

《神农皇帝真传针灸经》与《神农皇帝真传针灸图》合编，著者不详，成书于明代。此二书国内无传本，无著录，仅日本国立公文书馆内阁文库及京都大学图书馆各有一抄本，亦为本书访得。

《十四经穴歌》，未见著录，《中国中医古籍总目》等中医目录学著作亦无著录。本书收载底本为我国台湾图书馆所藏清代精抄本。

《针灸集书》，成书于明正德十年（1515）。书中"小易赋"则是已经失传的珍贵资料。卷下"经络起止腧穴交会图解"，以十四经为单位，介绍循行部位和所属腧穴。此与《针灸资生经》等前代针书以身体部位排列腧穴的方式有明显不同。本书国内仅存残本（明刻朝鲜刊本卷下）一册，足本仅有日本国立公文书馆藏江户时期抄本一部，故本书所收实际上就是孤本，弥足珍贵，亦为首发。

《十四经合参》，国内失传，《中医联合目录》《中国中医古籍总目》等目录学著作均未著录，现仅存抄本为当今孤本，藏于日本宫内厅书陵部。此次依照该本影印刊出。

《经络考略》，清抄孤本，《中医联合目录》《中国中医古籍总目》等目录学著作均无著录。原书有多处缺文、缺页、装订错误导致的错简，现均已据相关资料补出或乙正。

《节穴身镜》二卷，张星余撰。张氏生平里籍无考，书成何时亦无考。但该书第一篇序言作者为"娄东李继贞"，李氏乃明万历年间兵部侍郎兼右都御史，其余两篇序言亦多次提及"大中丞李公"，则此书必成于万历崇祯年间无疑。惜世无传承，现仅有孤抄本存世，抄年不详。本书首次整理出版。

《经穴指掌图》，湖南中医药大学图书馆藏有明崇祯十二年（1639）抄本残卷18页。现访得日本国立公文书馆内阁文库藏有明崇祯年华亭施衙嵩斋藏板，属全帙。本书即以该版录出并点校刊印。

《凌门传授铜人指穴》未见文献著录，仅存抄本。本书首次点校。

《治病针法》是《医学统宗》之一种。《医学统宗》目前国内仅存残本一部。现访得日本京都大学图书馆藏明隆庆三年（1569）刊本，属全帙，今以此本出版。

《针灸法总要》，抄本，越南阮朝明命八年（1827）作品。藏越南国家图书馆。国内无著录，本书首次刊出。

《选针三要集》一卷，日本杉山和一著，约成书于日本明治二十年（1887）。国内仅有1937年东方针灸书局铅印本及《皇汉医学丛书》等排印本。今据富士川家藏本抄本影印。

《针灸捷径》两卷，约成书于明代正统至成化年间（1439—1487）。本书未见于我国古籍著录，亦未见藏本记载。书中有现存最早以病证为纲的针灸图谱，颇具临床价值，亦合乎书名"捷径"之称。此次刊印，以日本宫内厅藏明正德嘉靖间建阳刊本为底本，该藏本为海外孤本，有较高的针灸文献学价值。

《太平圣惠方·针灸》，本书采用宋代刻（配抄）本为底本，该版本极其珍贵，此次是该版本首次以印刷品形式面世。

以上所列书目，或首次面世，或版本宝贵，仅此一项，已无愧于学界，造福读者。

三、针灸文献的学术传承和素质养成

目前中医药领域西化严重，一切上升渠道都要凭借实验研究、临床研究，而文献整理挖掘研究的现状，只能用"惨不忍睹"来形容。俗语有"心不在焉"之譬，原本形容不学无术之人，本书编纂之初，文献专业的研究生居然实证了这个俗语：交来的稿子中，所有的"焉"字全都录作"马"字！而且不是个别人！此情此景，看似搞笑，实则心酸。

通过4年多的工作，老师们不断审核，学生们不断修改，目前的书稿，至少在繁体字识读上，参与者的水平与4年前判若两人。实践出真知，实战锻炼人，本书编委会所有成员有共同体会：在当前的学术大环境下，此书并不能带来业绩，然而增长学问，养成素质，却是实验研

究和 SCI 论文中得不到的。

文献、文化研究的学术氛围，目前依然不是很景气。本书编纂一半之时，本人年届退休，因有重大项目在身，必须完成后方可离任，书记因此热情挽留，约谈返聘，然最终还是不了了之，其中因果未明。本书编纂也因此陷入困境。所幸上海中医药大学青睐，礼聘于我，在人力、物力上大力支持，梁尚华、陈丽云两位执行主编亲力亲为，彰显了一流大学重视人才的气度和心胸，也使得本书得以顺利完成。谨此向上海中医药大学致敬、致谢！

成稿之余，颇有感慨，现代人多称"医者仁心"，其实，仅仅靠"仁心"是当不好医生的。明代裴一中在《言医·序》中言："学不贯古今，识不通天人，才不近仙，心不近佛者，宁耕田织布取衣食耳，断不可作医以误世。"本书所收所有古籍，都可以让我们学贯古今，识通天人，有神仙之能，有慈悲之心，成为一名真正的医者。

上海中医药大学科技人文研究院教授
《中国针灸大成》执行主编　王旭东
2020 年 12 月 20 日

目录

《普济方》卷四百九　　　　／〇〇二
《普济方》卷四百十　　　　／〇四八
《普济方》卷四百十一　　　／〇九七
《普济方》卷四百十二　　　／一八五
《普济方》卷四百十三　　　／二四二
《普济方》卷四百十四　　　／三〇四
《普济方》卷四百十五　　　／三五四
《普济方》卷四百十六　　　／四一八
《普济方》卷四百十七　　　／五二六
《普济方》卷四百十八　　　／五七七
《普济方》卷四百十九　　　／六二三
《普济方》卷四百二十　　　／六九三
《普济方》卷四百二十一　　／七四六
《普济方》卷四百二十二　　／八三〇
《普济方》卷四百二十三　　／八八五
《普济方》卷四百二十四　　／九五九

普济方·针灸门

四库全书本

明·朱橚 等撰

卞雅丽 杨涛 校订

《普济方》是明以前最大综合性方书，原书168卷，成书于明永乐四年（1406），初刻本已散佚，经《四库全书》整理成426卷。该书由明·周定王朱橚主持，教授滕硕、长史刘醇等人执笔汇编而成。"采摭繁富，编次详析，自古经方更无赅备于是者"。

《普济方》虽属方书，然其中针灸学内容极为丰富，且完整而系统，从卷帙数、腧穴数，到临床治疗病种、治法、处方，以及所援引的古代文献，均超出当时任何一部针灸学专著。

《普济方·针灸门》共16卷（四库全书本卷四百九至卷四百二十四）。前8卷首载历代重要针灸名著的序言和歌赋，次述经脉、九针、取穴、补泻、灸法、气血流注、针灸宜忌等，再列经络腧穴。后8卷为临床各科207种病候的针灸治法、处方以及汤药、罨敷及按摩方法。书中资料来源广泛，如《内经》《难经》《明堂灸经》《甲乙经》《外台》《千金》《铜人》《膏肓腧穴灸法》《圣惠方》《子午流注针经》《扁鹊心书》《济生拔萃》《仁存方》《陆氏集验方》《经验方》《本事方》《集效方》《试效方》《直指方》《抱朴子》《外科精要》《幼幼新书》《全婴方》《婴孺方》等，从战国到明初大量医书中有关的针灸内容汇于一集，其中不少属明以前失散的针灸文献，具有较高的理论价值、文献价值、学术价值和临床实用价值，为后代学者研究明代以前的针灸学术提供了丰富的资料。

此次以文渊阁《四库全书》本影印并录出校订出版。

《普济方》卷四百九 针灸门

明·周王 朱橚 撰

《明堂灸经》序

夫玄黄始判，上下爰分，中和之气为人，万物之间最贵，莫不禀阴阳气度，作天地英灵，头象圆穹，足模厚载；五脏法之五岳，九窍以应①九州，四肢体②彼四时，六腑配乎六律；瞻视同于日月，呼吸犹若风云；气血以类江河，毛发比之草木。虽继体于父母，悉取象于乾坤。贵③且若斯，命岂轻也。是以立身之道，济物居先；保寿之宜，治病为要。草木有蠲疴之力，针灸有劫病之功。欲涤邪由，信兹益矣。夫明堂者，圣人之遗教，黄帝之正经。纪血脉循环，明阴阳腧膜④，穷流注之玄妙，辨血道之根源。为脏腑权衡，作经络津要。今则采其精粹，去彼繁芜，皆目睹有凭，手经奇效，书病源以知主疗，图人形贵免参差。并集小儿明堂，编类于次。庶几长幼尽涉安衢，欲俾华夷同

---

① 应：原作"布"，据《黄帝明堂灸经》日本仿刻元至大四年刻本（以下简称"《明堂灸经》"）改。
② 体：原作"分"，据《明堂灸经》改。
③ 贵：原作"贵"，据《明堂灸经》改。
④ 膜：《明堂灸经》作"募"，膜通"募"。

归寿域云耳。

《铜人针灸经》序

　　臣闻圣人之有天下也，论病以及国，原诊以知政。王泽不流，则奸生于下，故辨淑慝以制治。真气不荣，则疢动于体，故谨医砭以救民。昔我圣祖之问岐伯也，以为善言天者，必有验于人。天之数十有二，人经络以应之；周天之度三百六十有五，人气穴以应之。上下有纪，左右有象，督任有会，腧合有数。穷妙于血脉，参变乎阴阳。始命尽书其言，藏于金兰之室。洎雷公请问其道，乃坐明堂以授之。后世之言明堂者以此，由是开灸针刺之术备焉，神圣工巧之艺生焉。若越人起死，华佗愈躄，王纂驱邪，秋夫[①]疗鬼，岂有神哉，皆此法也。去圣寖远，其学难精。虽列在经诀，绘之图素，而粉墨易糅，豕亥多伪，灸艾而坏肝，投针而失胃。平民受弊而莫赎，庸医承误而不思。非夫圣人，孰救兹患。洪惟我后，勤哀兆庶。迪帝轩之遗烈，只文母之慈训。命百工以修政令，敕太医以谨方

---

①夫：原作"天"，形误，据《铜人腧穴针灸图经》清光绪影金大定刻本（以下简称《铜人针灸经》）改。

技。深惟针艾之法，旧列王官之守。人命所系，日用尤急。思革其谬，永①济于民。殿中省尚药奉御王惟一，素授禁方，尤工砭石，竭心奉诏，精意参详。定偃侧于人形，正分寸于腧膜，增古今之救验，刊日相之破漏，总会诸说，勒成三篇。后又以古经训诂至精，学者封执多失，传心岂如会目，著辞不若案形。复令创铸铜人为式，内分脏腑，旁注溪谷，井荥所会，孔穴所安，窈而达中，刻题于侧，使观者烂然而有第，疑者焕然而冰释。在昔未臻，惟帝时宪。乃命侍②臣，为之序引，名曰《新铸铜人腧穴针③灸图经》，肇颁四方，景式万代。将使多瘵咸诏，巨刺靡差，案说躅痾。若对谈于涪水，披图洞视；如旧饮于上池，保我黎蒸，介乎寿考。昔夏后叙六极以辨疾，帝炎问百药以惠人，固当让德今辰，归功圣域者矣。

时天圣四年，岁次析木，秋八月丙申
翰林学士兼侍读学士景灵宫判官起复朝奉大夫尚书左司郎中知制诰判集贤院权尚书
都省柱国泗水县开国男食邑三百户赐紫金鱼袋夏竦

---

①永：原作"者"，据《铜人针灸经》改。
②侍：原作"使"，据《铜人针灸经》改。
③针：原作"经"，据《铜人针灸经》书名改。

撰

《太平圣惠方·针经》序

夫针术玄奥，难究妙门，历代名工，恒多祖述。盖指归有异，机要互陈。或隐秘难明，或言理罔尽，或义博而词简，或文瞻而意疏。背轩后之圣文，失岐伯之高论，致俾学者莫晓宗源。今则采摭前经，研核至理，指先哲之未悟，达古①圣之微言。总览精英，著经一卷，斯②经也，穷理尽性，通幽洞玄，陈穴道而该通，指病源而咸，若用昭未悟，以道迷津，传示将来，庶③期悠远者尔。

《流注针经》序

针灸有劫病之功，其言信矣。针必明其孔穴，灸必定其尺寸。孔穴明，尺寸定，则膏之上，肓之下，何患乎厥疾之弗瘳欤？在昔孙公真人有曰：为医知药而不知针，知针而不知灸，不足以为上医。必也药与针灸三者俱通，始可与言医也矣。余先君汉卿公，以药与艾见重于士大夫，如雨岩吴宪，与以借补宪司官医助教之职，达齐游宪，亲

---

① 古：原作"右"，形误，据《太平圣惠方》宋钞配本（以下简称《圣惠方》）卷九十九改。
② 著经一卷，斯：此五字原作一个"者"字，据《圣惠方》卷九十九改、补。
③ 庶：原作"无"，据《圣惠方》卷九十九改。

为书其药室,曰活济堂。至元丙子以来,余挟父术游江淮,得遇至人,授以针法,且以《子午流注》《针经》《窦汉卿针经指南》三书见遗。拜而受之,珍藏玩味,大有①进益。且喜其姓字医术与先君同也,因是作而言曰:南北有二汉卿,同姓同字,而为医亦同也。北之汉卿,得行道针法,精于八穴以愈疾,名显于世,官至太师;南之汉卿,隐居求志,惟以药与艾,推而积活人济世之阴功。由是观之,则信矣南北气质之不同。而达则为相,不达则为医,亦其志之出处异矣。今将面授针法已验指南之书、牛提举所刊《窦汉卿针经》二本参究订误,遗与《子午流注针经》及家世所藏《黄帝明堂灸经》,庄季裕所集《灸膏肓法穴》,四者之书,三复校正一新板行,目是书曰《针灸四书》,乐与四方医士共宝之。凡我同志留心是书,则药与针灸三者并通,庶可进而为上医之士,亦可无负于孙真人之垂训欤。谨书以纪此知本末云。

至大辛亥建安静斋窦桂芳序

---

① 有:原无,据《针灸四书·序》,人民卫生出版社1983年排印本补。

又序

　　窃以久习医业，好读《难》《素》。辞理精微，妙门隐奥，古今所难而不易也。是以针刺之理，尤为难解，博而寡要，劳而少功，穷而通之，积有万端之广。近世指病直刺，不务法者多矣。近有南唐何公，务法上古，撰《指微论》三卷，探经络之源，顺针刺之理，明荣卫之清浊，别孔穴之部分，然未广传于世。又近于贞元癸酉年间收何公所作《指微针赋》一道，叙其首云，皆按《指微论》中之妙理，先贤必隐之枢机，复增多事，凡百余门，悉便于讨阅者也。非得《难》《素》不传之妙，孰能至此哉？广不度荒拙，随其意韵，辄申短说，采摭群经，为之注解。广今复采《难》《素》遗文，贾氏井荥六十首，法布经络往还，附针刺孔穴部分，铃括图形，集成一义，名曰《流注经络井荥图歌诀》，续于赋后，非显不肖之狂迷，欲明何氏之用心，致验于人也。自虑未备其善，更祈明智，仍恳续焉。

常山阁明广序

又序

夫医者以愈疾为良，其愈疾之理，莫妙乎针。故知针者，有决病之功，立效之能。且夫学针之士，宜审而刺之，莫纵巨胆，妄为施设，非徒无益，而又害之。要在定孔穴以精于心，是以取神功而应于手，信知除疴见于目下，决病在于手中。是以轩岐开端，越人知要，《素问》隐其奥，《难经》彰其妙，况为针者，岂曰小补之哉。

人受阴阳以生。一岁之日有三百六十五日，肢节亦分三百六十有五穴，象周天之度也。若稽古神圣成天之功，立民之命，爰作针法。针某穴，疗某病，手得之，心应之，非天下之至神，孰能与于此。卢扁尚矣，此法罕传。余先人心友窦先生，以针法活人甚多，尝著八穴真经，演之为论为赋，钩深索隐，披泄义蕴，后学之士，得此一卷书而熟读之者，思过半矣。余于壬辰冬，被旨来南，遍历闽中诸郡，求其所谓针法者，皆不获。旧箧中得先生之遗书，敬用锓梓，以广其传。先生名杰字汉卿，古洛肥乡人，官至太师，以医学传于世云。

时贞元元年燕山牛良祐序

《资生经》序

《铜人》《明堂》，黄帝、岐伯、鬼臾区，留以活天下后世。自隔膜[1]透肤之妙无传，乃谓是能绝筋脉，伤血肉，至望而畏之，有疾则甘心[2]于庸医，百药之俱试，不知病在巅者，必灸风池、风府，非桂枝辈所能攻；病在膺者，必灸刺期门[3]，非枳实辈能[4]下。遂至于束手无策，岂不哀哉。近世朱纮、庞安常俱为针法，许知可亦谓病当以刺愈，三衢邹握虎以治[5]法为歌诗韵括，行圣贤活人之意，赖以复传。今东嘉王叔权，又取三百六十穴，背面[6]巅末，行分类列，以穴对病。凡他氏之说切于理，以己之见得于心者，悉疏于下。针灸之书，至是始略备，古圣贤活人之意，至是始无遗憾。传谓：为人子者，不可不学医。予亲年八十，精力强健，非赖此书邪？因俾医卫[7]世杰订证传见者十有八条，锓木庾司，以补惠民之阙。

时嘉定庚辰徐正卿序

又序

予得倅澧阳，吏以《图经》来迓。暇日阅之，见文籍之目，有

---

① 膜：《针灸资生经》（四库全书本）作"体"。
② 甘心：《针灸资生经》作"归心"。
③ 期门：《针灸资生经》作"郄门"。
④ 能：《针灸资生经》作"不能"。
⑤ 治：《针灸资生经》作"诸"，义长。
⑥ 背面：《针灸资生经》作"简编"。
⑦ 卫：《针灸资生经》作"衡"。

《灸经》焉，意其非《明堂》即《铜人》也。只役以来，亲故惠书及士夫之经，从者多以印置此书为托。原其所以，乃前郡博士王君执中之所编著也。求其版，则亡之矣，岂好事者携之以去，或守藏者不谨而散逸之邪。然是经流传既久，岂无存者？宜加搜访，竟未得之。意[1]箧中有淮东庾使徐君正卿所刊《针灸资生经》，取而视之，其序引历述东嘉王叔权发明编类之功，且谓针灸之书至是始略备，古圣贤活人之意至是始无遗憾，则知王君之用心，亦仁且至矣。所谓叔权者，其王君之字欤？一日出示医谕刘沄，刘一见惊且喜曰：王君所刊，正此书也。今之刻画精致，视昔有加，究所缘来，盖徐君尝主民曹，于是邦[2]得此书，归而刊之耳。吁，是经也，王君首刊之澧阳，今不复存；徐君继刻之海陵，其存与否，又未知。版之不存，则二君之志将遂湮微，岂不惜哉？予负丞于此，适携以偕，殆非偶然者。仍命工锓梓，以广其传，使是书得不泯绝，其于卫生，岂曰小补。

绍定四年赵纶[3]序

---

① 意：《针灸资生经》作"忆"，义长。
② 邦：原作"刊"，据《针灸资生经》改。
③ 赵纶：原作"赵编"，据《针灸资生经》改。

又序

《资生经》者，合《明堂》《铜人》《千金》《外台》而一之，大监王公所编次。择精语详，针灸之法，皆聚此书矣。闻之故老谓澧学旧有公本，火于淳祐乙巳，后不复再见。元壬辰，余得善本于维阳，即欲刻诸荆泮，与卫生之家共之，会授代，不果。大德丙午，白其事于宪佥汶上国，先生一见大喜，即召匠计直，命平代等处军民长官谢琰、医学正覃南荣、澧阳县典史唐益秀，协力相成其事，教导戴梦高专任校雠之责。越十月书成，余谨按扁鹊、华佗及孙思邈，方论、药饵、针灸未尝偏废，后世医士举一而号为专门，针灸亦皆未得腧穴之正。旧有年壮病劳极者，膏肓两穴，更数医不效，后得此书，按图取穴，一灸即愈。其间阿是穴法之说，禁穴许灸三壮之说，亦皆累试累效，禁穴艾炷止麦粒大，仍隔蒜片尤稳。近年有为狂獖所伤者，亦尝依经灸活三人。是书之有益于世多矣。今既板行一路，流布四方，其所全活，庸有既乎？国先生按行属部，究心民瘼，痒疴疾痛，举切诸身，今板行是书，亦济人利物之一端。而余之本心亦于是而获遂矣。故喜而为之序。

大德丁未阆中郡蒲登辰序

流注指微针赋 以针医诀式流注指微为韵

疾居荣卫

荣者血也，卫者气也，由肠胃受谷化血气所为也。上焦出气，以温分肉而养筋，通腠理；中焦出气如露，上注溪谷而渗孙脉，津液和调，变化而为血；血和则孙脉先满，乃注络脉皆盈，乃注于经脉。阴阳以张，因息乃行，行有纪纲，周有道理，与天合同，不得休止，切而调之。调摄失度，致生其疾。疾者，百病之总名也。百病之始，皆因风寒暑湿、饥饱劳逸而得之，或起于阴，或起于阳，所伤各异，虚实不同。或着孙脉，或着络脉，或着经脉，或着于冲任脉，或着于肠胃之膜原。邪气浸淫，不可胜论。

扶救者针

救疾之功，调虚实之要，九针最妙，各有所宜。热在头身宜镵针，肉分气满宜员针，脉气虚渺宜鍉针，泻热出血、发泄固疾宜锋针，破痈肿、出脓血宜铍针，调阴阳、去暴痹宜员利针，治经络中病痹宜毫针，痹深居骨解腰节腠理之间宜长针，虚风舍于骨解皮膜之间宜大针。

观虚实与肥瘦

经云：虚则补之，实则泻之，不实不虚，以经取之。若虚实不明，投针有失，圣人所谓实实虚虚，若明此则无损不足益有余之过。观肥瘦者，用针之法，必先观其形之肥瘦，方明针刺之浅深。若以身中分肥与瘦同用，是谓浅深不得，反为大贼也。故肥人刺深，瘦人刺浅，以与本脏所属部分齐平为期，所以无过不及之伤也。

辨四时之浅深

四时者，所以分春夏秋冬之气所在，时调之也。春气在毫毛下，夏气在皮肤上，秋气在分肉，冬气在筋骨。经云：春夏刺浅，秋冬刺深，各以其时为则。又，肥人宜深刺之，瘦人宜浅刺之。

取穴之法，但分阴阳而溪谷

阴者，阴气也；阳者，阳气也。谓阳气起于五指之表，阴气起于五指之里也。肉之大会为谷，肉之小会为溪，分肉之间，溪谷之会，以行荣卫，以会大气。溪谷有三百六十五穴会，亦应一岁，故取穴之法，分其阴阳表里部分，溪谷远近，同身寸取之。举臂、拱手、直立、偃侧，皆取穴法也，逐穴各有所宜。

迎随逆顺，须晓气血而升沉

经云：迎随者，要知荣卫之流行，经脉之往来也，随其经逆顺而取之。《灵枢》曰：泻者迎之，补者随之。若能知迎知随，令气必和。和气知方，必通阴阳升降，上下流源。手之三阴，从脏走至手；手之三阳，从手走至头；足之三阳，从头下至足；足之三阴，从足上走至腹。络脉传注，周流不息。故经脉者，行血气，通阴阳，以荣于身者也。本论云：夫欲用迎随之法者，要知经络逆顺浅深之分。诸阳之经，行于脉外；诸阳之络，行于脉内；诸阴之经，行于脉内；诸阴之络，行于脉外。仍各有所守之分，故知皮毛者肺之部，肌肉者脾之本，筋者肝之合，骨髓者肾之属，血脉者心之分。各刺其部，无过其道，是谓大妙。迎而夺之有分寸，随而济之有浅深。深为太过，能伤诸经；浅为不及，宁去诸邪？是以足太阳之经，刺得其部，迎而六分，随而二分；足太阳之络，迎而七分，随而二分；手太阳之络，迎而九分，随而四分；手阳明之经，迎而九分，随而四分；手阳明之络，迎而八分，随而三分；足阳明之经，迎而一寸，随而五分；足阳明之络，迎而六分，随而一分；手少阳经，迎而六分，随而一分；手少阳络，迎而七分，随而二分；足少阳经，迎而八分，随而三分；足少阳络，迎而一寸，随而五分；手太阴经，迎而九分，随而四分；手太阴络，迎而七分，随而二分；足太阴经，迎而一寸，随而五分；足太阴络，迎而八分，随而三分；手少阴经，迎而七分，随而二分；手少阴络，迎而六分，随而一分；足少阴经，迎而六分，随而一分；足少阴络，迎而一寸，随而五寸；手厥阴经，迎而七分，随而二分；手厥阴络，迎而六分，随而一分；足厥阴经，迎而八分，随而三分；足厥阴络，迎而九分，随而四分。斯皆经络相合，补生泻成，不过一寸。针入贵速，既入徐进；针出贵缓，急则多伤。明须慎之，勿为始事。男子左泻右补，女子右泻左补，转针迎随。补泻之道，明于此矣。

原夫《指微论》中，赜义成赋

《指微论》三卷，亦是何公所作。探经络之赜，原针刺之理，明荣卫之清浊，别孔穴之部分。然未广传于世间。内自取义，以成此赋。

知本时之气开，说经络之流注

本论云：流者，行也；注者，住也。流谓气血之流行也，一呼脉行三寸，一吸脉行三寸，呼吸定息，脉行六寸，如流水走蚁，涓涓不息，不可暂止。又云：流而为荣卫，彰而为颜色，发而为音声。速则生热，迟则生寒，结则为瘤赘，陷则为痈疽，故知流者不可止。若人误中，则有颠倒昏闷之疾。又云：注者，住也。谓十二经络，各至本时，皆有虚实邪正之气，注于所活之穴，所谓得时谓之开，失时谓之阖。气开当补泻，气闭忌针刺。圣人深虑此者，恐人劳而无功，岂可昧气开流注之道哉。其气开注穴之法，七韵中之说矣。

每披文而参其法，篇篇之誓审，寻覆经而察其言，字字之义明谕。其隐皆知，实虚总附。[①]

夫披文覆经者，学之不精也。既穷其理，赜其义，知其根，得其源，以见圣人之心乎。观何公作流注之赋，玄辞妙语，可谓达理，不得以为自糜也。

针下获安，得其针刺之要法；移疼住痛，获效真如神矣[②]。

暴疾沉疴至危笃，刺之勿误

[①] 每披文……实虚总附：此33字是《指微赋》原文，误作注文，今律正。但文字与《指微赋》有出入，《针灸大成》（清康熙十九年刊本）卷二、《针灸聚英》卷四引《流注指微赋》作"每披文而参其法，篇篇之旨审寻。复按经而察其言，字字之功明谕。疑隐皆知，虚实总附"。

[②] 针下获安……获效真如神矣：此21字是《指微赋》原文，误作注文，今律正。《针灸大成》卷二、《针灸聚英》卷四引《流注指微赋》作"移疼住痛如有神，针下获安"。

沉痾久病，虚弱之人，忽暴感疾于荣卫，传于脏腑，其病必危笃而沉重也。明上是时，深虑损益，慎勿轻忽，自恃聪明，当须察其何经所苦，补泻针刺，去之勿误也。

详夫阴日血引，值阳气流[①]

贾氏云：阳日气先脉外，血后脉内；阴日血先脉外，气后脉内。交贯而行于五脏五腑之中，各注井荣俞经合五穴，共五十穴。唯三焦受十经血气，次传包络，又各注五穴，通前十二经，共六十穴，才合得《十六难》内六十首也。越人言：三部九候，各有头首也。及《素问》言六十首，今世不传，既言不传，其文不载六十首字也。故圣人留此六十首法，故今后人穿凿也。余以所过为原六穴，即便是阴阳二气出入门户也，则阳脉出行二十五度，阴脉入行二十五度，则皆会于六穴中出入也。其五脏五腑收血化精合处，便是逐经原气也。其余精者，助其三焦，其受十经精气，则次养心包

---

① 流：《针灸大成》卷二、《针灸聚英》卷四作"留"。

络，始十二经血气遍行也。如一经精气不足，则便成病也。既然有病，即不依此行度也。至令诸经失时，又更引毒气遍行，所流到处，即各见本经脉候或大或小，或浮或沉，病人或寒或热，或轻或重。因症取之耳。

口温针暖

凡下针，先须口内温针令暖，不唯滑利而少痛，亦借已和气与患荣卫无寒温之争，便得相从。若不先温针暖，与血气相逆，寒温交争，而成疮者多矣。

牢濡深求

经云：实之与虚者，牢濡之意。气来实牢者为得，濡虚者为失。凡欲行其补泻，即详五脏之脉，及所刺穴中，如气来实牢者可泻之，虚濡者可补之也。

诸经十二作数，络脉十五为周

手足各有三阴三阳之脉，合为十二经脉。每一经各有一络脉，余有阳跷之络，阴跷之络，脾之大络，合为十五络脉。周者，为十二经、十五络、二十七气。周流于身者也。

阴俞六十脏主

脏，谓五脏，肝心脾肺肾，并心包之脉，合之有六，并兼四形脏也。俞，谓井荣经合，非皆俞也。然井荣俞经合者，肝之井，大敦穴也；荣，行间穴也；俞，太冲穴也；经，中封穴也；合，曲泉穴也。心之井，少冲穴也；荣，少府穴也；俞，神门穴也；经，灵道穴也；合，少海穴也。脾之井，隐白穴也；荣，大都穴也；俞，太白穴也；经，商丘穴也；合，阴陵泉穴也。肺之井，少商穴也；荣，鱼际穴也；俞，太渊穴也；经，经渠穴也；合，尺泽穴也。肾之井，涌泉穴也；荣，然谷穴也；俞，太溪穴也；经，复溜穴也；合，阴谷穴也。心包之井，中冲穴也；荣，劳宫穴也；俞，大陵穴也；经，间使穴也；合，曲泽穴也。五脏之俞，各有五，则五五二十五俞，并心络五俞，共三十。以左右见言之，六十俞穴也。

阳穴七二腑收

腑，谓六腑，非兼九形腑也。穴，俞穴也，亦谓井荣俞原经合也。肝之腑，胆；胆之井者，窍阴穴也；荣，侠溪穴也；俞，临泣穴也；原，丘墟穴也；经，阳辅穴也；合，阳陵泉穴也。心之腑，小肠；小肠之井者，少泽穴也；荣，前谷穴也；俞，后溪穴也；原，腕骨穴也；合，小海穴也。脾之腑，胃；胃之井者，厉兑穴也；荣，内庭穴也；俞，陷谷穴也；原，冲阳穴也；经，解溪穴也；合，三里穴也。肺之腑，大肠；大肠之井者，商阳穴也；荣，二间穴也；俞，三间穴也；原，合谷穴也；经，阳溪穴也；合，曲池穴也。肾之腑，膀胱；膀胱之井者，至阴穴也；荣，通谷穴也；俞，束骨穴也；原，京骨穴也；经，昆仑穴也；合，委中穴也。心包之腑，三焦；三焦之井者，关冲穴也；荣，液门穴也；俞中，中渚穴也；原，阳池穴也；经，支沟穴也；合，天井穴也。如是六腑各有六，则六六三十六俞。以左右脉共言之，则七十有二俞穴也。取穴部分，于井荣图备说。

刺阳经者，可卧针而取

卫者属阳，皮毛之分。当卧针而刺之。若深，刺伤阴分，伤荣气也。

夺血络者，先俾指而柔

夺血络者，取荣气也。荣气者，经隧也。《灵枢》曰：经隧者，五脏六腑之大络也，故言血络。凡刺之者，先以左手捻按所刺之穴，候指下气散，方可下针。取荣家之气，不能损卫气也。经云：刺荣无伤卫，刺卫无伤荣也。

呼①为迎而吸作补

泻者迎之，补者随之。有余则泻，不足则补。泻者，吸则内针，无令气凌，静以久留，无令斜布，后呼尽乃去，大气皆出，呼名曰泻。补者，扪而循之，切而散之，推而按之，弹而弩之，抓而下之，外引其门，以闭其神。呼尽内针，静以久留，以气至为故。候吸引针，气不得出，各在其处，推阖其门，令神气存，大气留止，故命曰补。善治者，察其所痛，以知病有余不足，当补则补，当泻则泻，无逆天时，是谓至治之妙。

逆为鬼而从何忧②

---

① 呼：此上《针灸大成》卷二、《针灸聚英》卷四有"逆为迎而顺为随"一句。
② 逆为鬼而从何忧：《针灸大成》卷二、《针灸聚英》卷四无此句。

逆者，谓当刺之日，与病五行相形递，为鬼贼，而不顺也；从者，五脏之气，与日相和，而不相侵凌也。凡刺之理，当择吉日，与本病之脏有各无侵凌刑制。下针顺从，而何忧哉。

淹疾延患，着灸之由[1]

若病有久淹，因寒而得，或阴证多寒，或是风寒湿痹脚气之病，或是上实下虚厥逆之疾，男子劳伤，妇人血气之属，并可用针灸。亦有不可灸者：近髓之穴，阳证之病，不可灸也。

躁烦药饵而难极[2]**，必取八会**

躁烦热盛在于内者，宜取八会之气穴也。谓腑会太仓中脘穴，脏会季胁章门穴，筋会阳陵泉穴，髓会绝骨穴，血会膈俞穴，骨会大杼穴，脉会太渊穴，气会三焦膻中穴。此是八会穴也。

痈肿奇经而蓄邪，先由[3]**砭瘳**

经云：病人脉隆盛，入于八脉，而不环周，十二经亦不

---

①淹疾延患，着灸之由：此句之上《针灸大成》卷二、《针灸聚英》卷四有"浅恙新疴，用针之因"一句，义长。
②极：《针灸大成》卷二、《针灸聚英》卷四作"拯"。
③先由：《针灸大成》卷二引《流注指微赋》作"奸藏"。

能拘之，其受邪气，蓄积肿热，宜砭刺出血。古者以砭石为针。《山海经》曰：高氏之山，有石如玉，可以为针。即砭石也。今人以披针代之也。

况乎甲胆乙肝丁心壬水

甲胆乙肝者，谓五脏五腑，拘之十干。阳干主腑，阴干主脏。故《天元册》又曰：胆甲肝乙。小肠丙心丁，胃戊脾己，大肠庚肺辛，膀胱壬肾癸。五脏五腑，收血化精合处，便是三焦、包络二经元气也，合为十二经遍行也。贾氏各分头首，十日一终，运行十干，皆以五子元建日时为头也。

生我者号母，我生者名子

夫五行者，在人为五脏，注穴为井荣俞经，相合为夫妻。我克者为七传，克我者为鬼贼；我生者为子，生我者为母也。

春井夏荣乃邪在，秋经冬合乃刺矣

此言逐四时取井荣之法也。假令春木旺，刺井；夏火旺，刺荥；季夏土旺，刺俞；秋金旺，刺经；冬水旺，刺合。四时刺法，依此推之，以泻逐时所胜邪毒者也。圣人所谓因其时而取之，以泻邪气出也。

犯禁忌而病复

禁忌者，非唯人神所在也，谓大饥大渴，大寒大热，大饱大醉，大虚大竭，大劳大困，皆为针家之禁忌。若虚实不分，浅深不及，犯触人神，颠倒四时，其病愈而必复。切须诫之诫之。

用日衰而难已

本论云：病于当日之下，受五行之刑制者，其病刺而难愈也。谓心病遇庚日，肝病遇辛日，脾病遇乙日，肺病遇丁日，肾病遇己日，小肠病遇壬日，大肠病遇丙日，胃遇甲日，胆遇庚日，膀胱遇戊日，斯皆本脏正气遇日下受制而气衰，刺病难愈故也。

孙络[1]在于肉分，血行出于支里

孙络，小络也，谓络之支别也。行于分肉之间，有血留

---

[1] 孙络：原作"系络"，据《针灸大成》卷二引《流注指微赋》改。下同。

止，刺而去之，无问脉之所会。

闷昏针运，经虚补络须然

本论云：若学人深明气血往来，取穴部分不差，补泻得宜，必无针运昏倒之疾。或匆忙之际，畏刺之人，多针则伤。壮者气行自已，怯者当速救疗。假令针肝经，感气运，以补肝经，合曲泉穴之络。假令针肝络血运，以补本经，曲泉穴之经，针入复苏，故知起死。他皆仿此。

疼实痒虚，泻子随母要指

病之虚实者，痒则为虚，疼则为实。刺法云：虚则补其母，实则泻其子。假令肝脏实，泻肝之荣行间穴，属火是子；肝脏虚，补肝之合曲泉穴，属水是母。凡刺只取本经井荣俞经合五行，子母补泻，此乃大要也。

想夫先贤迅效，无出于针经；今人愈疾，岂离于明医[①]。

古之治疾，特论针石。《素问》先论刺后论脉，《难经》先论脉后论刺。刺之与脉，不可偏废。昔之越人起死，华佗

[①] 想夫先贤迅效，无出于针经；今人愈疾，岂离于明医：效，原作"放"，据《针灸大成》卷二、《针灸聚英》卷四改。又，《针灸大成》《针灸聚英》无"经""明"二字，"离"作"难"。

愈躄，非有神哉，皆此法也。离圣久远，后学难精，所以针之玄妙，罕闻于世。今时有疾，多求医命药，用针者寡矣。

徐文伯泻孕于苑内，斯由甚速

昔宋太子善信医书，出苑见一有孕妇人，太子自为诊之，是一女。令徐文伯亦诊之，乃一男一女。太子性急，欲剖腹视之。伯曰自请针之令落，于是泻足三阴交，补手阳明合谷。胎应针而落，果如文伯之言也。

范九思疗咽于江夏，闻见言稀

传曰：嘉祐中有太傅程公，守任于江夏，因母之暴患咽中有痈，卒然而长，塞气不通。命医者止可用药治之，勿施针以损之。医曰：咽中气上不通，岂能用药？药既下之，岂能卒效？故众医不敢措治。寻有医博范九思云：有药。须用未使新笔点之，痈疽即便瘥。公遂取新笔与之，九思乃以点药上痈，药到则有紫血顿出，渐气通而瘥。公曰：此达神圣之妙矣。公命九思饮，而求其方。九思大笑曰：其患是热毒结于喉中，塞之气不宣通，病以为甚。公坚执只可用药，不可用针，若从公意，则必误矣，若不从公意，固不能施治，九思当日曾以小针藏于笔头中，妄以点药，乃针开其痈而效也。若非如此，何以紫血顿下也？公方省而难曰：针有劫病之功，验于今日。古人云：为将不察士卒之能否，则不能决胜；为医不察药性之主治，则不能便瘥。又将无卒谋远虑，则无必胜；医无卒机远见，治无必效也。

大抵古今遗迹，后世皆师

昔古留轨范，使后人仿学，不可独强也。况于针术，隐奥难究，妙门出乎其类者，今知是谁能之？故圣人云：不可不遵先圣遗文也。

王纂针魅而立康，獭从被出

传曰：王纂少习医方，尤精针石，远近知名。嘉祐中，县人张方女，因暮宿广陵庙中，下有一物，假作其婿，因被魅感而病。篡乃治之，一针有一祟从女被中走出，而病愈矣。

秋夫疗鬼而获效，魂免伤悲

昔宋徐熙，字秋夫，善医方。方为丹阳令，常闻鬼神吟呻，甚凄苦。秋夫曰：汝是鬼，何须如此？答曰：我患腰痛，死虽为鬼，痛苦尚不可忍，闻君善医，愿相救济。秋夫曰：吾闻鬼无形，何由措置？鬼云：缚草作人，予依入之，但取孔穴针之。秋夫如其言，为针腰腧二穴，肩井二穴，设祭而埋之。明日，见一人来谢曰：蒙君医疗，复为设祭，病今已愈，感惠实深。忽然不见。公曰：夫鬼为阴物，病由告医，医既愈矣，尚能感激，况于人乎！鬼姓斛名斯。

既而感指幽微，用针直①诀

此皆《指微论》中用针幽微之直诀也。

窍齐于筋骨，皮肉刺要②

窍者，穴也；齐者，浅深之宜也。经曰：刺皮无伤骨，刺骨

---

① 直：《针灸大成》卷二、《针灸聚英》卷四作"真"。
② 窍齐于筋骨，皮肉刺要：《针灸大成》卷二、《针灸聚英》卷四作"孔窍详于筋骨肉分，刺要"，连下句读。

无伤髓。病有浮沉，刺有浅深，各至其理，无过其道。过则伤，不及则生外壅，壅则邪从之。浅深不得，反为大贼，内动五脏，故生大病。

痛察于久新，腑脏寒热

痛者，病也。夫人病有久新。脏腑病，寒热虚实，宜细详审调。设针形短长，锋类不等，穷其补泻，各随病所宜用之。

接气通经，短长依法

本论云：夫欲取偏枯久患，荣卫诸疾，多是愈而复作者，由气不接而经不通流，虽有暂时之快，客气胜真，病当未愈也。当此乃上接而下引，呼吸多少，经脉长短，各有数定立法。手三阳接而九呼，过经四寸；手三阴接而七呼，过经五寸；足之三阳接而一十四呼，过经四寸；足之三阴接而一十二呼，过经五寸。重者倍之，吸亦同数。此接气通经，呼吸长短之法也。

里外之绝，赢盈必别

夫五脏里外者，谓心肺在膈上，通于天气也。心主于脉，肺主于气，外华荣于皮肤，故言外也。肾肝在下，通于地气，以藏精血，实于骨髓。心肺外绝，则皮聚毛落；肾肝内绝，则骨痿筋缓。其时学者，不能别里外虚实，致使针药误投，所以实实虚虚，损不足，益有余，如此死者，医杀之耳。

勿刺大劳，使人气乱而神隳

《禁刺论》曰：无刺大劳人。劳则喘息汗出，里外皆越，故气耗乱，神隳散也。

慎妄呼吸，防他针昏而闭血

呼吸者，使阴阳气行流上下，经历五脏六腑。若针刺妄行呼吸，阴阳交错，则针昏闭血，气不行也。

又以常寻古义，由以藏机，遇高贤真趣，则超然得悟；逢达人示教，则表我扶危

先贤之书，文理之深，隐义难穷。或字中隐义，或假令一隅，妙要难穷。遇高达之士，方得其趣，便可穿凿。

男女气脉,行分时合度

本论云:夫男女老幼,气候不同;春夏秋冬,寒暑各异。春气生而脉气缓,夏暑热而脉行远,秋气燥而脉行急,冬气寒而脉凝涩。小儿之脉应春,壮年之脉应夏,四十以上如秋,六十以后如冬。其病有寒热,脉有迟速,一一参详,不可一概与天同度矣。《难经》云:一呼脉行三寸,一吸脉行三寸者,平人脉法也。微抱病之人,皆失天之度,地之纪,脉之用,不可与平人脉相合也。其诊取法,当以一息五至为与天同度。不及应春,不及应冬,太过应秋,太过应夏。应春冬者,宜留针待气至;应秋夏者,呼吸数毕,便宜去针,此之谓也。

养子时克注穴穴须依[1]

养子时克注穴者,谓逐时气注脏腑井荥之法也。每一时辰相生养子五度,各注井荥俞经合五穴。昼夜十二时,气血行过六十俞穴也。每一穴血气分得一刻六十分六厘六毫六丝六忽六秒。此是一穴之数

---

[1]养子时克注穴穴须依:《针灸大成》卷二、《针灸聚英》卷四作"养子时刻注,穴须依今"。

也，六十穴共成百刻。要求日下井荣，用五子元建日时取。假令甲日甲戌时，胆统气，初出窍阴穴，为井木；流至小肠为荣火，气过前谷穴，注之胃，为俞土；气过陷谷穴，又并过本原丘墟穴。但是六腑各有原穴，则不系属井荣相生之法，即是阴阳二穴出入门户也。行之大肠，为经金；气过阳溪穴，所入膀胱为合水；气入委中穴终。此是甲戌时木火土金水相生五度，一时辰流注五穴毕也。他皆仿此。

今详定疗病之仪，神针法式，广搜《难》《素》之秘密文深辞，考诸家之时亟[①]妙臆，故称泸江流注之指微，以为后学之规则。

针经标幽赋

拯救之法，妙用者针。察岁时于天道，定形气于予心。春夏瘦而刺浅，秋冬肥而刺深。不穷经络阴阳，多逢刺禁；既论脏腑虚实，须可经寻。原夫起自中焦，水初下漏。太阴为始，至厥阴而方终；穴出云门，抵期门而最后。正经

---

① 时亟：《针灸大成》卷二、《针灸聚英》卷四作"肘函"。

十二，别络走三百余支；正侧偃伏，气血有六百余候。手足三阳，手走头而头走足；手足三阴，足走腹而胸走手。要识迎随，须明逆顺。况乎阴阳气血，多少为最。厥阴太阳，少气多血；太阴少阴，少血多气。而又气多血少者，少阳之分；气盛血多者，阳明之位。先详多少之宜，次察应至之气，轻滑慢而未来，沉涩紧而已至。既至也，量寒热而治疾①；未至者，据虚实而滞痼气。气之至也，如鱼吞钩饵之浮沉；气未至也，似闲出②幽堂之深邃。气速至而效速，气至迟而不治。观夫九针之法，毫针最微，七星可应，众穴主持。本形金也，有蠲邪扶正之道；短长水也，有决凝开滞之机。定刺象木，或斜或正；口藏此火，进阳补羸。循机扪而可塞以象土，实应五行而可知。然是一寸六分，包含妙理；虽细拟于毛发，同贯多歧。可平五脏之寒热，能调六腑之虚实。拘挛闭塞，遣八邪而去矣；寒热痛痹，开四关而已之。凡刺者，使本神朝而后入；既刺也，使本神定而气随。神不朝而勿刺，神已定而可施。定脚处，

---

① 而治疾：《扁鹊神应针灸玉龙经》、《针灸大成》卷二、《徐氏针灸大全》卷二作"而留疾"，《类经附翼》卷四作"为疾留"。
② 闲处：《扁鹊神应针灸玉龙经》作"潜处"。

取气血为主意；下手处，调水土①是根基。天地人三才也，涌泉同璇玑百会；上中下三部也，大包与天枢地机。阳跷阳维并督脉，主肩背腰腿在表之病；阴跷阴维并冲脉②，主心肠胁肋在里之疑。二陵二跷二交，似续而交五大；两间两商两井，相依而列两支。足见取穴之法，不在③分寸。先审自意，次观肉分。或伸屈而得之，或平直而安定。在阳部筋骨之侧，陷下为真；在阴分郄腘之间，动脉相应。取五穴用一穴而必端，取三经使一经而可正。头部与肩部详分，督脉与任脉易④定。明标与本，论刺浅刺深之经；住痛移疼，取交相贯之径。岂不闻脏腑病，而求门海于募之微；经络滞，而求原别交会之道。更穷四根三络，依标本而刺无不痊；但用八法五门，分主客而针无不效。八脉始终连八会，本是纪纲；十二经络十二原，是为枢要。一日刺六十六穴之法，方见幽微；一时取十二经之原，始知要妙。原夫补泻之法，惟呼吸而应在刺手；刺效之功，要交正而识本经。交经缪刺，左有病而右畔取；

---

① 调水土：《扁鹊神应针灸玉龙经》作"认水土"；《针灸大成》卷二、《徐氏针灸大全》卷二作"认水木"；《类经附翼》卷四作"认水火"。
② 并冲脉：《扁鹊神应针灸玉龙经》作"任带冲"；《针灸大成》卷二作"任冲脉"；《类经附翼》卷四、《徐氏针灸大全》卷二作"任冲带"。
③ 不在：《扁鹊神应针灸玉龙经》、《针灸大成》卷二、《徐氏针灸大全》卷二作"必有"；《类经附翼》卷四作"须明"。均义长。
④ 易：原作"异"，据《针灸大成》卷二、《徐氏针灸大全》卷二、《类经附翼》卷四改。

泻络远针，头有病而脚上针。巨刺与缪刺各异，微针与妙刺相通。观部分而知经络之虚实，视沉浮而辨脏腑之寒温。且夫先针耀而虑针损，次藏口内而欲针温。目无外视，手如握虎；心无内慕，如待贵人。左手重而勿按，欲令气散；右手轻而徐入，不痛之因。空心恐怯，直立侧而多晕；背目沉掐①，坐卧平而没昏。推于十干十变，知孔穴之开阖；论其五行五脏，察日时之旺衰。伏如强弩，应若发机。阳交阳别②而定血晕，阴蹻阴维③而下胎衣。痹厥偏枯，迎随俾经络接续；漏崩带下，温补使气血依归。静以久留，停针候之。必准者④，取照海治喉中之闭塞；端的⑤处，用大钟治心内之呆痴。大抵疼痛实泻，痒麻虚补。体重节痛⑥而俞居，心下痞满而井主。心胀咽痛，针太冲而必除；脾痛胃疼，泻公孙而立愈。留满腹痛刺内关，胁痛肋疼⑦刺飞虎。筋挛骨痛而补魂门，体热劳嗽而泻魄户。头风头痛，刺申脉与金门；眼痒眼痛，泻光明与第五。泻阴郄止盗汗，治小儿骨蒸⑧；刺偏历利小便，医大人水蛊。中风环跳而宜

---

① 掐：原作"陷"，据《扁鹊神应针灸玉龙经》、《针灸大成》卷二、《徐氏针灸大全》卷二、《类经附翼》卷四改。
② 阳交阳别：《扁鹊神应针灸玉龙经》、《针灸大成》卷二、《徐氏针灸大全》卷二、《类经附翼》卷四作"阴交阳别"。
③ 阴蹻阴维：《扁鹊神应针灸玉龙经》、《针灸大成》卷二、《徐氏针灸大全》卷二作"阴交阳别"。
④ 者：原无，据《扁鹊神应针灸玉龙经》、《针灸大成》卷二、《徐氏针灸大全》卷二补。《类经附翼》卷四作"处"。
⑤ 的：原无，据《扁鹊神应针灸玉龙经》、《针灸大成》卷二、《徐氏针灸大全》卷二、《类经附翼》卷四补。
⑥ 体重节痛：原无，据《扁鹊神应针灸玉龙经》、《针灸大成》卷二、《徐氏针灸大全》卷二、《类经附翼》卷四补。
⑦ 肋疼：原无，据《扁鹊神应针灸玉龙经》、《针灸大成》卷二、《徐氏针灸大全》卷二补。《类经附翼》卷四作"肋胀"。
⑧ 蒸：原作"热"，据《扁鹊神应针灸玉龙经》、《针灸大成》卷二、《徐氏针灸大全》卷二、《类经附翼》卷四改。

刺，虚损天枢而可取。由是午前卯后，太阴生而疾温；离左酉南，月死朔而速冷。循门弹弩，留吸母而坚长；爪下伸提，疾呼子而嘘短。动退空歇，迎夺而泻凉；推内进搓，随济而补暖。慎之，大患危疾，色脉不顺而莫针；寒热风阴，饥饱醉劳而切忌。望不补而晦不泻，弦不夺而朔不济。精其心而穷其法，无灸艾而坏其皮①；正其理而求其原，免投针而失其卫。避灸处②而和四肢，四十有九；禁刺处而除六俞，二③十有二。抑又闻高皇抱疾未瘥，李氏刺巨阙而得苏；太子暴死为厥，越人针维会而复醒。肩井曲池、甄权刺臂痛而复射；悬钟环跳，华佗刺躄足而立行。秋夫针腰俞，而鬼免④沉疴；王纂针交俞，而妖精立出。刺肝俞与命门，使瞽士视秋毫之末；眇少阳与交别，俾聋夫听下蚋之声。嗟夫！去圣逾远，此遂渐坠。或不得意而散其学，或衍其能而犯禁忌。愚夫志浅，难契于玄⑤言；至道渊深，得之者有几？偶求其言，不敢示诸明达者焉，庶几乎童蒙之心启。

---

① 无灸艾而坏其皮：原作"无丸艾而坏其肝"，据《扁鹊神应针灸玉龙经》、《针灸大成》卷二改。又，《类经附翼》卷四作"无灸艾而坏其中"，《徐氏针灸大全》卷二作"无灸艾而坏其身"。
② 处：原作"久"，据《扁鹊神应针灸玉龙经》、《针灸大成》卷二、《徐氏针灸大全》卷二、《类经附翼》卷四改。
③ 二：原作"三"，据《针灸大成》卷二、《徐氏针灸大全》卷二、《类经附翼》卷四改。
④ 免：原无，据《扁鹊神应针灸玉龙经》、《针灸大成》卷二、《徐氏针灸大全》卷二、《类经附翼》卷四补。
⑤ 玄：原无，据《扁鹊神应针灸玉龙经》、《针灸大成》卷二、《徐氏针灸大全》卷二、《类经附翼》卷四补。

流注通玄指要赋

引云：望闻问切，推明得病之源；补泻迎随，揭示用针之道。予于学始迄于今，虽常覃思以研精，竟未钩玄而索隐。俄经传之暇日，承外舅之训言，云乃是分，孰非兵扰，其人也，神无依而心无定，或病之精必夺而气必衰。兼万国乱而隔殊，药物绝商而那得。设方有效，历市无求，不若砭切，立排疾势。乃以受教，遂敏求师，前后仅十七年，一二无直个辈。后避屯于蔡邑，方获诀于李君。斯余以针道疾也，除疼痛于目前，愈瘵病于指下。信所谓伏如弩弩，应若发机，万病可瘥，百发百中者也。加之以好生之念，素无窃利之心。尝谓予曰：天宝不泄于非人，圣道须传于贤者。仆不自揆，遂整有求之恳，获成无吝之诚。授穴之秘者，四十有三；疗疾而弗瘥者，万无一失。遂铭诸心而著之髓，务拯其困而扶其危。而后除疼痛迅若手拈，破结聚涣如冰释。夫针也者，果神矣哉。然念兹穴而或亡，借其声律则易记,辄裁八韵,赋就一篇。讵敢匿于己私,为或传于同志。

必欲治病,莫如用针。巧运神机之妙,工开圣理之深。外取砭针,能蠲邪而扶正;中含水火,善回阳而倒阴。

至夫络别支殊,经交错综。或沟池溪谷以岐异,或山海丘陵而一隙共。斯流派以难揆,在条纲而有统。理繁而昧,纵补泻以何功?法楗而明,自迎随而得用。

且如行步难移,太冲最奇。人中除脊膂之强痛,神门去心性之呆痴。风伤项急,始求于风府;头晕目眩,要觅于风池。耳闭须听会而治也,眼痛则合谷以推之。胸结身黄,取涌泉而即可;脑昏目赤,泻攒竹以偏宜。

但见若两肘之拘挛,仗曲池而平扫;四肢之懈惰,凭照海以消除[1]。牙齿痛,吕细堪治;颈项强,承浆可保。太白宣道于气冲,阴陵开通于水道。腹膜而胀,夺四庭以休迟;筋转而疼,泻承山而在早。

大抵脚腕痛,昆仑解愈;股膝疼,阴市能医。痫发癫狂兮,凭后溪而疗理;疟生寒热兮,仗间使以扶持。期门罢胸满血膨而可以,劳宫退胃翻

---

[1] 四肢之懈惰,凭照海以消除:原无,据文例及《针灸大成》卷二补。

心痛以何疑。稽夫大敦去七疝之偏疼，王公谓此；三里却五劳之羸瘦，华佗言斯。

固知腕骨祛黄，然骨泻肾，行间治膝肿目疾，尺泽去肘疼筋紧。目昏不见，二间宜取；鼻塞无闻，迎香可引。肩井除两髀难任；丝竹疗头疼不忍。咳嗽寒痰，列缺堪治；眵黄瞳冷①，临泣尤准。髋骨将腿痛以祛残，肾俞把腰疼而泻尽。以见越人治尸厥于维会，随手而苏；文伯泻死胎于阴交，应针而殒。

圣人于是察麻与痛，分实与虚②。实则自外而入也，虚则自内而出于此。故济母而裨其不足，夺子而平其有余。观二十七之经络，明明可辨；据四百四之疾证，件件皆除。故得天柱都无，跻斯民于寿域；几微已判，彰往古之玄书。

抑又闻心胸病，求掌后之大陵；肩背患，责肘前之三里。冷痹肾余，取足阳明之土；连脐腹痛，泻足少阴之水。脊间心后者，针中渚而立瘥；胁下肋③边者，刺阳陵而即止。头项痛，拟后溪以安然；腰脚疼，在委中而已矣。夫大用之士，于此理苟明焉，收祛邪之功，而在乎捻指④。

---

① 眵黄瞳冷：《针灸大成》卷二、《类经附翼》卷四、《徐氏针灸大全》卷二作"眵黄冷泪"。
② 圣人于是察麻与痛，分实与虚：《类经附翼》卷四作"所谓诸痛为实，诸麻曰虚"。
③ 肋：原作"筋"，据《针灸大成》卷二、《类经附翼》卷四、《徐氏针灸大全》卷二改。
④ 夫大用之士……而在乎捻指：此段《针灸大成》卷二作："夫用针之士，先要明其针法，次知形气所在，经络左右所起，血气所行，逆顺所会，补虚泻实之法，祛邪安正之道，方能除疼痛于目前，疗疾病于指下也。"可参。

九针论

黄帝曰：余闻九针于夫子，众多不可胜数。余推而论之，以为一纪。余试诵之，子听其理，非则语余，请受其道，令可久传后世无患，得其人乃传，非其人勿言。

岐伯稽首再拜曰：请听圣王之道。帝曰：用针之理，必知血气之所在，左右上下，阴阳表里，血气多少，行之逆顺，出入之会。诛伐有过，知解结，知补虚泻实。上下气门，明通于四海，审其所在，寒热淋露，以输异处，审于调气，明于经隧，左右支络，尽知其会。寒与热争，能合而调之。虚与实邻，知决而通之；左右不调，犯而行之。明于逆顺，乃可治之。阴阳不奇，故知起时；审于本末，察其寒热，知邪所在，万刺不殆。知官九针，刺道毕矣。

凡刺之要，官针最妙。九针之宜，各有所为。长短大小，各有所施。不得其用，病弗能移。疾浅针深，内伤皮肉，皮肤[1]为痈；病深针浅，病[2]气不泻，反为大脓。病小针大，泻气太甚，必为后害；病大针小，大气不泻，亦复为败。九针之宜：

一曰镵针，法天。大其头而锐其末，令

---

① 皮肤：原无，据《针灸甲乙经》卷五第二、《圣济总录》卷一九二引《九针统论》补。
② 病：原无，不合韵律，据《针灸甲乙经》卷五第二、《圣济总录》卷一九二引《九针统论》补。

无得深入，而阳气泄。故镵针者，取法于布针。去末半寸，卒锐之，长一寸六分。以治热身在头也。经曰：病在皮肤无常处者，取以镵针。

二曰圆针，法地。谓人之所以应土者，肉也。为之治针，必筩其身而圆其末，令无得伤肉，伤则气竭。故圆针者，取法于絮针，筩其身而卵其锋，长一寸六分。治肉分间气。经曰：病在分肉间，取以圆针。

三曰鍉针，法人。谓人所以生成者，血脉也。为之治针，必大其身而圆其末，令可以按脉勿陷，以致其气，令邪气独出。故鍉针者，取法于黍粟之锐，长三寸半。以按脉取气，令邪出。经曰：病在脉气，少当补之者，取以鍉针。

四曰锋针，法时。谓四时八风之客于经络中，为痼①病者也。为之治针，必筩其身而锋其末，令可泻热出血发痼，病竭。故锋针者，取法于絮针，筩身，锋末，长一寸六分。治痈热出血。经曰：病在经络，为痼证者，取以锋针。

五曰铍针，法音。谓冬夏之分，分于子午。阴阳别，寒热争，两气相搏，合为痈脓者也。为之治针，必令其末如剑锋，可以取大脓。故铍针者，

---

① 痼：原作"瘤"，据下文"而痼病竭""病在经络，为痼证者"、《针灸甲乙经》卷五第二、《圣济总录》卷一九二改。

取法于剑锋，广二寸半，长四寸。治大脓，两热争者。经曰：病有大脓者，取以铍针。

六曰圆利针，法律。谓调阴阳四时而合十二经脉，虚邪客于经脉，而为暴痹者也。故圆利针者，取法于氂，微大其末，反小其身，令可深内，长一寸六分，以取暴气。经曰：病痹气暴发者，取以圆利针。

七曰毫针，法星。谓人之七窍。邪客于经，而为痛痹，舍于经络者也。为之治针，令尖如蚊虻喙，静以徐往，微以久留，正气因之，真邪俱往，出针而养。故毫针者，取法于毫毛，长三寸六分，治寒热痛痹在经络。经曰：病痹气痛而不去者，取以毫针。

八曰长针，法风。谓人之股肱。八节八正之虚风伤人，内舍于骨解、腰脊节、腠理之间而为深痹者。故长针者，取法于綦针，长七寸，以取深邪远痹。经曰：病在中者，取以长针。

九曰大针，法野。谓人之节解。皮肤间淫邪流溢于身，如风水之状，而溜不能过于机关大节者。为之治针，令尖如挺，其锋微员，以取大气之不能过于关节者。故大针者，取法于锋针，其锋微圆，长四寸，以取大气不出关节者。经曰：病为水肿，不能过关节，取以大针。诸病在五脏固居者，取以锋针泻于井荥分输，取以四时，取九针之数也。

刺节论

　　凡刺有九变、十二节。九变者，一曰输刺，谓刺诸经荥脏腧也；二曰远道刺，谓病在上，取之下，刺腑腧也；三曰经刺，谓刺大经之结络经分也；四曰络刺，谓刺小络之血脉也；五曰分刺，谓刺分肉之间也；六曰大泻刺，谓刺大脓以铍针也；七曰毛刺，谓刺浮痹皮肤也；八曰巨刺，谓左取右，右取左也；九曰焠刺，谓燔针取痹也。

　　十二节者，一曰偶刺，以手直心若背①，直痛所，一刺前，一刺后，以治心痹，刺此者，旁针之也；二曰报刺，刺痛无常处也，上下行者，直内，无拔针，以左手随病所按之，乃出针，复刺之也；三曰恢刺，直刺旁之，举之前后，恢筋急，以治筋痹；四曰齐刺，直入一，旁入二，以治寒气小深者；或曰三刺，治痹气小深者也；五曰扬刺，正内一，旁内四，而浮之，以治寒气之博大者也；六曰直针刺，引皮乃刺之，以治寒气

---

①背：原作"皆"，形误，据《灵枢·官针》《类经》卷十九"九变十二节"改。

之浅者也；七曰输刺，直入直出，稀发针而深之，以治气盛而热者也；八曰短刺，以刺骨痹，稍摇而深之，致针骨所，以上下摩骨也；九曰浮刺，旁入而浮之，以治肌急而寒者也；十曰阴刺，左右率刺之，以治寒厥，取足踝后少阴也；十一曰旁针刺，直刺、旁刺各一，以治留痹久居者也；十二曰赞刺，直入直出，数发针而浅之，出血，是谓治痈肿也。

脉之所居，深不见者，刺之无令精出，独出其邪气耳。

所谓三刺，则谷气出者，先浅刺绝皮，以出阳邪；再针，其阴邪出者，少益深之，绝皮，至肌肉，未入分肉间；已入分肉间，则谷气出。故《刺法》曰：始刺浅之，以逐邪气，而来血气；复刺深之，以致阴气之邪；最后刺极深之，以下谷气也。

三刺之外，又有五刺之法，以应五脏。一曰半刺，浅内而疾发针，无针伤肉，如拔毛状，以取皮气，此肺之应也；二曰豹文刺，左右前后针之，中脉为故，以取经络之血，此心之应也；三曰关刺，直刺左右尽筋上，以取筋痹，慎无出血，此肝之应也；或曰渊刺，一曰岂刺；四曰合谷刺，左右鸡足，针于分肉之间，以取肌痹，此脾之应也；五曰输刺，直入直出，深内之至骨，以取骨痹，此肾之应也。

既别刺法，当顺四时，春夏秋冬，各有所刺。春气在经脉，宜取络脉分肉，所谓春刺散腧及与分理，血出而止是也；夏气在经脉，宜取盛经分腠，所谓夏刺络俞，见血而止是也；秋气在皮肤，宜取经腧，所谓秋刺皮肤，循理神变而止是也；冬气在骨髓，宜取井荥，所谓冬刺腧窍于分理是也；至于长夏，气在肌肉，亦有分，是乃浅深之分也。又有春刺井，夏刺荥，长夏刺腧，秋刺经，冬刺合者，是亦四时之分在穴腧也。阴井木，阳井金，播五行于四时，以此为宜。苟非其部分而刺之，皆病之招也，审此数者，然后用刺，庶乎适当，无或失矣。

灸刺论

《内经》谓形乐志苦，病生于血脉，其治宜灸刺，特用针灸之大略。然九针本从南方来，灸焫本从北方来，谓南北者，盛寒盛暑之域也，人之血气，寒则脉凝泣，热则血淖泽，皆为血脉之病。故其治以灸刺为宜。用刺之节，已具在前，用灸之理，凡以温之而已①，若病有因寒而得，或阴证多寒，或是风寒湿痹脚气之病，或是上实下虚厥逆之疾，与夫劳伤痈疽，及妇人血气，婴孺疳疾之属，并可用灸。亦有不可灸者：近髓之穴，阳证之病，不可灸也。凡有灸焫，自有补泻：以火补者，无吹其火，须其自灭；以火泻者，急吹其火，而令其灭。此灸之补泻也。在用灸者，以意消息。

《普济方》卷四百九

① 已：原无，据《圣济总录》卷一九二补，足句。

《普济方》卷四百十　针灸门

明·周王　朱橚　撰

论针①之名

黄帝问岐伯曰：余闻九针之名，上应天地，四时阴阳，愿闻其方，传于后代。岐伯对曰：九针者，一曰镵针，二曰圆针，三曰鍉针，四曰锋针，五曰铍②针，六曰圆利针，七曰毫针，八曰长针，九曰大针。此是九针之名。九针所应，一天，二地，三人，四时，五音，六律，七星，八风，九野，人之身形亦应之也。针各有所宜：人皮应天，人肉应地，人脉应人，人筋应四时，人声应音，人阴阳合气应律，人齿面目应星，人出入气应风，人九窍三百六十五络应九野，故一针皮，二针肉，三针脉，四针筋，五针骨，六针调阴阳，七针益精，八针除风，九针通九窍，除三百六十五节气，此之谓各有所主也。

黄帝问曰：人生有形，不离阴阳；天地合气③，别为九野，分为四时。月有大小，日有短长，万物并至，不可

---

①针：原作"灸"，与所论不合，据下文内容改。
②铍：《灵枢·九针十二原》作"鈹"。
③气：原作"其"，据《素问·宝命全形论》《太平圣惠方》卷九十九引《针经》改。

胜量，虚实呿吟，敢问其方。岐伯曰：木得金而伐，火得水而灭，土得木而达①，金得火而缺，水得土而绝，万物尽然，不可胜竭。故针有悬布天下者五，黔首共余食，莫之知也。一曰治神，二曰知养身，三曰知毒药为真，四曰制砭石小大，五曰知腑脏血气之诊。五法俱立，各有所先。今末世之刺也，虚者实之，满者泄之，此皆众工所共知也。若夫法天则地，随应而动，和之者若响，随之者若影，道无鬼神，独来独往。

黄帝曰：愿闻其道。岐伯曰：凡刺之真，必先治神。五脏已定，九候已备，乃后存针。众脉不见，众凶弗闻，外内相得，无以形先，可玩往来，乃施于人。人有虚实，五虚勿近，五实勿远，至其当发，间不容瞚。手动若务，针耀而匀，静意视义，观适之变，是谓冥冥，莫知其形；见其乌乌，见其稷稷；从见其飞，不知其谁；伏如横弩，起如发机。

黄帝曰：何如而虚？何如而实？岐伯曰：刺虚者，须其实；刺实者，须其虚也。经气已至，慎守勿失；浅深在志，远近若一；如临深渊，手②如握虎，神无营于众物。

今列孔穴图

---

① 达：原作"健"，据《素问·宝命全形论》《太平圣惠方》卷九十九引《针经》改。
② 手：原无，语不成韵，据《素问·宝命全形论》《太平圣惠方》卷九十九引《针经》补。

经于后者也。

论三阳三阴经脉

夫黄帝正经者，是先圣之遗教，乃后人之令范。是以先明流注孔穴，靡不①指的其原。若或苟从异说，恐乖正理之言。其十二经脉者，皆有俞原，手②足阴阳之交会，血气之流通，外营指③节，内连脏腑。故经云：手三阳之脉从手至头，手三阴之脉从手至胸；足三阳之脉从足至头，足三阴之脉从足至胸。是谓日夜循环，阴阳会合。

又曰：春夏刺浅，秋冬刺深。缘春夏阳气在上，人气亦在上，故当浅取之；秋冬阳气在下，人气亦在下，故当深取之。是以春夏各致一阴，秋冬各致一阳者也。然春夏温必致一阴者，初下针沉之至肾肝之部，得气乃引致之阴也；秋冬寒必致一阳者，乃初内针浅而浮之至心肺之部，得气而内之阳也。是谓春夏必致一阴，秋冬必致一阳者也。凡孔穴流注，所出为井，所流为荣，所注为俞，所过为原，所行为经，所入为合，此针之大法也。春刺井，夏刺荣，季夏

① 靡不：原作一个"麻"字，据《太平圣惠方》卷九十九引《针经》改。
② 手：原无，据《太平圣惠方》卷九十九引《针经》补。
③ 指：《扁鹊神应针灸玉龙经》作"筋"。

刺俞，秋刺经，冬刺合也。

肺出少商，为井，手太阴脉也。流于鱼际，为荣；注于大渊，为俞；过于列缺，为原；行于经渠，为经；入于尺泽，为合。

心出少冲，为井，手少阴脉也。流于少府，为荣；注于神门，为俞；过于通里，为原；行于灵道，为经；入于少海，为合。

心包络脉，手厥阴之脉也，出于中冲，为井；流于劳宫，为荣；注于大陵，为俞；过于内关，为原；行于间使为经，入于曲泽为合。

大肠，出于商阳，为井，手阳明脉也。流于二间，为荣；注于三间，为俞；过于合谷，为原；行于阳溪，为经；入于曲池，为合。

三焦，出于关冲，为井，手少阳脉也。流于腋门，为荣；注于中渚，为俞；过于阳池，为原；行于支沟，为经；入于天井，为合。

小肠。出于少泽，为井，手太阳脉也；流于前谷，为荣；注于后溪，为俞；过于腕骨，为原；行于阳谷，为经；入于少海，为合。

足三阴三阳穴流注者：

胃，出厉兑，为井，足阳明脉也。流于内庭，为荣；注于陷谷，为俞；过于冲阳，为原；行于解溪，为经；入于三里，为合。

胆，

出窍阴，为井，足少阳脉也。流于侠溪，为荣；注于临泣，为俞；过于丘墟，为原；行于阳辅，为经；入于阳陵泉，为合。

膀胱，出于至阴，为井，足太阳脉也。流于通谷，为荣；注于束骨，为俞；过于京骨，为原；行于昆仑，为经；入于委中，为合。

脾，出隐白，为井，足太阴脉也。流于大都，为荣；注于太白，为俞；过于公孙，为原；行于商丘，为经；入于阴陵泉，为合。

肝，出大敦，为井，足厥阴脉也。流于行间，为荣；注于大冲，为俞；过于中都，为原；行于中封，为经；入于曲泉，为合。

肾，出涌泉，为井，足少阴脉也。流于然谷，为荣；注于太溪，为俞；过于水泉，为原；行于复溜，为经；入于阴谷，为合也。

论虚实补泻

夫能知迎随之理，可令调气。调气知方者，必在阴阳。然所谓迎随者，知荣卫之流行，经脉之往来也，随其逆顺而取之，故曰迎随。调气之方，必在阴阳者，知其内外表里，随其阴阳而调之。故曰调气之方，必在阴阳者也。夫用针刺者，须明其孔穴，虚实补泻，送坚付软，以急随缓，荣卫常行，勿失其理。故经云：虚则补之，实则泻之；不虚不实，以经取之。然虚者补其母，实者泻其子，当先补而后泻。不实不虚，以经取之者，然是正经自生，其病不中他邪，当自取其经，故言以经取之。

又云：刺荣无伤于卫，刺卫无伤于荣。然针阳者，卧针而刺之；刺阴者，先以左手捻，按所针荣俞之处，候气散乃内针，是谓刺荣无伤于卫，刺卫无伤于荣也。

又云：东方实，西方虚，泻南方，补北方者，然是金木水火土，当互相平也。缘东方木，西方金，木欲实，金当平之；火欲实，水当平之[1]；土欲实，木当平之；金欲实，火当平之；水欲实，土当平之。东方者，肝也，则知肝实；西方者，肺也，则知肺虚。泻南方，补北方者，南方火，火者，木之子也；北方水，水者，木之母也。水胜火子，能令母实，母能令子虚，故泻火补水，欲令金不得平木也。经言：不能治其虚，何问其余。此之谓也。

论下针分寸

---

[1] 火欲实，水当平之：此七字原无，据《太平圣惠方》卷九十九引《针经》补。

夫言气实者，热；气虚者，寒也。针实者，以右手持针，左手捻按开针穴以泻之；针虚者，以左手闭针穴以补之。补泻之时，与气开阖相应，是谓针容一豆，补泻之理也。

又云：虚者徐而疾，实者疾而徐。徐即是泻，疾即是补。补泻之法，一依此也。下针之时，掐①取穴，置针于荣上，三十六息。以左手掐穴令定，法其地不动；右手持针，象其天而运转也。于此三十六息，然定得针。右手存意捻针，左手掐穴可重五两以来。计其针如转如不转，徐徐下之。若觉痛，即可重二②两；若不觉，以轻③下之，入荣至卫至疾，得气，如有④鱼食钓，即得其病气也。量其轻重，以经取之。名曰疾徐者，至病即得气，欲出针时，子午缓缓而出，令引病气不绝，名曰徐也；既引气多，一向无补，名之曰泻。问曰：凡下针时，若何是好？答曰：徐徐下之，坚持为实。凡下针，先须持针坚得安稳，不用饱食，亦不用空肚。如患人欲针，针者有乘车来者，有步行来者，如人行十里许，须令坐息，安神定气；乘车者，如人行三里许。患人嘿嘿而

---

① 掐：原作"捏"，据《太平圣惠方》卷九十九引《针经》改。下同。
② 二：《太平圣惠方》卷九十九引《针经》作"三"。
③ 轻：《太平圣惠方》卷九十九引《针经》作"经"。
④ 有：《太平圣惠方》卷九十九引《针经》作"鲔"。

不言，安心①大坐，候气脉安定，乃可下针。

又云：夫针之者，不离身心，口如衔索，目欲内视，消息气而不得妄②行针。针入一分，知天地之气；针入二分，知呼吸之气；针入三分，知逆顺之气。针皮毛者，无伤肌肉；针肌肉者，无伤筋脉；针筋脉者，无伤骨髓；针骨髓者，无伤诸络。东方甲乙木，主人筋膜；南方丙丁火，主人血脉；西方庚辛金，主人皮毛；北方壬癸水，主人骨髓；中央戊己土，主人肌肉。针伤筋膜者，令人愕视、失魂；针伤血脉者，令人烦乱、失神③；针伤皮毛者，令人上气、失魄④；针伤骨髓者，令人呻吟、失志；针伤肌肉者，令人四肢不收、失智也。刺若中心，一日死；刺若中肝，五日死；刺若中肾，六日死；刺若中肺，三日死；刺若中脾，十日死；刺若中胆，一日半死。

又云：无刺大醉，无刺大怒，无刺大劳，无刺大饱，无刺大饥，无刺大渴，无刺大惊，已上古之深诫也。

气血问答

黄帝问曰：十二经中，气血多少，可得闻乎？岐伯对曰：其

①心：原无，据《太平圣惠方》卷九十九引《针经》补。
②妄：原作"安"，据《太平圣惠方》卷九十九引《针经》改。
③失神：原无，据《太平圣惠方》卷九十九引《针经》补。
④魄：原作"魂"，前文已有"失魂"，据《太平圣惠方》卷九十九引《针经》改。

可度量者，中度也，以经水应十二经脉也。溪谷远近、深浅、气血多少各不同。其治以针灸，各调其气血，合而刺之，补虚泻实，皆须尽知其部分也。

肝，足厥阴经，少气多血。　　心，手少阴经，少血多气。

脾，足太阴经，少血多气。　　肺，手太阴经，少血多气。

肾，足少阴经，少血多气。　　胆，足少阳经，少血多气。

小肠，手太阳经，多血少气。　胃，足阳明经，多血多气。

大肠，手阳明经，多血多气。　膀胱，足太阳经，多血少气。

心包络，手厥阴经，多血少气。　三焦，手少阳经，多气少血。

视其部中浮经，其色多青则痛，多黑则风痹，黄赤则热，多白则寒，五色皆见寒热也，感虚则留于筋骨之间，寒多则筋挛骨痛，热多则骨消筋缓也。

经脉统论

经脉者，其气始从中焦，注手太阴、阳明，阳明注足阳明、太阴，太阴注手少阴、太阳，太阳注足太阳、少阴，少阴注手心主手厥阴少阳，少阳注足少阳、厥阴，厥阴后会于中焦，注手太阴，此荣气之序也。荣气之行，常循其经，周身之度，一十六丈二尺，一日一夜，行八百一十丈，计五十度，周于身。卫气则不循其经焉，昼则行阳，夜行于阴，行阳者行诸经，行阴者行诸脏。凡刺之道，须候卫气所在，然后迎随，以明补泻。然荣卫之行，未始相从，则气血之分，亦各有在。一脉之间，有所谓是动者，有所谓所生病者，此气血之异也。经曰：刺荣无伤卫，刺卫无伤荣。针阳者，卧针而刺之；针阴者，摄按气散而内针。兹其要妙，荣卫之外，有浮络者，有经筋者，又有别络者，其生病各不同，刺法亦宜有异焉。《刺齐论》所谓刺骨无伤筋，刺筋无伤肉，刺肉无伤脉，刺脉无伤皮，刺皮无伤肉，刺肉无伤筋，刺筋无伤骨是也。知此乃知浅深之齐，气血之分，故十二经立其常，而①十五络通其变，邪在经则巨刺，邪在络则缪刺，邪在荣则调之血，邪在卫则调之气，邪在筋则劫刺之。然后原九针之宜，行十二刺之节，明五变之理，审其部分，刺道思过半矣。今于逐脉之下，载其经穴。

①而：原作"五"，据《圣济总录》卷一九一改。

与其病证，兼及浮络、经筋之病，共为一编。窍穴虽同，而浅深各有部分，在用针者以意审之。

骨度统论

凡用针，当先明骨节，骨节既定，然后分别经络所在，度以身寸，以明孔穴，为施刺灸，观病所①在，或浅或深，若在皮毛，若在血脉，是动者治其气，所生病者治其血。在浮络，取其浮络②之血；在筋者，以燔针劫刺之。有余则泻，不足则补，不盛不虚，以经取之，治之大体也。然人身骨本之数，三百六十有五，以应一期之日。骨节所在，大小长短，广狭厚薄，或隐或显，有势无势，有体无体，有液无液，皆有定体。实刺法之先务也。《内经》俱载，但有骨空去处，其骨度之说，徒有其名，未载其法。至于三百六十之数，因亦泯然，使用针之人，妄意腧穴，不知骨节本原，徒为针灸，未得其法，枉伤肌肉，良可惜也。今撷自古医经，有骨度之数，析骨之论，凡三百六十五骨之法，以此论骨骼，其庶矣。故著于篇，以冠针法之首云。

---

① 所：原无，据《圣济总录》卷一九一补。
② 取其浮络：原无，据《圣济总录》卷一九一补。

离合真邪说

古有离合真邪云者，盖圣人欲使其真邪相离，而勿合之谓也。若邪入于真，则真受其蠹，而不遂其纯一之真。真之不遂，则其所为真也罹害，有不可言者。其被乎邪，则邪窃其柄，而肆其横逆；邪既肆其横，则其邪之为患，复可胜言哉。呜呼！真邪之不可合也如此。胡为真？胡为邪？真之为言也，天理流行，赋与万物，得以为生者，皆真也。圣人保之，如持盈满。邪之为言也，天地间非四时五行之正气，而差臻迭至者，皆邪也。圣人避之，犹避矢石。其防微杜渐之严，如是者渊乎旨哉。盖真立则邪退，邪厉则真浅。邪固可除，真尤宜养。养养之道，无须异求，但饮食男女，节之以限；风寒暑湿，御之以时；复能实慈恕以爱人，虚中怀以应物，念虑必为之方，举止必为之敬。如斯内外交养周备，则吾之生，不求生而生，无期寿而寿矣。不然，摄养或少不严，则六邪乘隙竞入，诸疾交生。众害并作。则吾生之真，所与存者有几？故圣人忧之，为撰度权衡，机宜所在，示之以克邪之方，使屏之如雪污拔①刺，而无遗者以此。古人有云：植德务滋，除恶务尽，亦此意也。然去邪之方，经所具存，再拜遗铨，敬为节录。

手足三阴三阳表里支干配合 系昼夜百刻十二时定体图说

手太阴肺经，配手阳明大肠经，相为表里。立手为上。

手太阴肺经五穴为阴穴，大指内侧角起，少商、鱼际、太渊、经渠、尺泽。肺属金，在支为未，在干为辛。

手阳明大肠经六穴为阳穴。从大指、次指内侧角起，商阳、二间、三间、合谷、阳溪、曲池。大肠属金，在支为卯，在干为庚。此之谓阴阳、表里、支干配合也。

手厥阴心包络经，配手少阳三焦经，相为表里，立手为中。

手厥阴心包络经五穴为阴穴。从中指之端起，中冲、劳宫、大陵、间使、曲泽。心包属火，在支为己，在干为乙。

手少阳三焦经六穴为阳穴。从小指之端去爪甲角起，关冲、液门、中渚、阳池、支沟、天井。三焦属火，在支为寅，在干为甲。此之谓阴阳、表里、支干配合也。

①拨：原作"受"，据《灵枢·九针十二原》"夫善用针者，取其疾也，犹拔刺也，犹雪污也"句改。

手少阴心经，配手太阳小肠经，相为表里，立手为下。

手少阴五穴为阴穴，从小指内侧角起，少冲、少府、神门、灵道、少海。心属火，在支为午，在干为丁。

手太阳小肠经六穴为阳穴，从小指之端去爪甲分起，少泽、前谷、后溪、腕骨、阳谷、小海。小肠属火，在支为辰，在干为丙。此之谓阴阳、表里、支干配合也。

足厥阴肝之经，配足少阳胆经，相为表里。

足厥阴肝经，上内踝八寸，交出太阴之后，此所谓交经。五穴为阴穴，从足大指端大敦，行间、太冲、中封、曲泉。肝属木，在支为亥，在干为乙。

足少阳胆经六穴为阳穴，从小指、次指之端起，阴窍、侠溪、临泣、丘墟、阳辅、阳陵泉。胆属木，在支为申，在干为甲。此之谓表里、阴阳、支干配合也。

足太阴脾经，配足阳明胃经，相为表里。

足太阴脾经，却交入厥阴之前。五穴为阴穴，从大指内侧端起，隐白、大都、太白、商丘、阴陵泉。脾属土，在支为丑，在干为己。

足阳明胃经六穴为阳穴，从足大指、次指之端起，厉兑、内庭、陷谷、冲阳、解溪、三里。胃属土，在支为酉，在干为戊。此之谓阴阳、表里、支干相配合也。

足少阴肾经，配足太阳膀胱经，相为表里。

足少阴肾经五穴为阴穴，从足心陷中起，涌泉、然谷、太溪、复溜、阴谷。肾属水，在支为子，在干为癸。

足太阳膀胱经六穴为阳穴，从小指外侧起，至阴、通谷、束骨、京骨、昆仑、委中。膀胱属水，在支为戌，在干为壬。此之谓阴阳、表里、支干相配合也。

此手足三阴三阳，十二经，六十六穴。井荣腧经合，配金木水火土。经络流注，或交或正，表里内外，支干配合。诸家针经图说，分析讲解，故从而述其大概。质之于先生，而证之力所不逮，理所未同。复被教诲指诀，谨得泮然冰释，沛然川决。胸臆有学问，幸不致自相矛盾。凡刺孔穴，名有所据经络，究所系疾证，日辰禁忌，虚实补泻，不可不察。深明经之分，孔穴所在，如此者，百无一殆。

手少阳三焦经手厥阴心包络经直说

手少阳三焦经，诸阳气之父。属腑。

手厥阴心包络经，阴血之母。属脏。

络说

络一十有五，有横络，有经络；一万八千，有孙络。不知其纪。

络穴说

络穴正在两经中间，假令立身叉手取之，大指次指端尽处，手腕后高骨缝列缺是也。内为手太阴肺经，外手阳明大肠经。列缺斜交两经之中。若刺络穴表里皆治。他皆仿此。

络穴辨

流注六十穴内，无此一十五络穴。一十二经，每经络各有一络穴，外有三络穴。阳跷络在足太阳经，阴跷络在足少阴经，脾之大络在足太阴经。此一十五络穴之辨也。

交经辨

足厥阴肝经上内踝八寸，交出足太阴脾经之后；足太阴脾经，却交出足厥阴肝经之前。

窦太师针灸法
流注八穴

交经八穴者，针道之要也。然不知郭氏之所术，但序云乃少室隐者之所传也，近代往往用之，弥验。予少时尝得其本于山人宋子华，子华以此术行于河淮间四十年，起危笃患，随手应者，岂胜数哉！予嗜此术，亦何啻伯伦之嗜酒也。第恨斯学之初，心术未常，手法未成，而兵火荐至，家藏图籍，与其的本悉亡之，今十五年矣。切求而莫之获，近日得之于铜堂碑字王氏家，其本悉如旧家所藏，但一二字讹，及味之，亦无所害矣。予复试此，一一精晓，疾莫不瘳。苟诊视之，明俾上下合而攻之，如会王师，擒微奸，捕细盗，虽有不获者寡矣。噫？神乎哉，是术也！今得之。亦天之厚予，于是者多矣。然予之所嗜，非欲以藉此而私己之为也，盖欲以民生举无痒、痫、疾、痛、瘤、羸、残、瘵之苦而为之也。惟学者亦嗜是焉，如是，非予之所敢知也。

八穴交会

公孙通冲脉　内关通阴维　合于胸心胃

临泣通带脉　外关通阳维　合于目锐眦耳后、颊、颈、肩、缺盆、胸膈

后溪通督脉　申脉通阳跷　合于内眦颈项、耳、户冲、膊、小肠、膀胱

列缺通任脉　照海通阴跷　合于肺系、喉咙、胸膈

定八穴所在

公孙二穴，足太阴脾之经。在足大指内侧本节后一寸陷中。令病人坐，蜷两足底，相对取之。合内关穴。

内关二穴，手厥阴心之经。在手掌后二寸。令病人稳坐，仰手取之。独会。

临泣二穴，足少阳胆之经。在足小指、次指本节后一寸陷中。一云去侠溪一寸五分。令病人垂足取之。亦合于外关。

外关二穴，手少阳三焦经。在手腕后二寸，别起心主。令病人稳坐，覆手取之。独会。

后溪二穴，手太阳小肠之经。在手小指外侧本节后陷中。令病人稳坐，覆手取之。合申脉。

申脉二穴，足太阳膀胱之经。在足外踝下赤白肉陷中。令病人垂脚坐取之，侧卧取亦得。合于后溪穴。

照海二穴，足少阴肾之经。在足内踝下赤白肉际陷中。令病人稳坐，足底相对取之。合列缺。

列缺二穴，手太阴肺之经。在腕后一寸半，两手相叉指头尽处，筋骨罅间是。合照海。

公孙穴，计治二十七证。

九种心痛心、胃　痰膈涎闷心、胃。

脐腹痛并胀三焦、胃　　胁肋疼痛心、胃

产后血迷心主　　胎衣不下小肠、胃

泄泻不止大肠、胃　　疝气疼痛心、胃

里急后重大肠、三焦　　伤寒结胸小肠、心

水膈酒痰肝、胃　　中满不快、反胃呕吐胃

腹胁胀满痛脾、胃　　肠风下血大肠、包络

大人小儿脱肛不收大肠、肺　　气膈心、肺　　食膈不下胃、脾

食积疼痛胃、脾　　癖气并小儿食癖小肠、心主

儿枕痛小肠、三焦　　酒癖胃、三焦

腹鸣小肠、胃　　血刺痛肝、脾、大肠、胃

小儿脾泻脾、肾　　泻、腹痛、胸中刺痛心

疟疾、心痛心包络

右件病证，公孙悉主之。先取公孙，后取内关。秋冬一寸，春夏七分，灸七壮

内关二穴，主治二十五证。

心胸痞满肝、胃　　吐逆不定脾、胃。

中满不快 心、胃　　伤寒不解 心主

胸满痰膈 肺、心　　腹痛 胃　　泄泻滑肠 大肠

酒痰膈痛 心主　　米谷不化 胃　　横竖痃气 肝、胃

小儿脱肛 大肠、肺　　九种心痛 心主、胃

胁肋痛 肝、胆　　妇人血刺痛 肝

肠鸣 大肠　　积块痛 肝、脾

男子酒癖 脾、肺　　水膈并心下痞痛 脾、胃

气膈不下食 胃、心、肺　　腹肋胀痛 脾、胃、心主

肠风下血 大肠　　伤寒结胸 胃

里急后重 小肠　　食膈不下食 心主、胃

疟疾寒热 胆

右件病证，内关悉主之。秋冬针一寸半，春夏针入一寸，灸二十壮

临泣穴，主治二十五证

足跌肿痛 胃　　手足麻 小肠、三焦

手指战掉 肝、心主　　赤眼并冷泪 膀胱

咽喉肿痛 三焦　　手足挛急 肝、肾
胁肋痛 胆　　牙齿痛 胃、大肠
手足发热 胃、心主　　解利伤寒 膀胱
腿胯痛 胆　　脚膝肿痛 胃、肝
四肢不遂 胆　　头风肿 膀胱
头项肿 膀胱　　浮风瘙痒 肺
身体肿 肾、胃　　身体麻 肝、脾
头目眩晕 膀胱　　筋挛骨痹 肝、胃
颊腮痛 大肠　　雷头风 胆
眼目肿痛 肝、心　　中风手足不举 肾
耳聋 肾、胆

右件病证，临泣悉主之。先取临泣，后取外关。秋冬五七分，春夏五分。灸五七壮。

外关二穴，主治二十七证。
肢节肿痛 脾　　臂膊冷痛 三焦
鼻衄 肺　　手足发热 三焦
手指节痛不能屈 三焦　　眉棱中痛 膀胱

手足疼痛胃　　产后恶风肾、胃

伤寒自汗胃、肺　　头风膀胱

四肢不遂胆、胃　　筋骨疼痛肝、胃

迎风泪出肝　　赤目疼痛肝、心

腰背肿疼肾　　手足麻痛并无力胃

眼肿心　　头风掉眩痛膀胱

伤寒表热膀胱　　破伤风胃

手臂痛大肠、三焦　　头项痛小肠

盗汗心主　　目翳或隐涩肝

产后身肿胃、肾　　腰胯痛肾

雷头风胆

右件病证，外关悉主之。冬秋一寸半，春夏一寸。灸二七壮

后溪二穴，主治二十四证。

手足挛急肝　　手足颤掉肝、三焦

头风痛三焦、膀胱　　伤寒不解膀胱

盗汗不止肺、心　　中风不语经络、肝

牙齿痛胃、大肠　　癫痫吐沫胃

腰背强痛肾　　筋骨痛肝、胃

咽喉闭塞肾、肺、胃　　腮颊肿痛胃、小肠

伤寒项强或痛膀胱　　膝胫肿痛肾

手足麻胃　　眼赤肿肝、心

伤寒头痛膀胱　　表汗不出肺、胃

冲风泪下肝、胆　　破伤风眩肝

产后汗出恶风肺　　喉痹肾、肝

脚膝腿痛胃　　手麻痹大肠

右件病证，后溪悉主之。先取后溪，后取申脉。秋冬五分，春夏三分。灸五七壮

申脉二穴，主治二十五证。

腰背强痛膀胱　　肢节烦痛肾、肝

手足不遂胃、胆　　伤寒头痛膀胱

身体肿满胃　　头面自汗胃

癫痫肝　　目赤肿痛膀胱

伤风自汗胃　　头风痒痛胆

眉棱痛 膀胱　　雷头风 胆

手臂痛 大肠　　臂冷 三焦

产后自汗 肾　　鼻衄 肺

破伤风 肝　　肢节肿痛 肾、肝

腿膝肿痛 胃　　耳聋 肾

手足麻 胆　　吹奶 胃

洗头风 膀胱　　手足挛 肝、肾

产后恶风 肾。

右件病证，申脉穴悉主之。先取申脉，后取后溪。秋冬一寸，春夏八分。灸七壮

列缺穴，主治三十一证。

寒痛泄泻 脾　　妇人血积痛或败血 肝

咽喉肿痛 胃　　胎死不出及衣不下 肝

牙齿肿痛 胃、大肠　　小肠气撮痛 小肠

胁癖痛 肝、肺　　吐唾脓血 肺

咳嗽寒痰 肺　　痃气 胃

食噎不下 胃　　脐腹撮痛 脾

心腹痛脾　　肠鸣下痢大肠

痔痒痛漏血大肠　　腹痛泻痢脾

产后腰痛肾、肝　　产后发狂心

产后不语心包络　　米谷不化脾、肾

男子酒癖胃、肝　　乳痈肿痛胃

妇人血块肝、肾　　温疟不瘥胆

吐逆不止脾、胃　　小便下血小肠

小便不通膀胱　　大便闭塞大肠

大便脓血大肠　　胸膈痛痞心、胃

诸积聚痰膈心、胃

右件病证，列缺悉主之。先取列缺，后取照海。秋冬五分，春夏三分。灸三壮

照海穴，主治二十九证。

喉咙闭塞胃　　小腹冷痛肾、肝

小便淋涩并不通膀胱　　妇人血晕肺、肾

膀胱气痛膀胱　　胎衣不下肾

脐腹痛脾　　小肠胀满小肠

肠癖下血 大肠　　饮食不纳，反胃吐食 胃

男子癖并酒积 肺、肝　　肠鸣下痢，腹痛 大肠

中满不快 胃　　食不化 胃

妇人血积 肾、心主　　儿枕痛 胃、肝

难产 肾、肝　　泄泻 脾

呕吐 胃　　酒积 脾

痃气 胃　　气块 脾、肝、肾

酒痹 胃、肝　　气膈 心主

大便不通 大肠　　食劳黄 脾、胃

肠风痒 大肠　　癖痛 肝、肺

足热厥 心主

右件病证，照海悉主之。先取照海，后取列缺。秋冬一寸，春夏五分。灸九壮

右法先刺主证之穴，随病左右上下所在取之。仍循扪导引，按法祛除。如病未已，必求合穴。未已，则求之须要，停针待气，使上下相接，快然失其所苦，而后出针。

论补泻说

黄帝问：邪气在经，其病如何，取之奈何？岐伯对曰：邪之在经，如水得风，波涌陇起。其行脉中，循循然其中手也，时大时小，动无常处。在阴与阳，不可为度。卒然逢人，早遏其路。吸则纳针，无令气忤。静以久留，无令邪布。吸则转针，以得气为候。故呼引针，呼尽乃去，火气皆出，故命曰泻。

帝又问曰：不足者补之，奈何？对曰：先必扪而循之，切而散之，推而按之，弹而怒之，抓而下之，通而取之。外引其门，以闭其神。呼尽纳针，静以久留，以气至为故。如待所贵，不知日暮。其气已至，适而自护。候吸引针，气不得出，各在其处。惟阖其门，令神气存，大气留止，故命曰补。

《端效方》曰：古人云，灸熨炳蒸，助阳退阴。方宜法异，自北南亨。穴真灸当，疾瘵蒸熨，阳冲气壮，辛甘汤液，内外相应。卒暴阴寒，为病甚笃，先贤哲知，尚犹诫慎。推详上世，遗风垂范，再思可矣。

论邪入皮毛经络风冷热灸法

《外台秘要》云：《素问》岐伯曰：夫邪之客于形。必先入于皮毛，留而不去，入于孙络，又留而不去，入于经脉，内连五脏，散于肠胃，阴阳俱感，五脏乃伤。此邪之从皮毛而入于五脏之次①也。如此则疗其经。今邪客于皮毛，入于孙络，留而不去，闭塞不通，不得入于经，溢于大络，而生奇病焉。夫五脏六腑精灵之气，顺脉而出，附经而入，终而复始，如环无端，若越其数者，则伤脉而损经，变为异病也。

岐伯曰：凡欲疗风，则用火灸。风性浮轻，色或赤或白；痒多者，风热也。寒性沉重，色或青或黑；痛多者，寒也。湿性萎润，色黄鲜；瘀痹多者，湿也。此三种，本同而末异也。风为百病之长，邪贼之根，一切众病，悉因风而起也。欲灸风者，宜从少以至多也；灸寒者，宜从多以至少也。从少以至多者，从三壮、五壮、七壮，又从三十、五十、七十壮，名曰从少至多也。从多以至少也，从七十、五十、三十，又从七百、五百、三百，名曰从多以至少也。灸风者，不得一顿满一百，若不灸者，亦可以蒸药熨之；灸寒湿者，不得一顿满千，若不灸，亦可以蒸药熏之。风性浮轻

---

①次：原作"决"，据《外台秘要》卷三十九引《明堂》改。

则易散，故从少而至多也。寒性沉，重则难消，故从多而至少也。

诸病在阴在阳并用针药论

黄帝问于少师曰：余闻人之生也，有刚有柔，有弱有强，有短有长，有阴有阳，愿闻其方。少师答曰：阴中有阴，阳中有阳，审之阴阳，刺之有方。得病所始，刺之有理。谨度病端，与时相应，内合于五脏六腑，外合于筋骨皮肤。故内外皆有阴阳。在内者，五脏为阴，六腑为阳；在外者，筋骨为阴，皮肤为阳。故曰：病在阴之阴者，刺阴之荣输。言五脏也。

荣者，火也；流者，荣也。一穴中有三说：火者，气分也，浅也，阳分也，腧之出入也；荣者，阴也，血也，内也，藏也，当除刺此；腧者，土也，注也，腧也。亦一穴中三义三法。土者，气分也，浅者，阳分也，腧之出入也。此气血交变之大要也，一言可通千万也；腧者，阴也，血也，内也，有形质也，谨当深刺此，是为阴中之阴也。

病在阳之阳者，言六腑也，刺阳之合。

阳之合者，通言六腑之中，各有所入。为此一穴，乃胃与癸肾也，只合浮取中胃也。用药补以甘温，泻以苦寒。假令阳气下陷入阴中，当推而阳之。

病在阳之阴者，刺阴之经。筋与骨病也。

刺阴之经，若筋骨之邪在是何布分，谁家筋骨，病于何脏。各脏穴中有经穴，经者，气也。肺主诸气，散入五脏为五经。洁古云：动而不休，曰经。此天元之正气，生万物者也。

病在阴之阳者，刺络脉。阳之阳者，皮肤中见络脉是也。

络脉者，奇邪也，在五脏部分者，为阴络；在六腑部分者，为阳络。《缪刺论》中说交经刺之，宜三棱针出血。是其法也。

病在阳者，命曰风。

此病在阳者，言十二经受风也，以高言，气分也。故身半以上，风中之也。用针当引而去之。又曰散而去之。用药以辛温发散，通因通用，又曰热因热用是也。

病在阴者，命曰痹。

身半以上，湿中之也。《痹论》曰：饮食自倍，肠胃乃伤。得之饮食劳倦，脾胃气虚而下溜，运气营气不能升降经营心肺也。

阴阳俱病，命曰风痹。言阴阳气血俱病也。

病有形而不痛者，阳之类也；无形而痛者，阴之类也。无形而痛者，其阳完而阴伤，急治其阴，无攻其阳。有形而不痛者，阴完而阳伤，急治其阳，无攻其阴。阴阳俱动，乍有形，乍无形，加以烦心，命曰阴胜其阳。此谓不表不里。其形不久。阴阳俱动。动者，火也，是阳之贼。

解云：风寒伤形，忧恐忿怒伤气。气伤，脏乃病。脏寒形乃应形。风伤筋脉，筋脉乃应。此形气内外之相应也。久痹不去于身，视其血络，尽去其血。

诸阳受气于四肢，诸阴受气于五脏论

《黄帝针经》云：凡刺之道，毕于终始；明知终始，五脏为纪，阴阳定矣。阴者主脏，阳者主腑。阳受气于四末，阴受气于五脏。故泻者迎之，补者随之。知迎知随，气可令和。和气之方，必通阴阳。五脏为阴，六腑为阳。

足之三阳胃、胆、膀胱之经，从元气上至目从九泉之下至卯。在人身为目之二。皆从地，出至卯也。

自子至卯，一十二度半。

手之三阳三焦、大肠、小肠之经，上走手表自开目时始行阳道二十五度，此一十二度半。

自卯至午，一十二度半。

手之三阴肺包络、心包络兼之，从手下走入腹中自阳脏也，阳受气于四末。自天下降行秋令，是血领诸气，乃秋自天外也。

自午至酉，一十二度半。

足之三阴脾、肾、肝之经，元气从腹下走至足。

自酉至子，一十二度半。

此诸阳脏之气，受领天上，阳入于地，藏道，行冬令，入于地中，满溢不能容。地之用及天之体左迁，上走出天。阴气上天，寒凉是也。故曰：地以阳杀阴藏。此之谓也。到此之际，阴领著阳行，便是阴血先行，阳气后行。故曰：寒胜则浮。乃阴之气受于腹一十二度半。故曰：诸阳受气于四肢，诸阴受气于五脏。此之谓也。

以上论天元真气，一昼夜五十度周于身，一刻行八丈一尺。一百三十五息，二刻转一周天；二百七十息，行一十六丈三尺；乃一万三千五百息，脉行八百一十丈也，非经血经水者也。十二经水左迁，元气右迁，上上下下，无有终始。

夫天真元气者，迁推以五味营气，谷气又为阳气，又为少阳之气，奉滋养者也。经云：三阴上奉之者，此也。

六节脏象论

夫天食人以五气，地食人以五味。五气入鼻，藏于心肺，上使五色修明，音声能彰。五味入口，藏于肠胃，味有所藏，以养五气。气和而生津液，津液相成，神乃自生。《经脉别论》云：食气入胃，浊气归心，淫精于脉，脉气流经。经气归肺①，朝于百脉，输精于皮毛。毛脉合精，行气于腑，腑精神明，留于四脏，归于权衡。权衡以平，气口成寸，以决死生。饮入于胃，游溢精气，

① 肺：原作"肝"，据《素问·经脉别论》改。

上输于脾，脾气散精，上通于肺，通调水道，下输膀胱，水精四布，五经并行。

此说营气谷气，上升奉生者也。上升于头，入手之三阳，三阳得之，散之六腑，六腑下行，滋养五脏，通九窍，利周身百脉也。

诸经贯舌并取廉泉辨

《黄帝针经》曰：手少阴之别，名通理，系舌本①，是少阴之正系舌本，是太阴之正贯舌本，足太阴之脉散舌下，足少阴之脉夹舌本。

《针经》云：足阳明之脉，根于厉兑，结于廉泉一穴，一名舌本，在颔下、结喉上。治舌下肿难言，纵涎出，口噤，舌根急缩，下食难。

《刺疟论》云：舌下两脉者，廉泉也。《刺禁论》云：刺舌下脉太过，血不止，为喑。《刺节真邪论》云：取廉泉穴，血变而止。以明宜出血，禁用气针。

或问：取廉泉穴二说不同：一说取颔下、结喉上，一说取舌下两脉，何者为当？答曰：舌本者，乃舌根蒂也。若取舌下两脉，是取舌梢也，舌标也，此法误也。当取颔下者为当，此舌

---

① 本：原作"令"，据下文"少阴之正系舌本"及《针灸甲乙经》卷二第一下改。

根也。况足阳明之脉，根于厉兑，结于廉泉，颔下乃足阳明脉之所行也。若取舌下两脉，非阳明经也。戊与癸合。廉泉，少阴也，治涎下。解辞云：胃中热上溢，廉泉开，故涎下，当出血，以泻胃中之热。又知非舌下之两脉也，颔下喉咙者为准矣。《胀论》曰：廉泉玉英者，津液之道路也。

辨陷下则灸

《针经》云：陷下则灸之。天地间无他，惟阴与阳二气而已。阳在外，在上；阴在内，在下。今言陷下者，阳气下陷，入阴血之中，是阴反居其上，而覆①其阳，脉证俱见。寒在外者，则灸之。《异论》②云：北方之人，宜灸焫也。为冬寒太王，伏阳在内，皆宜灸之。以至理论，则肾主脏，脏阳气在内，冬三月，主闭藏是也，若太过，则病固宜灸焫。此明陷入阴水之中是也。《难经》云：热病在内，取阳之气穴，为阳陷入阴中，取阳气通天之窍穴，以火引火而导之，此宜灸焫也。若将有病者，一概灸之，岂不误哉？仲景云：微数之脉，慎不可灸。因火为邪，则为烦逆，追虚逐实，血散脉中，火③气

---

① 覆：原作"復"，据《针灸问对》卷下改。
② 异论：即《素问·异法方宜论》。
③ 火：原作"穴"，据《伤寒论·太阳病》《脉经》卷七第十改。

虽微,内攻有力,焦骨伤筋,血难复也。又曰:脉浮宜以汗解。因火灸之,邪无从出,因火[1]而盛,病从腰以下必重而痹,名火逆也。脉浮热甚,而反灸之,此为实。实以虚治,因火而动,必咽燥唾血。又云:身穴三百六十有五,其三十穴灸之有害;七十九穴刺之为灾,并中髓也。仲景倒地,伤寒三十。按《明堂》《针经》各条下所说禁忌明矣。

《内经》云:脉之所见,邪之所在。脉沉者,邪气在内;脉浮者,邪气在表。世医只知脉之说,不知病证之禁忌。若表见寒证,身汗出,身常清,数栗而寒,不渴,欲覆厚衣裳,恶寒,手足厥,皮肤干枯,其脉必沉细而迟。但有一二证,皆宜灸之,阳气下陷故也。若身热恶热,时见躁,又或面黄咽干,嗌干口干,舌上黄赤,时渴,咽嗌痛,皆热在外也。但有一二证,皆不宜灸,其脉必浮数,或但数,亦不[2]可灸,灸之灾害立生。若有鼻不闻香臭,鼻流清涕,眼睑时痒,或欠或嚏,恶寒,其脉必沉,是脉证相应也;或轻手得弦紧者,是阴伏其阳也,虽面赤亦宜灸,不可拘于面赤色而禁之也。便有脑痛恶寒者,

---

[1] 火:原作"之",据《伤寒论·太阳病》《脉经》卷七第十改。
[2] 不:原无,据《针灸问对》卷下补。

虽面赤，宜灸风府穴；如带偏脑痛，更恶风者，邪在少阳，宜灸风池，兼灸风府。然艾炷不宜大，但如小麦粒，一七壮足矣。若多艾炷，大防损目。

论五脏六腑治证

假令胆病，善洁，面青，善怒，得弦脉，人病心下满，当刺胆井；如见善洁，面青，善怒，脉又弦，人病身热，当刺肝荣；如依前色脉，人病体重节痛；当刺胆俞；如见善洁，面青，善怒，脉又弦，人病喘咳寒热，当刺胆经；如依前色脉，又病逆气而泄，当刺胆合。余经依例皆仿此。

假令肝①病，淋溲难，转筋，兼人病或心下满，或身热，或体重节痛，或喘咳，或逆气而泄，依前刺之。谓刺肝经诸穴也。脉沉而弦。

假令小肠经病，面赤口干，喜笑，或心下满，刺井；或身热，刺荣；或体重节痛，刺俞；或喘咳寒热，刺经；或逆气而泻，刺合。脉浮而洪。

假令心经病，烦心，心痛，掌中热，哕，脉沉而洪，或心下满，刺井；或身热，刺荣；或体重节痛，刺俞；或喘咳寒热，刺经；或逆而泄，刺合。

假令胃经病，面

---

① 肝：原作"脾"，据下文肝经证候改。

黄善噫，善思善味，脉浮而缓，依上法刺之。

假令脾经病，腹胀满，食不消，怠堕嗜卧，脉沉而缓，依上法刺之。

假令大肠经病，面白善嚏，悲愁不乐，欲哭，脉浮而涩，依上法刺之。

假令膀胱经病，面黑善恐欠，脉俱沉，依上法刺之。

假令肾经病，泻如下重，足胫寒而逆，脉俱沉，依上法刺之。

灸刺禁忌论

凡用灸刺，当先别其所宜。有偏宜刺者，若天柱、素髎、禾髎、肩贞、乳中、周荣、腹哀、中冲、阴陵泉、条口、犊鼻、髀关、申脉、中门、承扶等三十一穴是也。有偏宜灸者，若络却、玉枕、承灵、角孙、神道、膏肓、会阴、横骨、青冷渊等一十六穴是也。其他并欲通行灸刺。

亦有不宜灸刺者，皆有所禁。若神庭、脑户、颅囟、承泣、膻中、神阙、气冲、五里、三阳络、承筋之类，皆不可刺。脑户、风府、哑门、承光、素髎、攒竹、睛明、迎香、头维、下关、脊中、心俞、白环俞、天牖、人迎、渊腋、少商、经渠、天府、阳池、地五会、阳关、伏兔之类，皆不可灸。又有鸠尾，虽在可刺，更宜精详之。石门虽在可刺，在妇女则为大禁。肩髃本不禁灸，亦不宜多灸。四肢虽亦可灸，在法惟宜少灸。此数者，皆灸刺之先务，不可不知也。若不当灸而灸，不当刺而刺。皆有所伤。

《内经》所为刺禁其法曰：刺头，中脑户立死；刺面，中溜脉，不幸为盲；刺客主人，内陷；及刺目上陷骨中脉，为内漏而聋；刺舌下，中脉大过，血出不止，为喑；刺缺盆中内陷，气泄，令人喘咳逆；刺乳上，中乳房，为肿根食；刺膺中陷中脉，为喘逆仰息；刺腋下胁间内陷，令人咳；刺脊间中髓，为伛；刺臂太阴脉出血多，立死；刺肘中内陷，气归之，为不屈伸；刺手鱼腹内陷，为肿；刺气街中脉，血不出，为肿鼠鼷；刺少腹，中膀胱，溺出，令人少腹满；刺足少阴脉，重虚出血，为舌难以言[1]；刺阴股中大脉，血出不止，死；刺阴股下三寸内陷，令人遗溺；刺膝膑出液，为跛；刺郄中大脉，令人仆，脱色；刺关节中液出，不得屈伸；刺腨肠内陷，为肿；刺跗上，中大脉，血出不止，死；刺足下布络中脉，血不出，为肿；刺中五脏，皆

---

[1] 以言：此二字原无，据《素问·刺禁论》《针灸甲乙经》卷五第一上补。

死。

又有大禁二十五者，即五里穴也。所谓迎之五里，中道而止是也。其次，无刺大醉，令人气乱；无刺大怒，令人逆气。故曰：大醉无刺，已刺无醉；大怒无刺，已刺无怒。以至大劳、新饱、大饥、大渴、大惊、大恐，皆在切禁，若误犯之，各有可救之理，具于后云。

奇经八脉论

论曰：脉有奇常。十二经者，常脉也。奇经八脉，则不拘于常，故谓之奇经。盖言人之气血，常行于十二经脉，其诸经满溢，则流入奇经焉。奇经有八脉：督脉督于后，任脉任于前；夹任脉者冲脉，能为诸脉之海；阳维则维络诸阳，阴维则维络诸阴，阴阳更相维持，故诸经常调。维脉之外，又有带脉者，束之犹带也。至于两足跷脉，有阴有阳，阳跷得诸太阳之别，阴跷本诸少阴之别。譬犹圣人图设沟渠，以备水潦，斯无滥溢之患。人有奇经，亦若是也。今总集奇经八脉所发者气穴去处，共成一编。

督脉 督脉者，起于小腹以下骨中央，女子入系廷孔之端，其络循阴器，合篡间，绕篡后，别绕臀，至少阴与巨阳中络者，合少阴，上股内后廉，贯脊属肾；与太阳起于目内眦，上额交巅，上入络脑，还出别下项，循肩髆内，挟脊抵腰中，入循膂，络肾。其男子循茎，下至篡，与女子等。其少腹直上者，贯腹中央，上贯心，入喉，上颐，环唇，上系两目之中。此生病，从少腹冲心而痛，不得前后，为冲疝；女子不孕、癃、痔、遗尿、嗌干，治在督脉。督脉之别，名曰长强，侠脊[1]，上项，散上头，下当肩胛左右，别走太阳，入贯膂。实则脊强，虚则头重，取之所别，故《难经》曰：督脉起于下极之腧，并于脊里，上至风府，入属于脑，上巅，循额，至鼻柱，阳脉之海也。此为病，令人脊强反折。督脉从头循脊骨入骶，长四尺五寸，凡二十七穴。

任脉 任脉者，与冲脉皆起于胞中，循脊里，为经络之海。其浮而外者，循腹上行，会于咽喉，别而络唇口。血气盛，则肌肉热，血独盛，则渗灌皮肤，生毫毛。妇人有余于气，不足于血，以其月事数下，任冲并伤故也。任冲之交

---

[1] 脊：原作"肾"，据《针灸甲乙经》卷二第一下改。

脉，不营其口唇，故髭须不生。以任脉为病，男子内结七疝，女子带下瘕聚。故《难经》曰：任脉起于中极之下，以上毛际，循腹里，上关元，至咽喉，上颐，循面入目，属阴脉之海也。凡此任脉之行，从胞中上注目，长四尺五寸，总二十四穴。

阳跷脉 阳跷脉者，起于跟中，循外踝上行，入风池。其为病也，令人阴缓而阳急。两足跷脉，本太阳之别，合于太阳。其气上行，气并相还，则为濡目。气不营，则目不合。男子数其阳，女子数其阴。当数者为经，不当数者为络也。跷脉长八尺，所发之穴，生于申脉，以付阳为郄，本于仆参，与少阴会于居髎；又与手阳明会于肩髃及巨骨，又与手足太阳、阳维会于臑腧，与手足阳明会于地仓；又与手足阳明会于巨髎，又与任脉、足阳明会于承泣。以上为阳跷脉之所发，凡二十穴。阳跷脉病者，宜刺之。

阴跷脉 阴跷脉者，亦起于跟中，循内踝上行至咽喉，交贯冲脉。此为病者，令人阳缓而阴急，故曰跷脉者，少阴之别。别于然谷之后，上内踝之上，直上循阴股，入阴上，循胸里，入缺盆，上出人迎之前，入鼻，属目内眦，合于太阳。女子以之为经，男子以之为络。两足交脉，长八尺。而阴蹻之郄在交信。凡阴蹻脉病，治在交信。

冲脉 冲脉者，与任脉皆起胞中，上循脊里，为经络之海。浮而外者，循腹上行，会于咽喉，而络唇口。故曰：冲脉者起于气冲，并足少阴之经，侠脐上行，至胸中为散。此为病，令人逆气里急。在《难经》则曰：并足阳明之经。以穴考之，阳明之经，侠脐左右各二寸而上行；少阴之经，侠脐左右五分而上行。《针经》所载：冲脉与督脉，同起于会阴，其在腹也，行乎幽门、通谷、阴都、石关、商曲、肓腧、中注、四满、气穴、大赫、横骨，凡二十二穴，皆足少阴之分也。然则冲脉并足少阴之经明矣。

阳维脉 阳维脉者，维于阳。其脉起于诸阳之会，与阴维皆维络于身。若不能相维，故为病则怅然失志，溶溶不能自收持。其脉气所发，别于金门，以阳交为郄，与手足太阳及跷脉会于臑腧，与手足少阳会于天髎，又会于肩井。其在头也，与足少阳会于阳白，上于本神及临泣，上至正营，循于脑空，下至风池。其与督脉会，则在风府及喑门。凡此阳维脉气所发，二十四穴也。

阴维脉 阴维脉者，亦维络于身，溢畜不能环流，灌溉诸经者也。阴维则维于阴，其脉起于诸阴之交。其病与阳维同。其脉气所发者，阴维之郄，名曰筑宾。与足太阴会于腹里及大横，又与足太阴、厥阴会于府舍及期门，与任脉会于天突及廉泉。天突在结喉下宛宛中，廉泉在舌本下。凡此阴维脉气所发，共一十穴。

带脉 带脉者，起于季胁，回身一周。其为病也，腰腹纵容，如囊水之状。其脉气所发，在季胁下一寸八分正，名带脉，谓其回身一周如带也。又与足少阳会于维道。凡此带脉所发，共四穴也。

热病灸刺法论

黄帝治热之穴五十九腧。头上五行，五行，谓督脉所过者。上星、囟会、前顶、百会、后顶共五穴，为一行；两旁各一行，谓五处、承光、通天、络却、玉枕，各二，共十穴；又次两旁各一行，谓临泣、目窗、正营、承灵、脑空等各二，共十穴。凡二十五穴，以越诸阳之热逆也。大柱、膺俞、缺盆、背腧，此八者，以泻胸中之热也。大柱，属足太阳；膺腧，即中府，属手太阴；缺盆，在肩上，属手阳明；背腧，即风门热府，属足太阳。气街、三里、巨虚、上下廉，此八者，以泻胃中之热也，八穴并属足阳明经。云门、髃骨、委中、髓空，此八者，以泻四时之热也。云门，系手足太阳；髃骨，即肩髃，系手阳明、跷脉之会；委中，腘中央，系足太阳；髓空，即腰俞①，系督脉。五脏腧旁五，此十者，以泻五脏之热也，谓魄户、神堂、魂门、意舍、志室等各二，系足太阳经也。右五十九穴者，皆热之左右也，故热病则刺之。

又有刺热之法：肝热，则刺足厥阴、少阳；心热，则刺手少阴、太阳；脾热，则刺足太阴、阳明；肺热，则刺手太阴、阳明；肾热，则刺足少阴、太阳。

凡热病未发，但见赤色来，皆热诊也。在颜为心热，在颐为肾

---

①腰俞：原作"愈"，据《素问·刺热篇》改。

热,在鼻为脾热,在左颊为肝热,在右颊为肺热。见赤色当急刺之,审其井荣经腧之分,在阴则补阳泻阴,在阳则补阴泻阳,刺热之大法也。热穴之外,别有遗法,备载于后。

针经直说

踝中腕骨是也　　肩解背后缝是也　　手阳明大肠经

上柱骨缺盆外横骨是也　　颔颊外是也。颊谓项骨也　　足厥阴肝经

足跗足面是也　　胁①膝下是也　　腘屈心是也

巅顶心是也　　人迎气颡上两旁动脉是　　股大腿是也

督脉从人中入巅下项龙是也　　足少阳胆经

颊车宁车卷两二穴是也　　骱厌膝下腿上节处是也　　辅骨腹外是也

绝骨外踝上是也　　三毛大指上三毛是也　　马刀挟瘿胳肘底疙瘩是

足少阴肾经

踹内腿肚是也　　痿厥节弱是也　　手少阴心经

锐骨掌下节骨是也　　手厥阴心包络经

心包包里心之内是也　　大动心肿是也　　手太阴肺经

---

① 胁:当作"腨"。

胃口后门是也　　腋下臑内臂节是也　　足太阳膀胱经

髆肩后是也　　膂脊内傍肉是也　　髀枢髀骨节是也

足阳明胃经

颐后下廉颐下周环是也　　乳内廉乳内中间是也　　贲响腹胀气上撞是也

上曰膺下曰胸，骱骨骱骨是也　　手少阳三焦经

膻中胸乳之间是也　　足太阴脾经

核骨孤拐骨是也　　骱骨胫足骨是也　　得后大便是也

与气下气是也　　若拟得与下气注解为说文理，反害经意，不可宗则。王冰之解《素问》，后之明者，多有议论取舍，岂止二公焉。

窦汉卿针经气血问答

予问脉之理，果是气邪，果是血邪？答曰：气血之波澜，身体之橐籥。此说特未契理。脉者，陌也，魂魄之生气，血之府也。天地之祖，万物之宗。此说极有意味。吾尝拟此予问：经之理果何意邪？答曰：经者，气血经历之路也，故曰经。予问：身寸之寸，拟何寸？答曰：以中指大指相屈如环，内侧文两角为寸，各随大小取之。手太阴经，起自肺，何

邪？答曰，食入于胃，输精于脾，播气于肺，此之谓也。问曰：周身之穴，各有两如补泻时，只刺病所，两穴俱刺邪？答曰：不然。随病左右而补泻之。左则左补泻，右则右补泻。问曰：何为络？答曰：横者为络。络穴一十有五门，《针经》云：灸几壮，针讫而复灸，何也？答曰：针则针，灸则灸，若针而弗灸，若灸而弗针。问曰：荣卫之理，果何为邪？答曰：《难经》云：血为荣，气为卫；荣行脉中，卫行脉外。问捻针之法，有左有右，何谓之有左，何谓之有右？答曰：以大指次指相合，大指往上进，谓之左；大指往下退，谓之右。如内针时，须索一左一右。

《普济方》卷四百十

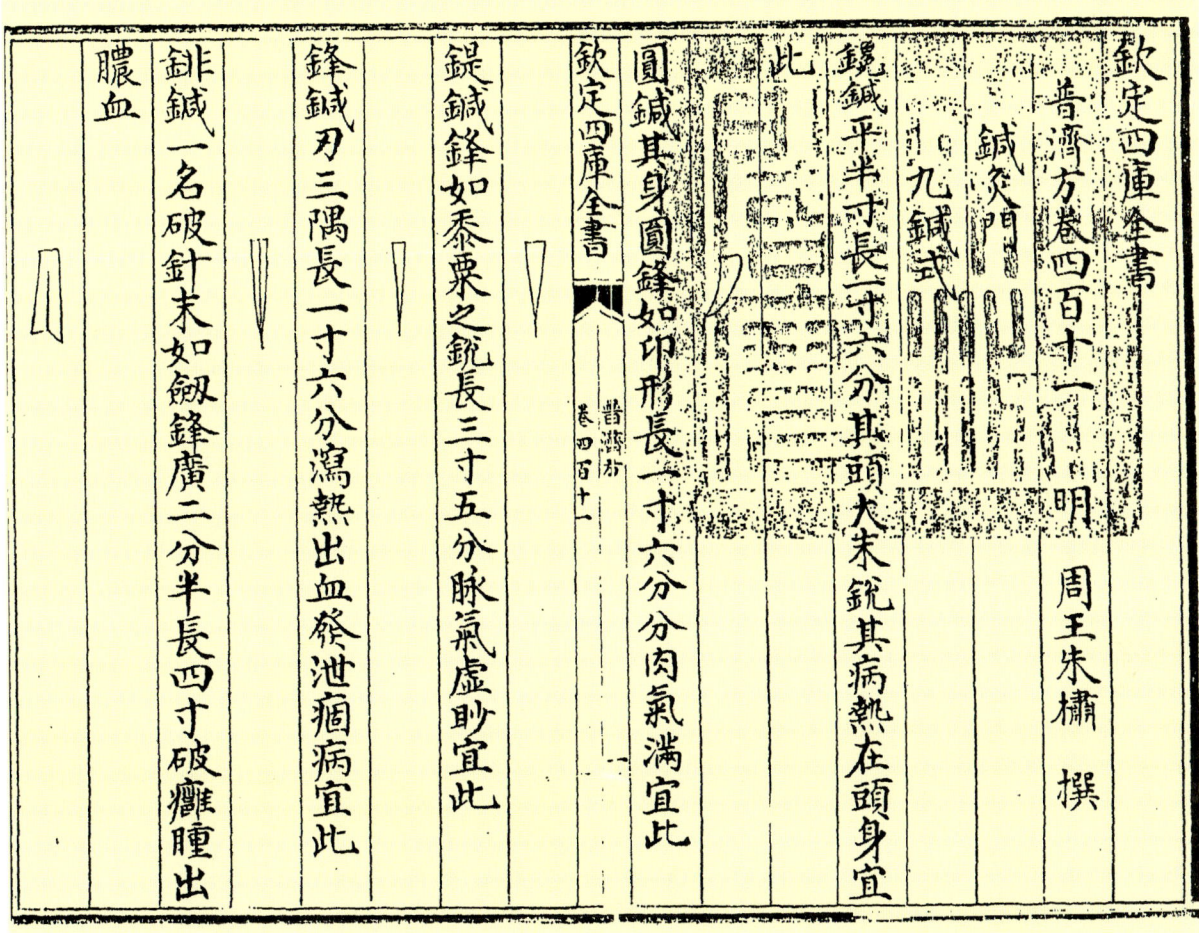

《普济方》卷四百十一　针灸门

明·周王　朱橚　撰

九针式

(九针之图均见上)

镵针，平半寸，长一寸六分，其头大末锐。其病热在头身者宜此。

圆针，其身圆，锋如卵形，长一寸六分。分肉气满宜此。

鍉针，锋如黍粟之锐，长三寸五分。脉气虚眇宜此。

锋针，刃三隅，长一寸六分。泻热出血，发泄痼病宜此。

铍针，一名破针。末如剑锋，广二分半，长四寸。破痈肿，出脓血。

员利针,尖如毫,且员且利,中身小末大,长一寸六分。调阴阳,去暴痹。

毫针,法象毫,尖如蚊虻喙,长一寸六分。调经络,去疾病。

长针,锋如利,长七寸。痹深居骨解、腰脊、节腠之间者。

燔针,一名焠针。长四寸。风虚舍于骨解、皮肤之间者。

煮针法

危氏方云:用乌头一两,去尖;巴豆一两;硫黄、麻黄各半两;木鳖子十个;乌梅十个。同入瓷石器内,水煮一日,洗泽之。再用止痛药没药、乳香、当归、花蕊石各半两,又如前水煮一日,取出用皂角水洗,再于犬肉内煮一日,仍用瓦屑打磨净,端直,松子油涂。常近人气为妙。

折量取腧穴法

凡度周身孔穴远近分寸，以病人男左女右，取手中指第二节，内度两横文，相去为一寸，以薄竹片点量分寸使用。或有人手长身短，或身长手短，或人长胸腹短，或人短胸腹长，揣穴尤宜用意。凡穴不离分肉之间，动脉之中，是溪谷之会，以行荣卫，以会大气。其经脉粗细，状如细线，但令当经而刺之，依法补泻，即能愈疾矣。《明堂》定尺寸法云：以八寸为一尺，以八分为一寸。缘人有长短肥瘦不同，取穴不准。秦时扁鹊《明堂经》云：取男左女右手中指第一节为一寸。缘人有身长手短，有身短手长，取穴不准。唐时孙思邈《明堂经》云：取患人男左女右，大拇直节横文为一寸，以意消详，巧拙在人，亦有一差误。令取男左女右手中指节第二节内度两横文，相去为一寸。自依此寸法与人针灸疗病已来，其病多得获愈。此法有准，今以为定。

点穴法

凡点穴时，须得身体平直，四肢毋令拳缩，坐点毋令俯仰，立点毋令倾侧，坐点则坐针灸，卧点则卧针灸，立点则立针灸。反此，则不得其穴耳。

又云：灸时若孔穴不正，无益于事，徒烧好肉，虚忍痛楚之苦。若有病，先灸于上，后灸于下；先灸于少，后灸于多。皆宜审之。

孔穴相去法

《甲乙经》云：自大椎下至尾骶骨，二十一椎长三尺，折量取俞穴。或云：第一椎上，更有大椎在宛宛陷中，非有骨也，有骨虚即是第一椎。若以大椎至尾骶二十一椎，长三尺法校之，则上节云椎，每椎一寸四分。惟第七椎下，至于臀骨多分之七，故上七节共九寸八分分之七，下节十四椎，每椎一寸四分分之五有奇。以下七节，共二寸一分分之三，亦是一说也。但第一椎有骨，乃骨节之数。大椎虽无骨，实是穴名。既曰自大椎下至二十一椎，岂可不量大椎以下？或者之说，于是不通矣。

自蔽骨下至脐八寸，而中脘[①]居其中上下各四寸。《气穴论》注云：中脘居心，蔽骨与脐之中是也。按《明堂下经》云：鸠尾在臆前蔽

---

①脘：原作"管"，同"脘"，本书二字混用，今律齐作"脘"，全书同，不另出注。

骨下五分。人无蔽骨者，从岐骨际下行一寸则是。欲定中脘之中，又当详有蔽骨无蔽骨也。当准人长短肥瘠量之。自脐下寸半为气海，三寸为丹田，至屈骨凡五寸。《千金》云：屈骨在脐下五寸。《明堂下经》亦云：屈骨在横上中极下一寸。当准人长短肥瘠量之。

《铜人经》云：幽门夹巨阙旁各五分，肓俞夹脐各五分。《明堂》云：在巨阙旁各通谷夹上脘旁相去寸半、三寸。不容在幽门旁各寸半，天枢去肓俞寸半，夹脐。期门在不容旁寸半，大横直脐旁。不容、天枢、期门既各寸半，则幽门、肓俞各五分误矣。

又云：肾俞在十四椎下两旁各寸半，与脐平。肓门在十三椎相去各三寸，与鸠尾相直。肾俞既与脐平，肓门乃与鸠尾相直，亦可疑也。

《甲乙经》云：人有长七尺五寸者，发以下至颐一尺，结喉髃骭鸠尾也一尺三寸，髃骭至天枢八寸，天枢至横骨六寸半；横骨至内辅上廉至下廉三寸半，内辅下廉至内踝一尺三寸，内踝至地三寸。又，膝腘至跗属一尺六寸，跗属至地三寸。又，肩至肘一尺七寸，肘至腕一尺二寸半，腕至中指本节至末四寸半。

点灸法

《千金方》云：人有老少，体有长短，肤有肥瘦，皆须精思商量，准而折之。又以肌肉文理、节解缝会宛陷之中，及以手按之病决然，如此仔细安详用心者，乃能得之耳。许希亦云：或身短而手长，或手短而身长，或胸腹短，或胸腹长，或瘠或肥，又不可以一概论也。又云：凡灸当先阳后阴，言从头向左而渐下，次从头向右而渐下，先上后下。

穴名同异

手有三里、五里，足亦有三里、五里。手有上廉、下廉，足亦有上廉、下廉。侧头部有窍阴，足少阳亦有窍阴。偃伏部有临泣，足少阳亦有临泣。既有五里矣，劳宫亦名五里。既有光明矣，攒竹亦名光明。肩有肩井，又有所谓中肩井。足有昆仑，又有所谓下昆仑。太渊、太泉之名或殊，天鼎、天顶之字有异。丹田初非石门，和窌《明堂上经》误作和字亦非和髎。阳跷实为申脉，本非跗阳；阴跷实为照海，本非交信。肩髃之名扁骨，见于《外台》；悬钟之名绝骨，童子髎之名。前关见于《千金》，注如此者众，可不审处而针灸耶？苟不审处，则差之毫厘，有寻丈之谬矣。爰举其略，以示世医，俾之谨于求穴云。

制熟艾法

陈久好艾，不以多少，择取叶，入臼内，用木杵轻捣令熟，以细筛隔去青滓，再捣再筛，如此三次。别以马尾罗子隔之，更再捣罗，候柔细黄热为度。

艾炷大小法

《千金方》云：黄帝曰：灸不三分，是谓徒冤。炷务大也，小弱乃小作之。又云：小儿七日以上，周年已还，不过七壮。炷如雀粪。《明堂下经》云：凡灸，欲艾炷若根下广三分，若不三分，即火气不能远达，病未能愈，则是艾炷欲其大。惟头与四肢欲小尔。至《明堂上经》乃云：艾炷依竹箸头作，其病脉粗细状如线，但令当脉灸之，雀粪大炷亦能愈疾。又有一途，如腹内疝瘕痃癖块伏梁气等，惟须大艾炷。故《小品》曰：腹背烂烧，四肢则但去风邪而已。如巨阙、鸠尾，虽是胸腹穴，灸之不过四七壮，只依竹箸头大，但令正当脉灸之。艾炷若大，复灸多，其人永无心力。如头上灸多，令人失精神；臂脚灸多，令人血脉枯竭，四肢细而无力。既失精神，又加于细，令人短寿见承浆穴。此论甚当，故备著之。

点艾火法

《明堂下经》云：古来灸病，忌松、柏、枳、橘①、榆、枣、桑、竹八木，切宜避之。有大珠曜日，以艾承之得火，有此火镜曜日，亦以艾引得火，此火皆良。诸番部落，用镔铁击䃀石，得火出，以艾引之。凡人卒难备，即不如无木火，青麻油点灯，灯上烧艾茎，点灸是也。兼滋润灸疮至愈，不疼痛。用蜡烛更佳。

《良方》云：凡取火者，宜敲石取火。今舟行人以铁钝刀击石，先以纸灰为火，凡在下承之，亦得火。或水精镜于日，得太阳火为妙。天阴则以槐木取火。

下火法

凡下火点灸，欲令艾炷根下亦②炜广三分。若不二分，孔

---

①橘：原作"梂"，据下文"用火法"、《针灸资生经》卷二、《针灸大成》卷九、《徐氏针灸大全》卷六改。
②亦：《太平圣惠方》卷一〇〇引《明堂》作"赤"，义长。

穴不中，不合经络。缘荣卫经脉气血通流，各有所主，灸穴不中，即火气不能远达，而病未能愈也。

定灸多少法

凡灸头与四肢，皆不令多灸。缘人身有三百六十五络，皆归于头，头者，诸阳之会也，若灸多，令人头旋目眩，远视不明。缘头与四肢肌肉薄，若并灸，则气血滞绝于注下。宜歇火气少时，令气血遂通，再使火气流行，候炷[1]数足，自然除病。宜详察之。

用火法

古来用灸病，忌八般木火，切宜避之。八木者，松木火难瘥增病，柏木火伤神多汗，竹木火伤筋目暗，榆木火伤骨失志，桑木火伤肉肉枯，枣木火内伤吐血，柘木火大伤气脉，橘木火伤荣卫经络。

定发际法

凡灸发际，如是患人有发际正齐，依《明堂》所说，易取其穴。如是患人先因疾患，后脱落尽发际，或性本额项无

---

①炷：原作"主"，据《太平圣惠方》卷一〇〇引《明堂》改。

发，难凭取穴。今定患人两眉中心直上三寸为发际，后取大椎直上三寸为发际。以此为准。

《明堂上经》云：如后发际亦有项脚长者，其毛直至骨头；亦有无项脚者，毛齐至天牖穴，即无毛根，如何取穴？答曰：其毛不可辄定，大约如此，若的的定风府正相当，即是侧相去各二寸，此为定穴。

论壮数多少法

《千金方》云：凡言壮数，若丁壮病根深笃，可倍于方数；老少赢弱，可减半。又云：小儿七日以上，周年以还，不过七壮。炷如雀屎。扁鹊灸法：有至五百壮、千壮。曹氏灸法：有百壮，有五十壮。《小品》诸方亦然。惟《明堂本经》多云：针入六分，灸三壮，更无余论。故后人不准，惟以病之轻重而增损之。凡灸头顶，止于七壮，积至七七壮止。同人若治风，则灸上星、前顶、百会，皆至二百壮；腹背宜灸五百壮。若鸠尾、巨阙，亦不宜多。四肢但去风邪，不宜多灸，多则四肢细而无力。《明上》①而《千金》，于足三里穴乃云多至二三百壮。心俞禁灸，若中风，

---

①明上：即《明堂上经》。

则急灸至百壮。皆视其病之轻重而用之，不可泥一说，而又不知其有一说也。《下经》只云：若是禁穴，《明堂》亦许灸一壮至三壮，恐未尽也。

又云：凡宦①游吴蜀，体上常须三两处灸之，切令疮暂瘥，则瘴疠瘟疟毒气不能着人。故吴蜀多行灸法。有阿是之法：言人有病，即令捏其上，若里当其处，不问孔穴，即得便快，或痛处即云阿是。灸刺皆验，故曰阿是穴。

用针呼吸法

呼不过三，吸不过五。呼外捻针回经气，吸内捻针行经气。

针灸须药

《千金方》云：病有须针者，即针刺以补泻之；不宜针者，直而灸之。然灸之大法，其孔穴与针无忌，即下白针或湿针讫，乃灸之。此为良医。其脚气一病，最宜针。若针而不灸，灸而不针，非良医也。针灸不药，药不针灸，亦非良药。但恨下里间，知针者鲜尔。所以学者须解用针，燔针白

---

① 宦：原作"官"，据《针灸大成》卷九引《千金》改。

针,皆须妙解。知针知药,固是良医。此言针灸与药之相须也,今人或但针而不灸,灸而不针,或惟用药而不知针灸者,皆犯孙真人所戒也。而世所谓医者,则但知有药而已,针灸则未尝过而问焉。人或诘之,则曰:是外科也;业贵精,不贵杂也。否则曰:富贵之家,未必肯针灸也。皆自文其过尔。吾故详著《千金》之说,以示人云。

审方书

经云:爪甲与爪甲角间,与外间内侧与外侧,与夫陷者宛宛中,要精审。其某穴去某处几寸,与某穴去处同者,自各有经络。

候天色法

凡点灸时,若值阴雾大[①]起,风雪忽降,猛雨炎暑,雷电虹霓,暂时且停,候待晴明,即再下火灸。灸时不得伤饱大饥,饮酒大醉,食生硬物,兼忌思虑忧愁,恼怒呼骂,吁嗟叹息,一切不详,忌之大吉。

《千金》云:日正午以后乃可灸。谓阴气未至,灸无不着。午前平旦,谷气虚,令人癫眩,

[①] 大:原作"火",据《太平圣惠方》卷一〇〇引《明堂》改。

不可针灸。卒急者，不用此例。

用针略例

夫用针刺者，先明其孔穴，补虚泻实，送坚付濡，以急随缓，荣卫常行，勿失其理。夫为针者，不离乎心，口如衔索，目欲内视，消息气血，不得妄行。针入一分，知天地之气；针入二分，知呼吸出入，上下水火之气；针入三分，知四时五行，五脏六腑逆顺之气。针皮毛腠理者，勿伤肌肉；针肌肉者，勿伤筋脉；针筋脉者，勿伤骨髓；针骨髓者，勿伤诸络。东方甲乙木，主人肝胆筋膜魂；南方丙丁火，主人心小肠血脉神；西方庚辛金，主人肺大肠皮毛魄；北方壬癸水，主人肾膀胱骨髓精志；中央戊己土，主人脾胃肌肉意智。针伤筋膜者，令人忤视失魂；伤血脉者，令人烦乱失神；伤皮毛者，令人上气失魄；伤骨髓者，令人呻吟失志；伤肌肉者，令人四肢不收失智。此为五乱，因针所生。若更失度者，有死之忧也。所谓针能杀生人，不能起死人。谓愚人妄针必死，不能起生人也。又须审候，与死同状者，不可为医；与亡国同政者，不可为谋。虽圣智神人，不能活死人，存亡国也。故曰：危邦不入，乱邦不居。凡愚人贪利，不晓于治乱存亡，危身灭族，彼此俱丧，亡国破家，亦医之道也。

凡用针之法，以补泻为先。呼吸应江汉，补泻较升斗；经纬有法则，阴阳不相干。震为阳气始火生于寅，兑为阴气终戌为上墓，坎为太玄华冬至之日，夜半一阳复生，离为太阳精为中女之象，欲补从卯阳补不至巽，足地户为地虚，欲泻从西北天门在乾，针入因日明向寅至午，针出从月光从申为日月向午之光位。如此思五行气，以调荣行卫，以将息之，是曰随身宝九。用锋针针者，除疾速也，先补五呼，刺人五分，留十呼；刺入一寸，留二十呼。随师而将息之。刺急者，深内而久留之；刺缓者，浅内而疾发针。刺大者，微出其血；刺滑者，疾发针，浅而内则久留之；刺涩者，必得其脉，随其逆顺。久留之，疾出之，压其穴，勿出其血。诸小弱者，勿用大针。然气不足，宜调以百药。余三针者，正中破痈坚瘤结息肉也，亦治人疾也。火针亦用锋针，以油火烧之，务在猛热，不热即于人有损也。隔日一报，三报之后，当脓水大出为佳。巨阙、太仓、上下脘，此一行却有六穴，忌火针也。大癥块，当停针转动更为佳。每针常须看脉，脉好乃下针；脉恶勿乱下针也。一宿发热恶寒，此为中病，勿轻之。

灸例

凡孔穴在[1]身，皆是脏腑荣卫，血脉通流，表里往来，各有所主，临时救难，必当审详。人有老小，体有长短，肤有肥瘦，皆须精思商量，准而析之，无得一概，致有差失。其尺寸之法，古者八寸为尺，仍取病者男左女右手中指上第一节为一寸。亦有长短不定者，即取手大拇指第一节横度为一寸。以意消息，巧拙在人。其言一夫者，以四指[2]为一夫。又以肌肉文理，节解缝会，宛陷之中，及以手按之，病者快然。如此仔细安详用心者，乃能得之耳。

《内经》云：横三间寸者，则是三灸两间，一寸有三灸，灸有三分，三壮之处，即为一寸。黄帝曰：灸不三分，是谓徒冤；炷务大也，小弱炷乃小作之，以意商量。

凡点灸法，皆须平

---

①在：原作"其"，据《千金要方》卷二十九第六改。
②指：原作"肢"，据《千金要方》卷二十九第六改。

直四体，无使其倾侧。灸时孔穴不正，无益于事，徒破好肉耳。若坐点，则坐灸之；卧点，则卧灸之；立点，则立灸之。反此则不得其穴矣。

凡言壮数者，若丁壮遇病，病根深笃者，可倍多于其数；其人老少微弱者，可复减半。依扁鹊灸法，有至五百壮、千壮，皆临时消息之。《明堂本经》多云：针入六分，灸三壮，更无余论。曹氏灸法有百壮者，有五十壮者。《小品》诸方，亦皆有此，仍须准病轻重以行之，不可胶柱守株。

凡新生儿七日以上，周年以还，不过七壮，炷如雀屎。凡灸，当先阳后阴，言从头向左而渐下，次后头向右而渐下。先上后下。

皆以日正午以后，乃可下火灸之。时谓阴气未至，灸无不着。午前平旦，谷气虚，冷癫眩，不可灸也，慎之。其大法如此，卒急者，不可用此例。

灸之生熟法：腰以上为上部，腰以下为下部。外为阳部，荣；内为阴部，卫。故脏腑周流，名曰经络。是故丈夫四十以上，气在腰；老妪四十以上，气在乳。以丈夫先衰于下，妇人先衰于上。

灸之生熟，亦宜樽而节之，法当随病迁

变。大法外气务生，内气务熟，其余随宜耳。头者身之元首，人神之所法，气口精明。三百六十五络，皆上归于头。头者，为阳之会也，故头病必宜审之。灸其穴，不得乱灸，过多伤神，或使阳精圆熟，令阴魄再足①，是以灸头不得满百。脊背者，是体之横梁，五脏之所系着，太阳之会合，阴阳动发，冷热成疾，灸太阳熟②，大害人也。脚臂手足者，人之枝干，其神系于五脏六腑，随血脉出，能远近采物，临深履薄，养于诸经，其地狭浅，故灸宜少；灸过多，即内神不得入，精神闭塞，否滞不仁，即臂不举。故四肢之灸，不宜太熟也。若腹脏之内，为性贪于五味，无厌成疾，风寒痼结，水谷不消，宜当熟之。然大杼、脊中、肾腧、膀胱、八窌，可至二百壮，心主、手足太阴，可至六七十壮；三里、太溪、太冲、阴阳二陵泉、上下二廉，可至百壮；腹上下脘、中脘、太仓、关元，可至百壮，若病重者，皆当三报之，乃愈病耳。若治诸沉结寒冷③病，莫若灸之宜熟。若治诸阴阳风者，身④热脉大者，以锋针刺之，间日以报之。若治诸邪风鬼注，痛处少气，以毫针去之，随病轻重用之，表针内药，随时用之，消息将之，

①足：《千金要方》卷二十九第六作"卒"。
②太阳熟：《千金要方》卷二十九第六作"太过热"。
③太仓、关元……诸沉结寒冷：此二十八字原无，文义断落，据《千金要方》卷二十九第六补。
④身：原无，据《千金要方》卷二十九第六补。

与天同心，百年永安，终无横病。此要略说之，非贤勿传，秘之。

凡微数之脉，慎不可灸，伤血脉，焦筋骨。凡汗以后勿灸，此为大逆。浮脉热甚，勿灸。头面目咽，灸之最欲生少。手臂四肢，灸之欲须少熟，亦不宜多。胸背腹灸之，尤宜大熟。其腰脊，欲须少生。大体皆须以意商量，临时迁改，应机千变万化，难以一准耳。其温病，随所着而灸之，可百壮余，少至九十壮。大杼、胃脘，可五十壮。手心主、手足太阳，可五十壮。三里、曲池、太冲，百壮皆可，三报之，乃可以愈耳。风劳沉重，九部尽病，及毒气为疾者，不过五十壮，亦宜三报之。若攻脏腑，或心腹疼者，亦宜百壮。若卒报百病鬼魅所着者，灸头面四肢宜多，灸腹背以少，其多不过五十壮，少不减三五七九壮。凡阴阳濡风，口㖞僻者，不过三十壮，三日一报，报如前；微者三报，重者九报。此风气濡微细入，故宜缓火温气推排，渐抽以除耳。若卒报摧迫，则流行细入成痼疾，不可愈也，故宜缓火。凡诸虚疾，水谷沉结流离者，当灸腹背宜多，而不可过百壮。大凡人有卒暴得风，或中时气，凡百所苦，皆须急灸疗，慎勿忍之停滞也。若相者，可得无他，不尔渐久，后皆难愈。深宜知此一条。

补泻法

夫行针者，当刺之时，口温针暖，先以左手揣按其所针荣腧之处，弹而怒之，抓而下之，扪而循之，通而取之。随病咳嗽一声，右手持针而刺之。春夏二十四息，秋冬三十六息，徐出徐入，气来如动脉之状。补者，随经脉推而内之，左手闭针空，徐出针，而疾按之。泻者，迎经脉动而伸之，左手开针空，疾出针，而徐按之。随济之，是谓补；迎而夺之，是谓泻。刺实须其虚者，留针阴气隆，至乃去针；刺虚须其实者，阳气隆至针，下热乃去针。一十二经之病，盛则泻之，虚则补之，热则疾之，寒则留之，陷则灸之，不盛不虚，以经取之。

灸用火善恶补泻法

凡四肢者，身之支干也，其气系于五脏六腑，其身度浅薄，灸之不欲过多，须依经数也。过谓余病，则宜依之。若脚气，不拘此例。风毒灸之，务欲多也，依此经数，则卒难愈疾。

《小品》论灸有八木火，《明堂》论灸之补泻法，若能依之，应有道理。八木之火，凡灸，用松木火则难愈，柏木火则疮多汁，橘木火则伤皮，桑木火则肉枯，枣木火则体消，竹木火则伤筋，多壮则筋纵，枳木火则陷脉溃，榆木火则伤骨，多壮则骨枯。凡八木之火，皆不可用也。火用阳燧之火，其次用碏石之火，天阴则用槐木之火。阳燧，是以火珠向日下，以艾于下承之，便得火也；碏石似玉坚，以此石击镔铁，即火出，仍以极烂榆木承之，即得；亦用艾取之。此是匈奴火法，今胡人犹尔。

灸有补泻者，《甲乙经》云：用灸补者，无吹其火，须自灭也；以灸泻者，疾吹其火，付其艾，须其火灭也。此言以口吹艾炷，令疾灭，即是泻也；不吹，听其自灭者，即补也。

《小品》又云：黄帝曰：灸不过三分，是谓从穴。此言作艾炷欲令根下阔三分也，若减此，则不履孔穴，不中经脉，火气不行，不能愈病也。

若江南、岭南，寒气既少，当二分为准。燧小，不得减一分半也。婴儿以意减之。

凡灸疮，得脓增坏，其病乃出；疮不坏，则病不除也。《甲乙经》云：灸疮[1]不发者，用[2]故履底熨之。三日即发也，甚宜解此。又近有苏恭，善医此疾，驰名于上京，显誉于下邑，撰《脚气方卷论》，则信为指南。叙灸亦未成胶柱，乃云：毒气如贼，出何必要在大门，腹背手足皆须灸也。愚谓灸痛风毒所攻腹，则引贼入室，如何令贼出门，特宜知之，不可轻脱。若手指疾闷，灸无妨也。

若病人患热者，若觉针气至病所，即退针三二分，令病人口吸气，鼻出气，依经生成数，足觉针下阴气隆至，依前法出针。若病人患寒病者，觉针气至病所，即进针至二三分，令病人鼻吸口呼，依本经生成数，足觉针下阳气隆至，依前法出针。

假令补法，先令病人咳嗽一声，得入腠理，复令病人吹气一口，随吹下针，至六七分，渐进肾肝之部，停针，徐徐良久，复退针一豆许，乃捻针，问病人觉热否，然后针至

[1] 疮：原无，据《太平圣惠方》卷一〇〇引《甲乙经》、《针灸资生经》卷二补。
[2] 用：原作"灸"，据《太平圣惠方》卷一〇〇引《甲乙经》、《针灸资生经》卷二改。

三四分，及心肺之部，又令病人吸气，内针，捻针，使气下行至病所，却外捻针，使气上行，直过所针穴一二寸，乃吸而外捻针出，以手速按其穴，此为补。

夫病后热者，治之以寒也何如。须其寒者，先刺入阳之分，后得气，推内至阴之分，复令病人地气入而天气出，谨按生成之息数足，其病人自觉清凉矣。夫病恶寒者，治之以热也何如。须其热者，先刺入阴之分，后得气，徐引针至阳之分，复令病人天气入而地气出，亦谨按生成之息数足，其病人自觉知暖矣。

迎随补泻法

经云：东方实而西方虚，补北方而泻南方，何谓也？此实母泻子之法，非只刺一经而已。假令肝木之病实，泻心火之子，补肾水之母，其肝经自得其平矣。五脏皆仿此。

真言补泻手法

补法

左手掐穴，右手置针于穴上，令病人咳嗽一声，针入透于腠理，令病人吹气一口，随吹针至分寸，待针头沉掣，时转针头，百病以手循扪，觉气至却回，针头向下，觉针头沉紧，令病人吸气一口，随吸出针，及闭其穴谓一手急捻孔是也。虚羸气弱痒麻者，补之。

泻法

左手掐穴，右手置针于穴上，令病人咳嗽一声，针入腠理，复令病人吸气一口，随吸气入针至分寸，觉针沉紧，转针头向病所，觉气至病。若觉病退，便转针头，下以手循扪，觉针沉闷，令病人吹气一口，随吹气一口而徐出其针，则不闭其穴，命之曰泻。丰肥坚硬疼痛者，泻之。

《素问》泻必用方，补必用圆

夫泻必用方，以气方盛也，以月方满也，以日方温也，以身方定也。以息方吸而内针，及复候其方吸而转，及复候其方呼而徐引针，故曰泻。

夫补必用圆，圆者行也，行者移也，谓行不宜之气，移未复之脉，故刺必中其荣，及复候吸而推针至血。故圆与方非针也，余不知圣人之意，请后之明达之士详究焉。

春夏刺浅秋冬刺深法

《内经》曰：病有浮沉，刺有浅深，各正其理，无反其道。然春夏为阳，其气在外，人气亦浮，凡刺者，故浅取之；秋冬为阴，其气在内，人气在脏，凡刺者，故当深取之。又言：春夏各致一阴，秋冬各致一阳者，谓春夏为阳，谓阴所养，故刺之各致一阳；秋冬为阴，谓阴所养，故刺之各致一阳。春夏温必致一阴者，谓下针深刺至肾肝之部，得其气针便出之，是以引持之阴也；秋冬寒必致一阳者，谓下针浅则刺至心肺之部，得其气推而内之，良久针出，是以推内之阳也。故《素问》曰：春夏养阳，秋冬养阴。

生成数法

冷补之时，使气至病，所更用生成之息数，令病人鼻中吸气，口中出气，按所病脏腑之数，自觉热矣。

当热泻之时，使气至病，所更用生成之息数，令病人鼻中出气，口中吸气，按所病脏腑之数，自觉清凉矣。

手指补泻法

经云：凡补泻，非必呼吸出内针也[1]，而在乎手指。何谓也？故动、摇、进、退、搓、盘、弹、捻、循、扪、摄、按、爪、切是也，略备于后。

动　动者。如气不行，将针伸提而已。

退　退者，为补泻欲出针时，各先退针一豆许，然后却留针，方可出之。此为退也。

搓　搓者，凡令人觉热，向外似搓线之貌，勿转太紧。治寒而里，卧针，依前转法以为搓也。

进　进者，凡不得气，男外女内者，及春夏秋冬各有进退之理，此之为进也。

盘　盘者，为如针腹部，于穴内轻盘摇而已，为盘之也。

摇　摇者，凡泻时，欲出针，必须动摇而出者是也。

弹　弹者，凡补时，可用大指甲轻弹针，使气疾行也。如泻，不可用也。

捻　捻者，以手捻针也。务要识手左右也，左为外，右为内，慎记之。

[1] 针也：原无，据《难经·七十八难》补。

循　循者，凡下针于为部分经络之处，用手上下循之，使气血往来而已是也。经云：推之则行，引之则止。

扪　扪者，凡补时，用手扪闭其穴是也。

摄　摄者，下针如气涩滞，随经络上用大指甲上下切其气血，自得通行也。

按　按者，以手捻针，无得进退，如按切之状是也。

爪　爪者，凡下针，用手指作力置，有准也。

切　切者，凡欲下针，必先用大指甲左右于穴切之，令气血宣散，然后下针，是不伤荣卫故也。

呼吸补泻法

补泻者，言呼吸出内，以为其法。补之时，从卫取气也。取者，言其有也。《素问》曰：必先扪而循之，切而散之，推而按之，弹而努①之，爪而下之，通而取之。外引其门，以闭其神。呼尽内针，静以久留，以气至为故，如待贵宾，不知日暮。其气以至，适而自获，候吸引针，气不得出，各在其处，推阖其门，令神气存，大气留止，故命曰补。是取其气而不

① 努：《素问·离合真邪论》《针灸甲乙经》卷十第二上作"怒"；《针灸大成》卷四作"努"；《针灸摘英集》卷三、《凌门传授铜人指穴》作"弩"。

令气大出也。当泻之时，从荣置其气而不用也。故《素问》曰：吸则内针，无令气忤，静以久留，无令邪布。吸则转针，以得气为故；候呼引针，呼尽乃去，大气皆出，故命曰泻。泻者，是置其气而不用也。若阳气不足，而阴血有余者，当先补阳而后泻阴；阴血不足，而阳气有余者，当先补阴而后泻阳。以此阴阳调和，荣卫通行。此为针之要也。

夫妇配合

大言阴与阳，小言夫与妇。阴日阴时，则当刺阴干；阳日阳时，则当刺阳干。故阴阳者，血气也。阴日血先气后，阳日气先血后。经云：荣行脉中，卫行脉外。固阴日虽遇阳时，刺阴干者何也？盖阴日血先行引气，后随血入脉中而行，此为妇有气，夫往从之者，故阴干是也。故阳日虽遇阴时，刺阳干者何也？盖阳日气先行引血，后随气流注在脉外而行，此为夫有气，妇往从之者，故阳干是也。如斯之论，此之谓也。

经络取原法

本经原穴者，无经络逆从，子母补泻。凡刺原穴，诊见动作来，应手而纳针，吸则得气，无令出针，停而久留，气尽乃出。此拔原之法也。

王海藏拔原法

假令针肝经病，于本经原穴亦针一针。如补肝经来，亦于本经原穴亦补一针。如泻肝经来，亦于本经原穴泻一针。如余经有补泻，针毕仿此例，亦补泻各经原穴。

手太阴之原出于太渊　　手少阴之原出于神门

手厥阴之原出于大陵　　手太阳之原出于腕骨

手阳明之原出于合谷　　手少阳之原出于阳池

足太阴之原出于太白　　足少阴之原出于太溪

足厥阴之原出于太冲　　足太阳之原出于京骨

足阳明之原出于冲阳　　足少阳之原出于丘墟

凡此十二原穴，非泻子补母之法，虚实通用。故五脏六腑有病，皆取其原是也。

井主心下满　　荣主身热　　俞主体重节痛

经主喘咳寒热　　合主逆气而泄

经络俞穴配合法

五脏六腑各有井、荣、俞、经、合。腑为阳，脏为阴；阳主表，阴主里，故为阴阳荣卫相合。其中阴井乙木，阳井庚金，阴荣丁火，阳荣壬水，阴俞己土，阳俞甲木，阴经辛金，阳经丙火，阴合癸水，阳合戊土。故阴阳俞荣而各不同。有配合之法，名曰对刺。手之三阴，始于癸而终于乙；手之三阳，始于庚而终于戊；足之三阳，始于戊而终于庚；足之三阴，始于乙而终于癸。手之阴阳，阴逆阳顺；足之阴阳，阳逆阴顺。此阴阳逆顺，不可不知也。

十二经是动所生之病

手太阴肺之经

是动病气　肺胀满，膨膨而喘咳，缺盆中痛，甚则交两手而瞀，是谓臂厥。主肺。

所生病血　咳嗽上气，喘，渴，烦心，胸满，臑臂内前廉痛，掌中热。气盛有余，则肩背痛，风寒[①]，汗出，中风，小便数

---

① 寒：原脱，据《灵枢·经脉》补。

而欠。气虚则肩背痛寒，少气不足以息，溺色变，卒遗失无度。

手太阳小肠经

是动病　嗌痛，颔肿，不可回顾，肩似拔，臑似折。主液。

所生病　耳聋，目黄，颊颔肿，颈肩臑肘臂外后廉痛。

手阳明大肠经

是动病　齿痛，颈肿。主津。

所生病　目黄口干，鼽衄，喉痹，痛肩前臑痛。

足厥阴肝之经

是动病　腰痛不可俯仰，丈夫㿉疝，妇人少腹痛。

所生病　胸满，呕逆，洞泄，狐疝，遗溺，闭癃。

足少阳胆之经

是动病　口苦，善太息，心胁痛，不能转侧，甚则面微尘，体无膏泽，足外反热，是谓阳厥。主骨。

所生病　头痛，角颔肿痛，目锐眦痛，缺盆中痛，腋卒肿，马刀挟瘿，汗出振寒，疟，胸胁肋髀膝外，至胫绝骨外踝前，及诸节皆痛，小指、次指不用。

足少阴肾之经

是动病　饥不欲食，面黑如炭色，咳唾则有血，喉鸣而喘，坐而欲起，目䀮䀮无所见，心悬若饥状，气不足则善恐，心惕惕若人将捕之，是谓骨厥。主肾。

所生病　口热舌干，咽肿上气，嗌干及痛，烦心，心痛，黄疸，肠澼，脊股内后廉痛，痿厥，嗜卧，足下热而痛。

手少阴心之经

是动病　嗌干，心痛，渴而欲饮，是谓臂厥。主心。

所生病　目黄胁痛，臑臂内后廉痛，厥，掌中热。

手厥阴心包络经

是动病　手心热，肘臂挛急，腋肿，甚则胸胁支满，心中澹澹大动，面赤目黄，喜笑不休。主脉。

所生病　烦心，心痛，掌中热。

足太阳膀胱经

是动病　头痛，目似脱，项似拔，脊痛，腰似折，髀不可以曲，腘似结，腨似裂，是谓踝厥。主筋。

所生病　痔，疟，狂癫疾，头脑顶痛，目黄，泪出，鼽衄，项背腰尻腘腨脚背①痛，小指不用。

足阳明胃之经

是动病　凄凄然振寒，善呻②数欠，颜黑，病至则恶人与火，闻木音则惕然而惊，心欲动③，独③闭户牖而处。甚则上高而歌，弃衣而走，贲响腹胀，是谓骭厥。主血。

所生病　狂疟温淫，汗出，鼽衄，口㖞唇胗，颈项肿，喉痹，大腹水肿，膝膑肿痛，循膺乳、气④街、股伏兔、骭外廉、足跗上皆痛，中指不用。气盛，则身已前皆热。其有余于胃，则消谷善饥，溺色黄。气不足，则身已前皆寒栗。胃中寒，则胀满。

手少阳三焦经

是动病　耳聋，浑浑焞焞，嗌肿喉痹。主气。

所生病　汗出，目锐眦痛，耳后肩臑肘臂外皆痛，小指、次指不用。

---

①背：《灵枢·经脉》作"皆"。
②呻：《针灸甲乙经》卷二第一上作"伸"。
③动、独：此二字原脱，据《针灸甲乙经》卷二第一补。
④气：原脱，据《十四经发挥》卷中补。

足太阴脾之经

是动病　舌本强，食则呕，胃脘痛，腹胀，善噫，得后与气则快然如衰，身体皆重。主脾。

所生病　舌本痛，体不能动摇，食不下，烦心，心下急痛，寒疟，溏，瘕泄，水闭，黄疸，不能安卧，强立，股膝内肿，厥，足大指不用。

云岐子论经络迎随补泻法

能知迎随，可令调气。调气之方，必别阴阳。阴阳者，知荣卫之流行逆顺，经脉往来终始。凡用针，顺经而刺之为之补，迎经而夺之为之泻。故迎而夺之，安得无虚；随而取之，安得无实。此谓迎随补泻之法。

古法流注

经云：其气始从中焦注手太阴、阳明，阳明注足阳明、太阴，太阴注手少阴、太阳，太阳注足太阳、少阴，少阴注手心主、少阳，少阳注足少阳、厥阴，厥阴还注于手太阴。如环无端，周流不息，昼夜流行，与天同度。此法如气血所

①瘕：原脱，据《灵枢·经脉》《针灸甲乙经》卷二第一上补。

生之经络，于一经中井、荣、腧、经、合，迎而补泻之。亦用东方实而西方虚，泻南方补北方是也。

四季人神不宜灸

春在左胁，秋在右胁，夏在脐，冬在腰。

逐日人神歌诀

一足大指鼻小指，二踝发际外踝中，三股牙齿肝及足，四腰胃脘手阳明。五口遍身还在手，六手胸间又在胸，七踝气冲并在膝，八脘股内及阴中。九尻在足并膝经，十腰在背足跗中。

十二支人神所在诸法

子日在目。孙氏云在肩口　丑日在耳及腰　寅日在胸。又云在口　卯日在脾。孙氏云在鼻　辰日在腰　巳日在头口。孙氏云一在手　午日在心腹　未日在两足心。孙氏云在足　申日在肩及颊。又云头腰　酉日在胫。孙氏云在背　戌日在咽喉。孙氏云在头。一作项　亥日在背颈，又在两膝。孙氏云在项

又法

甲乙日忌寅时。不灸头　丙丁日忌辰时。不灸耳

戊己日忌午时。不灸发顶。一云不灸膝膑　壬癸日忌酉时。不灸足

又法

每月六日、十五日、十八日、二十二日、二十四日，小尽日，甲辰、庚寅、乙卯、丙辰、辛巳；五辰五酉，五未八节日前后各一日。若遇以上日并凶，不宜灸之。

又法

正月丑　二月戌　三月未　四月辰　五月丑　六月戌　七月未　八月辰　九月丑　十月戌　十一月未　十二月辰

又法

男忌：壬辰　甲辰　己巳　丙午　丁未
女忌：甲寅　乙卯　乙酉　乙巳　丁巳

又法

男忌戌又云忌阴日　女忌孙氏云忌巳，人法云忌破日

又法

丙子日天子会　壬子日百王会　甲子日太子会

丁丑日三公会　丙辰日诸侯会　辛卯日大夫会　癸卯日人臣会　乙亥日以上都会

又法

木命人行年在木，不宜针及服青药

火命人行年在火，不宜针及服赤药

土命人行年在土，不宜吐及服黄药

金命人行年在金，不宜灸及服白药

水命人行年在水，不宜下利及服黑药

凡不知此法下药，若过命厄会深者，下手即死。

又法

立春、春分脾　立夏、夏至肺　立秋、秋分肝　立冬、冬至心　四季十八日肾

每月血支

正月丑　二月寅　三月卯　四月辰　五月巳　六月午　七月未　八月申　九月酉　十月戌　十一月亥　十二月子

避人神等法

《千金》云：欲行针灸，先知行年宜忌，及人神所在，不与禁忌相应即可。故男忌除，女忌破；男忌戌，女忌巳。有日神忌，有每月忌，有十二时忌，有四季人神，有十二部人神，有九部旁通人神，有杂忌旁通。又有所谓血支、血忌之类。凡医者，可不知此避乎？

旁通十二经络流注孔穴图

	肺	心	肝	脾	肾	心包络
春刺井 木	少商	少冲	大敦	隐白	涌泉	中冲
夏刺荥 火	鱼际	少府	行间	大敦	然谷	劳宫
季夏刺腧 土	太渊	神门	太冲	太白	太溪	大陵
秋刺经 金	经渠	灵道	中封	商丘	复溜	间使
冬刺合 水	尺泽	少海	曲泉	阴陵泉	阴谷	曲泽
	大肠	小肠	胆	胃	膀胱	三焦
所出为井 金	商阳	少泽	窍阴	厉兑	至阴	关冲
所流为荥 水	二间	前谷	侠溪	内庭	通谷	液门
所注为腧 木	三间	后溪	临泣	陷谷	束骨	中渚

所过为原	合谷	腕骨	丘墟	冲阳	京骨	阳池
所行为经火	阳溪	阳谷	阳辅	解溪	昆仑	支沟
所入为合土	曲池	小海	阳陵泉	三里	委中	天井

人神所在不宜针灸

一日在足大指　二日在外踝　三日在股内　四日在腰间

五日在口舌　六日在两手　七日在内踝　八日在足腕

九日在尻　十日在腰背　十一日在鼻柱　十二日在发际

十三日在牙齿　十四日在胃脘　十五日在遍身　十六日在胃

十七日在气冲　十八日在股内　十九日在足　二十日在踝

二十一日在小指　二十二日在内踝　二十三日肝及足　二十四日手阳明

二十五日足阳明　二十六日在胸　二十七日在膝　二十八日在阴

二十九日膝胫　三十日在足跌

十二部人神不宜灸

建日在足，禁晡时　除日在眼，禁日入　满日在腹，禁黄昏

平日在背，禁人定　定日在心，禁人半　执日在手，禁鸡鸣
破日在口，禁平旦　危日在鼻，禁日出　成日在唇，禁食时
收日在头，禁禺中　开日在耳，禁午时　闭日在目，禁日跌

十二时忌不宜灸

子时在踝　丑时在头　寅时在耳　卯时在面
午时在胸　未时在腹　申时在心　酉时在背
辰时在项　巳时在乳　戌时在腰　亥时在股

每月忌日不宜针灸出血

正月丑日　二月未日　三月寅日　四月申日
五月卯日　六月酉日　七月辰日　八月戌日
九月巳日　十月亥日　十一月午日　十二月子日

十二部年人神不宜灸

一岁　十三　二十五　三十七　四十九　六十一　七十三　八十五　人神在心一云在头
二岁　十四　二十六　三十八　五十　六十二　七十四　八十六　人神在喉

三岁	十五	二十七	三十九	五十一	六十三	七十五	八十七	人神在头
四岁	十六	二十八	四十	五十二	六十四	七十六	八十八	人神在肩
五岁	十七	二十九	四十一	五十三	六十五	七十七	八十九	人神在背
六岁	十八	三十	四十二	五十四	六十六	七十八	九十	人神在腰
七岁	十九	三十一	四十三	五十五	六十七	七十九	九十一	人神在腹
八岁	二十	三十二	四十四	五十六	六十八	八十	九十二	人神在项一云在手
九岁	二十一	三十三	四十五	五十七	六十九	八十一	九十三	人神在足
十岁	二十二	三十四	四十六	五十八	七十	八十二	九十四	人神在膝

| 十一岁 | 二十三 | 三十五 | 四十七 | 五十九 | 七十一 | 八十三 | 九十五 | 人神在阴 |
| 十二岁 | 二十四 | 三十六 | 四十八 | 六十 | 七十二 | 八十四 | 九十六 | 人神在股 |

九部旁通人神不宜灸

脐	心	肘	咽	口	头	脊	膝	足
一	二	三	四	五	六	七	八	九
十	十一	十二	十三	十四	十五	十六	十七	十八
十九	二十	二十一	二十二	二十三	二十四	二十五	二十六	二十七
二十八	二十九	三十	三十一	三十二	三十三	三十四	三十五	三十六
三十七	三十八	三十九	四十	四十一	四十二	四十三	四十四	四十五
四十六	四十七	四十八	四十九	五十	五十一	五十二	五十三	五十四
五十五	五十六	五十七	五十八	五十九	六十	六十一	六十二	六十三
六十四	六十五	六十六	六十七	六十八	六十九	七十	七十一	七十二
七十三	七十四	七十五	七十六	七十七	七十八	七十九	八十	八十一
八十二	八十三	八十四	八十五	八十六	八十七	八十八	八十九	九十

九一

新①忌旁通不宜灸

	正	二	三	四	五	六	七	八	九	十	十一	十二
月厌：	戌	酉	申	未	午	巳	辰	卯	寅	丑	子	亥
月忌：	戌	戌	戌	丑	丑	丑	辰	辰	辰	未	未	未
月杀：	丑	戌	未	辰	丑	戌	未	辰	丑	戌	未	辰
月刑：	巳	子	辰	申	午	丑	寅	酉	未	亥	卯	戌
月②害：	巳	辰	卯	寅	丑	子	亥	戌	酉	申	未	午
血忌：	丑	未	寅	申	卯	酉	辰	戌	巳	亥	午	子

忌若逢病人厄会，男女气怯，下手至困，通人达士。岂拘此哉。若遇急卒暴患。不拘此法。许希夷云，若人患卒暴，宜急疗，亦不拘此。故后人医者亦云，卒暴之疾，须速灸疗，一日之间，止忌一时是也。

针禁忌法

大寒无刺《素问》云：大寒无刺，大温无疑　月生无泻　月满无补

月郭空无治　新内无刺　已刺无内　大怒无刺

① 新：《太平圣惠方》卷一〇〇引《明堂》作"杂"。
② 月：《太平圣惠方》卷一〇〇引《明堂》作"六"。

已刺无怒　大劳无刺　已刺无劳　大醉无刺　已刺无醉　大饱无刺　已刺无饱　大饥无刺　已刺无饥　大渴无刺　已刺无渴

乘车来者，卧以休息，如食顷乃刺之。步行来者，坐以休息，如行十里顷乃刺之。大惊大恐，必定其气乃刺之。刺中心一日死，其动为噫；刺中肺三日死，其动为咳；刺中肝五日死，其动为语；刺中脾十五日死，其动为吞；刺中肾三日死，其动为嚏。刺中五脏死日变动，出《素问·刺篇》。又《诊要经篇》云：中心者环死，中脾者五日死，中肾者七日死，中肺者五日死。又《四时刺逆从篇》云：中心一日死，其动为噫；中肺五日死，其动为语；中肝三日死，其动为咳；中肾六日死，其动为嚏；中脾十日死，其动为吞。王冰注云：此三论，皆岐伯之言，而不同者，传之误也。

刺中胆一日半死，其动为呕；刺中膈为伤中，不过一岁必死；刺跗上中大脉，血出不止，死；刺面中流[1]脉，不幸为盲[2]；刺客主人内陷中脉，为内漏，为聋；刺头中脑户，入脑立死；刺膝膑出液，为跛；刺舌下中脉太过，血出不止，为喑；刺臂太阴脉出血多，立死；刺足下布络中脉，血不出，为肿；刺足少阴脉，重虚出血，为舌难以言；刺郄

---

[1] 流：《素问·刺禁论》作"溜"。
[2] 盲：原作"肓"，据《素问·刺禁论》改。

中大脉，令人仆，脱色；刺膺中陷，中肺[1]，为喘逆仰息；刺气冲中脉，血不出，为肿鼠鼷；刺肘中内陷，气归之，为不屈伸；刺脊间中髓，为伛；刺阴股下三寸内陷，令人遗溺；刺乳上，中乳房，为肿根蚀；刺腋下胁间内陷，令人咳；刺缺盆中内陷，气泄，令人喘嗽逆；刺小腹，中膀胱，溺出，令人小腹满；刺手鱼腹内陷，为肿；刺腨肠[2]内陷，为肿；刺目眶上陷骨，中脉，为漏，为盲[3]；刺关节中液出，不得屈伸。神庭禁不可刺，上关刺不可深，缺盆刺不可深，颅息[4]刺不可多出血，脐中禁不可刺，左角刺不可久留，云门[5]刺不可深经云：云门刺不可深，今则都忌不刺，学者宜详悉之，五里禁不可刺，伏兔禁不可刺按《甲乙》足阳明经：伏兔刺入五分，下当禁，三阳络禁不可刺，复溜刺无多见血，承筋禁不可[6]刺，然骨刺无多见血，乳中不可刺，鸠尾不可刺。

针忌

《千金方》云：夫用针者，先明其孔穴，补虚泻实，勿失其理。针皮毛腠理，勿伤肌肉；针肌肉，勿伤筋脉；针筋脉，勿伤

---

① 中肺：原作"中脉为肺"，据《素问·刺禁论》删"脉为"二字。
② 肠：原作"阳"，据《素问·刺禁论》改。
③ 盲：原作"肓"，据《素问·刺禁论》改。
④ 息：原作"自"，据《针灸甲乙经》卷五第一下改。
⑤ 云门：此上《针灸甲乙经》卷五第一下有"人迎刺过深杀人"一句。
⑥ 可：原脱，据体例及《针灸甲乙经》卷五第一下补。

骨髓；针骨髓，勿伤诸络。伤筋脉者，愕视失魂；伤血脉者，烦乱失神；伤皮毛者，上气失魄；伤骨髓者，呻吟失志；伤肌肉者，四肢不收失智。此为五乱。因针所生，若更失度，有死之忧也。

灸禁忌法

　　头维禁不可灸，承光禁不可灸，脑户禁不可灸，风府禁不可灸，哑门禁不可灸，阴市禁不可灸。下关，耳中有干适低①，无灸；耳门，耳中有脓及适低，无灸。人迎禁不可灸，丝竹空灸之，不幸使人目小及盲②。承泣禁不可灸，脊中禁不可灸，乳中禁不可灸，瘈脉禁不可灸，石门女子禁不可灸，白环腧禁不可灸。气冲灸之，不幸不得息；泉腋灸之，不幸生脓蚀。天府禁不可灸，经渠禁不可灸，伏兔禁不可灸，地五会禁不可灸，鸠尾禁不可灸。

《甲乙经》灸禁穴

　　头维　下关　承光　脑户　气冲　脊中　伏兔　地五会　风府　泉腋　哑门　天府　经渠　白环腧

---

① 适低：《素问·气穴论》引《针经》作"挞之"，《针灸甲乙经》卷三第十一作"擿抵"，均与"耵聍"同义。
② 盲：原作"肓"，据《素问·气府论》改。

鸠尾　迎香　石门女子　丝竹空　承泣　耳门　人迎　瘈脉　少商　尺泽　阴市　阳关　少海　小海　睛明　乳中　关冲

又法

黄帝问曰：凡灸，大风、大雨、大阴、大寒灸否？既不得灸，有何损益？岐伯答曰：大风灸者，阴阳大错；大雨灸者，经络脉不行；大阴灸者，令人气逆；大寒灸者，血脉蓄滞。此等日，乃更动其病，令人短寿。大风者，所谓复时不可加火艾；大寒者，所谓盛冬凌晨也；大雨者，但雨日即下得，虽然有卒得，又逢大雨，此止可灸之；大阴者，谓诸云雾总合，凡人初患卒得，终是难下。人经云：当其盛也，慎勿衰伤，即是初得重病之状候。

杂忌法

杂忌法有数端。经云：恶于针石者，不可与言于至巧；气血羸劣者，不可刺；久病笃危者，不可刺；大寒、大热、大风、大雨、大饥、大饱、大醉、大劳皆不可刺。然大寒无刺，令病人于无风暖室中啜以粥食，饮以醙酪，令病人无畏寒气，候气血调匀，然后可刺。如此治之，疾无不愈，余皆仿此而行之。经云：无刺漉漉之汗，无刺混混之脉，无刺熇熇之热，此之谓也。

天医取师疗病吉日

正月卯日　二月寅日　三月丑日　四月子日　五月亥日　六月戌日　七月酉日　八月申日　九月未日　十月午日　十一月巳日　十二月辰日

针灸吉日

丁卯　庚午　甲戌　丙子　壬午　甲申　丁亥　辛卯　壬辰　丙申　戊戌　己亥　己未　庚子　辛丑　甲辰　乙巳　丙午　戊申　壬子　癸丑　乙卯　丙辰　壬戌　丙戌

以上并吉，又宜用除日、开日。天医要安，并吉。

十干日不治病

甲不治头　乙不治喉　丙不治肩　丁不治心

戊不治腹　庚不治腰　辛不治膝　壬不治胫　癸不治足

十干日不针灸

甲日头　乙日耳　丙日肩　丁日背　戊己日腹、脾　庚日肺、腰　辛日膝　壬日肾经　癸日手足

《千金方》云：痈疽、疔肿、喉痹、客忤，尤为紧急。凡作汤药，不可避凶日，觉病须臾即死不治。又曰：凡卒暴得风，或中时气，凡百所苦，须急救疗，后皆难愈。此论甚当。夫急难之际，命在须臾，必待吉日后治，已沦于鬼箓矣。此所以不可拘避忌也。惟平居治病于未形，环天德、月德等日，服药及针灸可也。

凡医者，若不能知此诸般禁忌，趋吉避凶，妄乱针灸，非为不能愈疾，甚者或致患人伤生丧命，为害非轻。若逢病人年会厄会处，男女气怯，下手至难，通人达士，若遇卒急暴患，何暇选择避忌？即不可拘此。若是禁穴，诸般

医疗不瘥，《明堂》中亦许灸一壮二壮，更宜以意详之。

推行年医法

年至：子 丑 寅 卯 辰 巳 午 未 申 酉 戌 亥
天医：卯 戌 子 未 酉 亥 辰 寅 巳 午 丑 申

求岁天医法

当以传送，加太岁、太乙下为医。

求月天医法

阳月以大吉，阴月以小吉，加月建，功曹下为鬼道，传送下为天医。

推避病法

以小吉加月建，登明下为天医，可于此避病。

推治病法

以月将加时，天医加病人年，治之瘥。

唤师法

未　卯　巳　亥　酉鬼所在，唤师凶

释运气定日下血气法

井荥逐日建时功，十日循环是一宫；血气相迎行脏腑，通流十干本元宗。阳日从卫先行气，阴日从荣血可通；阳日气先脉出外，阴日脉内血先从。气先血后还行腑，行脏荣先气后攻；阳干五行补五腑，阴干行脏五行宫。井荥流注俞经合，用建通流日下穷；连转五遭成五十，遍行脏腑五行终。

释流注逐日时开穴法

甲窍阴　乙大敦　丙少泽　丁少冲　戊厉兑　己隐白　庚商阳　辛少商　壬至阴　癸涌泉

释流注十二经所属法

手太阴肺经穴：

少商鱼际与大渊，经渠尺泽肺相连肺之经辛。

手阳明大肠经穴：

商阳二三间合谷四穴，阳溪曲池大肠原大肠经庚。

手少阴真心经穴：
少冲少府属于心，神门灵道少海寻心之经丁。

手太阳小肠经穴：
少泽前谷后溪腕，阳谷小海小肠经小肠经丙。

足厥阴肝经穴：
大敦行间太冲齐，中封曲泉属于肝肝之经乙。

足少阳胆经穴：
窍阴侠溪临泣胆，丘墟阳辅阳陵泉胆之经甲。

足太阴脾经穴：
隐白大都太白脾，商丘阴陵切要知脾之经己。

足少阴肾经穴：
涌泉然谷太溪穴，复溜阴谷肾之经肾之经癸。

足阳明胃经穴：
厉兑内庭陷骨胃，冲阳解溪三里随胃之经戊。

足太阳膀胱经穴：
至阴通谷束京骨二穴，昆仑委中是膀胱膀胱经壬。

手厥阴心包络经穴：
中冲劳宫心包络，大陵间使曲泽传心包络经乙。

手少阳三焦经穴：
关冲液门并中渚，阳池支沟天井源①三焦经甲。

释流注十二经动脉原穴所在法

甲出丘墟一太冲，丙归腕骨是源中，丁出大陵原内过，戊胃冲阳气可通。己出太白庚合谷，辛缘本出太渊同，壬归京骨期中过，癸出之时太溪空。

十二经配十二支

寅属肺　卯属大肠　辰属胃　巳属脾　午属心　未属小肠　申属膀胱　酉属肾　戌属心主　亥属三焦　子属胆　丑属肝

十二经配合

膀胱配肾　胆配肝　脾配胃　肺配大肠　心包络配三焦　心配小肠

论九针孔穴应候诀

---

① 阳池支沟天井源：此联原脱，据《针灸大成》卷五补。

九针者，上应天地，下应四时阴阳。

一天　二地　三人　四时　五音　六律　七星　八风　九野

身形以应。

一皮　二肉　三脉　四筋　五声音　六阴阳　七睛齿　八风　九窍

手三阴三阳穴流注法

凡孔穴，所出为井，所流为荣，所注为腧，所过为原，所行为经，所入为合。

灸刺大法，春取井，夏取荣，季夏取腧，秋取经，冬取合。

肺出少商为井，手太阴脉也，流于鱼际为荣，注于大泉为俞，过于列缺为源，行于经渠为经入于尺泽为合。

心主于中冲为井，心包络脉也，流于劳宫为荣，注于大陵为俞，过于内关为源，行于间使为经，入于曲泽为合。

心出于少冲为井，手少阴脉也，流于少府为荣，注于神门为俞，过于通里为源，行于灵道为经，入于少海为合。

大肠出于商阳为井，手阳明脉也，流于二间为荣，注于三间为俞，过于合谷为源，行于阳溪为经，入于曲池为合。

三焦出于关冲为井，手少阳脉也，流

于腋门为荣，注于中渚为俞，过于阳池为源，行于支沟为经，入于天井为合。

小肠出于少泽为井，手太阳脉也，流于前谷为荣，注于后溪为俞，过于腕骨为源，行于阳谷为经，入于小海为合。

足三阳三阴穴流注法

胃出于厉兑为井，足阳明脉也，流于内庭为荣，注于陷骨为俞，过于冲阳为源，行于解溪为经，入于三里为合。

胆出于窍阴为井，足少阳脉也，流于侠溪为荣，注于临泣为俞，过于丘墟为源，行于阳辅为经，入于阳陵泉为合。

膀胱出于至阴为井，足太阳脉也，流于通谷为荣，注于束骨为俞，过于京骨为源，行于昆仑为经，入于委中为合。

脾出于隐白为井，足太阴脉也，流于大都为荣，注于太白为俞，过于公孙为源，行于商丘为经，入于阴陵泉为合。

肝出于大敦为井，足厥阴脉也，流于行间为荣，注于太冲为俞，过于中封为源，行于中郄为经，入于曲泉为合。

肾出于涌泉为井，足少阴脉也，流于然谷为荣，注于太溪为俞，过于水泉为源，行于复溜为经，入于阴谷为合。

五脏六腑变化流注出入旁通

宜每脏旁看，从肾脏至天井，三焦出入，正胃脏腑也。皆仿此。

凡五脏六腑，变化无穷，散在诸经，其事隐没，难得具知。今纂节相付，以为傍通，今学者少留意推寻，则造次可见矣。假令肝、心、脾、肺、肾为脏，则胆、小肠、胃、大肠、膀胱为腑，足少阴为肾经，足太阳为膀胱经。下至五脏、五果、五菜，皆称触类长之，他仿此。

五脏:	肝	心	脾	肺	肾	
六腑:	胆	小肠	胃	大肠	膀胱	三焦 三焦有经无脏
五脏经:	足厥阴	手少阴	足太阴	手太阴	足少阴	
六腑经:	足少阳	手太阳	足阳明	手阳明	足太阳	手少阳
五行:	木	火	土	金	水 以上各主一脏	
五行数:	三八	二七	五十	四九	一六 以上五行数，以配五脏	

五行色	青	赤	黄	白	黑以上五行色，五脏所象
五行相生	水	木	火	土	金以上五脏相生
五行相克	金	木	土	水	火
五脏胎月	八月	十一月	正月	二月	五月不宜针、吐、利
五脏相月	冬三月木相	春三月火相	夏三月土相	季夏六月金相	秋三月水相。并不宜补养
五脏王月	春三月	夏三月	季夏六月	秋三月	冬三月有疾可不宜泄
五脏废月	夏三月木废	季夏六月火废	秋三月土废	冬三月金废	春三月水废，宜补不宜泄
五脏囚月	季夏六月木囚	秋三月火囚	冬三月土囚	春三月金囚	夏三月水囚宜补忌泄
五脏死月	秋三月木死	冬三月火死	春三月土死	夏三月金死	季夏六月，水死，宜补
五脏王日	甲乙	丙丁	戊己	庚辛	壬癸以上五脏王日不灸不服药
五脏王时	寅至辰	巳至未	辰未戌丑	申至戌	亥至丑王时不灸
五脏困日	戊己土也	庚辛金也	壬癸水也	甲乙木也	丙丁火也。宜补养安神
五脏困时	食时日昳土也	晡时日入金也	人定夜半水也	平旦日出木也	禺中日中火也，宜补养
五脏忌日	庚辛	壬癸	甲乙	丙丁	戊己并忌此日得疾病
五脏忌时	申至酉	亥至子	寅至卯	巳至午	辰戌丑未并忌此时得病
五时	春	夏	季夏	秋	冬

五音	角六十四系	徵五十四系	宫八十一系	商七十一系	羽十八系，以上象五行应五脏
五星	岁东方	荧惑南方	镇中央	太白西方	辰北方，以上五星，各象一脏
五常	仁肃	礼哲	信圣	义毅	智谋各从五脏出
五乐	琴	管	鼓	磬	瑟外象五行，内应五脏
五兵	矛	剑	盾	戟	弩各应其脏
五味	酸	苦	甘	辛	咸以上各随五脏所宜
五宜	苦	甘	辛	咸	酸子来扶母
五不宜	辛	咸	酸	苦	甘此五味须忌之
五事	貌恭	视明	思睿	言从	听聪，随脏所感
五咎	狂	豫	蒙	僭	急
六情	好喜	怵虑一作喜好	乐	威怒一作感怒	恶衰出五脏之情。恶衰二字文不类，无完本可校，今缺疑，他仿此
八性	慈惠悲	爱	公私怨	气正	欲忌各禀之性
生	革	肉	髓	骨	脑各随初生长
形	直	锐	方	圆	曲外应五行之形，内法五脏之象
五养	筋	血	肉	皮毛气	骨精脏各从五脏所养

五液：	泣一云泪	汗	涎	涕	唾 各随脏所生
七神：	鬼	神	意	魄	精志以立脾胃各二神，故七神
五窍：	目 左目甲/右目乙	舌 荣于身外为血肉主五音	耳 左耳丙/右耳丁	唇 口为戊/舌为己	鼻 左孔庚/右孔辛
五声：	呼	言	哭	歌	嘻
五音：	讽咏	肆	唱	歌	吟
五气：	呵	吹呼	唏嘘	呬	有疾各随其脏消息，其法在调气论
五恶：	风	热	湿	寒	燥
五味：	辛	咸	酸	苦	甘 味之恶
五臭又云各有：	腐	焦	羶臊	腥	香
五有余病：	怒	笑不止	胀满噫	喘咳上气	胀泄久 实则此疾见
五不足病：	悲	忧	少气	息痢	厥 虚则此疾见
五积：	肥气	伏梁	痞气	息贲	奔豚
五疾：	奔气	忧恐	食饮	风寒	强力将息失度乃生此疾
五伤：	久行伤筋	久视伤心	久坐伤肉	久卧伤皮	久立伤骨，人欲劳无极
五方神：	青龙	朱雀	黄蛇	白虎	真武 五方神象五脏
五畜：	虎兔《千金》云鸡	蛇马《千金》云羊	龙牛羊犬	猴鸡	鼠猪 各主本命脏所宜

五谷：	麻	麦	稷	黄黍	大豆以上补益五脏六腑
五果：	李	杏	枣	桃	栗以上五果以益五脏
五菜：	韭	薤	葵	葱	藿蓼以上菜可久食
五木：	榆	栗	桂	桑	梧桐以上宣助五脏
五脏斤两：	四斤四两 左三叶右三叶	十二两 三毛七孔	二斤三两	三斤三两	一斤二两以上五脏轻重数
六腑斤两：	三两三铢	二斤二十四两	二斤十四两	二斤十二两	九两二铢以上六腑轻重数
六腑尺丈：	三寸三分	二丈四尺 广三寸四分	二尺六寸	一丈二尺 广六寸	九寸 一云广七寸 以上六腑长短数
六腑所受：	三合 一云二合	二斗四升	三斗五升	一斗二升	九斗九合 一云九升二合 以上六腑受盛数
五脏官：	尚书 一云尚将军又为郎官	帝王	谏议大夫	上将军 一云大尚书	后宫列女以上五脏官位
六腑官：	将军	决曹吏	监仓吏	内涩吏	监仓椽 水曹椽以上六腑官位
五脏俞：	九椎下两旁各一寸半是也	五椎下两旁各一寸半是也	十一椎下两旁各一寸半是也	三椎下两旁各一寸半是也	十四椎下两旁各一寸半是也
六腑俞：	十椎下两旁各一寸半是也	十八椎下两旁各一寸半是也	十二椎下两旁各一寸半是也	十六椎下两旁各一寸半是也	十九椎下两旁各一寸半是也 十二椎下两旁各一寸半是也
五脏募：	期门	巨阙	章门	中府	京门
六腑募：	日月	关元	太仓	天枢	中极

石门 三焦

五脏脉： 弦长　　　　洪盛　　　　缓大　　　　浮短　　　　沉濡

五脏流注旁通

出井木： 大敦　　　中冲 此心包脉，余脏无　　隐白　　少商　　涌泉
流荣火： 行间　　　劳宫　　　　　大都　　　鱼际　　然谷
注腧土： 太冲　　　大陵　　　　　太白　　　太渊　　太溪
行经金： 中封　　　间使　　　　　商丘　　　经渠　　复溜
入合水： 曲泉　　　曲泽　　　　　阴陵泉　　尺泽　　阴谷 以上五脏

谨按《铜人》《针经》《甲乙经》《九墟》并无五脏所过为原穴，唯《千金》《外台秘要》[1]集有之，今列穴名于下：

中郄　　　内关　　　公孙　　　　列缺　　　水泉

心之脏主出入

出井： 少冲
流荣火： 少府
注腧： 神门
过原： 通里

---

[1] 外台秘要：原作"台秘再"，据《外台秘要》书名改。

行经金： 灵道
入合水： 少海

六腑流注旁通

出井金： 窍阴	少泽	厉兑	商阳	至阴
流荥水： 侠溪	前谷	内庭	间谷一名二间	通谷
注腧木： 临泣	后溪	陷谷	三间	束骨
过原： 丘墟	腕骨	冲阳	合谷	京骨
行经火： 阳辅	阳谷	解溪	阳溪	昆仑
入合土： 阳陵泉	小海	三里	曲池	委中 以上六腑出入

三焦流注旁通

出井金： 关冲
流荥水： 液门
注腧木： 中渚
过原： 阳池
行经火： 支沟
入合土： 天井 以上三焦出入

五脏脉

出：	涌泉	中冲 心经出少冲	大敦	少商	隐白
流《甲乙经》作流：	然谷	劳宫 心经流少府	行间	鱼际	大都
注：	太溪	大陵 心经注神门	太冲	太泉	太白
过：	水泉	内关 心经过灵道	中封	尺泽	公孙
行：	复溜	间使 心经行通里	中郄	经渠	商丘
入①：	阴谷	曲泽 心经入少海	曲泉	列缺	阴陵泉

六腑脉

出：	至阴	少泽	窍阴	商阳	厉兑	关冲 此三焦经
流：	通谷	前谷	侠溪	二间②	内庭	液门
注：	束骨	后溪	临泣	三间	陷谷	中渚
过：	京骨	腕骨	丘墟	合谷	冲阳	阳池

① 入：原脱，据体例补。
② 间：原作"门"，据穴位名改。

行：昆仑　　阳谷　　阳辅　　阳溪　　解溪　　支沟
入：委中　　小海　　阳陵泉　　曲池　　三里　　天井以上六腑三十六穴

误伤禁穴救针法

脑后哑门穴，不可伤，伤即令人哑。宜针人中、扶突二穴，可二分。

风府一穴，在哑门上入发际一寸五分，针只可一寸①以下，过度即令人哑，亦②针人中、扶突穴救之。

两腋外纹头尖处上曲池穴，不可伤，伤即令人手臂不举，宜针大椎③相夹脑骨缝四穴，深半寸。

睑④池上下四穴，针只可深一米许，过深令人血灌黑睛⑤，视物不见，不可治也。

眼小眦后一寸，太阳穴，不可伤，伤即令人目枯，不可治也。

两目大眦二穴，只可背睛斜飞，不得直针，直即伤睛致瞎，不可治也。

囟会一穴，只可针五分，过即令人头旋目暗，急针百会及风府二穴救之。

承泣二穴，只可针三分，深即令人目陷，陷即不治。

正营不可伤，伤即令人

---

① 一寸：此上原有"下"字，据《圣济总录》卷一九四删。
② 亦：原作"一"，据《圣济总录》卷一九四改。
③ 椎：原作"鹤"，据《圣济总录》卷一九四改。
④ 睑：原作"脸"，据《圣济总录》卷一九四改。
⑤ 睛：原作"暗"，据《圣济总录》卷一九四改。

神魂失次，宜针大椎两边相去三寸，后心一穴，可入五分。

承筋不可伤，伤即令人手脚挛缩，凡针筋皮，须重手按开而取正穴，如伤即治手虎口，及手腕上下。

胆池不可伤，伤即令人目暗。即乳下二穴是。宜治肝腧。

肺腧不可伤，伤即令人身心颤掉，宜针后心囟门穴救之。

肺募不可伤，伤即令人鼻塞，不闻香臭，白汗透流，宜治囟门，及心下一寸，深可一寸半。地户涌泉不可伤，伤即令人百神俱散，宜治人中、百会、三里、太白穴。

手心不可伤，伤即令人闷倒，眼直上，宜治前后心，可五分，又治神庭穴。

大腋不可伤，伤即令人心气促，宜治肺腧穴。

阴后神田不可伤，伤即令人精神散乱，屎尿不禁。

耳后宛处不可伤，伤即令人口颊喎斜，宜治人中、承浆二穴。

水曹不可伤，伤即令人尿血不止，宜治脐上一寸，及百会。

章门不可伤，伤即令人气绝，宜治后心囟会。癖户不可伤，伤即令人命绝，宜治后心囟会。

神庭不可伤，伤即令人命绝，宜治百会至骨。胸前诸穴不可伤，伤即令人闷倒，宜治人中。命室不可伤，伤即令人命绝，宜治人中、百会、承浆。

颐下不可伤，伤即令人舌根不转，宜治耳后宛宛处五分，过之亦伤也。委中不可伤，伤即令人脚挛，行履不遂，宜治三里、分白穴。

胆户不可伤，伤即令人筋搐，行履不得，宜治气海、分白穴。

外踝上一寸不可伤，伤即令人闷绝，宜治分白穴。

命泉不可伤，伤即令人行不得，宜治三里。

乳首不可伤，伤即令人命绝，不可治也。

白气不可伤，伤即令人失音，宜治无突。

骨空穴法

人之周身，总有三百六十五骨节，以一百六十五字都关次之。首自铃骨之上为头，左右前后至辕骨，以四十九字共关七十二骨。巅中为都颅骨者一有势，微有髓及有液，次颅为髅骨者一有势微有髓，髅前为顶威骨者一微有髓，女人则无此骨，髅后为脑骨者一有势，微有髓①，脑左为枕骨者一有势无液，脑右为就骨者一有势无液，枕就之中附下为天盖骨者一下为肺系之本，盖骨之后为天柱骨者一下属脊䯝，有髓，盖前为言骨者一言上复合于髅骨，有势无髓，言下为

---

① 有髓：原作"液"，据《圣济总录》卷一九一改。

舌本骨者左右共二有势无髓，髑前为凶骨者一无势无液，凶下为服委骨者一俚人讹为伏犀骨是也。无髓势，服委之下为俊骨者一附下即眉字之分也。无髓势，眉上左为天贤骨者一无势无髓。眉上之右为天贵骨者一眉上直目睛也，左睛之上为知①宫骨者一无髓无势，右睛之上为命门骨者一无髓势。两睛之下中则为鼻，鼻之前为梁骨者一无髓无势，梁之左为颧骨者一有势有髓，梁之右为纠骨者一有势无髓，梁之端为嵩柱骨者一无髓势。其颧纠之后即耳之分也，左耳为司正骨者一无髓无势，右耳为纳邪骨者一无髓无势，正邪之后为完骨者左右共二无势无液，正邪之上附为嚏骨者一无势少液。嚏后之上为通骨者左右前后共四有势少液。嚏上为腭内骨者一无势多液，其腭后连属为颔也，左颔②为乘骨者一有势多液，右颔车骨者一无势多液，乘车上下出齿牙三十六事无髓势。痛下则不满其数，乘车之后为辕骨者左右共二有液有势。复次，铃骨之下为膻中，左右前后至篠，以四十字关九十七骨。辕骨之下左右为铃骨者二多液，铃中为会厌③骨者一无髓势，铃中之下为咽骨者中及右共三无髓，咽下为喉④左中及右共三无髓，喉下为咙骨者环次共十事无髓，

---

① 知：《圣济总录》卷一九一作"智"。
② 左颔：原脱，据《圣济总录》卷一九一补。
③ 铃中为会厌：原作"铃骨为会之"，据《圣济总录》卷一九一改。
④ 喉：此下《圣济总录》卷一九一有"骨"字。

咙下之内为肺系骨者，累累然，共十二无势髓，肺系之后为谷骨者一无髓，谷下为禹道骨者左右共二无髓，咙外次下为顺骨者共八少液，顺骨之端为顺隐骨者共八少液，顺下之左为洞骨者一女人无此，顺下之右为棚骨者二①女人无此二骨，洞棚之下中央为髃骭骨者一无髓。俚人呼为鸠尾，髃骭直下为天枢骨者一无髓，铃下之左右为缺盆骨者二有势多液，左缺盆前之下为下厌骨者二②无髓，右缺盆前之下为分膳骨者一无髓，厌膳之后附下为仓骨者一无髓，仓之下左右为髎骨者共八无液无势，髎下之左为脑③骨者一男子此骨大则好勇，髎下之右为荡骨者一女人此骨大者多夫，脑之下为乌骨者一男女此骨满者髭发早白④，荡之下为臆骨者一此骨高，则使人多妄说，铃中之后为脊窭骨者共二十二上接天柱。有髓，脊窭次下为大动骨者一上通天柱，共成二十四椎，大动之端为归下骨者一道家谓之尾间，归下之后为篡骨者一此骨能限⑤精液，归下之前为篠骨者一此骨薄者，多处贫下⑥。

复次，缺盆之下左右至衬，以二十五字关六十骨此下止分两手臂至十指之端众骨也⑦。支其缺盆之其后为伛甲骨者

① 二：《圣济总录》卷一九一作"一"。
② 二：《圣济总录》卷一九一作"一"。
③ 脑：《圣济总录》卷一九一作"胸"，义长，下同。
④ 髭发早白：原作"早发勇"，据《圣济总录》卷一九一改。
⑤ 限：原作"陷"，据《圣济总录》卷一九一、《黄帝秘传经脉发挥》卷三改。
⑥ 此骨薄者，多处贫下：原作"此骨多处薄者贫下"，据《圣济总录》卷一九一、《黄帝秘传经脉发挥》卷三改。
⑦ 止分两手臂至十指之端众骨也：原作"至分两手众骨臂至十指之端也"，据《圣济总录》卷一九一改。

左右共二有势多液，伛甲之端，为甲隐骨者左右共二此骨长则至贤，前支缺盆为飞动骨者左右共二此骨消则病痹缓，次飞动之左为龙臑骨者一有势多髓，次飞动之右为虎冲骨者一有势多髓液，龙臑之下为龙本骨者一有势多髓，虎冲之下为虎端骨者一有势多髓，本端之下为腕①也，龙本上内为进贤骨者一男子此骨隆，则为名臣，虎端之上内为及爵骨者一女人此骨高，则为命妇，腕前左右为上力骨者共八有势多液，次上力为驻骨者左右共十有势多液，次驻骨为搦骨者左右共十有势多液，次搦为助势骨者左右共十左肋外为爪，右肋外为甲，爪甲之下各有衬骨者左右共十无势有液。

复次，髑髅之下，左右前后至初步，五十一字②关一百三十六骨。此下自两乳下分左右至两足心，众骨所会处③也。髑髅之下④，为心蔽骨者一无髓，髑髅之左，为胁骨者上下共十二居小肠之分也，左胁之端，各有胁隐骨者分次亦⑤十二无髓，胁骨之下，为季胁骨者共二多液，季胁之端，为季隐骨者二无髓，髑髅之右，为肋骨者上下共十二⑥处大肠之分也，肋骨之下，为眇肋⑦骨者共二各无隐骨，唯兽有之，

---

① 腕：原作"肒"，据《圣济总录》卷一九一、《黄帝秘传经脉发挥》卷三改。
② 字：原作"中"字，据上下文例及《圣济总录》卷一九一改。
③ 处：原作"剧"，据《圣济总录》卷一九一、《黄帝秘传经脉发挥》卷三改。
④ 下：原作"心"，据《圣济总录》卷一九一、《黄帝秘传经脉发挥》卷三改。
⑤ 亦：原作"一"，据《圣济总录》卷一九一、《黄帝秘传经脉发挥》卷三改。
⑥ 十二：原作"二十"，据《圣济总录》卷一九一、《黄帝秘传经脉发挥》卷三改。
⑦ 肋：原作"眇"，据《圣济总录》卷一九一、《黄帝秘传经脉发挥》卷三改。

右肋之端，为肋隐骨者共十二无髓，葆骨之前，为大横骨者一有势少髓，横骨之前，为白环骨者共二有势有液，白环之前，为内辅骨者左右共二有势多液，内辅之后，为骸关骨者左右共二有势多液，骸关之下，为楗骨者左右共二有势多液，楗骨之下，为髀枢①骨者左右共二有势多液，髀枢下端，为膝盖骨者左右共二无势多液，膝盖左右，各有侠升骨者共二有势多液，髀枢之下，为骱骨者左右共二有势多髓，骱骨之外，辅骨者左右共二有势有液，骱骨之下，为立骨者左右共二有势有液，立骨左右，各有内外踝骨者共四有势少液，踝骨之前，左右各各有下力骨者共十有势多液，踝骨之后，各有京骨者左右共二有势多液，下力之前，各有释欹骨者左右共十有势有液，释欹之前，各有起仆骨者左右共十有势，起仆之前，各有平助②骨者左右共十有势，平③助之前，各有衬甲骨者左右共十无势少液，释欹两傍，各有核骨者左右共二有势多液，起仆之下，各有初步骨者左右共二有势无髓有液。女人无此骨。凡此三百六十五骨也，天地相

---
① 枢：原无，据《圣济总录》卷一九一、《黄帝秘传经脉发挥》卷三补。
② 助：原作"肋"，据《圣济总录》卷一九一、《黄帝秘传经脉发挥》卷三改。
③ 平：原作"有"，据上文"平助骨"例及《圣济总录》卷一九一、《黄帝秘传经脉发挥》卷三改。

乘，惟人至灵，其女人则无顶威、左洞、右棚及初步并五骨，止有三百六十骨。又男子女人一百九十骨，或隐[1]或衬，或无髓势，余二百五十六骨，并有髓液，以藏诸筋，以会诸脉，溪谷[2]相需，而成身形，谓之四大，此骨度之常也。

昔黄帝问于伯高曰：脉度言经脉之长短，何以立之？伯高对曰：先度其骨节之大小广狭长短，而脉度定矣。帝曰：愿闻众人之度。人长七尺五寸者，其骨节之大小长短各几何？伯高曰：头之大骨，围二尺六寸，胸围四尺五寸，腰围四尺二寸，发所覆，颅至项一尺二寸，发以下至颐，长一尺，君子参[3]折。结喉以下至缺盆中，长四寸，缺盆以下至髃骬，长九寸，过则肺大，不满则肺小。髃骬以下至天枢，长八尺，过则胃大，不满则胃小。天枢以下至横骨，长六寸半，过则回肠广长，不满则狭短。横骨长六寸半，横骨上廉以下至内辅之上廉，长一尺八寸，内辅之上廉以下至下廉，长三寸半，内辅下廉至下内踝，长一尺三寸，内踝以下至地，长三寸，膝腘以下至跗属，长一尺六寸，

---

①或隐：此二字原无，据《圣济总录》卷一九一、《黄帝秘传经脉发挥》卷三补。
②谷：原无，据《圣济总录》卷一九一、《黄帝秘传经脉发挥》卷三补。
③参：《灵枢·骨度》作"终"。

跗属以下至地，长三寸，故骨围大则太过，小则不及。角以下至柱骨，长一尺，行腋中不见者，长四寸。腋以下至季胁，长一尺二寸，季胁以下至髀枢，长六寸，髀枢以下至膝中，长一尺九寸，膝以下至外踝，长一尺六寸，外踝以下至京骨，长三寸，京骨以下至地，长一寸。耳后当完骨者，广九寸，耳前当耳门者，广一尺三寸，两颧之间，相去七寸，两乳之间，广九寸半，两髀之间，广六寸半。足长一尺二寸，广四寸半，腕至中指本节长四寸，本节至其末，长四寸半。项发以下至背骨长二寸半，膂骨以下至尾二十一节，长三尺，上节长一寸[1]四分分之一，奇分在下，故上七节下至于膂骨，九寸八分分之七。此众人骨之度也，所以立经脉之长短也。是故视其经络之在身，其见浮而坚，其见明而大者，多血；细而沉者，多气也。

凡欲用针，须明骨空所在，及机关之节。机关者，《内经》曰：辅骨上、横骨下为楗，侠[2]髋为机，膝解为骸关，侠膝之骨为连骸，骸下为辅，辅上为腘，腘为关，头横骨为枕是也，骨空者，《内经》曰髓空在脑后三分，在颅际锐

---

[1] 背骨长二寸半，膂骨以下至尾二十一节，长三尺，上节长一寸：原作"脐长三寸四分"，据《灵枢·骨度》改。
[2] 侠：原作"狭"，据《素问·骨空论》改，下同。

骨之下风府穴也，一在龈①基下下颐是也，一在项后中复骨下喑门穴也，一在脊骨上空，在风府上脑户穴也，脊骨下空在尻骨下空长强穴也，数髓空在面侠鼻颧髎穴也，或空骨在口下当两肩大迎穴也，两髀骨空在髀骨之阳近肩髀，传失其名，臂骨空在臂阳，去踝四寸两骨空之间通间②穴也，股骨上空在股阳出上膝四寸承楗穴也，骱骨空在辅骨之上端犊鼻穴也，股际骨空在毛中动下经阙穴名，尻骨空在髀骨之后相去四寸八髎穴也，扁骨有渗理腠，无髓孔，易髓无空是也。凡病属巨阳少阴③之经与冲脉、任脉、督脉之分者，病本于骨，各随其要而灸刺之，故风从外入，令人振寒恶寒，汗出身重，头痛或颈项痛者，治在风府；从风憎风，刺眉头攒竹穴也；失枕，在肩上横骨间缺盆穴也。折使揄臂齐肘正，灸脊中阳关穴也，眇络④季胁，引少腹而痛胀，刺噫嘻，大风汗出则灸之；腰痛不可转摇，急引阴卵，刺八髎与痛上，八髎在腰尻分间。鼠瘘寒热，还刺寒府，寒府在跗膝外解营，取膝上外者，使之拜；取足心者，使之跪。任脉为病，男子内结七疝，女子带下

---

① 龈：原作"断"，据《素问·骨空论》改。
② 间：原作"关"，据《素问·骨空论》改。
③ 巨阳少阴：原作"巨阴少阳"，据《圣济总录》卷一九一改。
④ 络：原作"给"，据《圣济总录》卷一九一改。

瘕聚。冲脉为病，逆气里急；督脉为病，脊强反折。此三脉生病者，从少腹上冲心而痛，不得前后，为冲疝，其女子不孕，癃痔遗溺，嗌干。督脉生病治督脉，治在骨上曲骨穴也，甚者在脐下营①。其上气有音者，治其喉，中央在缺盆中者天突穴也；其病上冲喉②者，治其渐，渐者上挟颐也大迎穴也。蹇膝伸不得屈治其楗，坐而膝痛治其机，立而暑解治骸关，膝痛痛及拇指治其腘委中穴也，坐而膝痛如物隐者治其关。膝痛不可屈伸，治其背内大椎也；连胻若折，治阳明中俞髎三里③穴也，若别治巨阳少阴荥通谷及然谷穴；淫泺胻酸，不能久立，治少阳之络，在外踝上五寸光明穴也。

洁古刺诸痛法

《内经》曰：留瘦不移，节而刺之，十二经无过绝。假令如见十二经中，是何经络不通行，当针不通。以凝滞俱令气过节次。无问其病，以平如期。如诸经俱虚，补之；诸经俱实，泻之。补当随而济之，泻当迎而夺之。又，补母亦名随而济之，泻子亦名迎而夺之。又，随呼吸出纳，亦名迎随也。

---

① 脐下营：《素问·骨空论》注为脐下一寸阴交穴。
② 其上气有音者……其病上冲喉：原脱，据《素问·骨空论》《圣济总录》卷一九一补。
③ 里：原作"甲"，据《圣济总录》卷一九一改。

两胁痛　少阳丘墟

腰痛　昆仑及委中出血

呕哕无度　手厥阴太陵

头痛　手足太阳原穴

心痛　少阴太溪、涌泉，足厥阴原穴

热无度，不可止　陷谷出血

喘满疾实，口中如胶　足少阴太溪

百节疼痛，实无所知　三棱刺绝骨出血

血衄不止，大小便血，妇人血不止　刺足太阴井

喉闭　手足少阳井并少商，手足太阴井穴

大烦热不止，昼夜无度　刺十指间出血，谓八关大刺

阴头中痛，不可忍，卒疝痛，妇人阴中痛　皆刺足厥阴井

骨热不可治，前板齿干燥　当灸骨会大椎山

小肠疝痛　足厥阴太冲

眼发睛欲出者　大刺八关

眼大眦痛　刺手太阳井

眼小眦痛　刺足太阳井

心痛　脉沉肾原穴，脉弦肝原穴，脉涩肺原穴，脉浮心原穴，脉缓脾原穴。

腰痛　身之前足阳明原穴，身之后足太阳原穴，身之侧足少阳原穴。

此针之撮要也。

针灸避忌之法

《黄帝内经·灵枢》《甲乙经》云：子午为经，卯酉为纬；二十八宿为制度，太阴亏盈为法则，并太一血忌纂成一图，有所治疗，悉皆避忌。

针灸避忌太一之图

闲邪瞆叟云：经曰：太一日游，以冬至之日，始居于叶蛰之宫。从其宫数所在，日徙一处，至九日，复反于一。常如是无已，周而复始。此乃太一日游之法也。其旨甚明，别无所隐，奈行针之士，无有知者，秘而不传，致使圣人之法，罕行于世，良可叹也。仆虽非医流，平昔常留心于医，言之闻之，备之①其详，知而不述，岂仁乎②？辄以短见，遂将逐节太一所直之日，编次成图。其图始自八节，得宫③之日，从其宫至所在之处，首一终九，日徙一宫，至九日复反于一，周而复始。如是次而行之，计每宫各得五日，九之则一节之日悉备。今一一条次，备细开具于逐宫之内，使观者临图，即见逐节太一所直之日在何宫内，乃④人之身体所忌之处，庶行针之士，知而避之，俾人无忤犯太一之凶，此仆之本意也。仆诚非沽名者，以年齿衰朽，恐身殁之后，圣人之法湮没于世，故编此图，发明厥旨，命工镌石，传其不朽，贵得其法⑤，与时偕行焉，览者勿以自⑥炫见诮。

---

①备之：《针灸四书·针经指南》作"彻知"。
②知而不述，岂仁乎：原作"之而不述，岂非仁乎"，据《针灸四书·针经指南》改。
③始自八节，得宫：《针灸四书·针经指南》作"如目，八节得主"。
④知：原作"生"，据《针灸四书·针经指南》改。
⑤法：《针灸四书·针经指南》作"造"。
⑥自：原作"目"，据《针灸四书·针经指南》改。

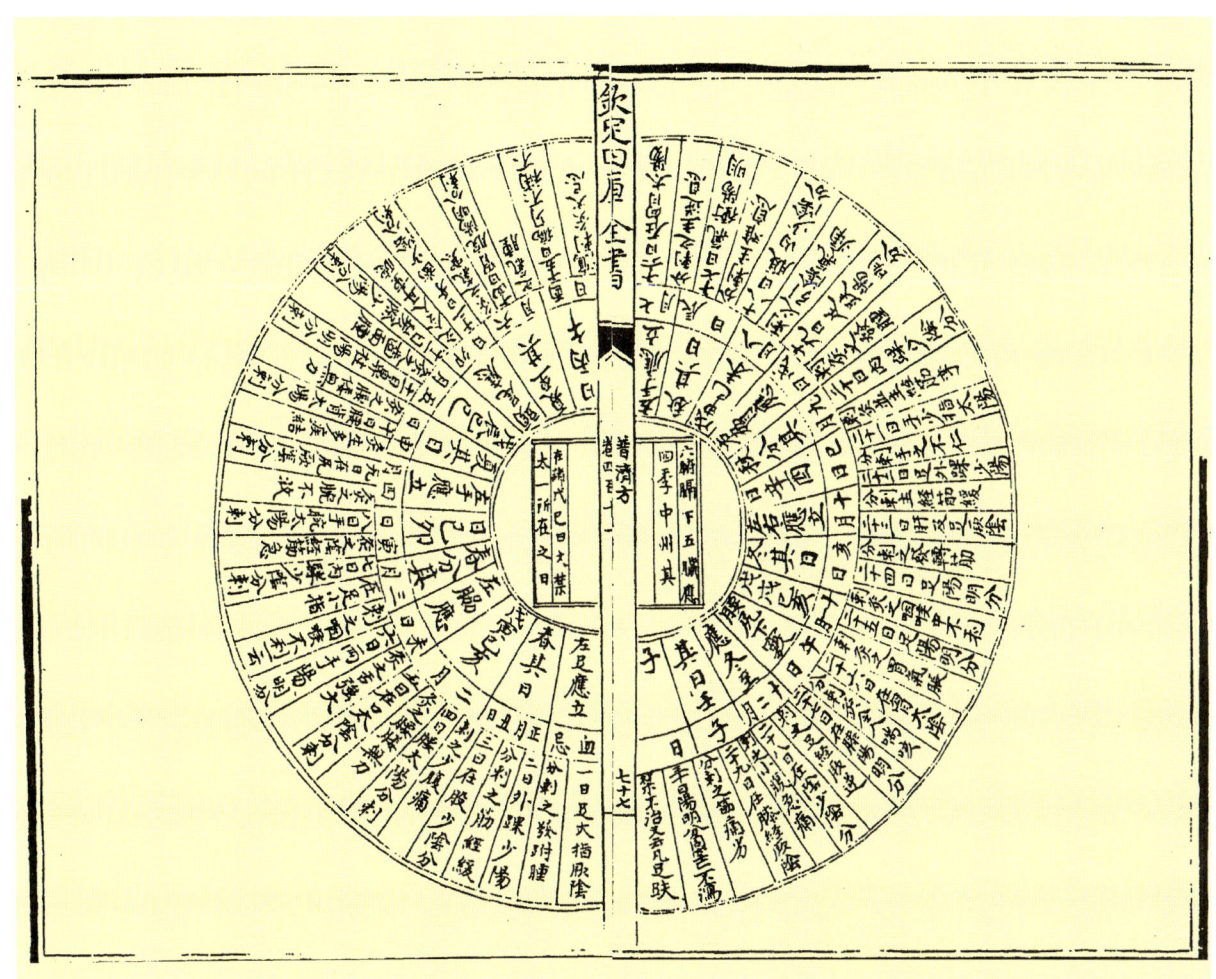

针灸避忌太一之图（图见上）

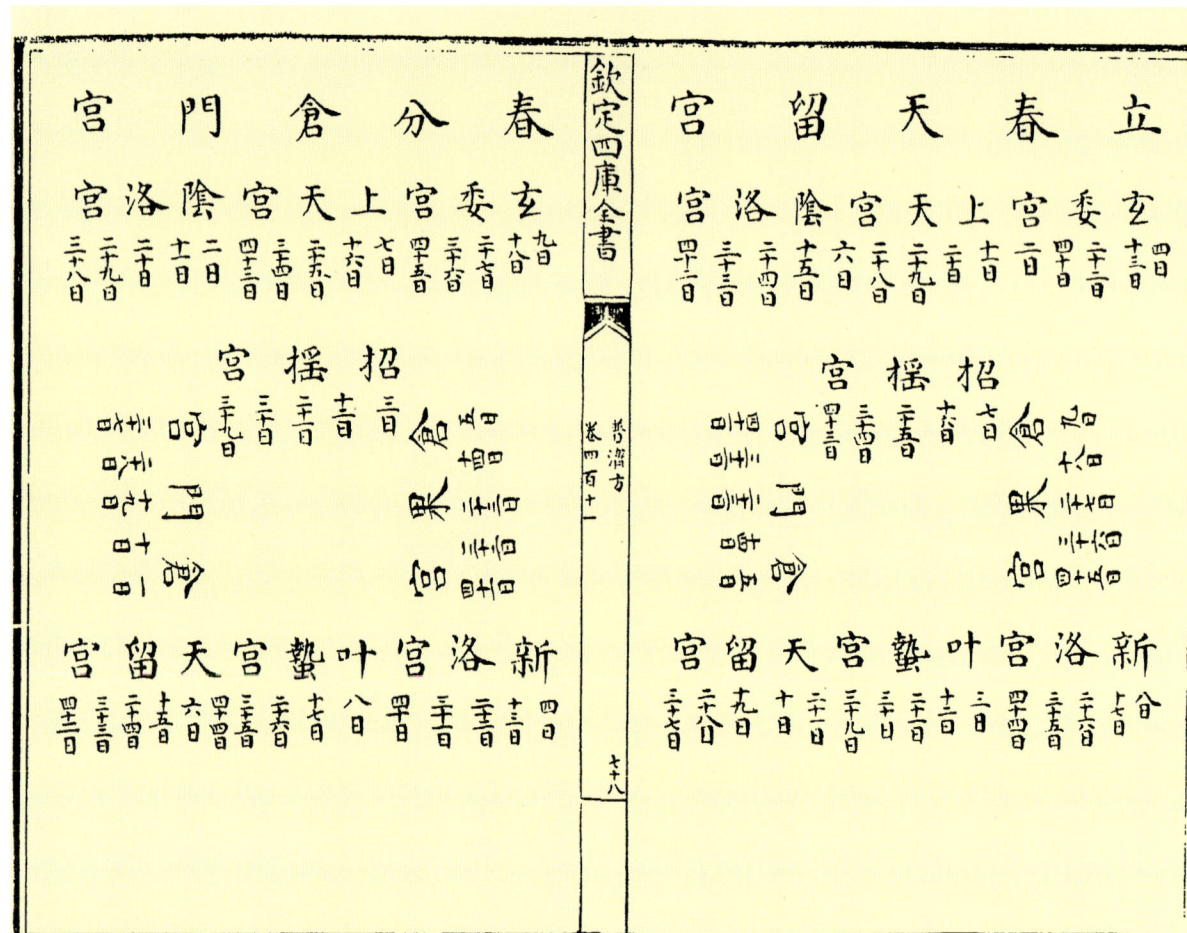

立春天留宫（图见上）

春分仓门宫（图见上）

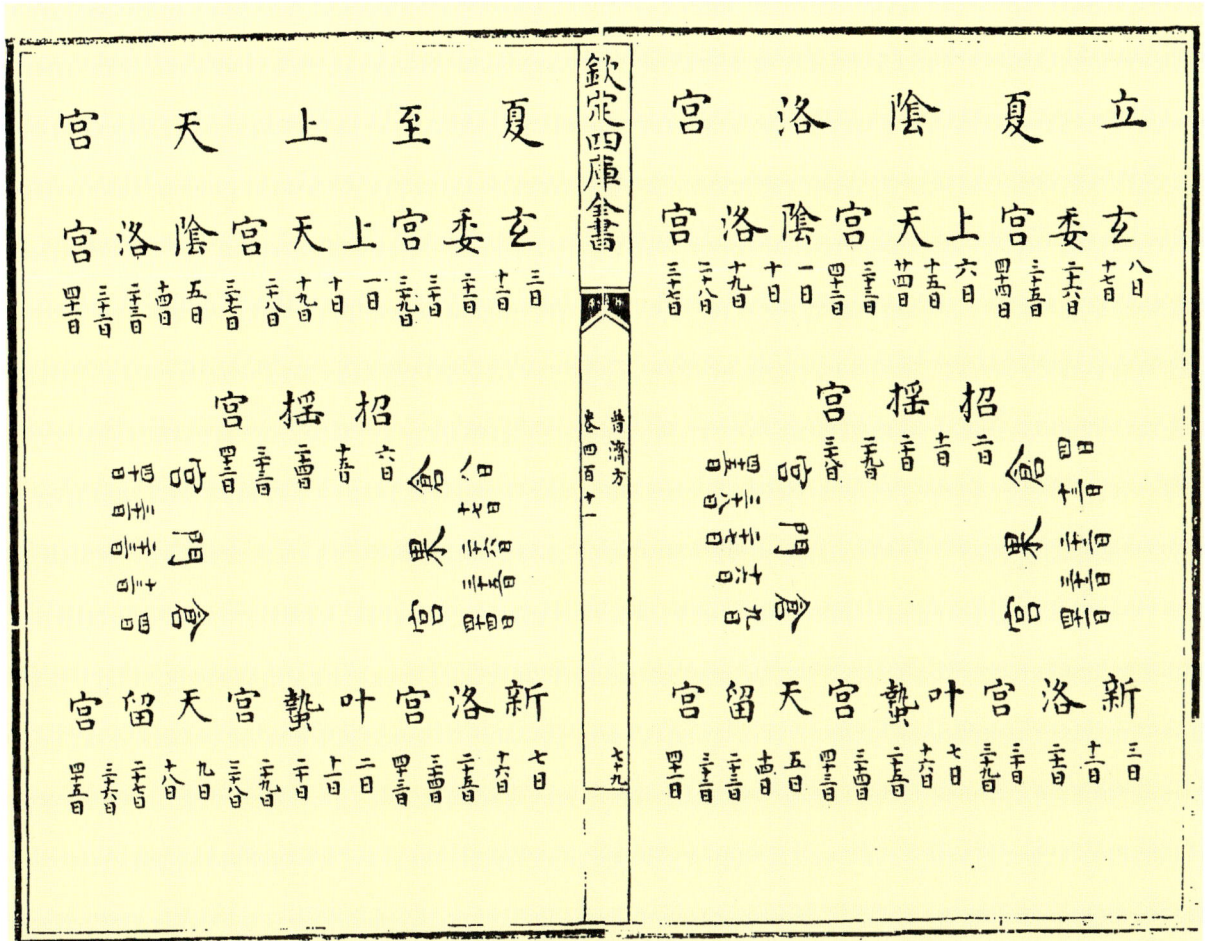

立夏阴洛宫（图见上）

夏至上天宫（图见上）

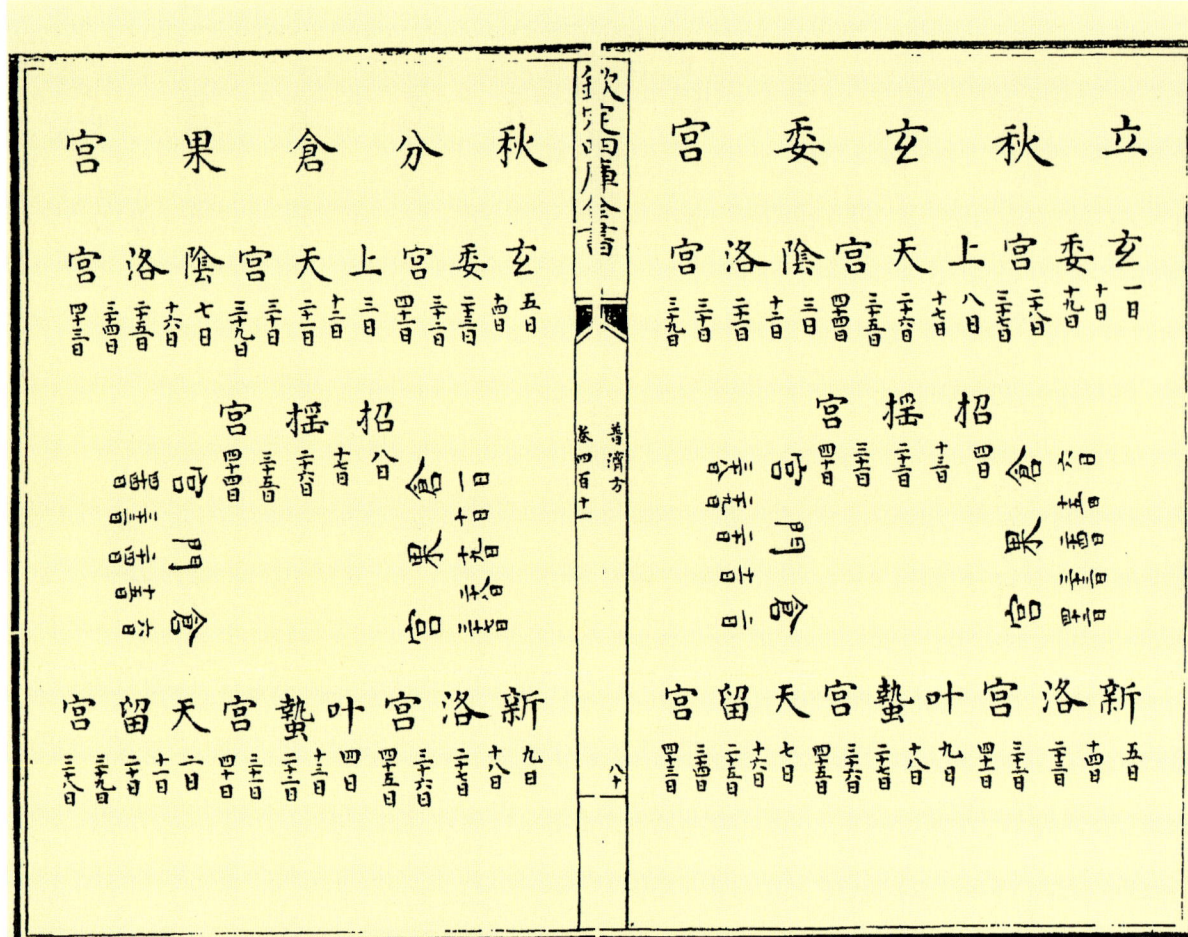

立秋玄委宫（图见上）

秋分仓果宫（图见上）

立冬新洛宫（图见上）

中州招摇宫

经曰：身形之应九野：左足应立春，其日戊寅、己丑；左胁应春分，其日乙卯；左手应立夏，其日戊辰、己巳；膺喉首头应夏至，其日丙午；右手应立秋，其日戊申、己未；右胁①应秋分，其日辛酉；右足应立冬，其日戊戌、己亥；腰尻②下窍应冬至，其日壬子。六腑、膈下三③脏应中州，其大禁、大禁④太一所在之日，及诸戊己。凡此九者，善候八正所在之处。所主左右上下身体有疾病⑤疮肿者，欲治之⑥，无以其所直之日溃治之⑦，是谓天忌日也⑧。

---

① 胁：原作"手"，与上文"右手"重复，据《灵枢·九针》改。
② 尻：原作"尾"，据《灵枢·九针》改。
③ 三：原作"五"，据《灵枢·九针》改。
④ 大禁，大禁：原作"大概，禁"，据《灵枢·九针》改。
⑤ 疾病：《灵枢·九针》无此二字。
⑥ 之：原无，据《灵枢·九针》补。
⑦ 溃治之：原作"刺之"，据《灵枢·九针》《针灸甲乙经》卷十一第九下改。
⑧ 天忌日也：原作"大忌"，据《灵枢·九针》《针灸甲乙经》卷十一第九下改。

冬至叶蛰宫说

冬至叶蛰宫图，按周身立法，取九宫方位，离为上部，中州①为中部，坎为下部，巽坤为二肩臂，震兑为左右胁，乾艮为左右二足。太一游至处，禁忌针灸。若起叶蛰宫，取冬至一日为首，他皆仿此。

太一血忌之图②

	坤	离	巽	
	忌戊申己未 玄委宫 立秋（二）	忌丙午 上天宫 夏至（九）	忌戊辰己巳 阴洛宫 立夏（四）	
兑	忌辛酉 仓果宫 秋分（七）	忌诸戊巳 招摇宫 中州（五）	忌乙卯 仓门宫 春分（三）	震
	忌戊戌己亥 新洛宫 立冬（六）	忌壬子 叶蛰宫 冬至（一）	忌戊寅己丑 天留宫 立春（八）	
	乾	坎	艮	

冬至叶蛰宫（图见上）

---

①州：原作"五"，据《针灸四书·针经指南》改。
②太一血忌之图：下图据《针灸四书·针经指南》补八卦方位及"中州"二字。

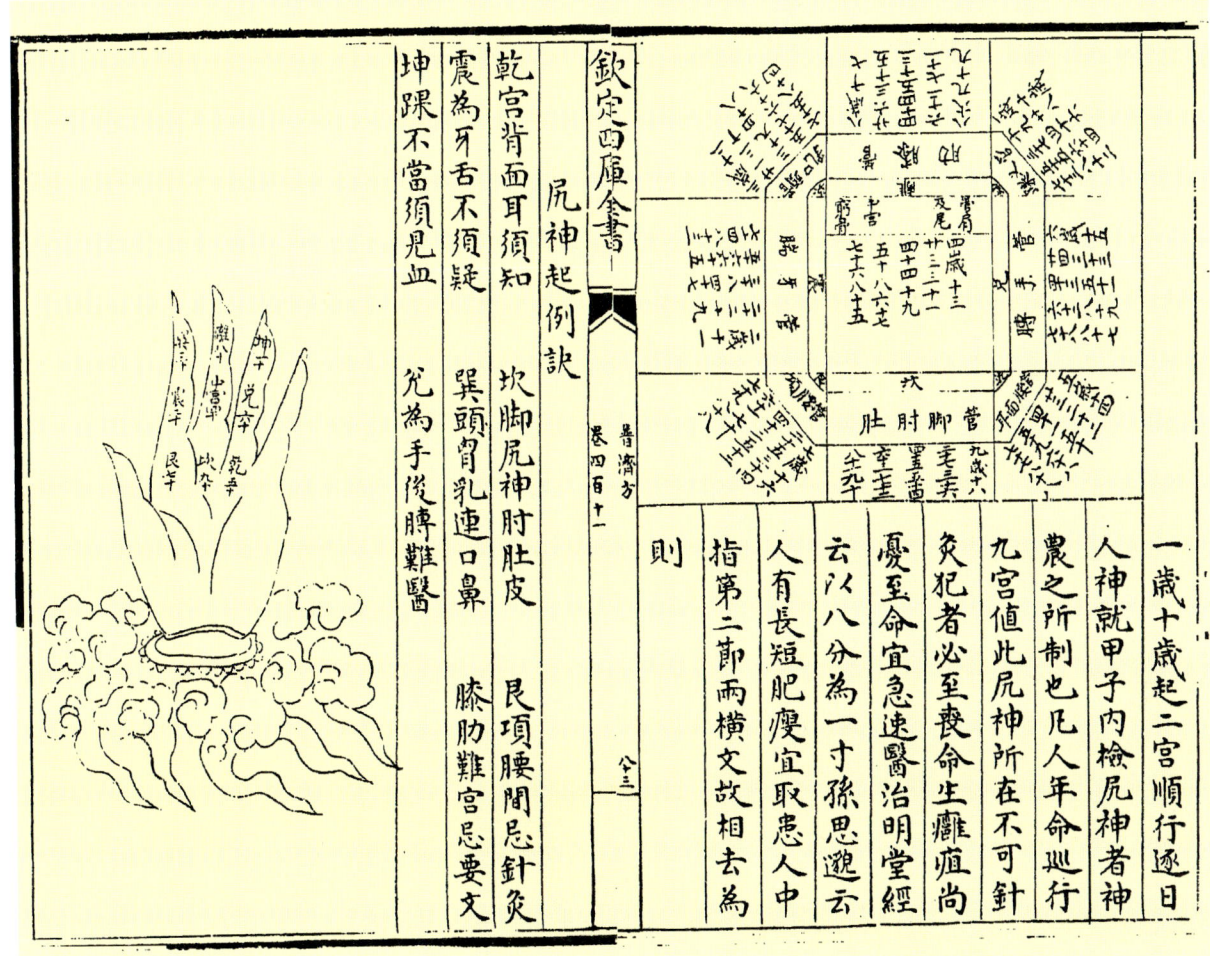

胡侍郎奏过尻神指诀

一岁十岁起，二宫顺行，逐日人神，就甲子内检尻神者，神农之所制也。凡人年命巡行九宫，值此尻神所在不可针灸。犯者必至丧命，或生痈疽，尚忧致命，宜急速医治。《明堂经》云：以八分为一寸；孙思邈云：人有长短肥瘦，宜取患人中指第二节两横纹，故相去为则。

尻神起例诀

乾宫背面耳须知，坎脚尻神肘肚皮；
艮项腰间忌针灸，震为牙舌不须疑。
巽头胸乳连口鼻，膝肋难宫忌要文；
坤踝不当须见血，兑为手后膊难医。

（图见上）

治灸疮不发法

凡着灸疗病，历春夏秋冬不效者，灸炷虽然数足，得疮发脓坏，所患即瘥；如不得疮发脓坏，其疾不愈。《甲乙经》云：灸疮不发者，用故履底灸令热熨之，三日即发，脓出自然愈疾。今用赤皮葱三五茎，去其葱青，于塘灰火中煨热，拍破，热熨灸疮十余遍，其疮三日自发立坏，脓出疾愈。《资生经》王氏云：予见人灸不发者，频用生麻油渍之而发。亦有皂角煎汤候冷，频点之而发。亦有恐气血衰不发，于灸前后煎四物汤服，以此汤滋养血气故也。盖不可一概论也，予尝灸三里各七壮，数日过不发，再各灸两壮，右足发，左足不发；更灸左足一壮遂发两足。亦在人以智取之，若任其自然，则终不发矣。此人事所以当尽也。

《卫生宝鉴》云：国信副使覃郎中，年四十九岁，病脐腹冷痛，完谷不化，足胻寒而逆，皮肤不仁，精神困弱。诊其脉，沉细而微。遂投其甘辛大热之剂，又灸气海穴百壮，灸三里穴各三七壮，又灸阳辅穴各二七壮。三日后以葱熨，灸疮皆不发。复灸前穴。又十日后，疮亦不作脓，疮口皆干。癸丑岁初，学针于窦子声，因循穴腧，曰：凡用针者，气不至而不效，灸之亦不发。大抵本气空虚，不能作脓，失其所养故，而更加不慎，邪气加之，病必不起。异日因语针灸科总教授，亦以为然。戊辰春，副使除益都府判，到任未几时，风疾半身麻木，自汗恶风，妄喜笑，多妄言，语微涩。医以续命汤复发其汗，津液重竭，其证愈甚，因求医还家。日久神气昏愦，体羸瘦，饮食无味，便溺遗失，扶而后起。屡易医药，皆不能效。因思《内经》有云：阳气者，若天与日，失其所，则折寿而不彰。今因此病，而知子声之言矣。或曰：副使肥甘足于口，轻暖足于体，使令足于前，所为无不如意，君言失其所养，何也？对曰：汝言所养，养口体者也；予论所养，养性命者也。且覃氏壮年得志，不知所养之正，务快其心，精神耗散，气血空虚，因此致疾。

① 里：原作"百"，据《卫生宝鉴》卷二改。
② 后：原作"复"，据《卫生宝鉴》卷二改。
③ 初：原错置于"癸丑岁"之前，据《卫生宝鉴》卷二乙正。
④ 妄：原作"忘"，据《卫生宝鉴》卷二改。
⑤ 所：此下原有"养"字，据《素问·生气通天论》《卫生宝鉴》卷二删。

予因思《灵枢》云：人年十岁，五脏始定，血气以通，其气在下，故好走；二十岁，血气始盛，肌肉方长，故好趋；三十，五脏大定，肌肉坚，血脉盛满，故好步[1]；四十岁，五脏六腑、十二经脉皆大盛以平定，腠理始疏，荣华颓落，发颁斑白，平盛不摇，故好坐；五十岁，肝气始衰，肝叶始薄，胆汁始减，目始不明；六十岁，心气始衰，善忧悲，血气懈惰，故好卧；七十岁，脾气虚，皮肤枯；八十岁，肺气衰，魄魂离，故言善卧；九十岁，肾气焦，脏枯，经脉空虚；百岁，五脏皆虚，神气皆去，形骸独居而终矣。盖精神有限，嗜欲无穷，轻丧其命，一失难复。其覃氏之谓欤。

淋洗灸疮法

凡着灸治病，才住火，便用赤皮葱、薄荷二味煎汤，温温淋洗灸疮周回约一二尺以来，令驱逐风气于疮口内出，兼令经脉往来不滞于疮下，自然疮坏疾愈。若灸疮退火痂后，用桃树东南枝梢，青嫩柳皮二味，等分，煎汤，

---

[1] 步：原作"起"，据《灵枢·天年》《卫生宝鉴》卷二改。

温温淋洗灸疮。此二味，偏能散①灸疮中诸风。若疮内黑烂溃者，加胡荽，三味等分，煎汤，温温淋洗灸疮，自然生好肉也。若灸疮疼痛不可忍，多时不效者，加黄连，四味等分，煎汤淋洗，立有神效。

贴灸疮法

凡贴灸疮，春用柳絮，夏用竹膜，秋用新绵，冬用兔腹上白细毛，猫儿腹毛更佳。《资生经》云：今人多以膏药贴之，日三两易②全不疼。但以膏药贴则易干尔，若要脓出多而疾除，不贴膏药尤佳。又法：凡灸疮不瘥者，日别灸六七壮自瘥。

忌食物法

既灸，忌猪鱼热面，生酒③，动风冷物。鸡肉最毒。房劳尤当忌也。

又忌法

凡虎、兔、龙、蛇、牛、马、猪、羊、鸡、犬、猴、鼠，以上十二相属肉物，皆不得食，及以为药。牛黄、龙齿、龙骨不可废。

又经云④：

---

① 散：《太平圣惠方》卷一〇〇引《明堂灸经》作"护"。
② 日三两易：原作"两三日易"，据《针灸资生经》卷二乙正。
③ 酒：原无，据《针灸资生经》卷二、《徐氏针灸大全》卷六补。
④ 经云：原倒作"云经"，据文理乙正。

里下人灸后,亦忌饮水浆,濯手足。

前项诸法,并散在诸部,不可寻究。故集之,造次删成,所以省披讨也。

《普济方》卷四百十一

《普济方》卷四百十二　针灸门

明·周王　朱橚　撰

三人图 附经络穴图

夫病源所起，本于脏腑之脉，皆出手足，循环腹背，无所不至。往来出没，难以测量，将欲指取其穴，非图莫可；预备诸要，非灸不精。故经曰：汤药攻其内，针灸攻其外，则病无所逃矣。方知针灸之功，过半于汤药。然去圣久远，学徒蒙昧，孔穴出入，莫测经源。济弱扶危，临事多错。因慨其不逮，鸠集今古名医明堂，以述此篇，用补私阙。庶依图[1]知穴，按经识分，则孔穴亲疏居然可见矣。旧明堂图年代久远，传写错误，不足指南，今依甄权等所撰为定云耳。

《铜人经》云：黄帝问曰：余闻气穴三百六十五，以应一岁，未知其所，愿卒闻之。岐伯稽首再拜对曰：善乎哉问也！其非圣帝，孰能穷其道焉！因请益意尽言其处。雷公问曰：禁脉[2]之言，凡刺之理，经脉为始，愿闻经脉

---
① 图：原作"孔"，据《千金要方》卷二十九第一改。
② 脉：原作"服"，据《灵枢·经脉》《针灸甲乙经》卷二第一上改。

之始生。帝答曰：经脉者，所以决死生，处百病，调虚实，不可不通矣。

流注经络井荣图说

夫流注者，为刺法之深源，作针术之大要，是故流者往也。盖流者要知经脉之行流也；谓十二经脉各至本时，皆有虚实邪正之气，注于所括之穴也。夫得时谓之开，失时谓之阖。夫开者，针之必除其病；阖者，刺之难愈其疾。可不明兹二者乎？况经气内于五脏，外应之节，针刺之道，经脉为始。若识经脉，则诸行气部分，脉之短长，血气多少，行之逆顺，祛逐有过，补虚泻实，则万举万痊。若夫经脉之源而不知，邪气所在而不辨，往往病在阳明，反攻少阴，疾在厥阴，却和太阳，遂致贼邪未除，本气受弊。以此推之，经脉之理不可不通也。昔圣人深虑此者，恐后人劳而少功也。广因闲暇之际，爰取前经，以按[1]旧典，遂为摘叶，采撷精萃，以明流注之幽微，庶免讨寻之倦怠。不揆荒拙，列图于后，凡我同声者，见违阙，改而正

---

①按：《针灸四书·针经指南》作"披"。

之，不亦宜乎？

平人气象论经隧周环图（图见上）

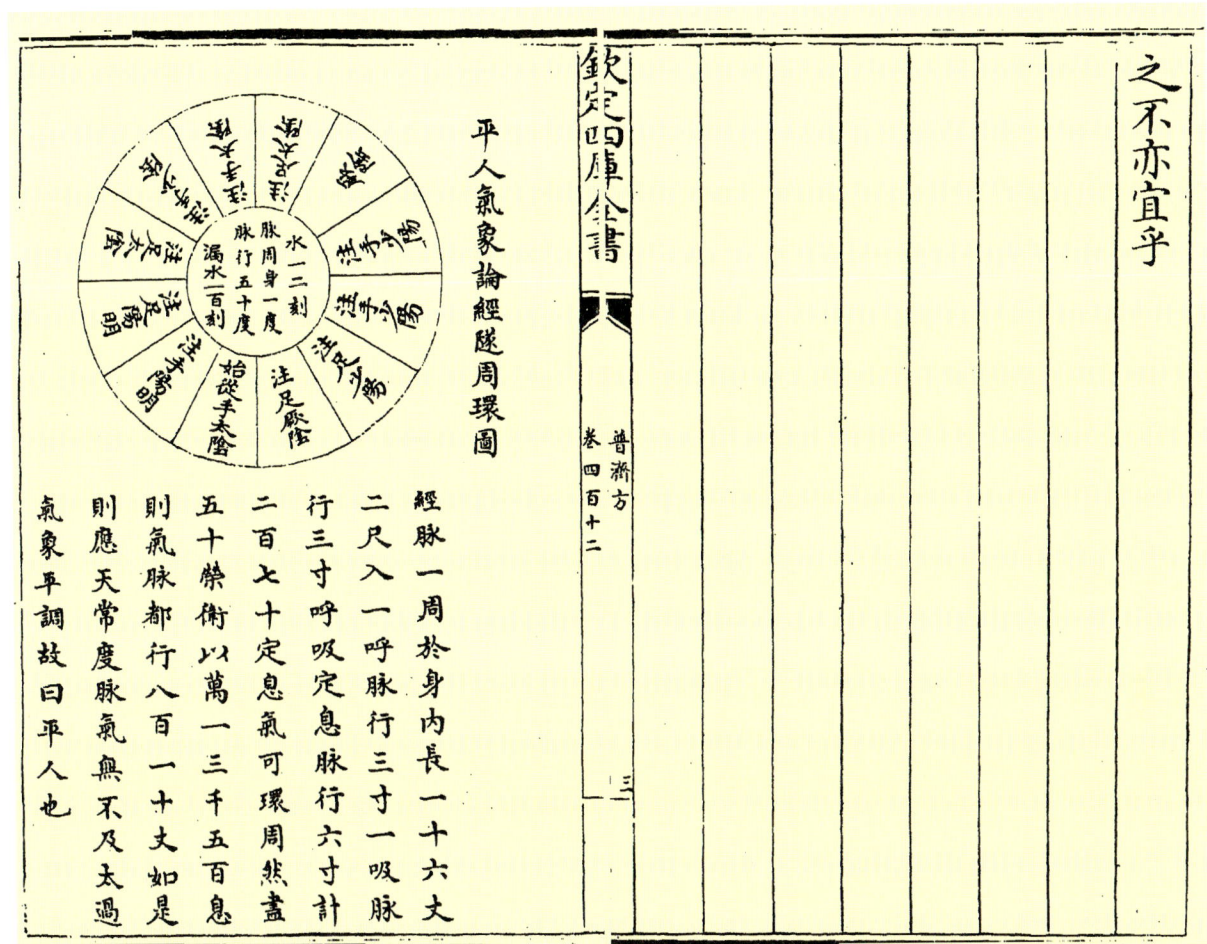

经脉一周于身，内长一十六丈二尺。入一呼脉行三寸，一吸脉行三寸，呼吸定息，脉行六寸，计二百七十定息，气可环周。然尽五十荣卫以一万三千五百息，则气脉都行八百一十丈。如是则应天常度，脉气无不及太过，气象平调，故曰平人也。

凡刺之理，经脉为始。经脉者，所以能决死生，处百病，调虚实，不可不通也。

夫经气者，内干五脏，而外络支节。其浮气不循经者，为卫气；精血专行于经隧者，为荣气。阴阳随，内外相贯，如环之无端。以常平旦为纪，其脉始从中焦手太阴出，注于手阳明，上行注足阳明，下行至跗①上，注大趾间，与足太阴合。上行抵脾，从脾注心，中循手少阴，出腋下臂，注小指，合手太阳；上行乘腋出颔，内背，上巅下项，合足太阳；循脊下尻，下行注小指之端，循足少阴；上行注肾注心，外散于胸中，循手心主脉，出腋下臂，入两筋之间，入掌中，出中指之端，还②注小指次指之端，合手少阳；上行注膻中，散于三焦，从三焦注胆，出胁注足少阳；下行至跗上，复从跗注大趾间，合足厥阴；上行至肝，从肝注肺中，复出于手太阴。此荣气之行也，逆顺之常。荣气之行，常循其经。周身之度，一十六丈二尺，一日一夜行八百一十丈，计五十度，周于身。卫气则不循其经焉。昼则于阳，夜行于阴，行于阳者行诸经，行于阴者

---

① 跗：原作"肘"，据《针灸四书·针经指南》改，下同。
② 还：原作"环"，据《灵枢·营气》《针灸甲乙经》卷一第十改。

行诸脏。凡刺之道，须卫所在，然后迎随，以明补泻，此之谓也。

《黄帝内经》曰：凡人两手足各有三阴三阳脉，以合为十二经脉也。手之三阴，从脏走至手；手之三阳，从手走至头；足之三阳，从头下走至足；足之三阴，从足上走入腹。络脉传注，周流不息。故经脉者，行血气，通阴阳，以荣于身者也。其始从中焦，注手太阴、阳明，手阳明注足阳明、太阴，足太阴注手少阴、太阳，手太阳注足太阳、少阴，足少阴注手厥阴、少阳，手少阳注足少阳、厥阴，足厥阴注手太阴。

其气常以平旦为纪，以漏水下百刻，昼夜行流，与天同度，终而复始也。

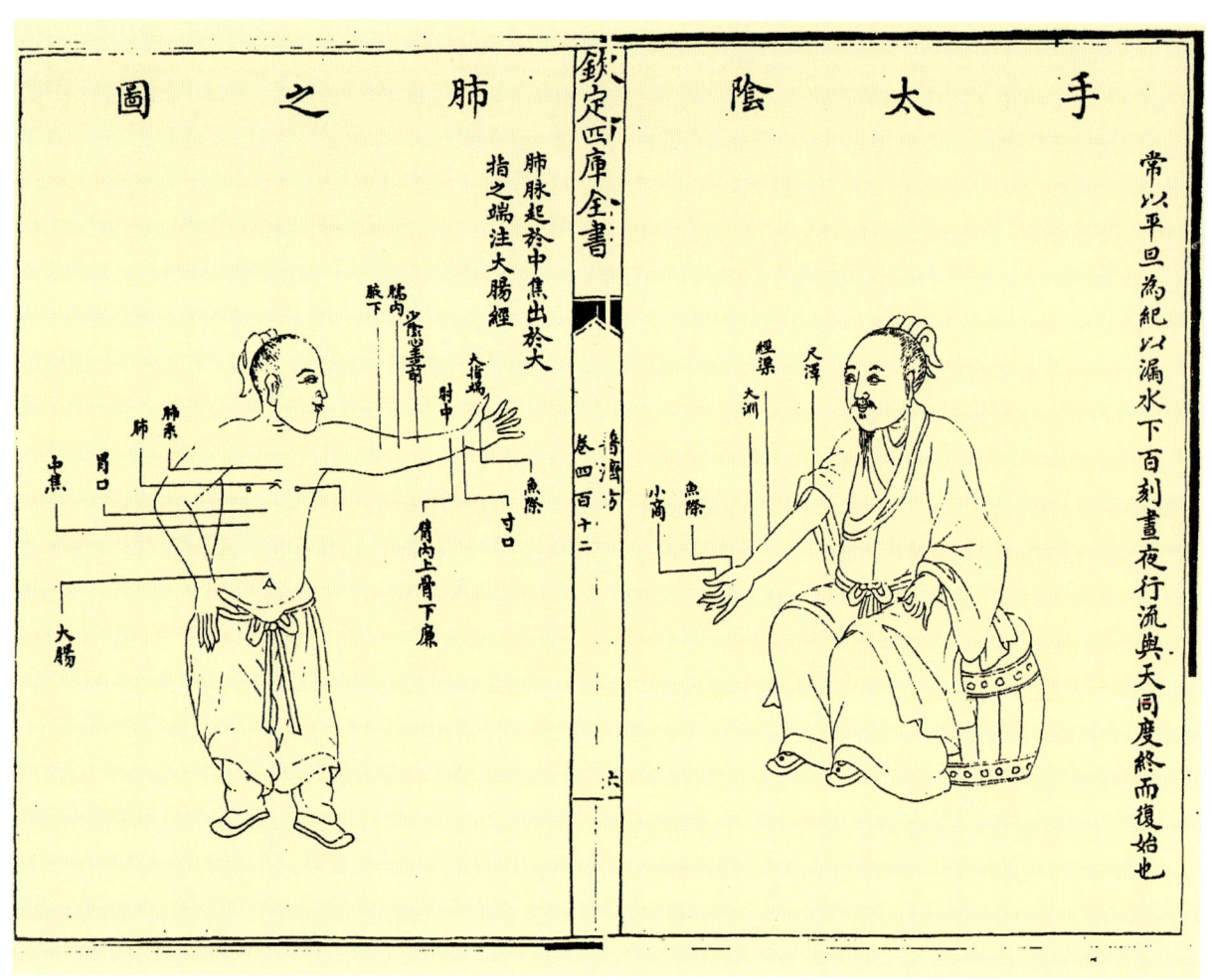

手太阴肺之图（图见上）

手太阴肺之经

手太阴之脉，起于中焦中焦者，在胃中脘，主腐熟水谷。水谷精微，上注于肺。肺行荣卫，故十二经脉，自此为始。所以手太阴之脉，起于中焦。又高丞德云：中焦，乃脐中也，下络大肠大肠为肺之维，故肺脉络大肠，还循胃口胃口，谓胃之上口，贲门之谓也，上膈属肺手太阴为脉之主，故其肺上膈属于肺。从肺系横出腋下腋，谓肩之里也，下循臑内臑，为肩肘之间也，行少阴心主之前少阴心主处中，而太阳在后，太阴行其前也，下肘中尺泽穴分下，循臂内上骨下廉上骨为臂之上骨也，下廉为上骨之下廉也，入寸口经渠穴在此寸口中，上鱼鱼，谓手大指之后也。以其处如鱼之形，故曰鱼，循鱼际鱼际，谓手鱼之际，有穴居此，故名曰鱼际也，出大指之端少商穴分也。其支者《针经》曰：支而横者①为络。此手太阴之脉别走阳明者也，穴名列缺，从腕后直出次指内廉，出其端手太阴自此交入手阳明。是动则病手太阴常多气少血，今气先病，是谓是动。《难经》曰：是动者气也。此之谓乎？肺胀满，膨膨而喘咳膨膨，谓气不宣畅也，缺盆中痛缺盆，穴名。在肩下横骨陷中，言其处如缺罄之盆，故名曰缺盆，甚则交两手而瞀《太素》注云：瞀，低目也，是谓臂厥肘前曰臂，气逆曰厥。主肺所生病者邪在气，留而不去，则传之于血也。血既病矣，是气之所生，故云所生病也。《难经》曰：所病者血也。斯之谓乎？咳嗽上气，喘渴烦心，胸满，臑臂内前廉痛，掌中热。气盛有余，则肩背痛，风汗出，中

---

① 横者：此二字原脱，据《灵枢·脉度》补。

风，小便数而欠数，频者；欠，少也。言小便频而少也；气虚则肩背痛寒，少[①]气不足以息，溺色变，卒遗失无度。盛者，寸口大三倍于人迎；虚者，则寸口反小于人迎也。寸口、人迎，诸书不同。有言寸口、人迎者，有言肺口、人迎者，有言气口、人迎者。然则气口脉如与寸口脉异也？同乎？按《五脏别论》注云：寸口可以候气之盛衰，故云气口；可以切肺之动静，故云肺口。由是则肺口、气口，皆寸口也，观丁德用二难图可知矣。气口人迎在头，而告取之手也，左手关前一分，人迎之位也；右手关前一分，气口之位也。候气口以知阴，候人迎以知阳，知阳知阴，而盛躁明矣。明盛躁而死生定矣。扁鹊所谓经脉十二、络脉十五，皆因其圆如环之无端，转相激灌，朝于寸口、人迎，以处百病，而不决死生也者，正谓此矣。人迎主外，寸口主内，两者相应，俱往俱来，若绳小大齐寸命之口平，若其不一，谓之有病。《素问》云：人迎盛，病在三阳；寸口盛，病在三阴。若细言之，人迎一盛，在病足；少阳一盛，而躁在手；少阳人迎二盛，病在足，太阳二盛，而躁在手；太阳人迎三盛，病在足；阳明三盛，而躁在手；阳明人迎四盛以上，谓之格阳。寸口一盛，病在足；厥阴一盛，而躁在手心主；寸口二盛，病在足；少阴二盛，而躁在手；少阴寸口三盛，病在足；太阴三盛，而躁在手；太阴寸口四盛以上，谓之关阴；若寸口人迎俱盛四倍以上，谓之关格。关格者，不得尽其命而死矣。是以人迎一盛，泻足少阳，补足厥阴，二泻一补，日一取之，躁取之手；人迎二盛，泻足太阳，补足少阴，二泻一补，日一取之，躁取之手；人迎三盛，泻足阳明，补足太阴，二泻一补，日二取之，躁取之手。寸口一盛，泻足厥阴，补足少阳，二补一泻，日一取之，躁取之手；寸口二盛，泻足少阴，补足太阳，一补二泻，日二取之，躁取之手；寸口三盛，泻足太阴，补足阳明，二补一泻，日二

---

①少：此上原有"则"字，据《灵枢·经脉》《针灸甲乙经》卷二第一上删。

取之，躁取之手。寸口人迎，皆宜切而验之，气和乃止。今补经言盛者，寸口大三倍于人迎，则是寸口二盛而躁，泻手太阴，补手阳明，二补三泻，日二取之者是也。虚者，寸口反小于人迎，则是人迎三盛而躁，泻手阳明，补手太阴，三泻一补，日二取之者是也。余同此例。又《阴阳别论》注云：胃脘之阳者，胃人迎之气也，察其气脉动静大小，与脉相应否也。胃为水谷之海，故候其气，而知病处。人迎在结喉两旁一寸五分，脉动应手，其脉之动，常左小而右大，左小常以候脏，右大常以候腑。气口在手鱼际之后二寸，皆可以候脏腑之气。

手太阴之别，名曰列缺，起于腕①上分间，并太阴之经，直入掌中，散于鱼际。实则手锐掌热，虚则欠咳，小便遗数。取之去腕寸半，别走阳明也。

手太阴之筋，起于大指之上，循指上行，结于鱼际之后，行寸口外侧，上循臂，结肘中，上臑内廉，入腋下，出缺盆，肩前髃，上结缺盆，下结胸里，散贯贲，合贲下，下抵季胁。其病当所过者，支转筋痛，甚则成息贲，胁急吐血。治在燔针劫刺，以知为数，以痛为输，名曰仲冬痹也。

肺病者，喘咳而肩背痛，汗出，尻阴股膝髀腨胻足皆痛，虚则少气，不能报息，耳聋嗌干。取其经，太阴足太阳之外厥阴内血者②，肺热病者，先淅然厥，起毫毛，恶风寒，舌上黄，身热，热争③则喘咳，痛

---
① 腕：原作"脘"，据《灵枢·经脉》改，下同。
② 太阴足太阳之外厥阴内血者：《针灸甲乙经》卷六第九作"手太阴、足太阳、外厥阴、内少阴血者"，义长。
③ 争：原无，据《素问·刺热篇》《针灸甲乙经》卷七第一上补。

走胸膺背，不得太息，头痛不堪，汗出而寒，丙丁甚，庚辛大汗，气逆则丙丁死，刺手太阴阳明，出血如大豆，立已。

手太阴肺经，从腹走手，长三尺五寸，左右共七尺，凡二十二穴。

中府二穴　云门二穴　天府二穴　侠白二穴

尺泽二穴　孔最二穴　列缺二穴　经渠二穴

鱼际二穴　太渊二穴　少商二穴

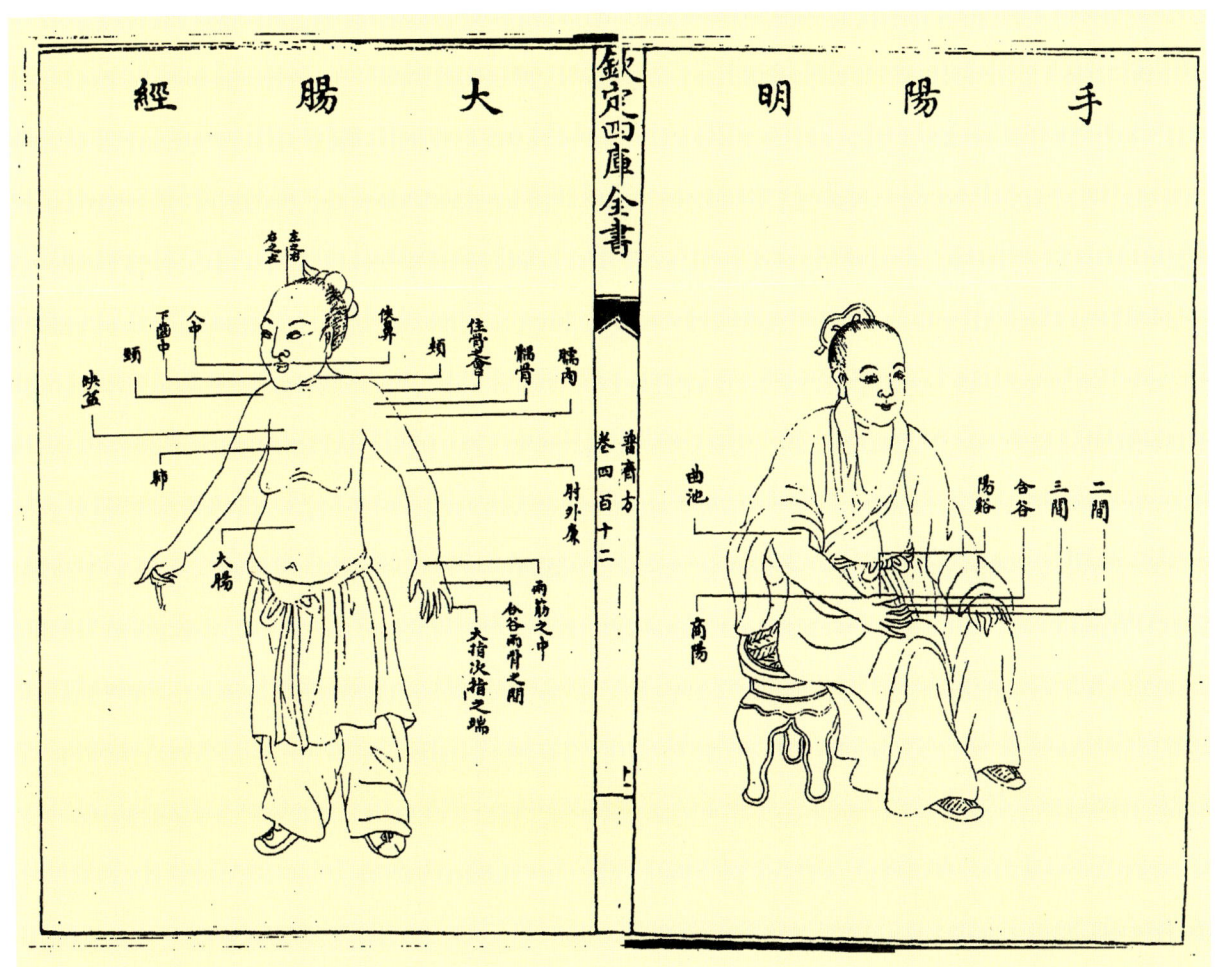

手阳明大肠经（图见上）

手阳明大肠经

手阳明之脉，起于大指次指之端内侧次指之端，商阳穴在焉，循指上廉，出合谷两骨之间合谷，穴名也，在此两骨之间，上入两筋之中阳谷穴也，循臂上廉臂之上廉，遍历之分，手阳明之经也，入肘外廉曲池穴分也，上循臑外前廉，上肩，出髃骨之前廉髃骨，谓肩端之骨也，故肩髃穴在此，遇骨之端，故亦名髃骨，上出柱骨之会上《气府论》注云：柱骨之会，乃天鼎穴也。在颈缺盆上，直扶突、气舍后同身寸之半是也，下入缺盆，络肺肺为大肠之维，故大肠脉络于肺，下膈，入属大肠手阳明为太阳之经，故其肺属太阳。其支者，从缺盆上颈结喉之后曰颈，颈后曰项，贯颊颊，为面傍也，入下齿缝，还出挟口，交人中人中，一名水沟，在鼻柱之下，左之右，右之左，上挟鼻孔手阳明自此交入足阳明。是动则病手阳明常多气少血，今气先病，是谓是动也，齿痛，颊肿颊，谓颊之秀骨也。是主津液所生病者血受病于气，是气之所生，故云所生病也。手阳明血气常多，乃人之常数也。亦有异于常者。《灵枢经》曰：手阳明之上，气血甚则须美；血少气多，则气恶；血气皆少，则无须。手阳明之下，血气盛，则下腋下毛美，手鱼肉以温；血气皆少，则手瘦寒。由此，则手阳明血气多少，可得而知也，目寒，口干，衄衄王冰曰：鼻中水出曰洟，血出曰衄，喉痹，肩前臑痛，大指次指痛不可用。气有余，则当脉所过者热肿，虚则寒栗不复栗，战也。阴气盛，阳气不足，则为寒栗。盛者，人迎大三倍于寸口；虚者，人迎反小于寸口也。

手阳明之别，名曰偏历，去腕三寸，别入太阳；其别者，上肘①循臂，乘肩髃，上曲颊遍齿；其别者，入耳，会于宗脉。实则齿龋耳聋，虚则齿寒痹隔。取所别也。

手阳明之筋，起于大指次指之端，结于腕，上循臂，结于肘外，上臑，结于髃；其支者，绕肩胛，挟脊；直者，从肩髃上颈；其支者，上颊，结于顑；直者，上出手太阳之前，上左角，络头，下右颔。其病当所过者支痛及转筋，肩不举，颈不可左右视。治在燔针劫刺，以知为数，以痛为输，名曰孟夏痹也。

邪客于手阳明之络，令人气满胸中，喘息而支胠，胸中热。刺手大指②爪甲上，去端如韭叶，各一痏③，左取右，右取左，如食顷已。商阳穴也

邪客于手阳明之络，令人耳聋，时不闻音，刺商阳立闻。不已④，刺手大指次指爪甲上去端如韭叶各一痏，立闻。不已⑤，刺中指爪甲上与肉交者，立闻。其不时闻者，不可刺也。耳中生风者，亦刺之如此数，左刺右，右刺左。手阳明不已，刺其通脉出耳前者。热病如

---

① 肘：《灵枢·经脉》《针灸甲乙经》卷二第一下无此字。
② 大指：此下《针灸甲乙经》卷五第三有"次指"二字。
③ 痏：原作"痏"，据《针灸甲乙经》卷五第三改。
④ 刺商阳立闻。不已：《素问·缪刺论》《针灸甲乙经》卷五第三无此七字。
⑤ 刺手大指次指爪甲上去端如韭叶各一痏，立闻。不已：此二十一字原无，据《素问·缪刺论》《针灸甲乙经》卷五第三补。

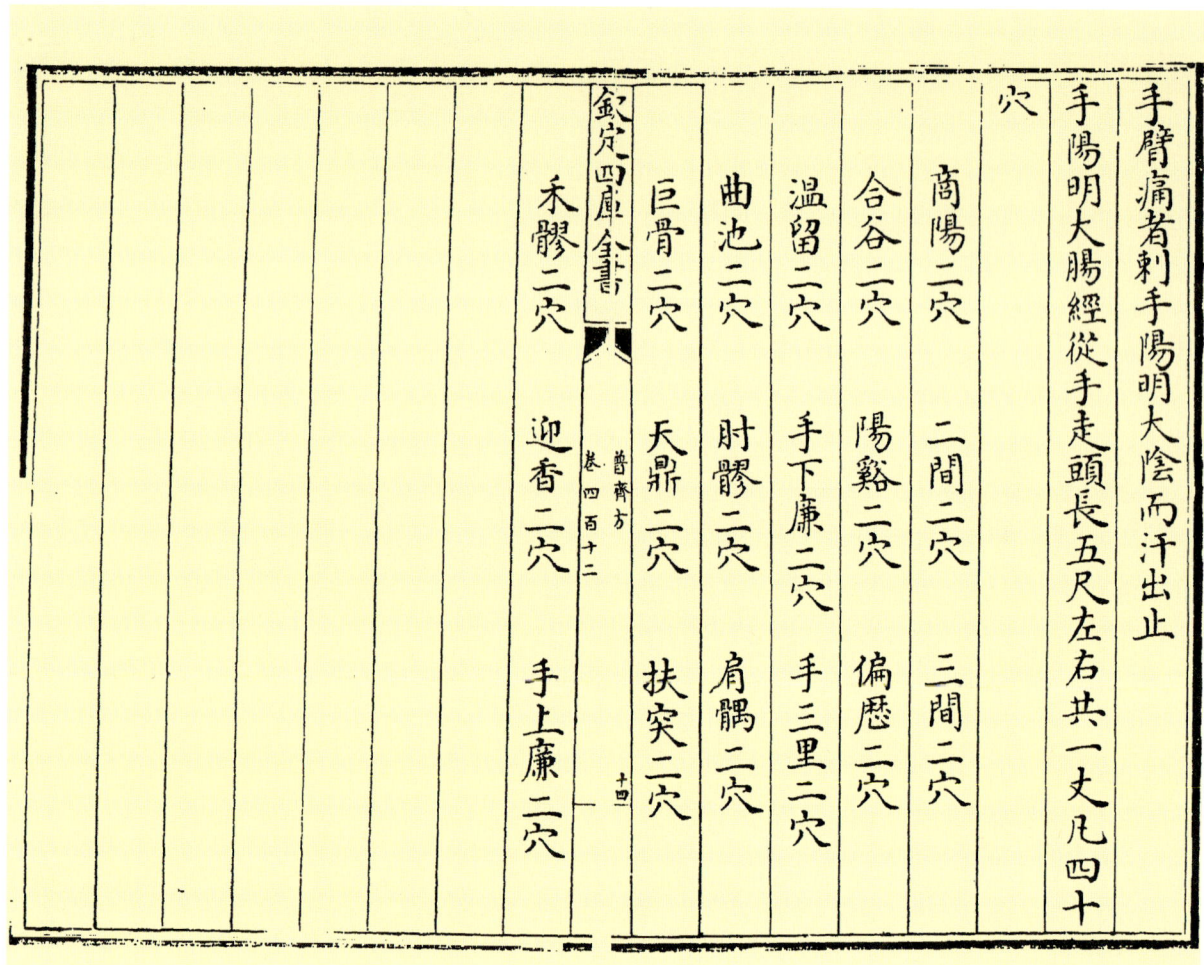

手臂痛者，刺手阳明、太阴，而汗出止。

    手阳明大肠经，从手走头，长五尺，左右共一丈。凡四十穴。

商阳二穴	二间二穴	三间二穴	合谷二穴
阳溪二穴	偏历二穴	温留二穴	手下廉二穴
手三里二穴	曲池二穴	肘髎二穴	五里二穴
臂臑二穴	肩髃二穴	巨骨二穴	天鼎二穴
扶突二穴	禾髎二穴	迎香二穴	手上廉二穴

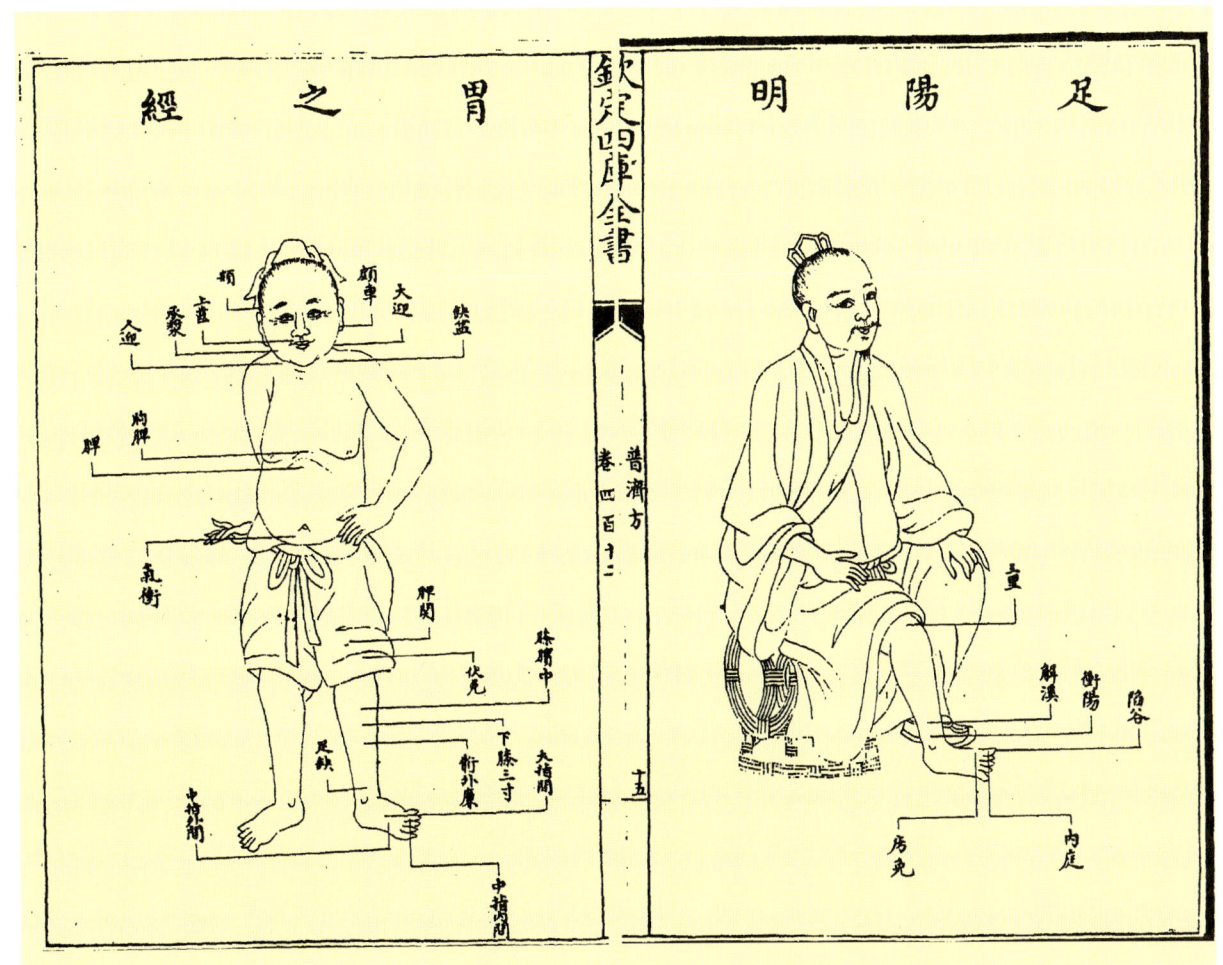

足阳明胃之经（图见上）

足阳明胃经

足阳明之脉，起于鼻交頞①中两目之间鼻吻深处谓之頞中，旁纳太阳之脉足太阳起于目眦，而阳明旁行约之，下循鼻外迎香穴分也，入上齿中，还出挟口环唇，下交承浆承浆，穴名也，在颐前唇下宛宛中，却循颐后下廉，出大迎大迎之穴在曲颔前同身寸之一寸二分陷者中，循颊车颊车，谓颊之牙车也。言足阳明脉循此颊车而行。故颊车在耳下曲颊之端陷中，上耳前，过客主人客主人在耳前起骨，开口有空处，循发际，至腮；其支者，从大迎前下人迎人迎，在结喉两旁大脉动应手是也，循喉咙，入缺盆，下膈属胃足阳明之经，故其脉属于胃也，络脾脾者胃之雌，故胃脉络于脾也。其直者，从缺盆下乳内廉，下挟脐，入气冲中气冲，穴名也，在腹下，挟脐两旁相去同身寸之四寸，鼠鼷上。或云在毛际两旁鼠鼷上。乃三焦之道路，故云气冲。或曰在股归来下同身寸之一寸。其支者，起胃下口胃下口即小肠上口也，此处名幽门，循腹里，下至气冲中而合，以下髀关，抵伏兔伏兔穴在膝上同身寸之六寸，下入膝膑中膑，谓膝之盖骨也，下循骭外廉骭外廉，三里之分也，下足跗跗，谓足上也，冲阳穴焉，入中指外间；其支者，下膝三寸而别，以下入中指外间；其支者，别跗上。入大指间，出其端大指间，次指之端也，厉兑所居焉。《素问》云：阳明根起于厉兑，足阳明自此交入足太阴。

---

① 頞：原作"额"，据《灵枢·经脉》改。

是动则病足阳明常多气多血，今气先病，是谓是动也。凄凄然凄凄然，不乐之貌振寒寒气客于经，则阴气盛，阳气虚，故为之振寒，善伸伸，谓伸弩筋骨也，数欠，颜黑颜，额也，病至则恶人足阳明厥则喘，而宛宛则恶人也与火足阳明气血常盛，邪客之则热，热盛则恶火，闻木音则惕然而惊胃，土也，木能克土，故闻木音则惕然而惊，心动谓心不安也，欲独闭户而处处居阴阳相搏，阳尽阴盛，故欲独闭户牖而居，以其恶喧尔，甚则欲上高而歌甚，谓盛也。阳盛则四肢实，则能登高也。歌者，以阳主喜，故其声为歌耳，弃衣而走热盛于身，故弃衣也。以阳主动，故走也，贲响腹胀，是谓骭厥。是主血骭者，胫别名也所生病者血受病于气，是气之所生病也。足阳明血气常多，乃人之常数也。亦有异于常者。《灵枢经》曰：足阳明之上，血气盛，则髯短；气少血多，则髯少；血气皆少，则无髯，两吻多尽。足阳明之下，血气盛，则下毛美，长至胸；血多气少，则下毛美短至脐。行则善高举足，足指少肉，足善瘃。血气皆少，则无毛，有则高抽悴瘘厥，足痹。又云：美髯者，阳明多血。由此，则足阳明血气多少，可得而知之也，狂疟足阳明病发，则多狂妄，温淫汗出其体温壮，浸淫可止，汗出乃已。然已而复起，鼽衄，口喎唇胗胗，谓唇疡也，颈肿喉痹，大腹水肿胃为水谷之海，气虚弱，则不能传上水谷，令水肿侍，因而留滞肠胃之间。其肿大，故曰大腹水肿，膝膑肿痛，循膺乳胸傍曰膺，膺下曰乳、气街、股、伏兔街谓气冲，股谓膝上也、骭外廉、足跗上皆痛，中指不用。气盛，则身以前皆热气盛身热，说在下文。其有余于胃则消谷善饥胃为水谷之海，其气有余，则能消在水谷，故病善饥，溺色黄，气不足，则身以前皆寒栗腹为阴，背为阳，足阳明行身之阴，其气盛，故身以前皆热；气不足，故身以前皆寒栗。善行身之阳者，足太阳之谓也，胃中寒则胀满寒气者，阴也，阴主下。若阴盛气盛，则复上行，故病胀满。盛者，人迎大三倍于寸口也；虚者，乃人迎而反小于寸口也。

足阳明之别，名曰丰隆，去踝八寸，别走太阴。其别者，循胫骨外廉，上络头项，合诸经之气，下络喉嗌。其病气逆，则喉痹卒喑，实则狂癫疾，虚则足不收，胫枯，取之所别也。

足阳明之筋，起于中三指，结于跗上，斜外上，加于辅骨，上结于膝外廉，直上①结于髀枢，上循胁，属脊；其直者，上循骭，结于膝②；其支者，结于外③辅骨，合少阳；其直者，上循伏兔，上结于髀，聚于阴器，上腹而布，至缺盆而结，上颈，上挟口，合于頄，下结于鼻，上合于太阳，太阳为目上网，阳明为目下网；其支者，从颊结于耳前。其病足中指胫转筋，脚跳坚，伏兔转筋，髀前肿，㿉疝，腹筋急，引缺盆及颊，

---

①上：原无，据《灵枢·经筋》《针灸甲乙经》卷二第六补。
②膝：原作"缺盆"，据《灵枢·经筋》《针灸甲乙经》卷二第六改。
③外：原无，据《灵枢·经筋》《针灸甲乙经》卷二第六补。

卒口僻，急者目不合，热则筋纵，目不开。颊筋有寒，则急引颊移口；有热，则筋纵缓，不收，故僻。治之以马膏，膏其急者。以白酒和桂，以涂之；其缓者，以桑钩钩之，即以生桑炭置之坎中，高下与坐等，以膏熨急颊，且饮美酒，啖美炙肉。不饮酒者，自强也，为之三时而已。治在燔针劫刺，以知为数，以痛为输，名曰季春痹也。

邪客于阳明之络，令人鼽衄，上齿寒。刺足中指、次指爪甲上与肉交①者各一痏，左刺右，右刺左。

缪传引上齿，齿唇寒痛，视其手背脉血者去之。足阳明中指爪甲上一痏，手大指次指爪甲上各一痏，立已。左取右，右取左。

胃之大络，名曰虚里，贯膈络脉，出于左乳下，其动应衣，脉宗气也。

足阳明胃之经，从头走足，长八尺，左右共一丈六尺。凡九十穴。

头维二穴　下关二穴　颊车二穴

---

① 与肉交：原无，据《针灸甲乙经》卷五第三、《圣济总录》卷一九一补。

承泣二穴　四白二穴　巨髎二穴　地倉二穴
大迎二穴　人迎二穴　水突二穴　气舍二穴
缺盆二穴　气户二穴　库房二穴　屋翳二穴
膺窗二穴　乳中二穴　不容二穴　乳根二穴
承满二穴　梁门二穴　关门二穴　太一二穴
滑肉门二穴　天枢二穴　外陵二穴　大巨二穴
水道二穴　归来二穴　气冲二穴　髀关二穴
伏兔二穴　阴市二穴　梁丘二穴　犊鼻二穴
三里二穴　上巨虚二穴　条口二穴　下巨虚二穴
丰隆二穴　解溪二穴　冲阳二穴　陷骨二穴
内庭二穴　厉兑二穴

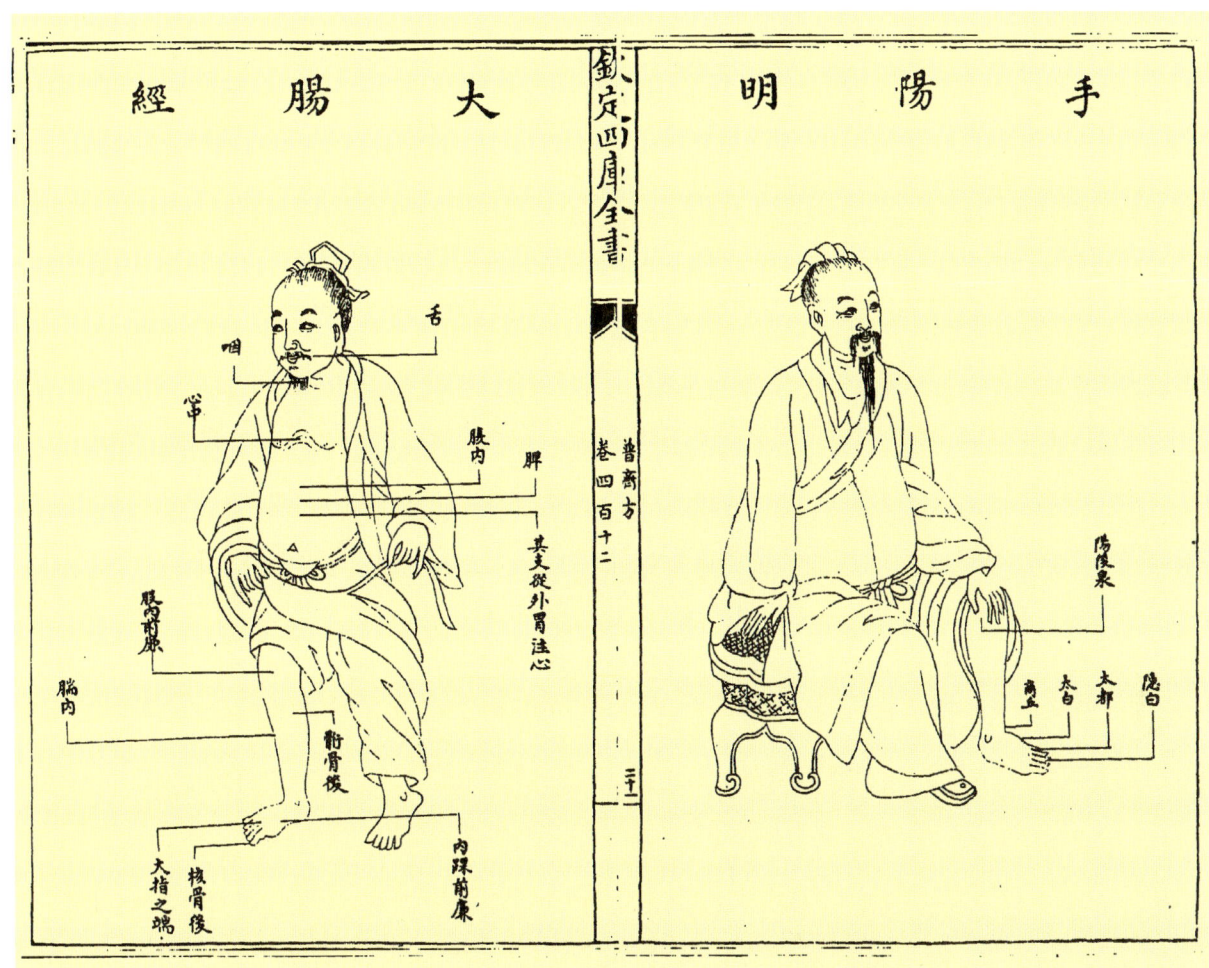

足太阴脾之经①（图见上）

---

① 足太阴脾之经：图名作"手阳明大肠经"，误，据图示之穴名、骨度改。

足太阴脾经

足太阴之脉,起于大指之端,循指内侧大指内侧,隐白所居。《素问》曰:太阴之根,起于隐白白肉际,过核骨后核骨之下,太白所居焉,上内踝前廉商丘居此内踝之前,上腨内腨,谓胫之鱼腹也,循胻骨后,交出厥阴之前厥阴行太阴之前,至骺骨之后,而太阴复在其前,上循膝膝下相侧。阴陵泉所在焉股内前廉,入腹,属脾足太阴脾之经,故其脉属于脾络胃胃者,脾之维,故脾脉络于胃也,上膈,挟咽,连舌本舌本,与会厌相连发泄音之所也,散舌下舌下有泉焉,乃脾之灵津也,道家饮此以延生,号曰华池。仲长统曰:漱舌下泉而咽之,名曰台仓。其支者,复从胃上膈,注心中足太阴自此交入手少阴。是动则病足太阴常多气少血,今气先病,是为是动舌本强,食则呕《素问》所谓食则呕者,物盛满而上溢,故呕也,胃脘痛以其脉络胃故耳也,腹胀《素问》所谓病腹胀者,太阴子也,十一月万物之气皆藏于中,故曰病胀,善噫《素问》曰:心为噫。今足太阴之阴气盛,而上走于心,故为噫耳。以其脉支者复从胃别上膈,注心中故也,得后与气则快然如衰《素问》所谓后与气则快然如衰者,十二月阴气下衰,而阳气且出,故病如是,身体皆重以脾主肉,故脾病则身体重,是主脾所生病者血受病于气,是气之所生,故云所生病也。舌本痛,体不能动摇,食不下,烦心,心下急痛,寒疟凡疟先寒而后热者,谓之寒疟;先热而后寒者,谓之温疟;但热而不寒者,谓之瘅疟,溏瘕泄,水闭按《甲乙经》作溏水泄。病水湿。溏泄，谓如汤之溏也，《素问》所谓鹜溏者是也。黄疸，不能卧，强立，股膝内肿厥按《甲乙经》作好卧不能食肉，唇青，强立，股膝内，足大指不用。盛者，寸口大三倍于人迎；虚者寸口反小于人迎也。

足太阴之别，名曰公孙，去本节之后一寸，别走阳明；其别者，入络肠胃。厥气上逆则霍乱，寒实则肠中切痛，虚则鼓胀，取之所别也。

足太阴之筋，起于大指之端内侧，上结于内踝；其直者，上结①于膝内辅骨，上循阴股，结于髀，聚于阴器，上腹，结于脐，循腹里，结于肋，散于胸中；其内者，着于脊。其病足大指支内踝痛，转筋痛，膝内辅骨痛，阴股引髀而痛，阴器纽痛，上②引脐两胁痛，引膺中脊内痛。治在燔针劫刺，以知为数，以痛为输，命曰孟③秋痹也。

邪客于足太阴之络，令人腰痛，引少腹控䏚④，不可以仰息⑤，刺腰尻之解⑥，两胛之上是腰腧，以月死生为痏数，发针立已。左刺右，右刺左。

脾病者，身重，善饥，肉痿⑦，足不收，行善瘛，脚下痛。虚则腹

① 上结：《灵枢·经筋》作"络"，《针灸甲乙经》卷二第六作"上结"。
② 上：《灵枢·经筋》作"下"。
③ 孟：《太素》卷十三《经筋》作"仲"。
④ 䏚：原作"胁"，据《素问·缪刺论》《针灸甲乙经》卷五第三改。
⑤ 仰息：本书卷九第八、《素问·刺腰痛论》《太素·腰痛》作"仰"，《素问》新校正引本书作"俛仰"。
⑥ 刺腰尻之解：刺，原脱，据《素问·缪刺论》《针灸甲乙经》卷五第三补；之解，《素问·刺腰痛论》《太素·腰痛》《千金要方》卷三十第八作"交者"。
⑦ 善饥，肉痿：原作"善肌，内痿"，据《针灸甲乙经》卷六第九改。

满，肠鸣飧泄，食不化。取其经太阴、阳明、少阴血者。

脾热病者，先头重颊痛，烦心欲呕，身热。热争则腰痛不可用俯仰，腹满泄①，两颔痛。甲乙甚，戊己大汗。气逆，则甲乙死。刺足太阴、阳明。

脾之大络②，名曰大包，出渊腋下三寸，布胸胁。实则一身尽痛③，虚则百节尽皆纵，此脉若罗络之脉者，皆取之。

足太阴脾经，从足走胸中，长六尺五寸，左右共一丈三尺。凡四十二穴。

隐白二穴　大都二穴　太白二穴　公孙二穴
商丘二穴　三阴交二穴　漏谷二穴　地机二穴
阴陵泉二穴　血海二穴　箕门二穴
府舍二穴　腹结二穴　大横二穴　腹哀二穴
食窦二穴　天溪二穴　胸乡二穴　周荣二穴
大包二穴　冲门二穴

---

① 泄：原无，据《素问·刺热篇》《针灸甲乙经》卷七第一上补。
② 络：此下原有"脉别"，据《灵枢·经脉》《针灸甲乙经》卷二第一下删。
③ 痛：原作"寒"，据《灵枢·经脉》《针灸甲乙经》卷二第一下改。

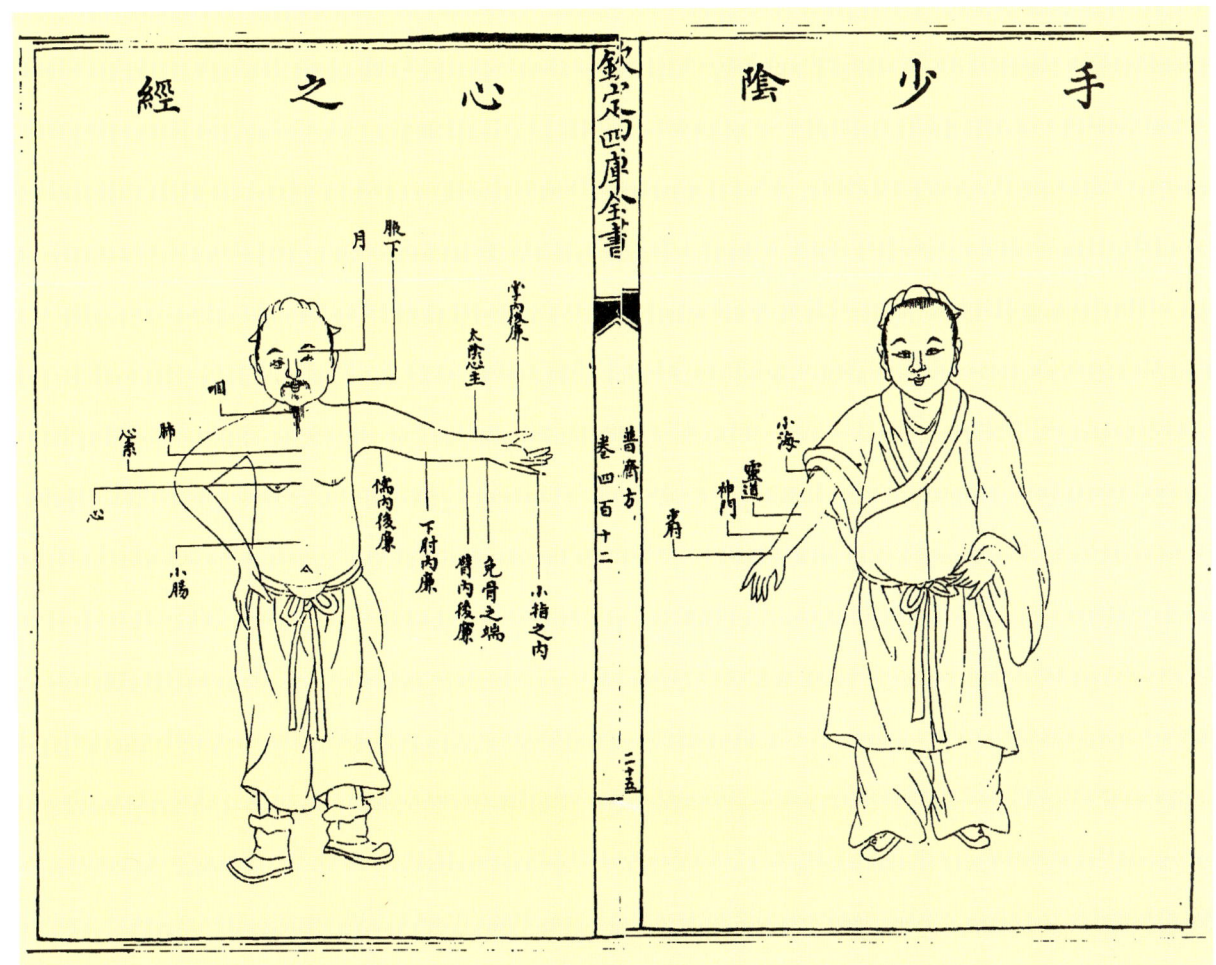

手少阴心之经（图见上）

手少阴心经

手少阴之脉，起于心中，出属心系，下膈，络小肠小肠心之维，故下膈络小肠也。其支者，从心系上挟咽，系目系。其直者，复从心系却上肺，下出腋下，又下循臑内后廉，行手太阴心主之后太阴心主行臑之前，而阴出其后也，下肘内廉肘内横文，少海所居，循臂内后廉，抵掌后灵道在掌后同身寸之一寸五分锐骨之端神门穴分也，入掌内后廉少府所居，循小指之内，出其端少冲穴此小指内，则手少阴自此交入手太阳①也。是动则病手少阴常少血多气，今气先病，是为动也，嗌干心痛，渴而欲饮，是谓臂厥。是主心所生病者血受病于气，是气之所生，故云所生病也，目黄胁痛，臑臂内后廉痛，厥，掌中热。盛者，寸口大再倍于人迎；虚者，寸口反小于人迎也心者君主，其实坚固，不受诸邪，邪客之则死矣。其有病，乃在心之包络也。故治病者，治包络之经。无绝其经焉。故《灵枢经》曰：少阴无腧，外经受邪者，正谓此也。

手少阴之别，名曰通里，去腕一寸半，别而上行，循经入于心中，系舌本，属目系。其实则支膈，虚则不能言，取之掌后一寸，别走太阳也。

手少阴之筋，起于小指之内侧，结于锐骨，上结肘内廉，上入腋，交太阴，挟乳里，结于胸中，循臂，下系于脐，

---

①阳：原作"阴"，据《灵枢·经脉》改。

其病内急，心承伏梁，下为肘纲。其病当所过者支转筋，筋痛。治在燔针劫刺，以知为数，以痛为输。其成伏梁，唾血脓者，死不治。经筋之病，寒则反折筋急，热则筋弛纵不收，阴痿不用。阳急则反折，阴急则俯不伸。焠刺者，刺寒急也，热则筋纵不收，无用燔针，名曰季冬痹也①。

心病者，胸中痛，胁支满，胁下痛，膺背肩胛间痛，两臂内痛。虚则胸腹大，胁下与腰相引而痛。取其经少阴、太阳血者②。舌下血者，其变病，刺郄中出血。

心热病者，先不乐，数日乃热，热争则卒心痛，烦闷善呕，头痛，面赤，无汗。壬癸甚，丙丁大汗，气逆则壬癸死。刺手少阴、太阳。

手少阴心经，从腹走手，长三尺五寸，左右共七尺。凡二十八穴。

极泉二穴　青灵二穴　少海二穴　灵道二穴

通里二穴　阴郄二穴　神门二穴　少府二穴

少冲二穴

---

① 名曰季冬痹也：原无，据上下文例及《灵枢·经筋》补。
② 血者：原无，据上下文例及《针灸甲乙经》卷六第九补。

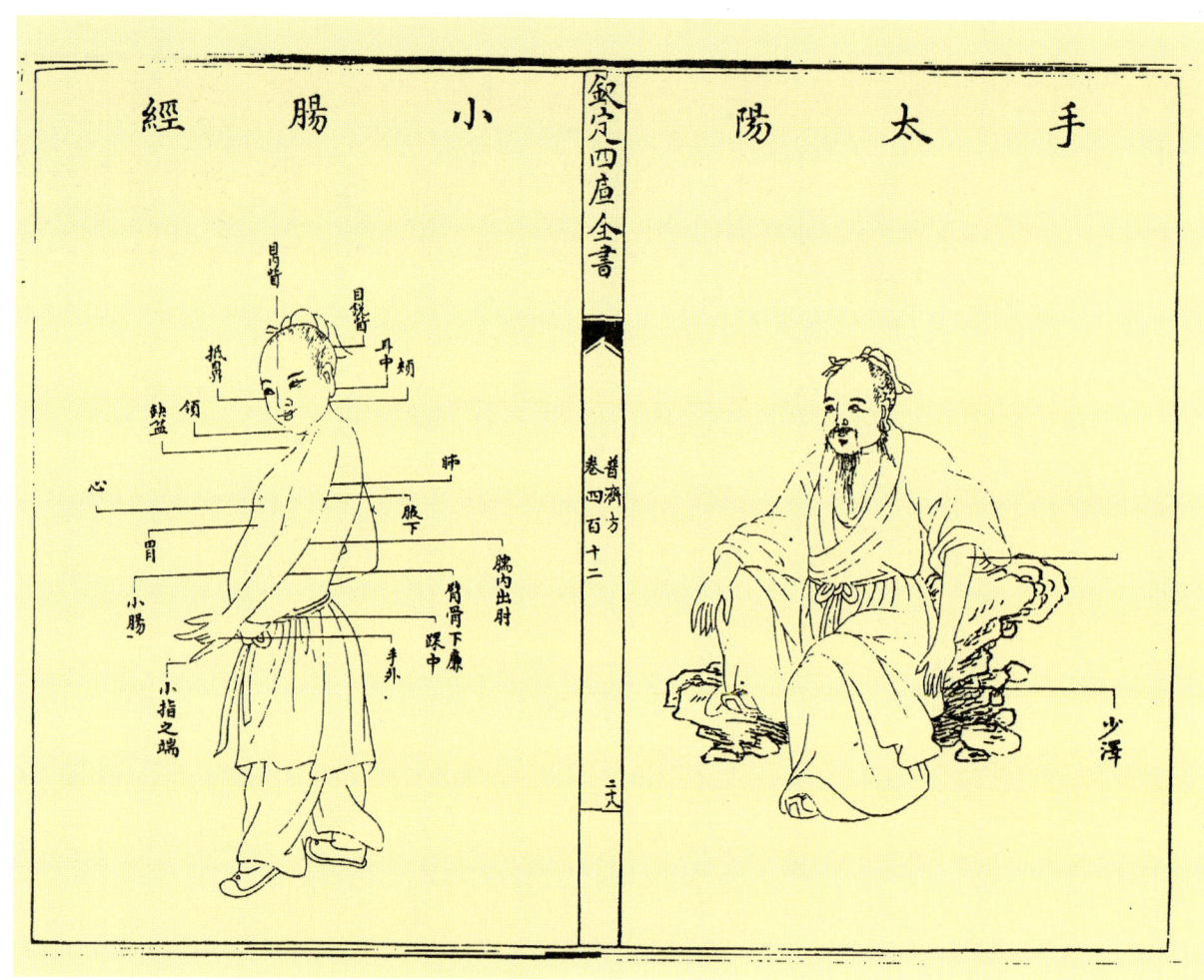

手太阳小肠经（图见上）

手太阳小肠经

手太阳之脉，起于小指之端小指之端，少泽所居，循手外侧手外侧本节之前，前谷穴也；本节之后，后溪穴也，上腕腕前腕骨，腕后阳骨，出踝中，直上循臂骨下廉，出肘内侧两骨①之间肘内两骨间，小海穴在焉，上循臑外后廉，出②肩解，绕肩胛，交肩上，入缺盆，络心心为小肠之维，故小肠脉络于心，胃也循咽下膈，抵胃，属小肠手太阳为小肠之经，故其脉属小肠。其支者，别从缺盆循颈上颊，至目锐眦《针经》曰：目眦外缺于面者为锐眦，却入耳中。其支者，别颊上䪼，抵鼻，至目内眦手太阳自此交入足太阳，斜络于颧颧，谓颊骨也。是动则病手太阳常多血少气，今气先病，是谓动，则病也，嗌痛颔肿颔，谓颊下也，不可以③顾，肩似拔，臑似折。是主液所生病者血受于气，是气之所生，故云所生病也。手太阳常血多气少，乃人之常数也，亦有异于常者。《灵枢经》曰：手太阳之上，血气盛，则多须，面多肉，以手血气皆少，则面瘦恶色。手太阳之下，血气盛，则掌中肉盈满；血气皆少，则掌瘦以寒。由此则手太阳血气多少，可得而知也，耳聋，目黄，颊颔肿，颈肩臑肘臂外后廉痛。盛者，人迎再倍于寸口；虚者，人迎反小于寸口也。

手太阳之别，名曰支正，上腕五寸，内注④少阴。其别者，上

---

① 骨：《灵枢·经脉》作"筋"。
② 出：此下原有"肘内侧向腋"五字，据《灵枢·经脉》删。
③ 以：原作"回"，据《灵枢·经脉》改。
④ 注：原作"主"，据《灵枢·经脉》《针灸甲乙经》卷二第一下改。

走肘，络肩髃。实则节弛肘废，虚则生疣，小者如指痂疥，取之所别也。

手太阳之筋，起于小指之上，结于腕，上循臂内廉，结于肘内锐骨之后，弹之应小指之上，入结于腋下。其支者，后走腋后廉，上绕肩胛，循颈出走①太阳之前，结于耳后完骨。其支者，入耳中；直者，出耳上，下结于颔，上属目外眦。其病小指支肘内锐骨后廉痛，循臂阴入腋下，腋下痛，腋后廉痛②，绕肩胛，引颈而痛，应耳中鸣痛，引颔目瞑，良久乃得视，颈筋急则为筋瘘，颈肿，寒热在颈者，治在燔针劫刺，以知为数③，以痛为输，其为肿者，复④而锐之。本支者，上曲牙，循耳前，属目外眦，上颔，结于角。其病当所过者支转筋，治在燔针劫刺，以知为数，以痛为输，名曰仲夏痹也。

小肠病者，少腹痛，腰脊控睾而痛，时窘之后，耳⑤前热，苦寒甚，独肩⑥上热甚⑦，及手小指次指间热，若脉陷者，此其候也。

邪在小肠者，连睾系，属于脊，贯肝肺，络心系。气盛则厥逆，上冲肠胃，熏⑧肝肺，散于肓，结于脐，故取之肓原以散之，刺太阴以与之，取厥阴

---

① 走：《太素》卷十三"经筋"、《针灸甲乙经》卷二第六作"足"。
② 痛：原无，据《灵枢·经筋》补。
③ 劫刺，以知为数：原无，据《灵枢·经筋》、《针灸甲乙经》卷二第六补。
④ 复：原作"后"，据《灵枢·经筋》、《针灸甲乙经》卷二第六改。
⑤ 耳：原作"而"，据《针灸甲乙经》卷九第八改。
⑥ 肩：《太素·腑病合输》作"眉"。
⑦ 甚：原无，据《针灸甲乙经》卷九第八补。
⑧ 熏：原作"动"，据《针灸甲乙经》卷九第八改。

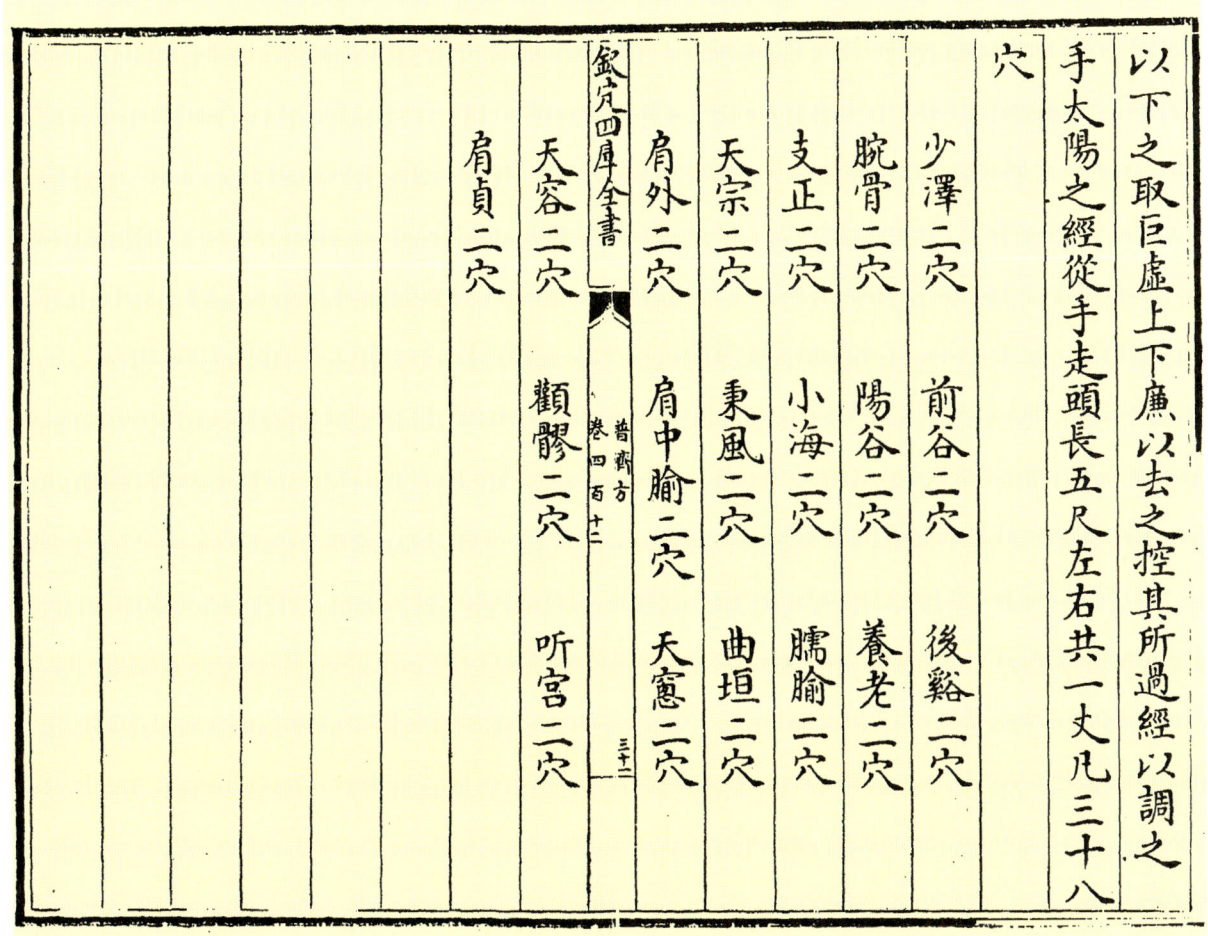

以下之,取巨虚上下廉以去之,按①其所过之经以调之。

手太阳之经,从手走头,长五尺,左右共一丈。凡三十八穴。

少泽二穴　前谷二穴　后溪二穴　腕骨二穴

阳谷二穴　养老二穴　支正二穴　小海二穴

臑俞二穴　天宗二穴　秉风二穴　曲垣二穴

肩外二穴　肩中腧二穴　天窗二穴　天容二穴

颧髎二穴　听宫二穴　肩贞二穴

① 按:原作"控",据《针灸甲乙经》卷九第八改。

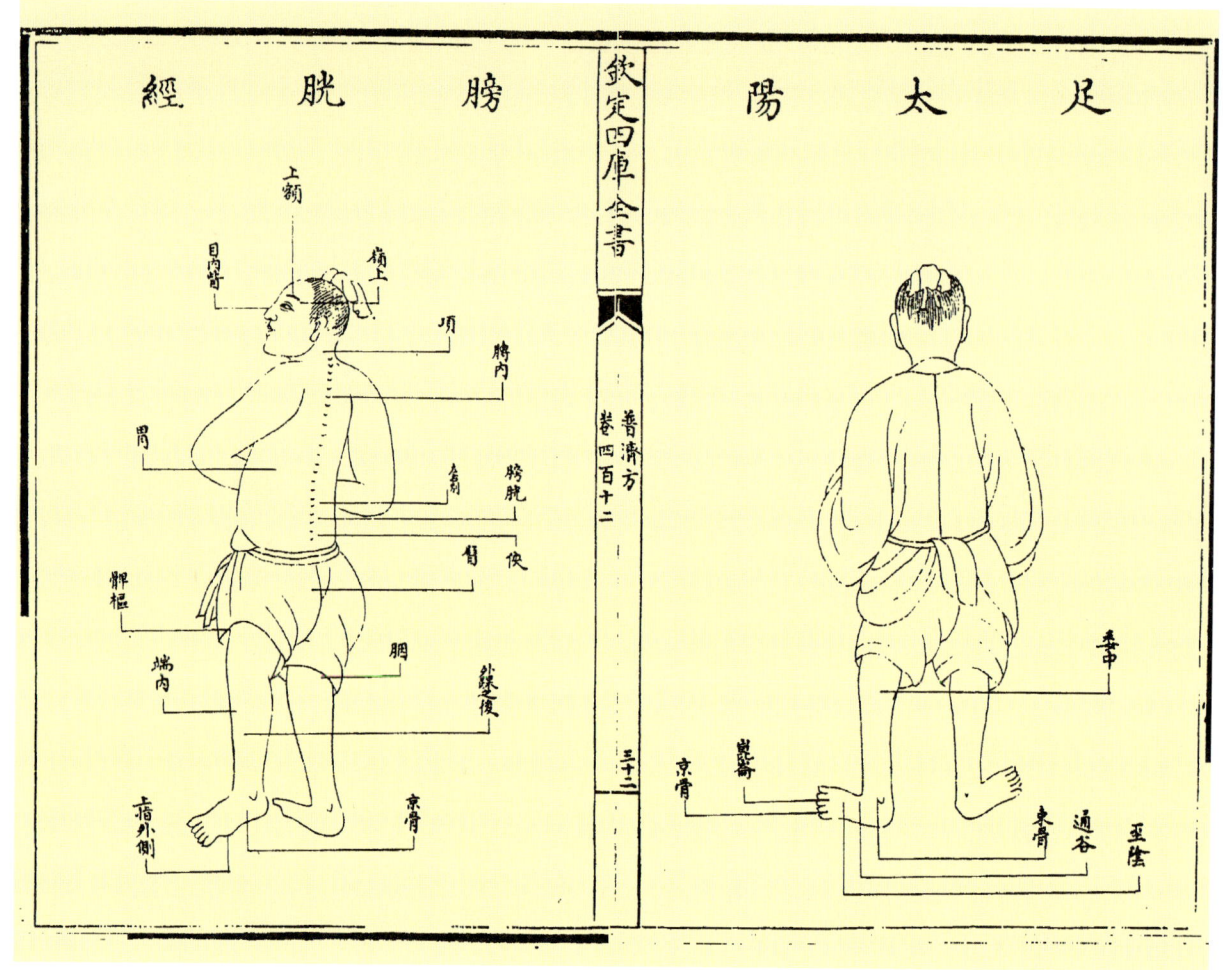

足太阳膀胱经（图见上）

足太阳膀胱经

足太阳之脉，起于目内眦内眦，谓目之大角也，上额交巅上巅顶也，顶中央有旋毛可容豆，乃三阳五会也。其支者，从巅至耳上角。其直者，从巅入络脑顶为中，顶前曰囟，顶后曰脑顶，左右曰角，还出别下项，循肩膊内，挟脊抵腰中，入循膂，络肾肾为膀胱之维，故膀胱脉络于肾，属膀胱足太阳为膀胱之经，故其脉属膀胱。其支者，从腰中下挟脊贯臀，入腘中[1]。其支者，从髆内左右别下贯胛[2]胛中，两髀骨下，肾坚起肉也，挟脊内，过髀枢环跳穴有此髀枢中。《素问》曰：髀枢中络正者，正为此言也，循髀外，从后廉下合腘中，以下贯腨内，出外踝之后外踝之后，昆仑所居焉，循京骨京骨，穴名也，太阳之原。在外侧大骨下，至小指外侧小指外，则至阴穴分也。《素问》云：太阳之根，起于至阴。足太阳自此交入足少阴也。是动则病足太阳常多血少气，今气先病，是谓是动也，冲头痛，目似脱，项似拔，脊痛腰似折，髀不可以曲，腘如结，腨如裂，是谓踝厥。是主筋所生病者血受病于气，是气之所生，故云所生病也。足太阳血多气少，乃人之常数也，亦有异于常者。《灵枢经》曰：足太阳之上血气盛，则美眉有毫毛；血少气多，则恶眉多气；少则满肿少理。血少气多，则血多内气，血气和则美色。足太阳之下，血气盛则跟肉满，冲踵以上气少血多，则瘦跟空。血气皆出，则喜转筋，踵下痛。只目美眉者，太阳血多。由此足太阳血气多少，可得而知也。痔，疟，狂巅疾《素问》云：所谓狂巅疾者，阳尽在上，而阴气欲下，头囟[3]顶痛。目黄泪出[4]，鼽衄，项背腰尻腘腨脚皆痛，小指不用足太阳行身之阳。故头脑项背腰尻脚皆痛。小指不用也。

---
①其支者，从腰中下挟脊贯臀，入腘中：此句原脱，据《灵枢·经脉》补。
②胛：原作"肿"，据《灵枢·经脉》改。
③头囟：原作"脑"，据《灵枢·经脉》改。
④泪出：原作"深入"字，据《灵枢·经脉》改。

盛者，人迎大再倍于寸口；虚者，人迎反小于寸口也。

足太阳之别，名曰飞阳，去踝七寸，别走少阴。实则鼽窒，头背痛；虚则鼽衄，取之所别也。

足太阳之筋，起于足小指上，结于踝，斜上结于膝，其下循足外侧，结于踵，上循跟，结于腘；其别者，结于腨，外上腘中内廉与腘中，并上结于臀，上挟脊上项；其支者，别入结于舌本；其直者，结于枕骨，上头下颜，结于鼻；其支者，为目上纲，下结于頄；其支者，从腋后外廉，结于肩髃；其支者，入腋下，上出缺盆，上结于完骨；其支者，出缺盆，斜上出于頄。其病小指及跟肿痛，脚[1]挛，脊反折，项筋急，肩不举，腋支缺盆中纽痛，不可左右摇。治在燔针劫刺，以知为数，以痛为输，名曰仲春痹也。

邪客于足太阳之络，令人头项肩痛，刺足小指爪甲至阴穴也与肉交者各一痏，立已。不已，刺外踝下三痏。左刺右，右刺左，如食顷。邪客于足太阳之络，令人拘挛背急，引[2]胁而痛。刺之从项始数脊椎挟脊，疾按之应手如痛，刺

---

①脚：原作"腘"，据《灵枢·经筋》改。
②引：原作"别"，据《素问·缪刺论》改。

之旁三痏，立已。

足太阳膀胱经，从头走足，长八尺，左右共一丈六尺。凡一百二十六穴。

睛明二穴　攒竹二穴　曲差二穴　五处二穴

承光二穴　通天二穴　络却二穴　玉枕二穴

肺腧二穴　大杼二穴　风门二穴　膈腧二穴

厥阴腧二穴　心腧二穴　脾腧二穴　肝腧二穴

胆腧二穴　肾腧二穴　胃腧二穴　三焦腧二穴

膀胱腧二穴　大肠腧二穴　小肠腧二穴　上髎二穴

中膂内腧二穴　白环腧二穴　下髎二穴　次髎二穴

中髎二穴　魄户二穴　会阳二穴　附分二穴　譩譆二穴

膏肓二穴　神堂二穴　阳纲二穴　膈关二穴　魂门二穴

天柱二穴挨前通天穴是

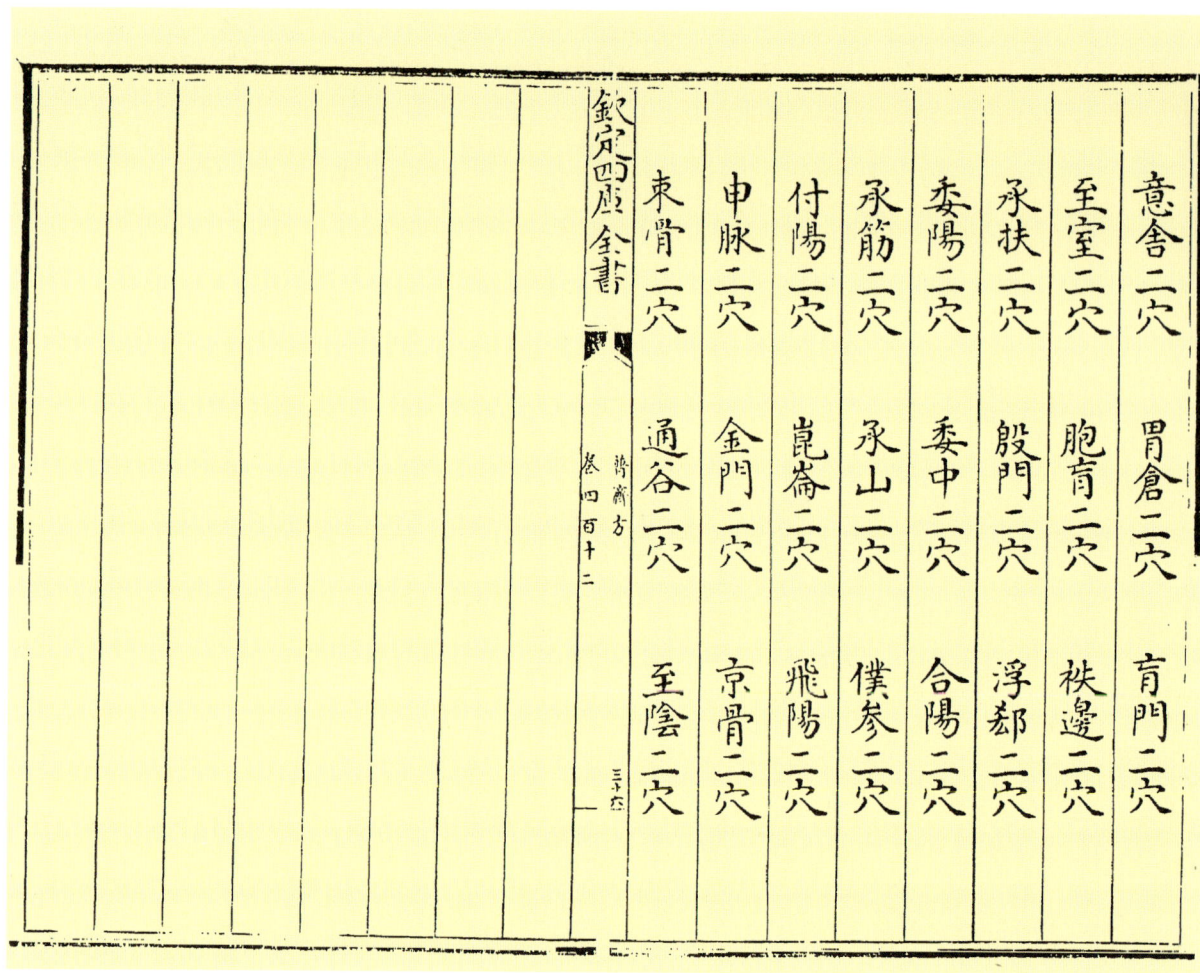

意舍二穴	胃仓二穴	肓门二穴	志室二穴
胞肓二穴	秩边二穴	承扶二穴	殷门二穴
浮郄二穴	委阳二穴	委中二穴	合阳二穴
承筋二穴	承山二穴	仆参二穴	附阳二穴
昆仑二穴	飞阳二穴	申脉二穴	金门二穴
京骨二穴	束骨二穴	通谷二穴	至阴二穴

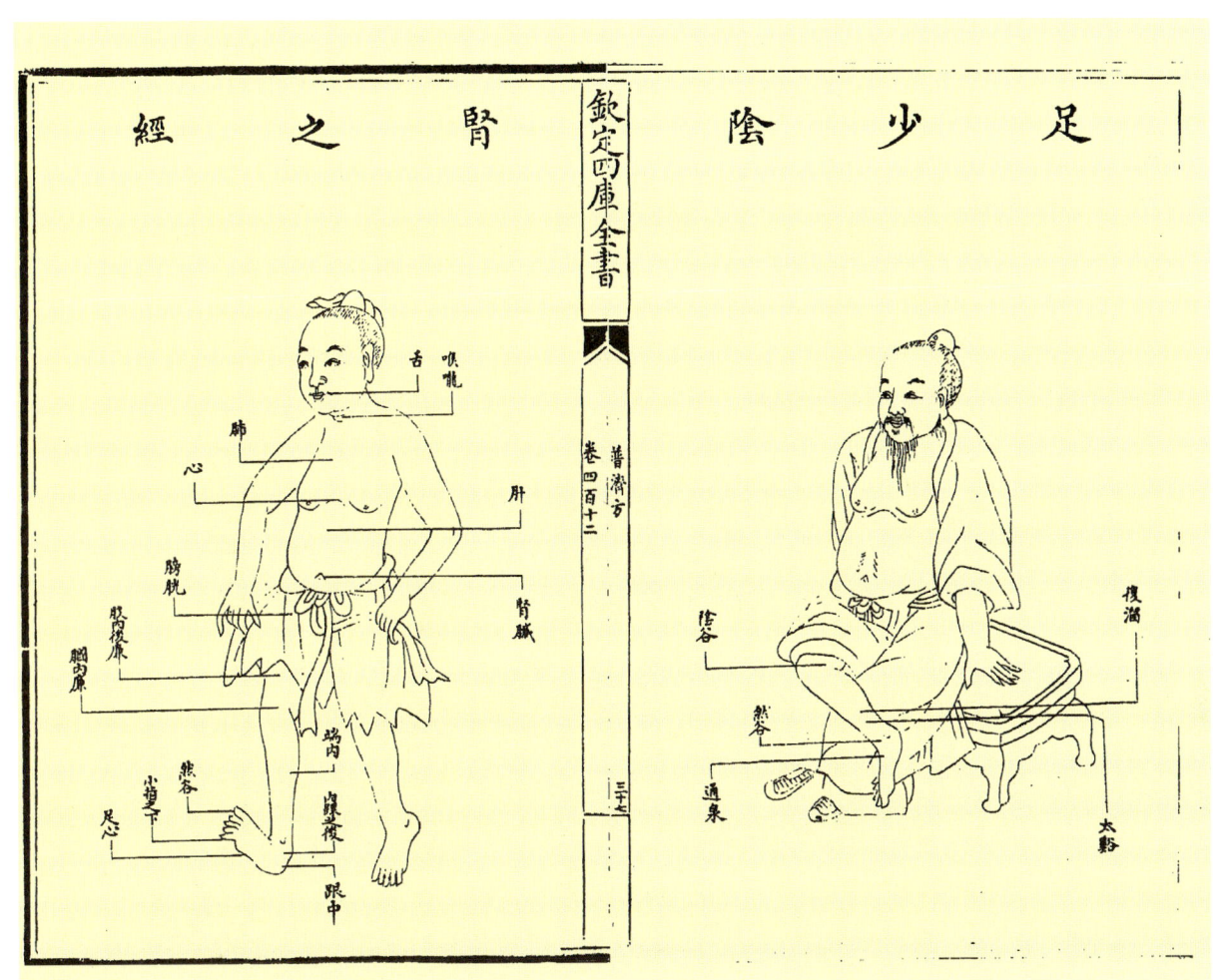

足少阴肾之经（图见上）

足少阴肾经

足少阴之脉，起于小指之下，斜趣足心足心，涌泉穴分也。《素问》曰：少阴之根，起于涌泉穴也，出然谷之下然谷所居。《素问》也云：刺足下包络中脉，血不出为肿，循内踝之后太溪穴分也，别入跟中大钟在此跟中。足少阴之络别入太阳之络，以上踹内复溜在内踝上同身寸之二寸分中，出脚[1]内廉阴谷居此内廉，上股内后廉，贯脊属肾足少阴肾之经，故其脉属于肾，络膀胱膀胱为肾之腑，故脉络膀胱。其直者，从肾上贯肝膈，入脉中，循喉咙，挟舌本。其支者，从肺出络心，注胸中足少阴自此交入手心主。是动则病足少阴常少血多气，今气先病，是谓动也，饥不欲食，面黑如炭色[2]一作地色。《素问》曰：所谓面黑如地者，和气内夺，故变于色也，咳唾则有血《素问》所谓咳则有血者，阳脉伤也。阳气未盛于上，而脉满，满则咳，故血见于鼻也，喝喝而喘以其脉入肺中，循喉咙，故尔，坐而欲起，目䀮䀮无所见《素问》所谓不能久立久坐，则目䀮䀮无所见者，万物阴阳不定，未有主也。秋气始至，微霜始下，而方杀万物，阴阳内夺，故目无所见也，心悬若饥状。气不足则善恐，心惕惕若人将捕之《素问》所谓善恐，如人将捕之者，秋气方盛，万物未有毕去，阴气少，阳气入，阴阳相搏，故恐也，是谓骨厥。是主肾肾主骨，骨厥则肾气逆也所生病者血受病于气，是气之所生也，故云所生病也，口热舌干，咽肿上气，嗌干及痛，烦心心痛，黄疸肠澼，脊[3]股内后

---

①脚：原作"腘"，据《灵枢·经脉》改。
②黑如炭色：《灵枢·经脉》作"如漆柴"。
③脊：原作"臀"，据《灵枢·经脉》改。

廉痛，痿厥嗜卧人冒暑热之毒，舍于肾，肾乃小脏也，小不胜大，则骨与髓虚，故足不载身，而痿厥生焉。痿则无力，故嗜卧也，足心常热而痛，渐至足下重，如不能举步。灸则强食生肉，缓带被发，大杖重履而步。盛者，寸口大再倍于人迎；虚者，寸口反小于人迎也。

足少阴之别，名曰大钟，当踝后绕跟，别走太阳。其别者，并经上走于心包下，外贯腰脊。其病气逆，则烦闷，实则闭癃，虚则腰痛。取之所别也。

足少阴之筋，起于小指之下，并足太阴之筋，斜走内踝之下，结于踵，与太阳之筋合而上结于内辅之下，并太阴之筋而上循阴股，结于阴器，循脊内挟膂，上至项，结于枕骨，与足太阳之筋合。其病足下转筋，及所过而结者皆痛及转筋。病在此者主痫瘛及痉，在外者不能俯，在内者不能仰。故阳病者，腰反折不能俯，阴病者不能仰。治在燔针劫刺，以知为数，以痛为输，在内者熨引饮药。此筋折纽，纽发数甚者，死不治，名曰仲[1]秋痹也。

邪客于足少阴之络，令人卒心痛，暴胀，胸胁支满，无积

---

[1] 仲：《太素》卷十三《经筋》作"孟"。

者，刺足下中央之脉各三痏，凡六刺立已。左刺右，右刺左。嗌中肿，不能内唾，时不能出唾者，刺然谷之前，出血立已。左右互刺。

肾病者，腹大胫肿，喘咳身重，寝汗出，憎风。虚则胸中痛，大腹小腹痛，清厥，意不乐。取其经少阳①血者。

肾热病者，先腰痛胻酸，苦渴数饮，身热，热争，则项痛而强，胻寒且酸。足下热不欲言，其逆则项痛，消消澹澹然，戊己甚，壬癸大汗。气逆则戊己死。刺足少阴太阳。

肾热病者，颐先赤。故热病先身重，骨痛，耳聋，好瞑。刺足少阴，病甚为五十九刺。

足少阴肾经，从足走胸中，长六尺五寸，左右共一丈三尺。凡五十四穴。

涌泉二穴　然谷二穴　太溪二穴　大钟二穴

照海二穴　水泉二穴　复溜二穴　交信二穴

筑宾二穴　阴谷二穴　横骨二穴　大赫二穴

气穴二穴　四满二穴　中注二穴

---

①少阳：《针灸甲乙经》卷六第九作"太阳"。
②消消澹澹然：《针灸甲乙经》卷七第一上作"贲贲"，《素问·刺热篇》《太素·五脏热病》作"员员澹澹"。

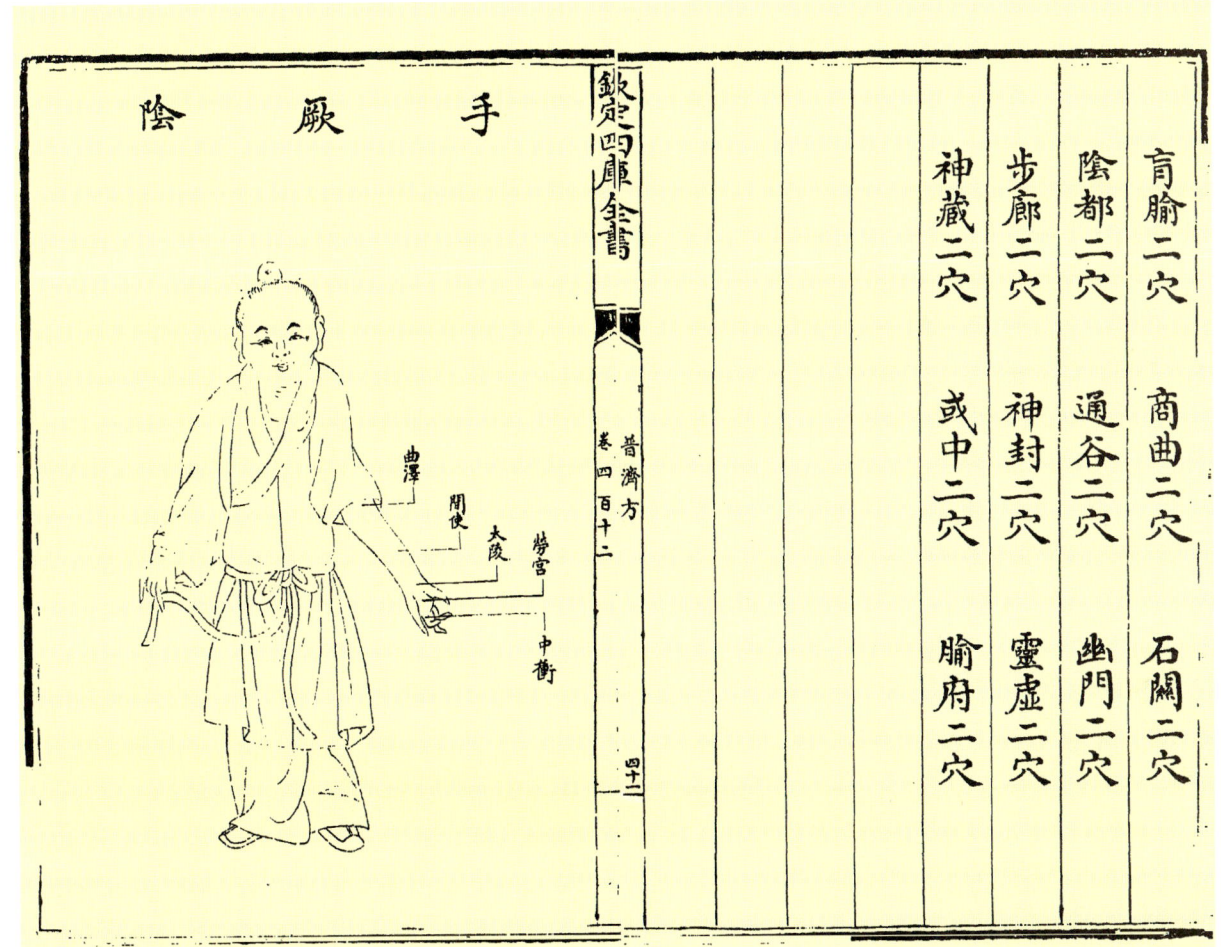

肓腧二穴　商曲二穴　石关二穴　阴都二穴

通谷二穴　幽门二穴　步廊二穴　神封二穴

灵墟二穴　神藏二穴　或中二穴　腧府二穴

手厥阴（图见上）

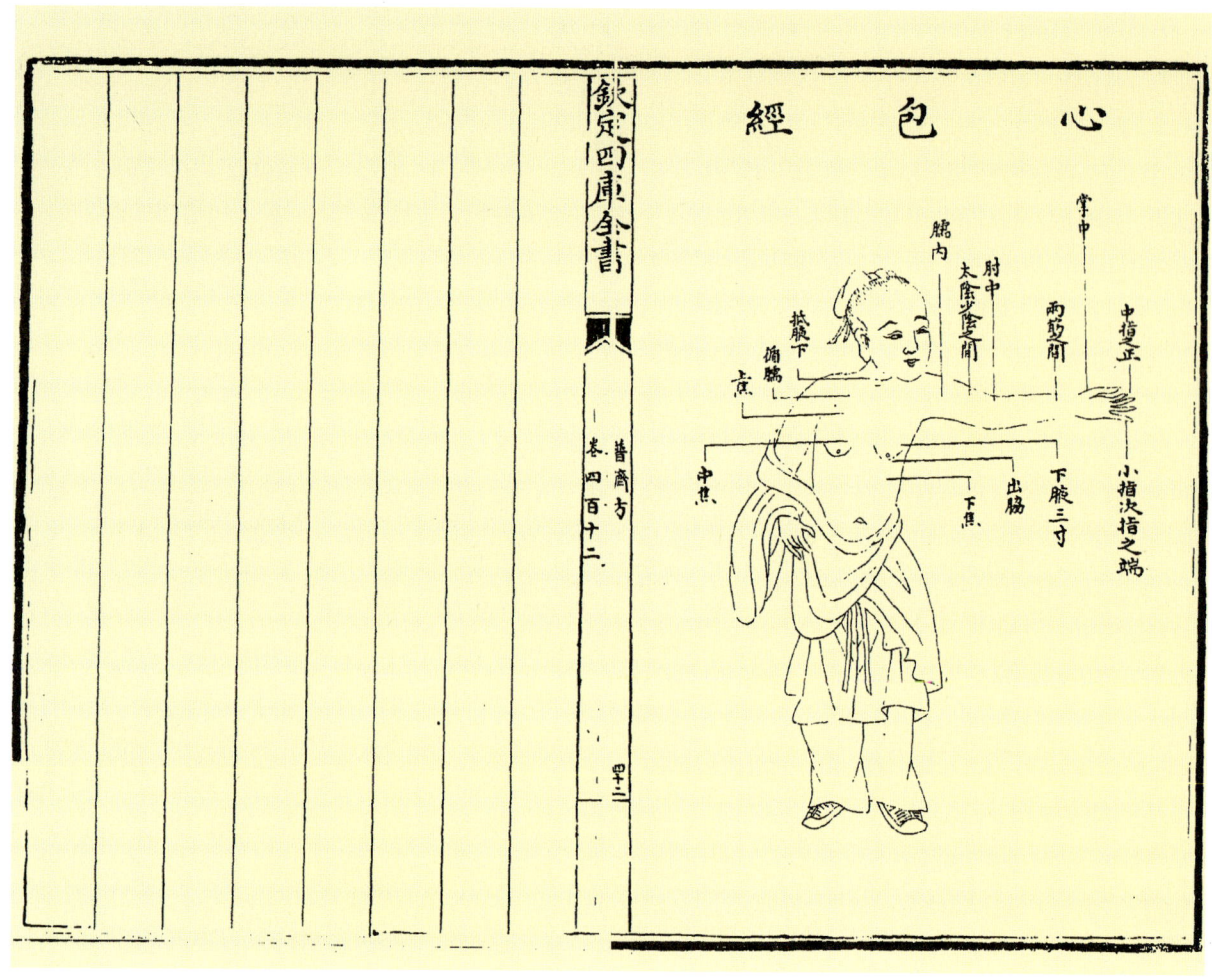

心包经（图见上）

手厥阴心包经

手厥阴心主之脉，起于胸中，出属心包，下膈，历络三焦心包为三焦之维，故心包脉历络三焦之经。其支者，循胸出胁，下腋三寸，上抵腋下，下循臑内，行太阴、少阴之间太阴行臑之前，少阴行臑之后，而心主行其中也，入肘中曲泽穴分也，下臂行两筋之间两筋之间，间使所居，入掌中劳宫所在也，循中指，出其端中冲在此中指之端。其支者，别掌中，循小指次指，出其端手心主自此交入手少阳。是动则病手厥阴常多血少气，今气先病，是谓是动也，手心热，肘臂挛急肘臂挛急，盖谓屈而不伸也，腋肿。甚则胸胁支满，心中澹澹席延经云：澹澹，水摇也大动，面赤目黄，善笑不休。是主脉所生病者血受病于气，是气之所生，故云所生病也，烦心，心痛，掌中热。盛者，寸口大一倍于人迎；虚者，寸口反小于人迎也。

手心主之别，名曰内关，去腕二寸，出于两筋之间。循经以上，系于心包，络心系。实则心痛，虚则为烦，取之两筋间也。

手心主之筋，起于中指，与太阴之筋并行，结于肘内廉，

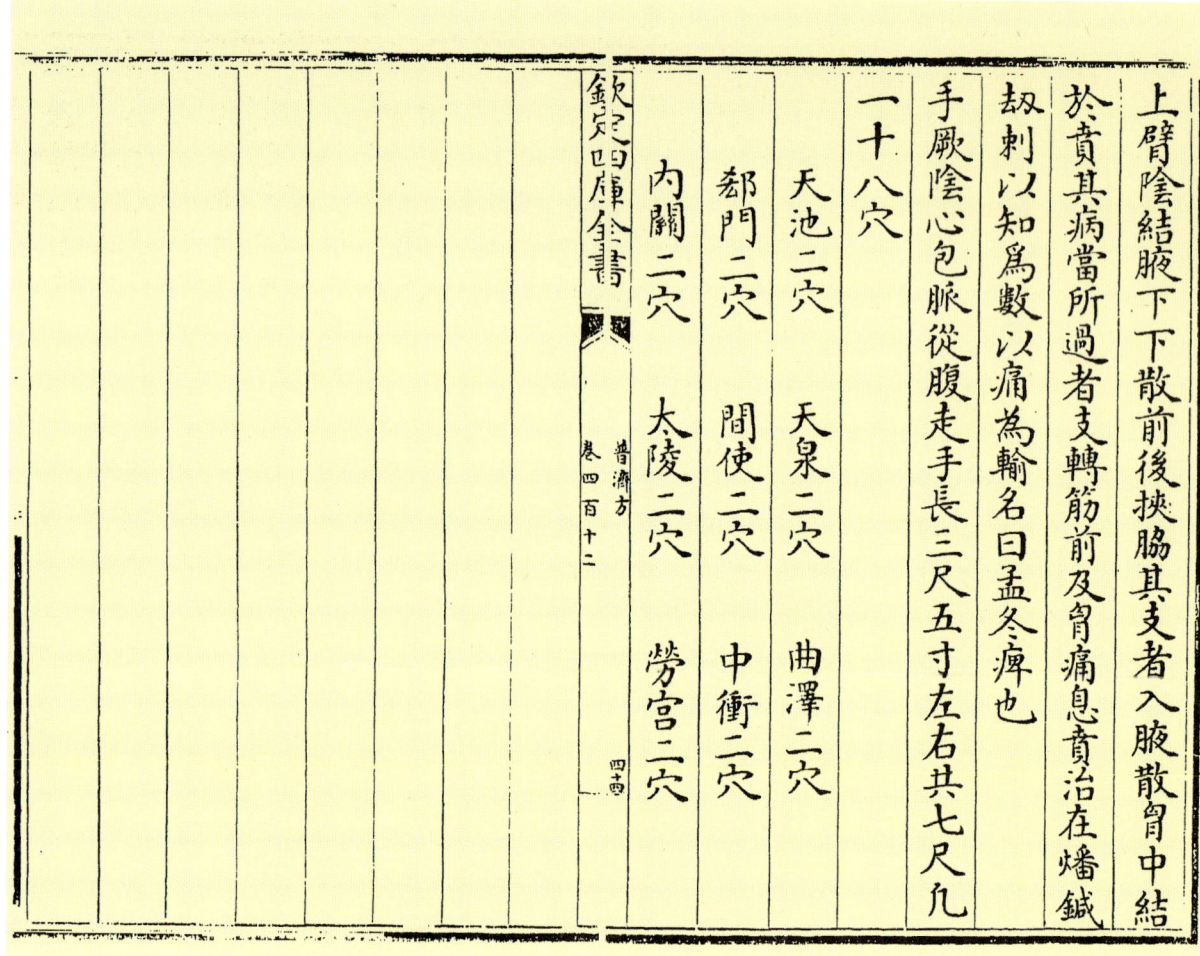

上臂阴，结腋下，下散前后挟胁。其支者，入腋散胸中，结于贲①。其病当所过者支转筋，前及胸痛，息贲。治在燔针劫刺，以知为数，以痛为输，名曰孟冬痹也。

手厥阴心包脉，从腹走手，长三尺五寸，左右共七尺。凡一十八穴。

天池二穴　天泉二穴　曲泽二穴　郄门二穴

间使二穴　中冲二穴　内关二穴　大陵二穴

劳宫二穴

①贲：《灵枢·经筋》作"臂"。

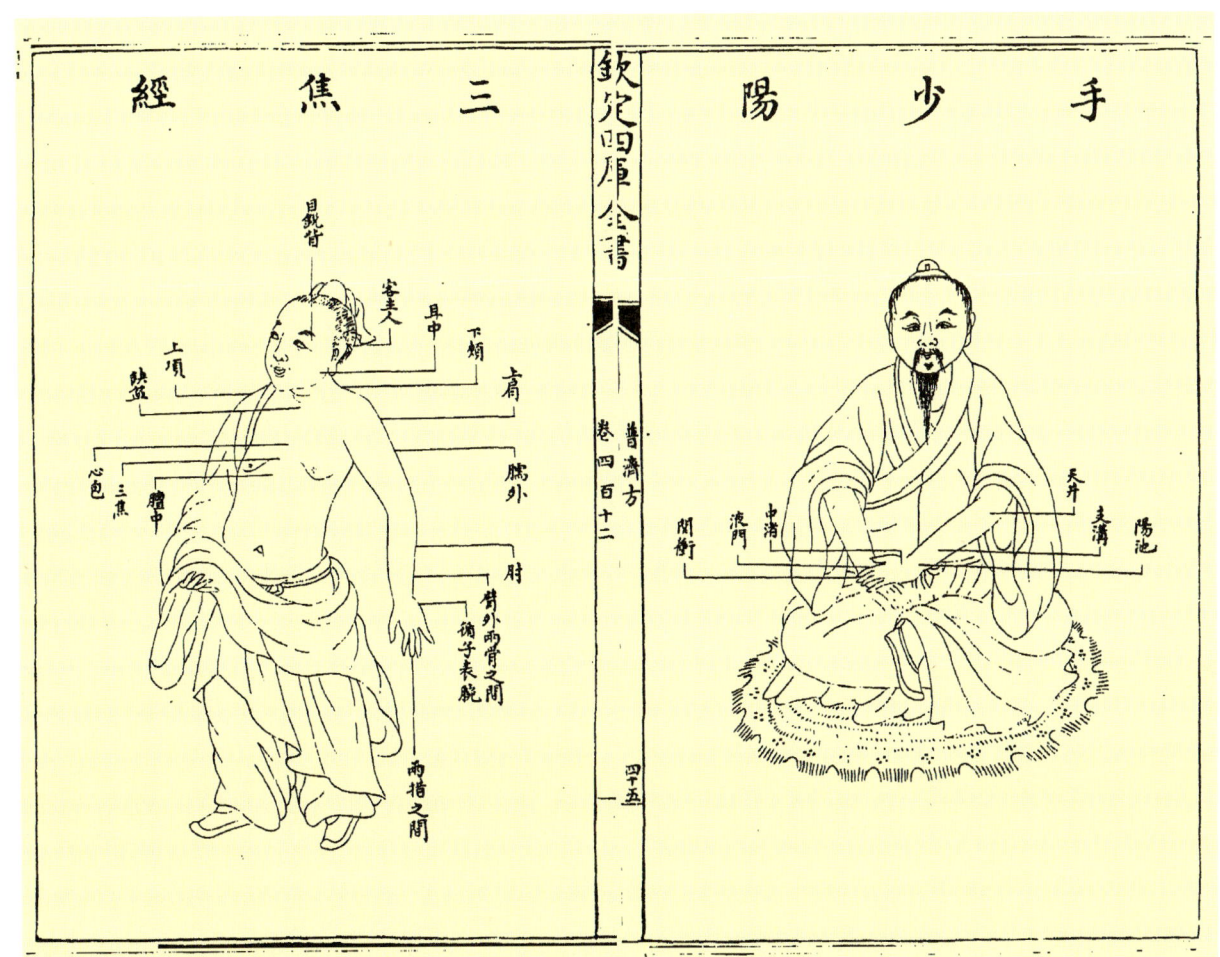

手少阳三焦经（图见上）

手少阳三焦经

手少阳之脉，起于小指、次指之端次指端，关冲之位也，上出两指之间本节前，腋门后，中渚穴也，循手表腕阳池穴分也，出臂外两骨之间两骨之间，支沟所在焉，上贯肘肘后天井穴也，循臑外上肩，而交出足少阳之后足少阳在手少阳之后上肩，而手少阳复在其后，入缺盆，交膻中《难经》云：膻中在玉堂下同身寸之一寸六分，直两乳内平是也，散络心包心包为三焦之维，故三焦脉络心包也，下膈，遍①属三焦手少阳为三焦之经，故其脉遍属三焦。其支者，从膻中上出缺盆，上项，挟耳后直上，出耳上角，以屈下颊至䪼。其支者，从耳后入耳中，出走耳前，过客主人前，交颊，至目锐眦手少阳自此交入足少阳。是动则病手少阳常少血多气，今气先病，是为是动也，耳聋，浑浑焞焞，嗌肿喉痹。是主气所生病者血受病于气，是气之所生，故云所生病也。手少阳血少气多，乃人之常数也，亦有异于常者。《灵枢经》曰：手少阳之上，血气盛，则眉美以长，耳色美；血气皆少，则耳焦恶色。手少阳之下，血气盛，则手椿多肉，以温血气；少则寒以瘦。气少血多，则瘦而多脉。由此，则手少阳血气多少，可得而知之也，汗出，目锐眦痛②，耳后肩臑肘臂外皆痛，小指次指不用。盛者，人迎大一倍于寸口；虚者，人迎反小于寸口也。

---

①遍：《灵枢·经脉》作"循"。
②痛：此下《灵枢·经脉》有"颊痛"二字。

手少阳之别，名曰外关，去腕二寸，外绕臂，注胸中，合心主。病实则肘挛，虚则不收，取之所别也。

手少阳之筋①，起于小指次指之端，结于腕，上循臂，结于肘，上绕臑外廉，上肩走颈，合手太阳；其支者，当曲颊入系舌本；其支者，上曲牙，循耳前，属目外眦，上乘颔，结于角。其病当所过者即支转筋，舌卷。治在燔针劫刺，以知为数，以痛为输，名曰季夏痹也。

邪客于手少阳之络，令人喉痹，舌卷，口干，心烦，臂外廉痛，手及头痛。刺手中指次指爪甲上，去端如韭叶各一痏，壮者立已，老者有顷已。左刺右，右刺左。比新病，数日已。

手少阳三焦经，从手走头，长五尺，左右共一丈。凡四十六穴。

关冲二穴　液门二穴　中渚二穴　阳池二穴

外关二穴　支沟二穴　会宗二穴　三阳络二穴

四渎二穴　丝竹空二穴　天井二穴　清冷渊二穴

①筋：原作"脉"，据《灵枢·经筋》《针灸甲乙经》卷二第六改。

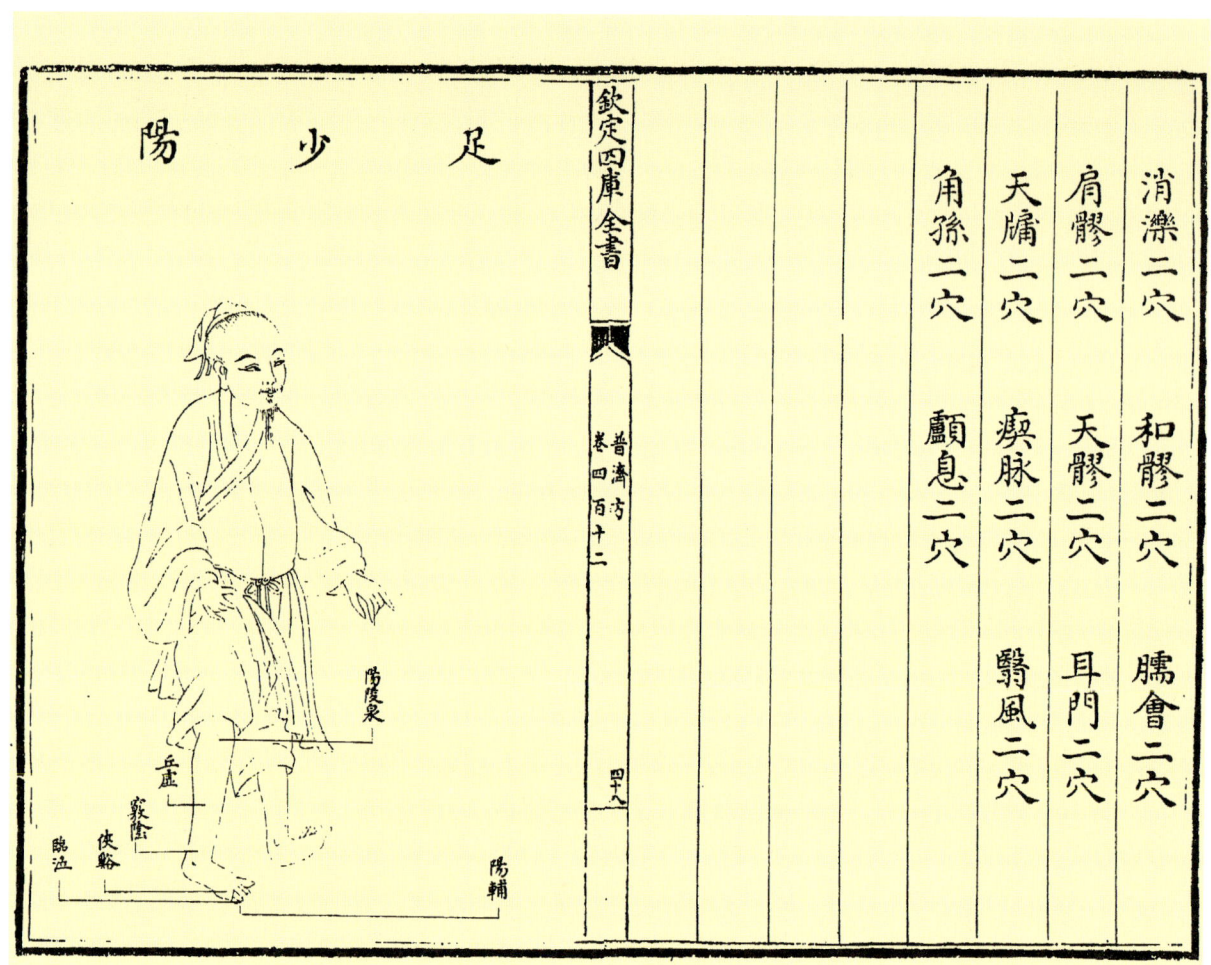

消泺二穴　禾髎二穴　臑会二穴　肩髎二穴
天髎二穴　耳门二穴　天牖二穴　瘈脉二穴
翳风二穴　角孙二穴　颅息二穴

足少阳胆经（图见上）

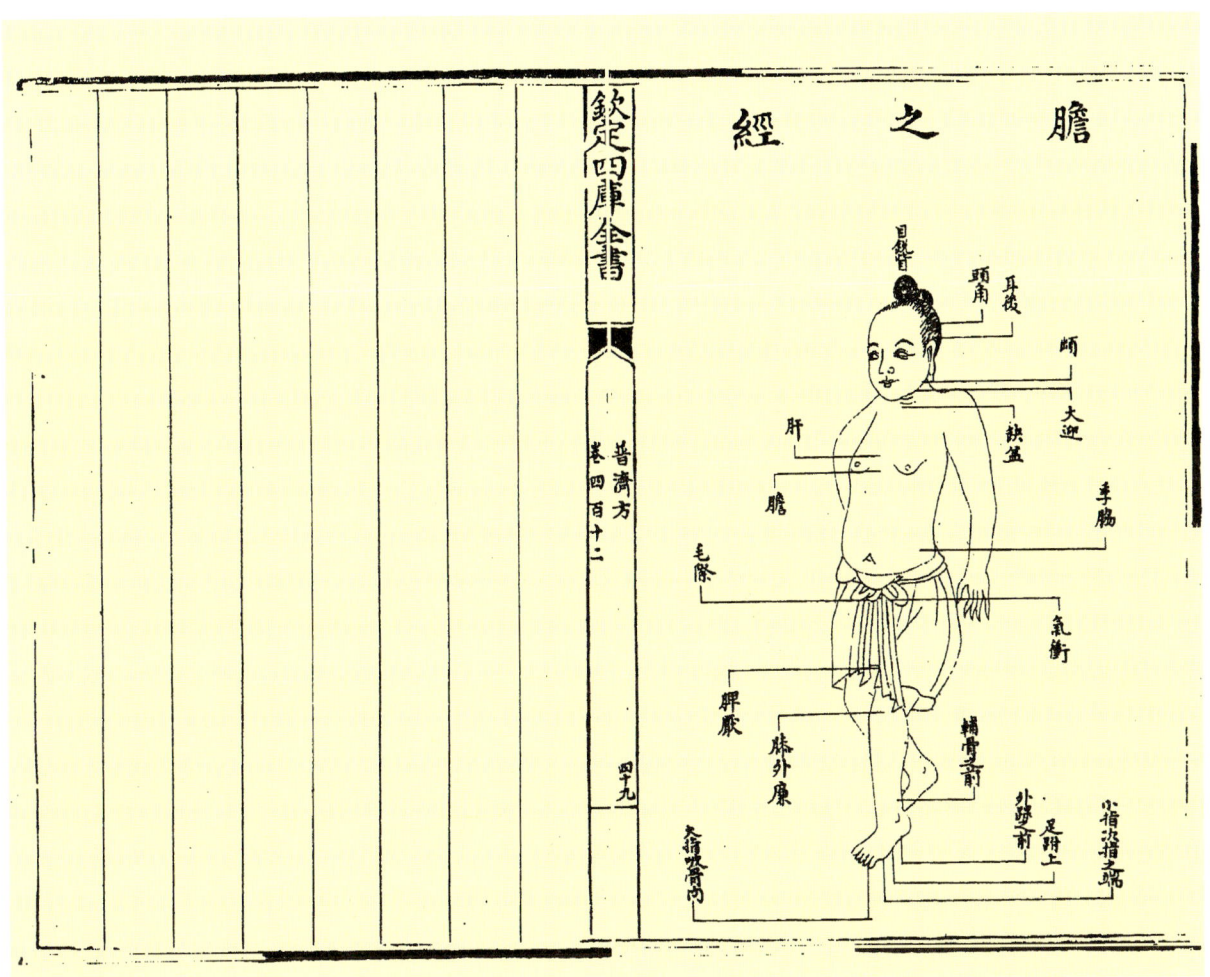

足少阳胆经

足少阳之脉,起于目锐眦,上抵头角,下耳后,循颈行手少阳之脉前,至肩上,却交出手少阳之后足少阳循颈行手少阳之前,至肩上手少阳后,在足少阳之前,入缺盆。其支者,从耳后入耳中,出走耳前,至目锐眦;其支者,别锐眦①,下大迎,合手少阳,抵于颏,下加颊车,下颈,合缺盆,以下胸中,贯膈络肝肝为胆之维,故胆脉络于肝属胆足少阳为胆之经,故其脉属于胆,循胁里,出气冲气冲,在腹脐下横骨两端鼠鼷上同身寸之一寸动脉中,绕毛际,横入髀厌中髀厌中,环跳穴血分也。其直者,从缺盆下腋,循胸中,过季胁胁骨曰肋,肋尽处曰季胁,下合髀厌中,以下循髀阳髀阳,髀外也,出膝外廉阳陵泉穴分也,下外辅骨之前辅骨,谓辅佐骱骨之骨,在骱之外,直下抵绝骨之端阳辅居此绝骨之端,下出外踝之前丘墟穴分也,循足跗上,入②小指次指之端次指之端,窍阴所居。《素问》云:少阳之拱,起于窍阴。其支者,别跗上,入大指之间,循大指岐骨内,出其端,还贯爪甲,出三毛足少阳自此交入足厥阴。是动则病足少阳常少血多气,今气先病,是谓是动,口苦《素问》云:口苦者,病名胆瘅也。此人素谋虑不决,故胆虚,气上溢,而口为之苦,治之以胆募俞,善太息《灵枢经》曰:人忧思则心系急,心系急则气道约,约则不利,故太息以仰出之,心胁痛《素问》所谓心胁痛者,言少

① 其支者,别锐眦:原无,据《灵枢·经脉》补。
② 入:原作"出",据《灵枢·经脉》改。

阳盛也。盛者，心之所表也。九月阳气盛，而阴气衰，故云心胁痛也。不能转侧《素问》所谓不可反侧者，九月阴气藏，万物藏则不动矣，故不可反侧也。甚则面微尘面微尘，谓面如微尘，有独如尘土之色也，体无膏泽，足外反热，是谓阳厥。是主骨所生病者血受病于气，是气之所生，故云所生病也。足少阳血少气多，乃人之常数也，亦有异于常者。《灵枢经》曰：足少阳之上，血气盛，则通须美长；血多气少，则通髯美短；血少气多，则少髯；血气皆少，则无须。盛于寒温，则善痹，骨痛爪枯也。足少阳之下，血气盛，则胫毛美长，外踝肥；血多气少，则胫毛美短，外踝皮坚而厚；血少气多，则胫毛少，外踝皮薄而软；血气皆少，则无毛，外踝瘦血肉。又云：通髯极须者，少阳多血。由此足少阳血气多少，可得而知也。头痛，角颔痛角颔，耳下曲角之颔也。以其脉下之颊车，故病如是，目锐眦痛，缺盆中肿痛，腋下肿，马刀挟瘿马刀挟瘿者，《灵枢经》曰：其痛坚而不溃者，为马刀挟瘿，汗出振寒以寒邪客其经，经虚则邪盛，故谓振寒，疟疟，寒热之病也，指中阳之疟，寒热皆不甚，胸胁肋髀，膝外之胫、绝骨外踝前及诸节皆痛，小指次指不用。盛者，人迎大一倍于寸口；虚者，人迎反小于寸口也。

足少阳之别，名曰光明，去踝五寸，别走厥阴，下络足跗。实则厥，虚则痿躄，坐不能起，取之所别也。

足少阳之筋，起于小指次指，上结外踝，上循胫外廉，结于膝外廉。其支者，别起外辅骨，上走髀，前者结于①伏兔

①于：原无，据《灵枢·经筋》补。

之上，后者结于尻；其直者，上乘䏚季胁，上走腋前廉，系于膺乳，结于缺盆；其直者，上出腋，贯缺盆，出太阳之前，循耳后，上额角，交巅上，下走颔，上结于頄；其支者，结于目眦为外维。其病小指次指支转筋，引膝外转筋，膝不可屈伸，腘筋急，前引髀，后引尻上，即乘䏚季胁痛，上引缺盆膺乳颈，维筋急，从左之右，右目不开，上过右角，并蹻脉而行，左络于右，故伤左角，右足不用，命曰维筋相交。治在燔针劫刺，以知为数，以痛为输，名曰孟春痹也。

邪客于足少阳之络，令人胁痛，不得息，咳而汗出。刺足小指次指爪甲上与肉交者各一痏，不得息立已，汗出立止。咳者温衣饮食，一日已。在左刺右，在右刺左，病立已。不已，复刺如法。

邪客于足少阳之络，令人留于枢中痛，髀不可举。刺枢中以毫针。寒则久留针，以月死生为大数，立已。

热痛先胸胁痛，手足躁，刺足少阳，补足太阳，病甚者[1]为五十九刺。热病先眩冒而热，胸胁满，刺足少阴、少阳。

---

[1] 甚者：原作"其支"，据《素问·刺热篇》改。

足少阳胆脉从头走足，长八尺，左右共一丈六尺。凡八十六穴。

瞳子髎二穴　听会二穴　客主人二穴　颔厌二穴
悬颅二穴　悬厘二穴　曲鬓二穴　率谷二穴
天冲二穴　浮白二穴　窍阴二穴　完骨二穴
本神二穴　阳白二穴　临泣二穴　目窗二穴
正营二穴　承灵二穴　脑空二穴　风池二穴
肩井二穴　渊腋二穴　辄筋二穴　日月二穴
京门二穴　带脉二穴　五枢二穴　维道二穴
居髎二穴　环跳二穴　中渎二穴　阳关二穴
阳陵泉二穴　阳辅二穴　阳交二穴　外丘二穴
光明二穴　悬钟二穴　丘墟二穴　临泣二穴
地五会二穴　侠溪二穴　窍阴二穴

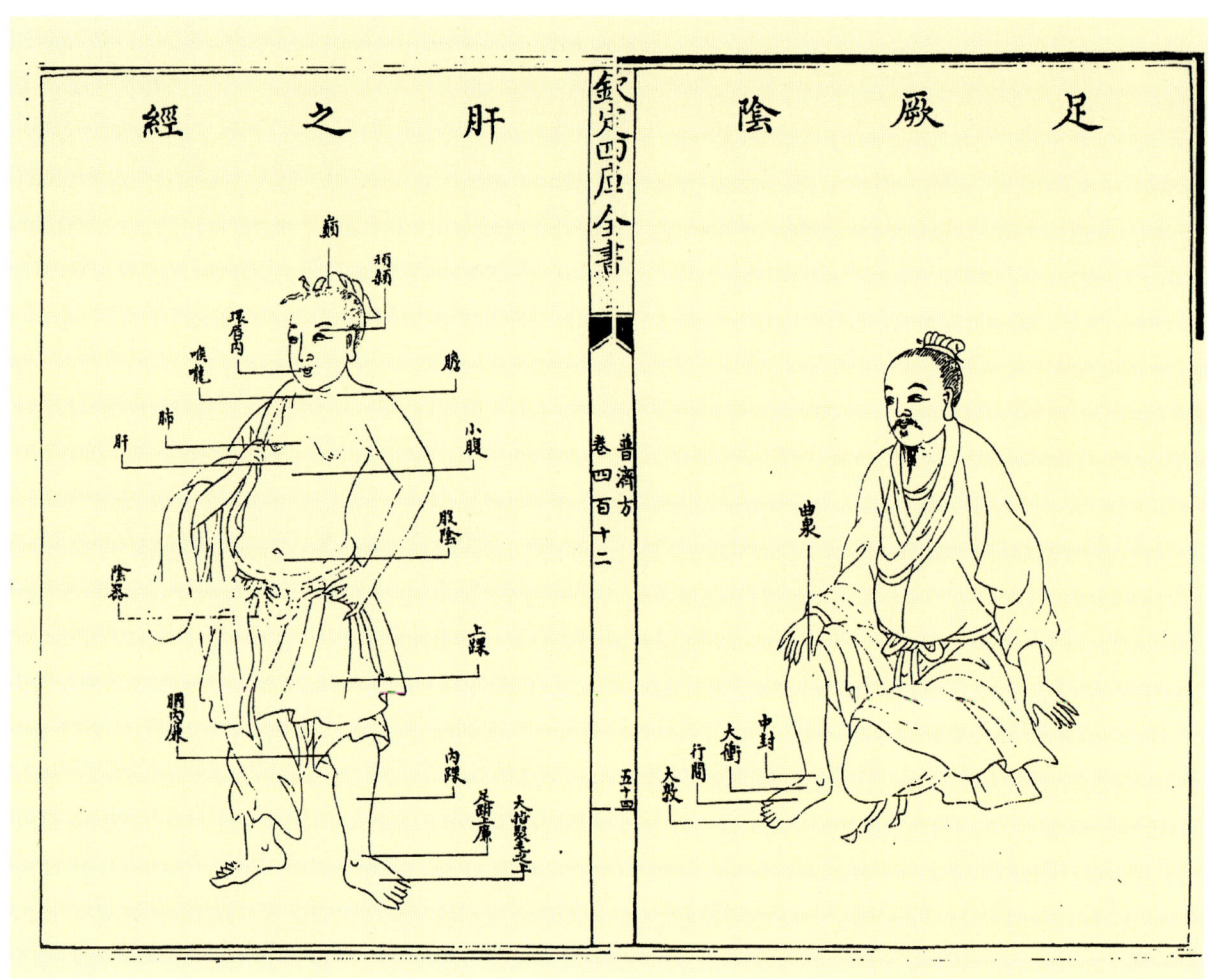

足厥阴肝之经（图见上）

足厥阴肝经

足厥阴之脉，起于大指聚毛之际聚毛，大敦穴分也。《素问》曰：厥阴之根，起于大敦，上循足跗上廉太冲穴在焉，去内踝一寸中封之位也，上踝八寸，交出太阴之后足厥阴行足太阴之前，上踝八寸，而厥阴复出太阴之后也，上腘内廉曲泉穴分也，循股阴，入毛中，环阴器，抵少腹，挟胃属肝足厥阴为肝之经，故其脉属于肝也络胆胆者肝之维，故肝络于胆，上贯膈，布胁肋，循喉咙之后，上入颃颡《灵枢经》曰：颃颡者，分气之泄池，连目系，上出额，与督脉会于巅。其支者，从目系下颊里，环唇内。其支者，复从肝别贯膈，上注肺中足厥阴自此行入手太阴。是动则病足厥阴常多血少气，今气先病，是谓是动也，腰痛不可以俯仰《素问》所谓腰脊痛不可以俯仰者，三月一振，荣华万物，一俯而不仰也，丈夫㿗疝，妇人少腹痛《素问》所谓㿗疝、妇人少腹肿者，厥阴者，辰也，三月，阳中之阴，邪在中，故曰㿗疝、少腹肿也，甚则嗌干《素问》所谓甚则嗌干于热中者，阴阳相搏而热，故嗌干也，面尘脱色面如有尘，而去其色脱去也。是主肝所生病者血受病于气，是气之所生，故云所生病也，胸满，呕逆洞泄凡中其经，内于肝，肝气乘脾，故为洞泄矣，狐疝狐夜不得尿，日出方得。人之所病与狐同候，故曰狐病，遗溺，闭癃遗溺谓不禁，闭癃谓不行也。盛者，寸口大一倍于人迎；虚者，寸口反小于人迎也。

足厥阴之别，名曰蠡沟，去内踝五寸，别走少阳；其别者，循胫上睾，结于茎。其病气逆则睾肿卒疝，实则挺长热①，虚则暴痒，取之所别也。

足厥阴之筋，起于大指之上，上结于内踝之前，上循胫。上结内辅之下，上循阴股，结于阴器，络诸筋。其病足大指支内踝之前痛，内辅痛，阴股痛，转筋，阴器不用，伤于内，则不起；伤于寒，则阴缩入；伤于热，则纵挺不收。治在行水清阴气。其病转筋者，治在燔针劫刺，以知为数，以痛为输，名曰季秋痹也。

邪客于足厥阴之络，令人暴疝卒痛②，刺足大指爪甲上，与肉交者各一痏，男子立已，女子有顷已。左刺右，右刺左。

肝病者，两胁下痛引少腹，令人善怒。虚则目䀮䀮无所见，耳无所闻，善恐，如人将捕之，取其经厥阴与少阳血者③。气逆则头痛，耳聋不聪，颊肿，取血者。

肝热病者，小便先黄，腹痛多卧，身热。热争则狂言及惊，胁满痛，手足躁，不得安卧，庚辛④甚，甲乙大汗，气逆则庚辛死。刺足厥阴、少阳⑤。

---

①热：《灵枢·经脉》无此字。
②暴疝卒痛：《素问·缪刺论》《针灸甲乙经》卷五第三作"卒疝暴痛"。
③与少阳血者：原作"于少阳"，据《素问·脏气法时论》改。
④庚辛：原作"庚子"，据《素问·刺热篇》、《针灸甲乙经》卷七第一上、《圣济总录》卷一九一改。
⑤少阳：此二字底本空缺，据《素问·刺热篇》、《针灸甲乙经》卷七第一上补。

足厥阴肝经,从足走胸中,长六尺五寸,左右共一丈三尺。凡二十六穴。

大敦二穴　行间二穴　中封二穴

蠡沟二穴　中都二穴　膝关二穴

曲泉二穴　阴包二穴　五里二穴

阴廉二穴　章门二穴　期门二穴

太冲二穴

《普济方》卷四百十二

《普济方》卷四百十三　针灸门

明·周王　朱橚　撰

井荥俞经合部分图

　　凡人两手足，各有此三阳三阴之脉，合为十二经脉。每一经中，各有井、荥、俞、经、合，皆出于井，入于合。经云：所出者为井，所流者为荥，所注者为俞，所行者为经，所入则为合。井者，东方春也，万物之始生，故言所出为井也。合者，北方冬也，阳气入脏，故言所入为合也。故春刺井，夏刺荥，季夏刺俞，秋刺经，冬刺合者，圣人所谓因其时而取之，以泻邪毒出也。

　　井荥所属：阴井木，阳井金；阴荥火，阳荥水；阴俞土，阳俞木；阴经金，阳经火；阴合水，阳合土。昔圣人先立井、荥、俞、经、合，配象五行，则以十二经中各有子母。故刺法云：虚则补其母，实则泻其子。假令肝自病，实则泻肝之荥，属火，是子；若虚，则补肝之合，属水，是母。余皆仿此。若他邪相乘，阴阳偏胜，则先补其不足，后泻其有余，此为针医之大要。若深达洞明，则为上工者也。

足取膝下三阴三阳脉穴流注，手取臂下三阴三阳脉穴流注，用其针刺，法遂有过，补虚泻实，如其施兵伐叛也。

六十首俞穴，细而审之，各逐其脏腑，井荣俞经合，常以五行定，方无一失也。以逐日取六十首，为井荣俞经合，足不过膝，手不过臂，常当时尅者，谓之关，可以针，医无不愈疾也；时刻未至者，气之亦然，谓之阖，无能愈其疾也。

贾氏云：凡六十首者，原有二种也。有外行脉经六十首，又有内行血脉六十首。此法微妙，古圣人隐之，恐世人晓会之，只载一说，今不传。愚自少岁，索隐井荣之法，始可著题。或曰：因何名曰六十首也？答曰：谓气血一昼夜行过六十俞穴也，各分头首，十日一络，运行十干，皆以五子元遁日时为头是也，明广今辄将贾氏各分头首，运行十干，六十首注穴之法，集其枢要，述之二图，庶令览者易悉。第一图，括五脏五腑，各至本时相生五度，注穴之法；第二图，言阴中有阳，阳中有阴，刚柔相配，相生注穴之法。人多只知阳干注腑，阴干注脏，刺阴待阴干，刺阳候阳时。如是者，非秘诀云。假令甲日甲戌时，胆引气出为井，甲中暗有其己，乙中暗有其庚，故大言阳与阴，小言夫与妇，夫有气则妇从夫，妇有气则夫从妇。故甲戌时胆出气为井，脾从夫行，脾亦入血为井。如是，则一时辰之中，阴阳之经相生所注之穴皆有。他皆仿此。阳日气先脉外，血后脉内；阴日血先脉外，气后脉内，交贯而行于五脏六腑之中，各注井荣俞经合，无休矣。或不得时，但取其原亦得。

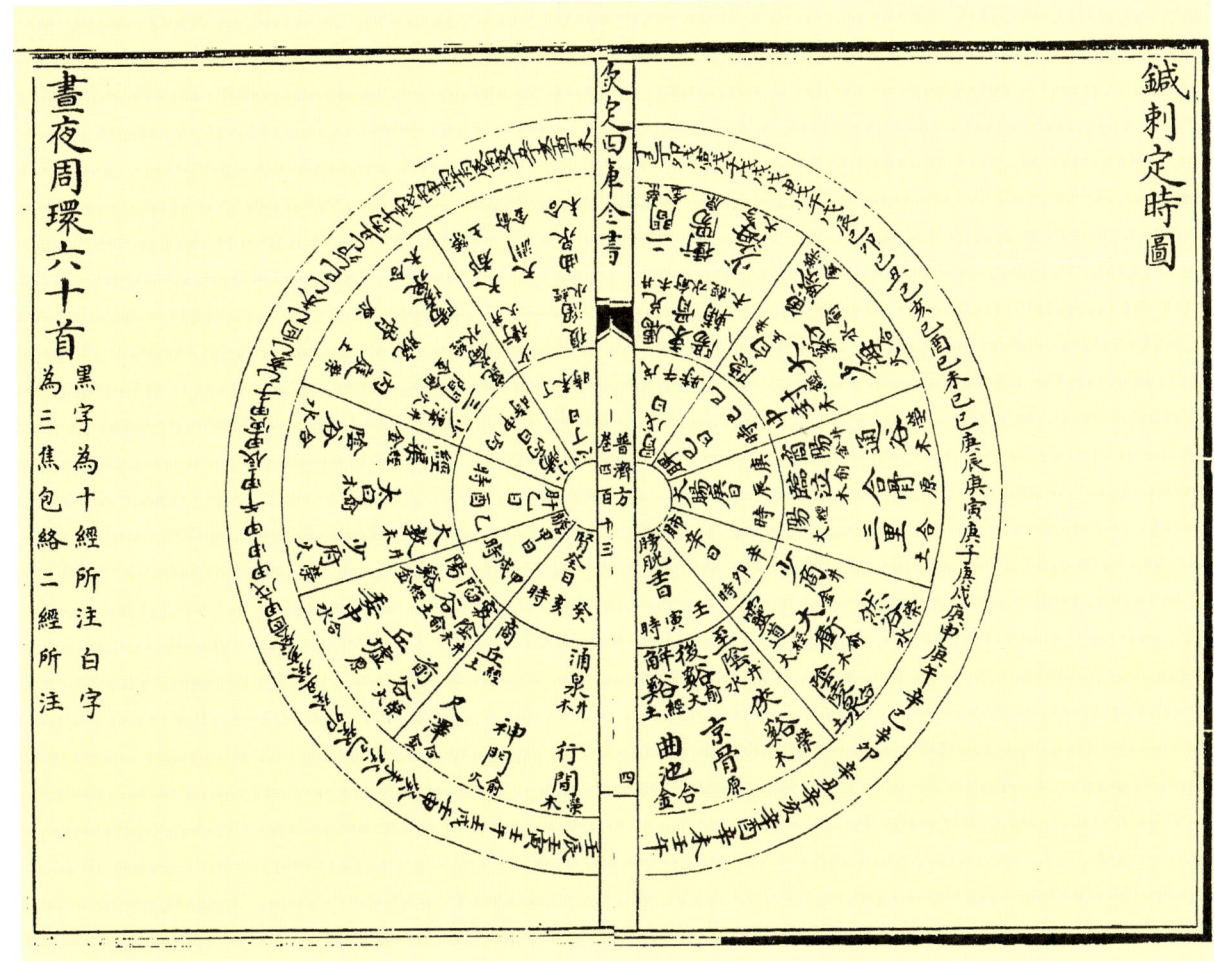

针刺定时图（图见上）

昼夜周环六十首黑字为十经所注，白字为三焦、包络二经所注

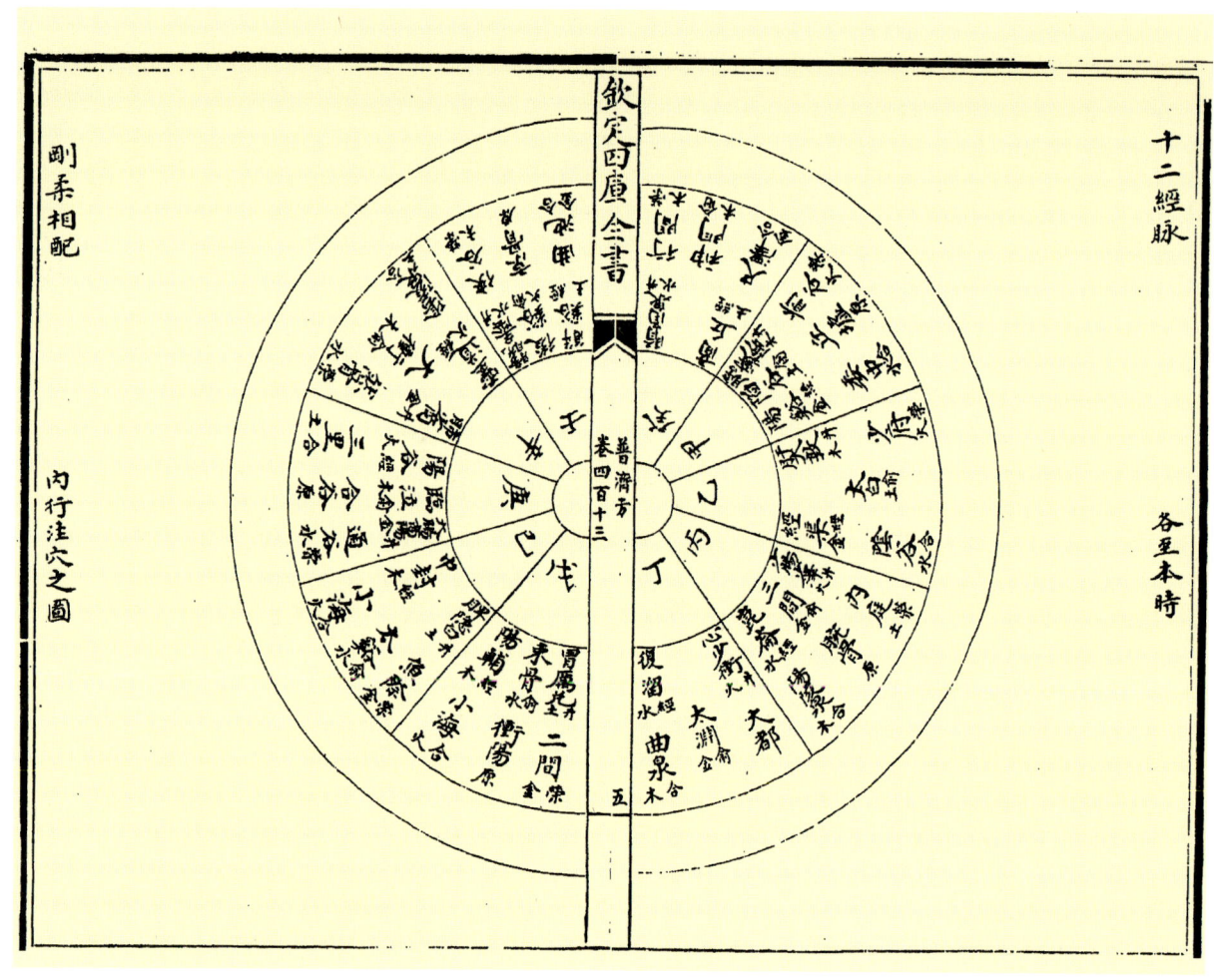

十二经脉　各至本时　刚柔相配　内行注穴之图（图见上）

十经血气，皆出于井，入于合。各注井、荥、俞、经、合无休矣。或曰：脉有十二经，又因何只言十经，其余二经不言者何？答曰：其二经者，三焦是阳气之父，心包络是阴血之母也。此二经尊重，不系五行之所辅，主受纳十经血气养育，故只言十经阴阳二脉，逐日各注井、荥、俞、经、合各五时辰毕，则归其本。此二经亦各注井、荥、俞、经、合五穴，方知十二经遍行也。

三焦经

关冲阳井　液门荥　中渚俞　阳池原　支沟经　天井合

每日遇阳干合处，注此六穴。如甲日甲戌时，至甲申时，为阳干合也。

心包经

中冲阴井　劳宫荥　大陵俞　间使经　曲泽合

每日遇阴干合处，注此五穴。假令甲日甲戌时，胆气初出为井，己巳时脾出血为井，阴阳并行。阳日，气先血后，阴日，气后血先。己巳时至己卯时为阴干合也。余干日辰皆依此。

连前共六十穴[1]，合成六十首，每一穴分得一刻六十分六十厘六毫六丝六忽六秒，此是一穴之数。六十穴合成一日，每一时辰相生养子五度，各注井、荥、俞、经、合五穴，昼夜十二时辰，气血行过六十俞穴也。欲知人气所在，用五子元遁日时，观前图可见六十首，是活法。依此井荥刺病甚妙。

五子元遁日时歌

甲己之日丙作首，
乙庚之辰戊为头，
丙辛便从庚上起，
丁壬壬寅顺行流，
戊癸甲寅定时候，
六十首法助医流。

[1]连前共六十穴：原作"通前共十穴"，据《针灸四书·子午流注针经》改。

足少阳胆之经

阳干注腑　阴干注脏

甲日　甲与己合　胆引气行　木原在甲

甲日　甲戌时胆为井木

丙子时小肠为荥火

戊寅时胃为俞土

并过本原丘墟穴　木原在寅。

庚辰时大肠为经金

壬午时膀胱为合水

甲申时气纳三焦　谓甲合还原化本

胆：窍阴为井胆中行，胁痛烦热又头痛，喉痹口干并臂痛，一针难步却须行。

小肠：前谷为荥属小肠，喉痹颔肿嗌咽干，颈项臂痛汗不出，目生翳膜并除痊。

胃：陷谷胃俞节后边，腹痛肠鸣痎疟缠，面目浮肿汗不出，三分针入得获痊。

胆原：丘墟为胆是为原，胸胁满痛疟安缠，腋肿髀枢腿酸痛，目生翳膜并除痊。

大肠：阳谷为经表腕边，颠狂喜笑鬼神言，心烦目赤头风痛，热病心惊针下痊。

膀胱：委中合穴腘纹中，腰脊沉沉溺失频，髀枢痛及膝难屈，取其经血使能平。

足厥阴肝之经

乙日　乙与庚合　肝引血行

乙日　乙酉时肝为井木

丁亥时心为荥火

己丑时脾为俞土

辛卯时肺为经金

癸巳时肾为合水

乙未时血纳包络。

肝：大敦为井注肝家，心痛腹胀阴汗多，中热尸厥如死状，血崩脐痛用针加。

心：少府心荥本节中，少气悲忧虚在心，心痛狂颠实谵语，寒热胸中便下针。

脾：太白脾俞骨下分，身热腹胀血便脓，吐逆霍乱心中痛，下针一刺得安宁。

肺：经渠肺经热在胸，掌后寸口脉陷中，热喘病疼心吐逆，禁灸神针有大功。

肾：阴谷肾合膝后分，脚痛难移好用针，小腹急痛并漏下，小便黄赤建时寻。

手太阳小肠之经

丙日　丙与辛合　火原在子　火入水乡　小肠引气出行

丙日　丙申时小肠为井火

戊戌时胃为荥土

庚子时大肠为俞金　并过本原腕骨穴，故火原在子

壬寅时膀胱为经水

甲辰时胆为合木

丙午时气纳三焦

小肠：少泽元本手太阳，井注喉痹舌生疮，臂痛咳嗽连项急，目生翳膜一针康。

胃：内庭胃荥本间中，四肢厥逆满腹疼，口喎牙痛依穴用，使下神针便去根。

大肠：三间为俞本节后，喉痹咽哽齿龋痛，胸满肠鸣洞泄频，唇焦气喘针时定。

小肠：腕骨为原手踝中，热病相连汗出频，目中泪出兼生翳，偏枯臂举只神针。

膀胱：昆仑为经外后跟，腰痛腰重更难行，头痛吐逆并腹胀，小儿痫搐一齐针。

胆：阳陵泉穴胆合间，腰伸不举臂风痛，半身不遂依针刺，膝劳冷痹下针安。

手少阴心之经

丁日　丁与壬合　心引血行

丁日　丁未时心为井火

己酉时脾为荥土

辛亥时肺为俞金

癸丑时肾为经水

乙卯时肝为合木

丁巳时血纳包络

心：少冲为井是心象，热病烦满上气多，虚则悲惊实喜笑，手挛臂痛用针加。

脾：大都脾荥本节中，热病相连是逆行，腹满烦闷并吐逆，神针一刺即时宁。

肺：太渊肺俞掌后寻，呕吐咳嗽腹膨膨，眼目赤筋白翳膜，心疼气上一般针。

肾：复溜肾经鱼肚中，面目眩眩喜怒停，腹内雷鸣并胀满，四肢肿痛刺时灵。

肝：曲泉肝合蹯骨中，女人血瘕腹肿疼，身热喘中气劳病，足痛泄利又便脓。

足阳明胃之经

戊日　戊与癸合　土原在戌　胃引气出行

戊日　戊午时胃为井土

庚申时大肠为荥金

壬戌时膀胱为俞水

并过本原冲阳穴，故土原在戌

甲子时胆为经木

丙寅时小肠为合火

戊辰时气纳三焦

胃：厉兑为井主胃象，尸厥口噤腹肠滑，汗病不出如疟状，齿痛喉痹针刺佳。

大肠：二间庚荥本节中，喉痹鼻衄在心惊，肩臂疼时依此用，下针牙痛更无根。

膀胱：束骨壬俞本节中，耳聋项急本穴寻，要风目眩并背痛，针之必定有神功。

胃：冲阳为原动脉中，偏风口眼注牙疼，寒热往来如疟状，遇时取效有同神。

胆：阳辅胆经四寸间，筋挛骨痛足肿寒，风痹不仁依此用，神针一刺不须难。

小肠：小海为合肘上中，寒热风肿项头疼，四肢无力难举步，遇时针刺有神灵。

足太阴脾之经

己日　甲与己合　脾引血行

己巳时脾为井土

辛未时肺为荥金

癸酉时肾为俞水

乙亥时肝为经木

丁丑时心为合火

己卯时血纳络。

肺：隐白为井足太阴，腹胀喘满吐交横，鼻衄滑肠食不化，月经不止血山崩。

脾：鱼际为荥热汗风，咳嗽头痛痹主胸，目眩少气咽干燥，呕吐同针有大功。

肾：太溪肾俞内踝下，足厥心疼呕吐涎，咳嗽上气并脉短，神针到后病伏潜。

肝：中封为经内踝前，振寒痠疟色苍苍，脐腹痛时兼足冷，寒疝相连针下康。

心：小海心合曲节间，齿疼呕逆满心胸，头项痛时涕与笑，用针一刺管惊人。

手阳明大肠之经

庚日　庚与乙合　金原在申　大肠引气出行

庚日　庚辰时大肠为井金

壬午时膀胱为荥水

甲申时胆为俞木

并过本原合谷穴，金原在申

丙戌时小肠为经火

戊子时胃为合土

庚寅时气纳三焦

大肠：商阳为井大肠中，次指指上气注胸，喘逆热病并牙痛，耳聋寒热目赤红。

膀胱：通谷为荥本节游，头重鼻衄项筋收，目视眈眈胸中胀满，饮食不化即时休。

胆：临泣胆俞节后边，中满缺盆肿项咽，月事不调依此用，气噎如疟当时安。

大肠：合谷为原歧骨中，痹痿漏下热生风，目视不明并齿痛，牙关口噤一针功。

小肠：阳谷为经侧腕中，癫疾狂走妄言惊，热病过时汗不出，耳聋齿痛目眩针。

胃：三里胃合膝下分，诸般疾病一般针，须去日上加时下，方知世上有名人。

手太阴肺之经

辛日　丙与辛合　肺引血出行

辛日　辛卯时肺为井金

癸巳时肾为荥水

乙未时肝为俞木

丁酉时心为经火

己亥时脾为合土

辛丑时血纳包络

肺：少商肺井注心中，寒食咳逆喘胀冲，饮食不下咽喉痛，三棱针刺血为功。

肾：然谷肾荥内踝寻，喘呼少气足难行，小儿脐风并口噤，神针并灸得安宁。

肝：太冲肝俞本节后，腰引少腹小便脓，淋沥足寒并吐血，漏下女子本中痛。

心：灵道为经掌后真，心痛肘挛悲恐惊，暴喑即便难言语，建时到后即宜针。

脾：阴陵泉穴脾之合，腹肾喘逆身难卧，霍乱疝瘕及腰疼，小便不利针时过。

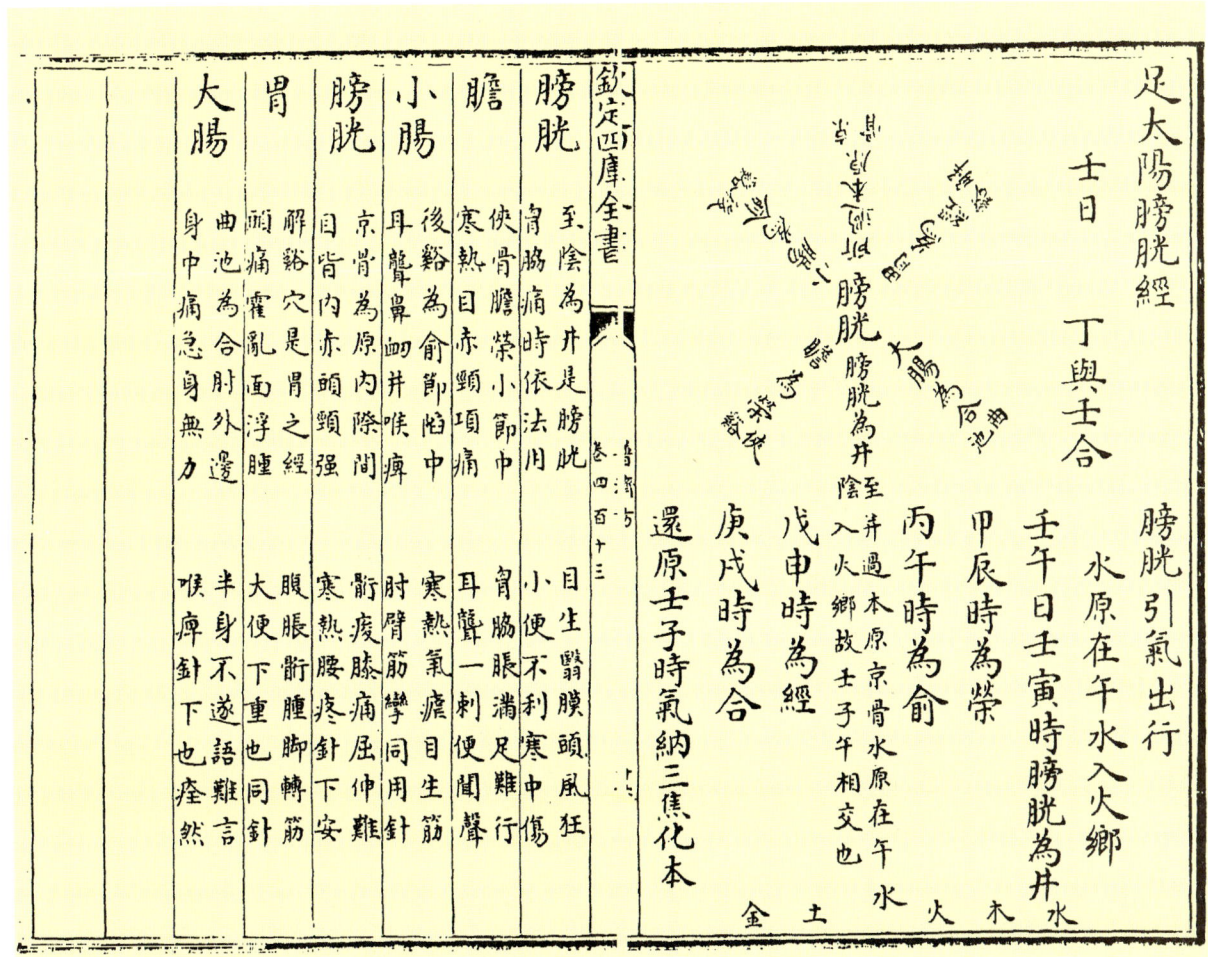

足太阳膀胱经

壬日　丁与壬合　水原在午　水入火乡　膀胱引气出行

壬午日　壬寅时膀胱为井水

甲辰时胆为荥木

丙午时小肠为俞火　并过本原京骨穴，水原在午，水入火乡，故壬，子午相交也

戊申时胃为经土

庚戌时大肠合金

壬子时气纳三焦，还原化本

膀胱：至阴为井是膀胱，目生翳膜头风狂，胸胁痛时依法用，小便不利寒中伤。

胆：侠骨胆荥小节中，胸胁胀满足难行，寒热目赤颈项痛，耳聋一刺便闻声。

小肠：后溪为俞节陷中，寒热气疟目生筋，耳聋鼻衄并喉痹，肘臂筋挛同用针。

膀胱：京骨为原肉际间，骭酸膝痛屈伸难，目眦内赤头颈强，寒热腰疼针下安。

胃：解溪穴是胃之经，腹胀胻肿脚转筋，头痛霍乱面浮肿，大便下重也同针。

大肠：曲池为合肘外陷，半身不遂语难言，肘中痛急伸无力，喉痹针下也瘥然。

手少阳三焦之经 三焦者是十二经宣通荣卫经之根本，气生之原主。

三焦与包络合为表里，历五脏六腑

壬子时三焦关冲为井金

甲寅时为荥水

丙辰时为俞木

并过本原阳池

戊午时为经火

庚申时为合土

壬戌时气入行

金：三焦之井号关冲，目生翳膜主头痛，臂肘痛攻不能举，喉痹针刺取其灵。

水：液门为荥刺陷中，惊悸痛热共头痛，目赤齿血出不定，三棱针刺即时灵。

木：中渚为俞节后寻，热病头疼耳不闻，目生翳膜咽喉痛，针入三分时下明。

三焦原：阳池为原腕表中，寒热如疟积心胸，臂痛身沉难举步，一针当面有神功。

火：支沟为经腕后真，热病臂肘痛兼疼，霍乱吐时并口噤，一针得气便醒醒。

土：天井为合肘外寻，风痹筋挛及骨疼，咳嗽不食并惊悸，心胸气上即时针。

手厥阴心主包经

心主与三焦为表里

癸丑时包为井木

乙卯时为荥火

丁巳时为俞土

己未时为经金

辛酉时为合水

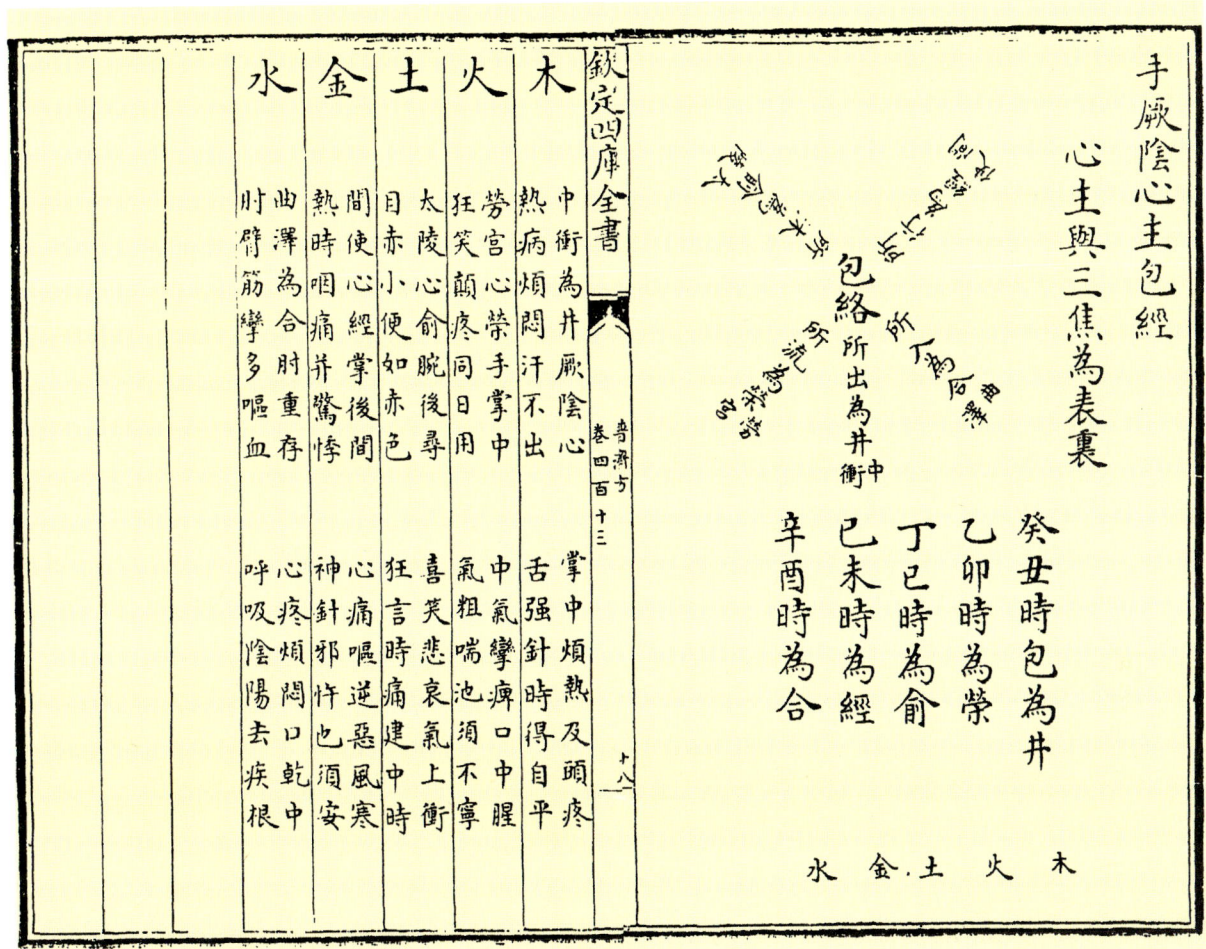

木：中冲为井厥阴心，掌中烦热及头疼，热病烦闷汗不出，舌强针时得自平。

火：劳宫心荥手掌中，中气挛痹口中腥，狂笑颠疾同日用，气粗喘逆也须宁。

土：大陵心俞腕后寻，喜笑悲哀气上冲，目赤小便如赤色，狂言头痛建时中。

金：间使心经掌后间，心痛呕逆恶风寒，热时咽痛并惊悸，神针邪忤也须安。

水：曲泽为合肘里存，心疼烦闷口干中，肘臂筋挛多呕血，呼吸阴阳去疾根。

足少阴肾之经

癸日　戊与癸合　肾引血行

癸日　癸亥时肾为井水

乙丑时肝为荥木

丁卯时心为俞火

己巳时脾为经土

辛未时肺为合金

癸酉时血纳包络。

肾：涌泉为井肾中寻，大便秘结与心疼，身热喘时同日刺，足寒逆冷也安平。

肝：行间肝荥大指间，咳逆呕血更咽干，腰痛心疼如死状，溺难寒疝下针安。

心：神门心俞掌后寻，恶寒心疼不食中，身热呕血多痫病，下针得刺有神功。

脾：商丘脾经踝下寻，腹胀肠鸣痛作声，身寒逆气并绝子，血气轮流此处存。

肺：尺泽肺合在肘中，手挛风痹气冲胸，咳嗽口舌干喉痛，五子元建法中寻。

十二经流注五脏六腑明堂

肺人： 肺者，脏也，两旁一十八穴。《甲乙经》

肺出于少商，少商者，木也。在手大指端内侧，出手甲角如韭叶，手太阴脉之所出也。为井，冬三月宜灸之。流于鱼际，鱼际者，火也。在手大指本节后内侧散脉中，手太阴脉之所流也。为荣，春三月宜灸之。注于太渊，太渊者，土①也。在手掌后陷者中，手太阴脉之所注也。为俞，夏三月宜灸之。行于经渠，经渠者，金也。在寸口陷者中，手太阴脉之所行也，为经，不可灸，伤人神明。入于尺泽，尺泽者，水也。在肘中约上②动脉，手太阴脉之所入也，为合，秋三月宜灸之。

少商 在手大指端内侧，去爪甲如韭叶。灸一壮。主疟，寒厥及热厥，烦心③善哕，心满而汗出，寒濯濯，热烦，手臂不仁，唾沫唇干，及热烦心，引食，手挛指痛，肺胀上气，耳中生风，咳喘逆，痹臂痛，呕吐，食饮不下，彭彭然。热病象疟，振栗鼓颔，腹胀俛倪，喉中喘，耳前痛。甄权云：在手大拇指甲骨外畔当角一韭叶，白肉际宛宛中是也。此脉肺之候论藏凑，不宜灸之。忌生冷热食。

鱼际 在手大指本节后内侧散脉中，灸三壮。主虚极，洒洒毛起，恶风寒，舌上黄，身热，咳嗽，喘病走胸背，不得息，头痛甚，汗不出，寒厥及烦热心，少气不足以息。阴湿痒，腹痛不下饮食，肘挛，支满，喉中焦干，竭痓上气。热病，振栗鼓颔，腹满，阴痿，咳引尻漏出，虚也。膈中虚，饮食呕，身热，汗不出，数唾涎，

---

① 土：原作"火"，据《针灸甲乙经》卷三第二十四改。
② 约上：《外台秘要》卷三十九作"约纹"，义长。
③ 及热厥，烦心：原无，据《针灸甲乙经》卷七第五补。

呕吐血下，肩背寒热，脱色，目泣出，皆虚也。色不变者，肺心痛也。短气，心痹，悲怒逆气，恐，狂易，霍乱，胃气逆。

太渊 在手掌后陷者中，灸三壮。主痹逆气寒，厥逆烦心，善唾哕噫，胸满激呼，胃气上逆，心痛，咳逆，烦闷不得卧，胸中满喘，背痛，肺胀满彭彭，臂厥。肩膺胸满痛，目中白翳，眼青，转筋，掌中热，乍寒乍热，缺盆中相引痛，数欠，喘不得息，臂内廉痛，膈饮烦满。病温身热，五日以上汗不出。厥心痛，卧若从中心间痛，动作痛益甚。色不变者，肺心痛也。如乳噫，胃气上逆，心痛，唾血振寒，嗌干狂言，口僻，肘中痛，皆疟痹胃也。

经渠 在寸口陷者中，不可灸，伤人神明。主疟寒热，胸背急，胸中彭彭然，甚即交两手如瞀，为暴痹。喘逆喉痹，掌中热，咳逆上气，喘息数欠，热病汗不出，心痛欲呕也。

列缺 手太阴络。去腕上一寸半。灸五壮。甄权云：腕后臂侧二寸，手交叉食指两筋骨宛宛中是也。主偏风口㖞，半身不遂，腕劳，灸三壮。主疟甚热，惊痫，如有见者。咳喘，掌中热。虚则肩背寒栗，少气不足以息，寒厥，交两手如瞀，为口沫出。实则肩背热痛，汗出，四肢肿，身温。时时热，饥则烦，饱则面色变。口噤不开，恶风，泣血出。喉痹，咳嗽上气，数欠，四肢厥逆，喜笑弱白。热病，先手臂痛，身热瘦疭，喜笑纵唇口，咽干鼻张，呕吐，汗出如连珠，小便白，热痛。两乳下三寸坚，胁下满，心悸善忘，口中沫出。

孔最 手太阴郄，去腕上五寸。灸五壮。主热病汗不出。此穴可灸五壮，汗即出。并主臂厥头痛。

尺泽 在肘中约纹上动脉。灸三壮。甄权云：在臂屈横纹中两筋骨罅陷者宛宛中。不宜灸。主喉痹，上气，舌干，胁痛，心彭彭痛，咳逆上气，心烦肩寒，少气不足以息，腹胀，喘逆，振栗，瘦疭，手不伸，咳嗽唾浊，气膈，善呕，鼓颔不得汗，烦满身痛。因为纵衄唾血，时寒时热。胞中有大瘕，瘀积，与阴相引痛。若穴泄之，并主喉痹哽噎，寒热。实则肩背热痛，汗不出，四肢暴肿；虚则臂背寒，短气心烦，癫疾，呕沫，手臂不得上头，肘痛也。

侠白 在天府下，去肘下五寸动脉，手太阴别。灸五壮。主心痛，咳逆，干呕，烦满。

天府 在腋下三

寸臂臑内廉动脉，手太阴脉气所发。禁不可灸，使人逆气。主咳上气，喘不得息，暴瘴内逆，肝肺相搏，口鼻出血，身胀逆息，不能卧，风，汗不出，身肿，喘喝，多睡，恍惚善忘，嗜卧不觉。甄权、《千金》、扬操同也。

大肠人： 大肠者，肺之腑也。两傍四十二穴。并下三单穴，共四十五穴。《甲乙经》

大肠出于商阳。商阳者，金也。一名绝阳。在手大指次指内侧，去爪角如韭叶。手阳明脉之所出也，为井。冬三月宜灸之。流于二间，二间者，水也。一名间谷，在手大指次指本节前内侧陷者中。手阳明脉之所溜也，为荥。春三月宜灸之。注于三间，三间者，木也。一名少谷。在手大指本节后内侧陷者中。手阳明脉之所注也，为俞。夏三月宜灸之。过于合谷。一名虎口。在手大指岐骨间。手阳明脉之所过也，为原。行于阳溪，阳溪者，火也。一名中魁。在腕中上侧两筋间陷者中。手阳明脉之所行也，为经。入于曲池，曲池者，土也。在肘外辅屈肘曲骨之中。手阳明脉之所入也，为合。秋三月宜灸之。

商阳 一名绝阳。在手大指次指内侧，去爪甲角如韭叶。灸三壮。右取左，左取右。如食顷立已。主气满，胸中喘息，支胁。热病汗不出，耳中风，耳鸣耳聋，时不闻。热疟，口干，下齿痛，瘘引口中。恶寒颔肿，肩痛引缺盆，喉痹，青盲是也。

二间　一名间谷。在手大指次指本节前内侧陷者中。灸三壮。主人多卧，善唾，肩髃痛寒。鼻鼽赤衄血，侵淫起，面身热，喉痹如哽，皆伤急振寒，肩疼齿痛也。

三间　一名少谷。在手大指次指本节后内侧陷者中。灸三壮。主喉痹肿如哽，齿龋痛，面清，多卧，善唾，胸满，肠间痛。疟寒热，唇口干，身干，喘急，目急痛，善惊。

合谷　一名虎口。在手大指岐骨间。灸三壮。主寒热疟，狂易，鼻鼽衄。热病汗不出，头痛，舌干齿龋，善惊，喉痹，腓痿。鼻衄不止，唇吻不收，耳聋，耳中不通，喑不能言，口噤不开。

阳溪　一名中魁。在腕中上侧两筋间陷者中。灸三壮。主热病烦心，瞋目目痛泣出，厥逆头痛，胸满不得息，寒热，癫疾，呕沫。狂笑见鬼，耳聋耳鸣，齿痛，惊掣，疟寒甚。热病，肠澼，臑肘臂痛，虚则气膈满，肩不举，吐舌，戾颈，妄言，痂疥。

偏历　手阳明络。在腕后三寸。灸三壮。主风疟汗不出，寒热，风痛汗不出，瞋目，目䀮䀮，癫疾多言，耳鸣口僻，烦，肿，实则聋，喉痹，不能言，齿龋痛，鼻鼽衄；虚则痹膈也。

温留　一名逆注，一名蛇头。手阳明郄。在腕后小士五寸。大士六寸。灸三壮。主肠鸣而痛，伤寒伤热，头痛哕衄，肩不举，疟，面赤肿，口齿痛，癫疾，吐舌鼓颔，狂言见鬼，喜卧，喉痹不能言，虚气面肿。

下廉　在辅骨下，去上廉一寸，怒辅齐兑肉分外斜。灸三壮。主眼痛热，溺黄色。

上廉　在三里下一寸。手阳明脉之会。灸三壮。主小便黄，肠中鸣相追。

三里　在曲池下二寸，按之肉起，兑兑肉之端。灸三壮。主腹䐜时寒，微腰痛不得卧，齿痛颊肿也。

曲池　在肘外辅骨屈肘曲骨之中。灸三壮。主肩肘中痛，难屈伸，手不可举。喉痹不能言，目不明。腕急身热，惊狂躄瘘重，瘘痂，癫疾，吐舌，胸中满，耳前痛，齿痛，目赤痛，颈肿，寒热，渴饮辄汗出，不饮则皮干热。伤寒余热不尽。

肘髎　在肘大骨外廉陷中。灸三壮。主肩肘节戾重，痹痛以至不可屈伸。

五里　在肘上三寸。又，行向里大脉中央。灸十壮。主风劳惊恐，吐血，肘不能举，风痛，嗜卧，四肢不欲动摇，身黄，寒热颈肿，咳逆呼吸，瞧目，目眵眵，少气，痃疟，心下胀满痛，上气。左取右，右取左。

臂臑　在肘上七寸䐃内端。手阳明络会。灸三壮。主寒热，颈瘰，历肩痛，不可举。

臑会　一名臑扁。在臂前廉去肩头三寸。手阳明之络。灸五壮。主颈瘰，臂气痛，气肿，理阴气。

肩髃　在肩端臑上，斜举臂取之。灸三壮。主肩重不举，臂痛。

肩髎　在肩端两骨间。手阳明、蹻脉之会。灸三壮。主肩中热，指臂痛。

巨骨　在肩端上行两叉骨陷者中。手阳明、蹻脉之会。灸三壮。主背痹痛，臂不举，血瘀，肩中痛，不能动摇。

扶突　一名水穴。在曲颊下一寸人迎后。手阳明脉气所发。仰而取之。灸三壮。主咳逆上气。

天鼎　咽喉鸣喝，喘息，暴暗气哽。在颈缺盆直扶突气之舍后一寸半。手阳明脉气所发。主鼻室口僻，清涕出，不可止，衄，有痈，口噤不可开。

水沟　在鼻柱下人中，督脉、手阳明脉之会，直唇取之。灸三壮。主寒热头痛癫疾，互引水肿，人中尽满，唇反者死。振寒，手卷前僵。鼻衄不能息，鼻不收涕，不知香臭。衄不止，口不噤，不进水浆，喎僻，瞑目也。

兑端　在唇上端。手阳明脉气所发。灸三壮。主寒热，鼓颔口喎，癫疾吐沫，寒热痓互引，唇吻强，上齿龋，消渴，嗜饮，目瞑，身汗出，衄血不止。

龈交　在唇内齿上龈缝。灸三壮。主痓，烦满寒热，口僻，癫疾互引，目痛不明，齿间出血。有伤酸齿尖落痛，口不可开，引鼻中，鼻中息肉，鼻室，喘息不利，头颔颐中痛，鼻中有蚀疮。

肝人：肝人者，脏也。两旁二十二穴。《甲乙经》。

肝出于大敦，大敦者，木也。在足大指端。去爪甲韭叶及三毛中。足厥阴脉之所出也，为井。冬三月宜灸之。流于行间，行间者，火也。在足大指间，动脉应手陷者中。足厥阴脉之所溜也，为荥。春三月宜灸之。注于太冲，太冲者，土也。在足大指本节后二寸，或一寸半陷者中。足厥阴脉之所注也，为输。夏三月宜灸之。行于中封，中封者，金也。在足内踝前一寸，仰足取之陷者中，伸足乃得之。足厥阴脉之所行也，为经。入于曲泉，曲泉者，水也。在膝内辅骨下大筋上、小筋下陷者中，屈膝而得之。足厥阴脉之所入也，为合。秋三月宜灸之。

大敦　在足大指端去爪甲如韭及三毛中。灸三壮。主卒心痛，汗出，阴跳，遗溺，小便难而痛。厥阴上入腹中，寒疝，阴挺出，阴偏大肿，腹脐痛，胸中悒悒不乐。小儿痛，㿉疝，遗清溺。虚则病诸瘕颓，实则癃闭，少腹中热。若寝尸厥，死不知人，脉动如故。

行间　在足大指间动脉应手陷者中。灸三壮。主咳逆上气，唾沫，溺难痛，白浊，卒疝，少腹肿，咳逆呕吐。卒阴跳，腰痛不可以俯仰。面仓黑热，腹中胀满，身热厥痛，心痛，色苍苍然如死状，终日不得太息，肝心痛也。月事不利，见赤白而有身反败，阴寒，腹痛上支心，心下满如癃，茎中痛，怒瞋不欲视，泣出，长太息。癫疾，短气，呕血，胸背痛。若惊悲不乐，厥胫，足下热，面尽热，嗌干渴，喉痹口㖞，喉咽如振状也。

太冲　在足大指本节后二寸半，或一寸半陷者中。灸三壮。主腰痛，少腹满，小便不利如癃状，羸瘦，意恐惧，气不足，胸中常悒悒，狐疝环脐痛，阴骞，两丸缩腹坚，不得卧。黄疸，热中善渴。女子疝及少腹肿，溏泄，癃，遗溺，阴痛。面苍黑，目下痛，暴胀，胸胁支满，足寒，大便难，面唇色白，时时呕血。男子精不足，女子漏血乳难。呕，厥寒，时有微热，胁下支满，喉痹，痛，嗌干。膝外廉痛，淫泺胫酸，腋下肿，马刀瘘。肩肿，唇伤痛，色苍苍然如死状，终日不得太息者，肝心痛也。

中封　在足内踝前一寸，仰足而取之陷者中，伸足乃得之。灸三壮。主色苍苍然，太息如将死状。振寒，小便白，便难，痿厥，身体不仁，手足偏小。颓疝，阴暴缩入腹。胆疝疼，脐少腹引腰中痛。身黄，时有微热，不嗜食。膝内廉内踝前痛，少气身湿。女子小腹大，乳难，嗌干嗜饮，夹脐疝也。

蠡沟　足厥阴络，在内踝上五寸。灸三壮。主女子疝，少腹肿，赤白淫，时多时少。阴跳，腰腹痛。实则挺长，寒热挛，阴暴痛，遗溺偏大；虚则暴痒，肿睾卒疝，小便不利如癃状。数噫，恐悸，气不足，心中悒悒，少腹痛，喉中有热如息肉状，如著欲出。背挛不可俯仰。

中郄　一名中都，足厥阴郄，在内踝上七寸胫骨中。灸五壮。主颓疝，崩中，腹上下痛，肠澼，亦止精。

膝关　在犊鼻下二寸陷者中，足厥阴脉气所变。灸五壮。主膝内廉痛引膑，不可屈伸，连腹引咽喉痛是也。

曲泉　在膝内辅骨下大筋上、小筋下陷者中，屈膝乃得之。灸三壮。主女子疝瘕，按之如汤沃两股中，少腹肿，阴挺出痛，经水来下血，阴中肿或痒，沥青汁若葵，血闭。颓疝，阴跳痛引脐中，不得屈伸。阴痿，腹胁下支满，癃闭，少气泄利，四肢不举。实则身热，头眩痛，汗不出，目䀮䀮筋挛，膝不可屈伸，发狂，衄血，喘呼，少腹痛引咽喉，病泄水下血也。

阴包　在膝上四寸股内廉两筋间，足厥阴别走。灸三壮。主腰痛、少腹痛。

五里　在阴廉下二寸，去气冲三寸，阴股中动脉。灸三壮。主少腹中满，热闭不得溺。

阴廉　在羊矢下，去气冲二寸动脉，灸三壮。主妇人绝产，若未曾产者。

胆人：胆者，肝之腑也。两旁一百四穴。

《甲乙经》

胆出于窍阴，窍阴者，金也。在足小指次指之端，去爪甲如韭叶，足少阳脉之所出也。为井。冬三月宜灸之。流于侠溪，侠溪者，水也。在足小指次指岐骨间，本节前陷者中，足少阳脉之所溜也，为荥。春三月宜灸之。注于临泣，临泣者，木也，在足小指次指间本节后陷者中，去侠溪一寸半，足少阳脉之所注也，为输。夏三月宜灸之。过于丘墟。在足外廉踝下如前陷者中，去临泣三寸，足少阳脉之所过也。行于阳辅，阳辅者，火也。在足外踝上四寸辅骨前绝骨端，如前三分许，去丘墟七寸，足少阳脉之所行也，为经。入于阳陵泉，阳陵泉者，土也。在膝下一寸外廉陷者中，足少阳脉之所入也，为合。秋三月宜灸之。

窍阴　在足小指次指之端，去爪甲如韭叶。灸三壮。主胁痛，咳逆不得息及喘，爪甲上与肉分者。左取右，右取左，立已。不已复取之。手足清，烦热，汗不出，四肢转筋，头疼如锥刺之，循循然不可以动，动益烦心。喉痹，舌卷，口干，胸内廉痛，不可反侧，耳聋耳鸣。

侠溪　在足小指次指岐骨间本节前陷者中。灸三壮。主胸中支满，寒如风吹状，寒热。热病汗不出，目外眦赤痛，头眩，两颔痛。逆寒汗不出。多汗，耳鸣聋，目痒，胸中痛不可反侧，痛无常处。痎疟，狂疾。

地五会　在足小指次指本节后陷者中。不宜灸，使人瘦，不出三年死。主内伤唾血不足，外无膏泽，乱肿也。

临泣　在足小指次指间本节后，去侠溪一寸半陷者中。灸三壮。主厥逆，气喘胸满，中风，身汗不出而清。髋髀中痛，不得行。足皮痛，胸中满，腋下肿，马刀瘘。喜自啮颊。天牖中肿。淫泺胫酸，头眩，枕骨颔颅痛，目涩身痹，洒淅振寒，季胁下支满。寒热，胸胁腰腹膝外廉痛。月水不利，见血而有身败则及乳肿。胸痹，心一痛不得息，痛无常处。大风目外痛，身热痱，缺盆中痛，疟日西发。

丘墟　在足外廉踝下如前陷者中，去临泣三寸。灸三壮。主目视不明，振寒，目翳，瞳子不见。腰胁痛，脚酸转筋，胸胁痛，善太息，胸满彭彭然。疟振寒，腋下肿，瘘厥寒，足腕不收，坐不能起。髀枢脚痛，大疝腹坚，寒热胫肿，狂疾。

悬钟　足三阳之络，在外踝上三寸陷者中，按之阳明脉绝乃取之。灸五壮。主肠满，胸中有热，不嗜食，小儿腹满，不能饮食。

光明　足少阳络，在外踝五寸。灸五壮。主身体寒少热甚，恶心惕然。此与绝骨穴疗病同功。主淋漓胫酸，热病汗不出，狂痛，虚则痿，坐不能起；实则厥胫热膝痛，身体不仁，手足偏小，啮颊，不能俯仰。

外丘　足少阳郄，少阳所生，在外踝上七寸。灸三壮。主肤痛，痿痹，骨胁满，头痛，项内寒热，癫疾，常呕沫。

阳辅　在外踝上四寸，辅骨前绝骨之端，如前三分许，去丘墟七寸。灸三壮。主寒热腰痛，如小锤居其中，沸然肿，不可以咳，咳则崩缩及诸节痛，上下无常处。寒热酸痛，四肢不举，腋下肿，马刀挟瘘。髀胻胫骨摇酸，痹不仁，喉痹。

阳交　一名别阳，一名足䯒。阳维郄，在外踝上七寸，斜属三阳分肉间。灸三壮。主寒厥癫疾，瘈疭惊狂，喉痹，胸满，面肿，寒热，髀胫不收，喑不能言。

阳陵泉　在膝下一寸外廉陷者中，足少阳脉气所发。灸三壮。主太息，口苦，咽中介介，数唾。胁下支满，呕吐逆，髀痹，引膝股外廉不仁，筋急，呕宿汁，心澹澹，恐如人将捕之，胆胀。

阳关　在阳陵泉上三寸，犊鼻外陷

者中。不宜灸。主膝外廉痛不可曲伸。胫痹不仁。

中渎 在髀外膝上五寸分肉间陷者中。足少阳脉气所发。灸五壮。主寒气在分肉间，痛上下者，痹不仁也。

环跳 在髀枢中，侧卧伸下足、屈上足取之，足少阳脉气所发。灸五十壮。主枢中痛，不可举，腰胁相引急痛，髀筋瘈，胫痛不可屈伸，痹不仁。

本神 在曲差旁一寸半，直耳上入发际四分，足少阳、阳维之会。灸五壮。主头目眩痛，颈项强急，胸胁相引，不得倾侧。癫疾呕沫，小儿惊痫。

头维 在额角发际，本神旁一寸五分。禁不可灸。主寒热头痛如破，目痛如脱，喘逆，烦满呕吐，流汗难言。

临泣 当目上，直上入发际五分陷者中。足少阳、太阳之会。灸三壮。主颊清，不得视，口沫泣出，两目眉头痛，小儿惊痫反视。

目窗 一名至荣，在临泣后一寸，足少阳、阳维之会。灸三壮。主头痛，目瞑，远视，上齿龋肿。

正营 在目窗后一寸，足少阳、阳维之会。灸五壮。主牙齿痛，唇吻强，上齿龋痛，恶寒。

承灵 在正营后一寸半，足少阳、阳维之会。灸五壮。主脑风头痛，恶见风寒，鼽衄，鼻窒，喘息不通。

脑空 一名颞颥，在承灵后一寸半，侠玉枕骨下陷者中，足少阳、阳维之会。灸五壮。主头痛身热，引两颔急。脑风，目瞑头痛，风眩目痛。鼻管疽，发为厉鼻。癫风，劳疾急瘦。

风池 在颞后发际陷者中，足少阳、阳维之会。灸五壮。主寒热癫疾僵仆，狂热，病汗不出，头眩痛，疟，颈项痛不能顾，目泣出互引鼻鼽衄，目内赤痛，气发耳塞，目不明，喉痹，腰伛偻，引项挛宁不收。

颅息 在耳后青脉间，足少阳脉气所发。灸三壮。主身热，头胁痛，不可反侧。小儿痫喘不得息，耳鸣。

悬颅 在曲周颞颥上廉，足少阳脉气所发。灸三壮。主热病头痛，引目外而痛，烦满汗不出，引颔齿面赤皮痛。

颔厌 在曲周颞颥上廉，手足少阳、阳明之会。灸三壮。主善嚏，头痛身热，目眩无所见，偏头痛，引目外而痛，耳鸣。

悬厘 在曲周颞下廉，手足少阳、阳明之会。灸三壮。主热病，偏头痛，引目外眦，耳鸣，善嚏。

阳白　在眉上一寸，直瞳子。灸三壮。主头痛，目瞳子不可以视，侠白强急，亦不可以顾。

丝竹空　一名目窌，在眉后陷者中，足少阳脉气所发。不可灸，不幸使人目小及盲，目眩头痛，互引目中赤??。脐风目上插，反目憎风，癫疾，狂热烦满。

瞳子髎　在目外去眦五分，手足少阳之会。灸三壮。主青盲无见，远视䀮䀮，目中肤翳白膜。一名后曲。

天冲　在耳上如前三寸。灸九壮。主头痛癫疾，不呕沫，互引善惊。

蟀谷　在耳上入发际一寸五分，嚼而取之。灸三壮。主醉酒风发，两角眩痛。一云头弦不能饮。烦满呕出。

曲鬓　在耳上入发际曲隅陷者中，鼓颔有空。足太阳、少阳之会。灸三壮。主颈颔支痛，引邪牙齿，口噤不开，急痛不能言。

浮白　在耳后入发际一寸，下曲颊后。灸三壮。主足缓不收，痿不能行，口不能言，寒热喉痹，咳逆吐疝，胸中积满，不得喘息，胸痛，耳聋嘈嘈无所闻。颈项痛肿，不能言，及肩臂不能举，齿牙龋痛。

窍阴　在完骨上、枕骨下，手足太阳、少阳之会。灸五壮。主管疽发厉，项痛引颈，痛肿也。

完骨　在耳后入发际四分，足太阳、少阳之会。灸三壮。主头风，耳后痛，烦心，足痛不收，失履。口㖞僻，头项摇，瘈疭牙车急，癫疾僵仆，狂虚面有气，齿牙龋痛。小便赤黄，喉痹项肿，不可俯仰，侠肿引耳，疟，狂易也。

渊腋　在腋下三寸宛宛中，举臂取之。胸满，马刀，臂不举。禁不可灸，灸之不幸。主肿马疡，腹内溃者死，寒热生马疡疮。

大包　脉出渊腋下三寸，脾之大络，布胸胁中九肋间，及季肋端。灸三壮。主大风不得息，息即胸胁中痛。实则其身尽寒，虚则百节皆纵。

辄筋　在腋下三寸，复前行一寸着胁。足少阳脉气所发。灸三壮。主胸中暴满，不得卧，喘息。

天池　一名天会。在耳后一寸，腋下三寸，着胁，直腋撅肋间，手心主、足少阳脉之会。灸三壮。主寒热胸满，颈痛，四肢不举，腋下肿，上气，胸中有声，喉中鸣。

章门　脾募也。一名长平，一名胁窌。在大横外，直脐季肋端。足厥阴、少阳之会，侧卧屈上足，举臂取之。灸三壮。主腹中鸣，盈盈然食不化，胁痛，不得卧，烦热，口干燥，不嗜食，胸胁支痛，腰清脊强，四肢懈堕，善怒，咳少气，郁郁然不得息，厥逆，肩不举，马刀强，身睏，石水，胃胀也。

带脉　在季胁下一寸八分。灸五壮。主妇人少腹坚痛，月水不通。
五枢　在带脉下三寸。一曰在水道下一寸半。灸五壮。主男子阴疝，两丸上下，入少腹痛。妇人下赤白，里急，瘈疭。
京门　肾募也。一名气府，一名气俞。在监骨腰中季胁，本侠脊。灸三壮。主痓，反折腰痛，不可久立俯仰，寒热，腹䐜央央然，不得息，溢饮，水道不通，溺黄，少腹里急，肿，洞泄，骨痹痛引背也。
维道　一名外枢。在章门下五寸三分，足少阳带脉之会。灸三壮。主咳逆不止，三焦有水气不能食。
居髎　在长平下八寸三分，监骨上陷者中，阳蹻、足少阳之会。灸三壮。主腰引痛小肠，在腹前两筋间。主肩前痛，与胸相引痛。臂里挛急，手不得上举至肩。
后腋　在腋后廉际两筋间。主腋外相引而痛，手臂拘挛急，不得上头。
转谷　在傍骨下二骨间陷者中。主胸胁支满，不欲食，谷入不化，呕吐复出。举腋取之。
饮郄　在食门下一寸骨间陷者中。主腹满䐜胀，极痛引脐傍，腹鸣濯濯，若中有水声。仰腹取之。
应突　在饮郄下一寸。主饮食不入，腹中满，大便不得节，腹鸣泄注。仰腹取之。
胁堂　在腋阴下二骨间陷者中。主胸胁支满，䐜胀贲豚，噫哕喘逆，远视眈眈，目黄。举腋取之。
旁庭　在胁堂下二骨间陷者中，举腋取之。灸三壮。主卒暴中，飞尸遁尸，胸胁支满，时上攻抢心，呕吐喘逆，咽干胁痛。
始素　在腋胁下廉下二寸骨陷者中。主胁下支满，腰痛引腹，筋挛难伸，阴气上缩。举臂取之。

脾人：脾者，脏也。两旁四十八穴。
《甲乙经》

脾出于隐白，隐白者，木也。在足大指端内侧，去爪甲角如韭叶。足太阴脉之所出也，为井。冬三月宜灸之。流于大都，大都者，火也。在足大指本节后陷者中。足太阴脉之所溜也，为荥。春三月宜灸之。注于太白，太白者，土也。在足内侧核骨下陷者中。足太阴脉之所注也，为俞。夏三月宜灸之。行于商丘，商丘者，金也。在足内踝上微前陷者中。足太阴脉之所行也，为经。入于阴陵泉，阴陵泉者，水也。在膝下内侧辅骨下陷者中，伸足乃得之。足太阴脉之所入也，为合。秋三月宜灸之。

隐白　在足大指端内侧，去爪甲角如韭叶。灸三壮。主腹中有寒气，起则气喘，热病衄血不止，烦心喜悲，腹胀逆息。热气，足胫中寒，不得卧，气满胸中，肠热暴泄。仰息，足下寒，膈中闷，呕吐，不欲食饮。尸厥，死不知人，脉动如故。饮渴，身体痛，多唾。

大都　在足大指本节后陷者中。灸三壮。主热病汗不出，厥，手足清，暴泄，厥心痛，腹胀满。心久痛甚者，胃心痛也。疟不知所苦。大风逆气，暴四肢肿，湿则啼然寒，饥则心烦，饱则头目眩。

太白　在足内侧核骨下陷者中。灸三壮。主病先头重颊痛，烦冤身热，腰痛不可以俯仰，腹满，两颔痛甚。暴泄，若饥而不欲食，善噫热中，足清腹胀，食不化。若呕泄有脓血，若呕无所出。先取三里，后取太白、章门。厥心痛，腹胀满，心尤痛甚者，胃心痛也。胸胁支满，腹中切痛，霍乱逆气，大便难，身重骨痿，若不相知。热病满闷不得卧，脾胀。

公孙　在大指本节后一寸。别走阳明，太阴络也。灸三壮。主疟，不嗜食，多寒热汗出。实则腹中切痛，厥，头面肿起，烦心狂饮，不嗜卧；虚则鼓胀，腹中气大满，热痛，不嗜饮，霍乱也。

商丘

在内踝微前下陷者中。灸三壮。主癫疾，狂饮多食，喜笑不休，发于外。心中烦渴，疟寒，肠中痛，汗出。腹满，响响然，不便，心下有寒痛。阴股内痛，气痛，狐疝走上下，引少腹痛。脾虚，令人病寒，不乐，好太息。喉痹，寒热善呕。骨痹，烦满痛瘦，手足扰，癫疾。目昏口噤，溺黄，筋挛痛，病善厌梦者，绝子。厥，头面肿起，咳而泄，不欲食。痔疾，骨蚀管疽。

漏谷　在足内踝上六寸骨下陷者中，亦足太阴络。灸三壮。主腹中热，苦寒，肠鸣，强欠，时内痛。心悲气逆，腹满腹胀，而气快然引肘胁下，皆主之。少腹胀急，小便不利，厥气上头，癫。

三阴交　在内踝上三寸骨下陷者中。足太阴、厥阴、少阴之会。灸三壮。主足下热，胫疼不能久立，湿痹不能行。腹中热若寒，膝内痛。心悲，气逆腹满，小便不利，厥气上及巅。痹病者，身重若饥，足厥不欲行，善掣，脚下痛。虚则腹胀腹鸣，溏泄，食饮不化，脾胃肌肉痛。出《素问》。

地机　一名脾舍。足太阴郄。别走上一寸空，在膝下五寸。灸五壮。主颓疝，疮瘕，腹中痛。脏痹。

阴陵泉　在膝下内侧辅骨下陷者中，伸足得之。灸三壮。主溏泄，谷不化，腹中气胀，嗌。胁下满，腹中气嗌，腹胀，喘逆不得卧。肾腰痛，不可俯仰，气癃尿黄，寒热不节。女子疝瘕，按之如以汤沃其股，内至膝，飧泄，妇人阴痛。少腹坚急痛重，不嗜食，心下满，寒中，小便不利，霍乱。痹痛。

血海　在膝下膑上内廉白肉际二寸中。足太阴脉气所发。灸五壮。主妇人漏下，苦血闭不通，气逆腹胀。

箕门　在鱼腹上越筋间，动脉应手，阴股内。足太阴脉气所发。一云在股上起筋间。灸三壮。主淋，遗溺，鼠鼷痛，小便难。

期门　肝募也。在第二肋端，不容傍一寸五分，上直两乳。足太阴、厥阴、阴维之会，举臂取之。灸五壮。主妇人产余疾，食饮不下，胸胁支满，目眩足寒。小便难，心切痛，善噫，恶闻酸臭，酸痹，腹满，少腹尤痛。太息，贲豚，胁下积聚。喘逆，卧不安席，时寒热，心大坚，贲豚上下。癃，遗溺，鼠鼷痛，小便难而白，喑不能言。

日月　肝募也。在期门下五分。灸五壮。主太息善悲，少腹有热，欲走，多唾，言语不正，四肢不收。

腹哀　在日月下一寸半。足太阴、阴维之会。灸五壮。主便脓血，寒中不化，腹中痛也。

大横　在腹哀下三寸，直脐傍。足太阴、阴维之会。灸五壮。主大风逆气，多寒善悲。

腹结　一名肠窟。在大横下一寸三分。灸五壮。主绕脐痛抢心，膝寒泄痢。

府舍　在腹结下三寸。足太阴、阴维之会。灸五壮。主疝瘕，脾中急痛，循胁上下抢心。腹满，积聚，厥逆，霍乱。

冲门　一名慈宫。去大横五寸，在府舍横骨两端约中动脉。足太阴、阴维之会。灸五壮。主寒气腹满，癃，淫泺，身热。腹中积痛，阴疝，乳难，子上冲心。

云门　在巨骨下气户傍各二寸陷者中，动脉应手。足太阴脉气所发。举臂取之。灸五壮。主喉痹，胸中暴逆。先取冲脉，后取三里、云门，皆泻之。咳喘不得息，不得卧，呼吸短气，索咽不得。胸中热，暴心腹痛，疝积，时发上冲心。肩痛不可举，引缺盆。脉代至寸口，四逆，脉鼓不能通也。

中府　肺募也。一名膺中俞。在云门下一寸，一云一寸六分，乳上三肋间，动脉应手陷者中。足太阴之会。灸五壮。主肺系急，胸中痛，面青胸满，悒悒然，呕胆，胸中热喘，逆气相追逐，多浊唾，不得息，肩背风，汗出，面腹肿，膈中食噎，不下食。喉痹，肩息肺胀，皮肤骨痛，寒热烦满肿痛。

周荣　在中府下一寸六分陷者中。足太阴脉气所发。仰而取之。灸五壮。主胸胁支满，不得俯仰，饮食不下，咳喘，唾脓血。

胸乡　在周荣下一寸六分陷者中。足太阴脉气所发。仰而取之。灸五壮。主胸胁支满，却引背痛，卧不得转侧。

天溪　在胸乡下一寸六分陷者中。足太阴脉气所发。仰而取之。灸五壮。主胸中满痛，乳肿贲膺，咳逆上气，喉鸣有声。

食窦　在天溪下一寸六分陷者中。足太阴脉气所发。举臂取之。灸五壮。主胸胁满，膈间雷鸣，滀陆，常有水声。

十二经流注五脏六腑明堂

胃人：胃者，脾之腑也。两傍九十穴。并下一单穴，共九十一穴

《甲乙经》

胃出于厉兑，厉兑者，金也。在足大指次指之端，去爪甲如韭叶。足阳明脉之所出也，为井。冬三月宜灸之。流于内庭，内庭者，水也。在足大指次指外间陷者中。足阳明脉之所溜也，为荥。春三月宜灸之。注于陷谷，陷谷者，木也。在足大指次指之间，本节后陷者中，去内庭二寸。足阳明脉之所注也，为俞。夏三月宜灸之。过于冲阳，一名会骨。在足跗上五寸骨间动脉上，去陷谷三寸。足阳明脉之所过也，为原。春三月宜灸之。行于解溪，解溪者，火也。在冲阳后一寸半腕上陷者中。足阳明脉之所行也，为经。入于三里，三里者，土也。在膝下三寸胻外廉。足阳明脉之所入也，为合。秋三月宜灸之。

厉兑　在足大指次指之端，去爪甲如韭叶。灸一壮。主尸厥，口噤气绝，脉动如故，其形无知，如中恶状。疟，不嗜食，腹寒胀满。热病汗不出。衄衊，目眩前仆，面浮肿，足胫寒，恶人与木音。喉痹，龋齿恶风，鼻不利，多卧善惊。

内庭　在足大指次指外间陷者中。灸三壮。主四肢厥，手足闷者，使人久持之。逆冷胻痛，腹胀满，皮肤痛，善伸数欠，恶人与木音。振寒，嗌中引痛。热病汗不出。下齿痛，恶寒，目急，喘满，寒栗，龂口喋僻，不嗜食。

陷谷　在足大指次指之间本节后陷者中，去内庭二寸。灸三壮。主热痫，面目痈肿，龋齿，裂唇，善噫，腹痛胀满，肠鸣。热病汗不出。水肿留饮，胸胁支满也。

冲阳　一名会原。在足跗上五寸骨间动脉上，去陷谷二寸。灸三壮。主皮先寒，热病汗不出，口热痛胃脘痛，时寒热，皆主之。齿龋痛，腹大不嗜食，振寒而欠。狂妄而行，登高而歌，弃衣而走。足下缓，失履，面浮肿也。

解溪 在足冲阳后一寸半腕上陷者中。灸三壮。主热病汗不出，善噫，腹胀满。《胃热论》言风水面浮肿，颜黑，厥气上冲腹胀大，下重。瘛疭惊，股膝肿转筋，头眩痛，癫疾厥寒热欠，烦满悲泣出。狂易见鬼与火。霍乱，风从头至足，面目赤，口痛啮舌。足大指转伤，下车楗地适臂，指端伤，为筋痹。

丰隆 足阳明络也。在外踝上八寸，下廉外廉陷者中。灸三壮。主厥逆，胸痛如刺，腹中切痛，大小便涩难。厥头痛，面浮肿，烦心，狂见鬼，善笑不休，发于外。有所大喜，喉痹不能言也。

巨虚下廉 足阳明与小肠合。在上廉下三寸。灸三壮。主少腹痛，飧泄出糜。次指间热，若脉陷，寒热身痛，唇干，不得汗出。毛发焦，脱肉少气，内有热，不欲动摇。泄脓血，腰引少腹痛。暴惊，狂言非常。女子乳痈。惊痹，胫肿，足跗不收，跟疼痛。

条口 在下廉上一寸。足阳明脉气所发。灸五壮。主胫寒，不得卧，胫痛疼，足缓失履，湿痹，足下热，不能久立。

巨虚上廉 足阳明与大肠合。在三里下三寸。灸三壮。主飧泄，大肠痛，狂妄善走。大肠有热，肠鸣腹满，侠脐痛，食不化。喘不能行立，胸胁支满，恶闻人木音。风水，面肿。甄权云：主大气不足，偏风，风腿痹，腿脚不随。

三里 在膝下三寸胻外廉。灸三壮。主厥，凄凄而寒，少腹坚，头痛，胻股酸，腹痛，消中，小便不利，善哕，痉，中有寒，腹中寒，胀满，善噫，恶闻食臭。胃气不足，肠鸣腹痛，泄利，食不化，心下胀，热病汗不出，喜呕吐，苦瘛，痉，身反折，口噤，喉痹不能言。寒热阴气不足，热中，消谷善饥，腹热身烦，狂言。胸中瘀血，胸胁支满，膈痛，不能久立，膝痿。寒水，腹胀皮肿。乳痛有热。五脏六腑胀，狂歌妄言怒恐，恶人与火，骂詈。霍乱，遗矢，失气。

犊鼻 在膝膑下胻上骨侠解大筋中。足阳明脉气所发。灸三壮。主犊鼻肿，先熨去之，其赤坚勿攻，攻者死。膝中痛不仁，难跪起。诸肿节溃者，死；不溃，可疗也。

梁丘 足阳明郄。在膝上二寸两筋间。灸三壮。主大惊，乳痛，胫苦膝痹不能曲伸，不可以行。

阴市 一名阴鼎。在膝上

三寸，伏兔下，若拜而取之。足阳明脉气所发。不可灸。主寒疝，下至腰脚如冷水，水伤，诸疝，按之在膝上伏兔下。寒痛，腹胀满，痿厥，少气。

  伏兔 在膝上六寸起肉。足阳明脉气所发也。禁不宜灸。

  髀关 在膝上伏兔后交分中。灸三壮。主膝寒痹不仁，痿痹，不得屈伸。

  承泣 一名溪穴。一名面髎。在目下七分，直目瞳子。跷脉、任脉、足阳明之会。甄权云：在眼下八分。禁不宜灸，无问多少。三日以后，眼下大如拳，息肉长桃许大，至三十日即定，百日都不见物。或如升大。目不明，泪出，目眩瞢，瞳子痒，远视䀮䀮，昏夜无所见。目眲动，与项口参相引喎僻，口不能言。

  四白 在目下一寸。足阳明脉气所发。灸七壮。主目痛口僻，泪出，目不明。

  迎香 一名冲阳。在禾髎上、鼻下孔傍。手足阳明之会。主鼻鼽不利，窒洞，气寒喎僻，多涕，鼻衄有痈。不宜灸。

  巨髎 在侠鼻傍八分，直瞳子。跷脉、足阳明脉之会。主面目恶风寒颊肿，瘈痛，招摇视瞻，瘈疭，口僻。青盲无所见，远视䀮䀮，目中淫肤白膜，翳障覆瞳子。

  地仓 一名胃维。侠口傍四分，如近下有脉微动。跷脉、手足阳明之会。灸三壮。主口缓不收，不能言语，手足痿躄不能行。

  承浆 一名天池。在颐前下唇之下。足阳明、任脉之会。开口取之。灸三壮。主寒热凄厥鼓颔，癫疾呕沫，寒热痉互引，口干，小便赤黄，或时不禁。消渴嗜饮，目瞑，身汗出，衄血不止，上齿龋也。

  颊车 在耳下曲颊端陷者中。足阳明脉气所发。灸三壮。开口有空。主颊肿口急，颊车骨痛，齿不可用口嚼。

  大迎 一名髓孔。在曲颔前一寸二分骨陷者中动脉。足阳明脉气所发。灸三壮。主寒热项瘰，癫疾口喎，喘悸痓，口噤，噤厥，口僻失欠，下牙痛，颊肿，恶寒，口不收，舌不能言，不能嚼。

  上关 一名客主人。在耳前上廉起骨，开口有空。灸三壮。主唇吻强，上齿龋痛，口僻噤不开。耳痛，聋，鸣，瘈疭，口沫出。寒热痉，青盲，髓目，恶风寒。

  下关 在客主人下耳前动脉下空下廉，合口有空，张口而闭。灸三壮。主失欠，下齿龋，下牙痛，颔肿，耳聋鸣。

痓，口僻。耳中有干聍。聤耳有脓。不可灸之。

耳门　在耳前起肉，当耳中缺者。灸三壮。主耳中有脓及底耳聤耳，皆不灸。主耳痛鸣聋，头颔痛，上齿龋。

人迎　一名天五会。在颈大脉，脉动应手，侠结喉傍，以候五脏之气。足阳明脉气所发。禁不可灸，灸之不幸杀人。一云有病可灸三壮。主阳逆霍乱，阳逆头痛，胸满不得息。胸满呼吸喘喝，气闷，饮食不下。刺入四分，不幸杀人。

水突　一名水门。在颈大筋前，直人迎下、气舍上。足阳明脉气所发。灸三壮。主咳逆上气，咽喉痛肿，呼吸短气，喘息不通。

气舍　在颈，直人迎，侠天突陷者中。足阳明脉气所发。灸三壮。主咳逆上气，瘤瘿咽肿，颈项强不得回顾，喉痹。

气户　在巨骨下俞府两旁，各二寸陷者中。足阳明脉气所发。仰而取之。灸五壮。主胸胁支满，喘逆上气，呼吸肩息，不知食味。

屋翳　在库房下一寸六分陷者中。足阳明脉气所发。仰而取之。灸五壮。主胸胁支满，咳逆上气，呼吸多唾浊沫脓血，身体肿，皮肤痛不可近衣，淫泺，瘈疭，久则不仁。

膺窗　在屋翳下一寸六分。灸五壮。主胸满痛肿，乳痛，寒热，短气，卧不安。

乳中　禁不可灸，灸之生疮，疮中有脓血，清汁者可疗；疮中有息肉，若蚀疮者死也。

乳根　在乳下一寸六分陷者中。足阳明脉气所发。仰而取之。灸五壮。主胸下满痛，膺肿乳痛，凄索寒热，痛不可按。

不容　在幽门傍各一寸半，去任脉二寸，直两筋端相去四寸。足阳明脉气所发。灸五壮。主呕血，肩息，胁下痛，口干，心痛与背相引，不可咳，引肾痛。

承满　在不容下一寸。足阳明脉气所发。灸五壮。主肠鸣相逐，不可倾侧，肩息唾血。

梁门　在承满下一寸。足阳明脉气所发。灸五壮。主胁下积气结痛。

关门　在梁门下五分，一云一寸，太一上。足阳明脉气所发。灸五壮。主遗溺腹胀，上满积气，身肿胀也。

太一　在关门下一寸。足阳明脉气所发。灸五壮。主狂癫疾，吐舌。

滑肉门　在太一下一寸。足阳明脉气所发。灸五壮。主狂癫疾，吐舌。

  天枢 一名长溪，一名谷门。去肓俞一寸半，在夹脐二寸陷者中。足阳明脉气所发。灸三壮。主脐疝绕脐而痛，时上冲心。女子胞络中痛，月水不以时休止。腹胀肠鸣，气上冲胸，不能久立，肠中濯濯。冬日重感于寒则泄，当脐而痛，肠胃间游气切痛，食不化，不嗜食。身重体急，疟振寒，热盛狂言。脾胀，四肢重，不能衣。阴疝、气疝，烦呕面肿，大肠胀。

  外陵 在长溪下五分，大巨上。足阳明脉气所发。灸五壮。主腹中尽痛。

  大巨 一名液门。在长溪下二寸。足阳明脉气所发。灸五壮。主腹满痛，善烦，颓疝。偏枯，四肢不用，善惊。

  水道 在大巨下三寸。足阳明脉气所发。灸五壮。主小腹胀满，痛引阴中，信水至则腰背中痛。胞中瘕，子门有寒，引髋髀三焦约，小便不通。

  归来 一名溪穴。在水道下三寸。灸五壮。主少腹痛，贲豚，卵缩入，痛引茎中。女子阴中寒痛也。

  气冲 在归来下一寸，鼠鼷下一寸，动脉应手。足阳明脉气所发。灸三壮。主腹中大热不安，腹有大气。女子月水不利，或闭塞。暴腹胀满，癃，淫泺，身热，腹中绞痛，颓疝，阴肿，乳难，子上抢心，若胞不出，众气尽乱。腹满不得反息，腰痛控睾，少腹及股卒俯，不得仰卧。石水，无子，少阴痛，阴疝，茎中痛，两丸骞痛，不可仰卧。

  心人：心者，脏也。两旁一十六穴。

  《甲乙经》

  心出于少冲，少冲者，木也。一名经始。在手小指内廉之端，去爪甲如韭叶。手少阴脉之所出也，为井。冬三月宜灸。流于少府，少府者，火也。在手小指本节后陷者中，直劳宫。手少阴脉之所留也，为荣。春三月宜灸之。

注于神门，神门者，土也。一名锐中，一名中都。在掌后锐骨之端陷者中，手少阴脉之所注也，为腧。夏三月宜灸之。过于通里。手少阴络，在腕后一寸。行于灵道，灵道者，金也。在掌后一寸半，或一寸。手少阴脉之所行也，为经。入于少海，少海者，水也。一名曲节，在肘内廉节后。手少阴脉之所入也，为合。秋三月宜灸之。

少冲　一名经始。在手小指内廉之端，去爪甲如韭叶。灸三壮。主热病烦心，上气，心痛而冷，烦满少气，悲恐善惊，掌中热，肘腋胸中痛，口中热，咽喉中酸，乍寒乍热，手卷不伸，掌痛引肘腋。

少府　在手小指本节后陷者中，直劳宫。灸三壮。主烦满少气，悲恐思人，臂酸掌中热，手卷不伸。

神门　一名锐中，一名中都。在掌后锐骨之端陷者中。灸三壮。主疟，心烦，甚欲得冷水，寒则欲处热。热中，喉干不嗜食，心痛数噫，恐悸气不足，喘逆身热，狂悲哭泣，呕血上气，遗溺，手及臂寒。

少阴郄　在掌后脉中，去腕半寸。灸三壮。主十二痫，失喑不能言，悽悽寒咳，吐血，气惊心痛。

通里　手少阴络。在腕后一寸。灸三壮。主热病，先不乐数日，热则卒心中懊憹，数欠频伸，悲恐，头眩痛，面赤而热无汗，反瘨，心下悸，臂臑肘痛。实则支满，虚则不能言，善呕，喉痹，少气，遗溺。

灵道　在掌后一寸半，或云一寸。灸三壮。主心痛悲恐，相引瘈疭，臂肘挛，暴喑不能言。

少海　一名曲节。在肘内廉节后陷者中，动脉应手。灸五壮。主寒热，齿龋痛，狂易，疟，背振寒，引肘腋痛。甄权云：穴在臂侧曲下肘内廉横文头，当屈手向头而取之陷者中。主腋下瘰疬。不宜针。

极泉　在腋下筋间，动脉入胸，手少阴脉气所发。

灸五壮。主心腹痛，干呕哕。是动则病，嗌干心痛，渴而欲饮，为臂厥。是主心所生病者，目黄胁痛，臑臂内后廉痛，掌中热痛。

黄帝问曰：手少阴之脉，独无俞，何也？岐伯对之曰：少阴者，心脉也，是五脏六腑之大主也，精神之舍也。其脏坚固，邪不能害，害之则心伤，心伤则神去，神去则死矣。故诸邪之在于心者，皆在心之包络，包络者，心主之脉也，故独无俞焉。曰：少阴无俞者，不病乎？对曰：其外经脉病，而脏不病，故独取其经于掌后兑骨之端。

小肠人： 小肠者，心之腑也，两旁二十六穴。

《甲乙经》

小肠出于少泽，少泽者，金也。一名少吉。在小指之端，去爪甲一分，手太阳脉之所出也，为井。冬三月宜灸之。流于前谷，前谷者，水也。在小指外侧本节前陷者中，手太阳脉之所溜也，为荥。春三月宜灸之。注于后溪，后溪者，木也。在小指外侧本节后陷者中，手太阳脉之所注也，为俞。夏三月宜灸之。过于腕骨。在手外侧腕前起骨下陷者中，手太阳脉之所过也，为原。行于阳谷，阳谷者，火也。在手外侧腕中兑骨之，下陷者中，手太阳脉之所行也，为经。入于小海，小海者，土也。在肘内大骨外，去肘端五分陷者中，屈肘乃得之，手太阳脉之所入也，为合。秋三月宜灸之。

少泽　一名少吉。在手小指之端去爪甲一分陷者中。灸一壮。主振寒，小指不用，寒热汗不出，头痛喉痹，舌急卷，小指之间热，口中热烦心，心痛臂内廉胁痛，咳，瘦疾口干，颈痛不可顾，疟疾寒热。

前谷　在手小指外侧本节前陷者中。灸三壮。主热病汗不出，狂，互引癫肿不可，喉鼻不利，目[1]中白翳，目痛泣出，甚者如脱，癫疾数发。

腕骨　在手外侧腕前起骨下陷者中，灸三壮。主热病汗不出，胁痛不得息，颈颔肿，寒热，耳鸣无闻，衄狂易瘛互引，消渴，偏枯，臂腕痛，肘屈不得伸，风头痛泣出，肩臂如脱颈痛项急烦满，五惊指掣，不可屈伸，战休痎疟。

阳谷　在手外侧腕中兑骨之下陷者中，灸三壮。一云在腕上侧两筋间陷者中。主狂癫疾，热病汗不出，胁痛不息得，颈颔肿，寒热耳聋鸣，牙上齿龋痛，肩痛不能自带衣，臂腕外侧痛不举，风眩惊，手腕痛，泄风汗不出至腰，项急不可以上右顾，及俯仰，肩弛肘废，目痛痴疥，并瘦疢，头眩目痛，痎疟，胸满不可息。

养老　手太阳郄，在踝骨上一空，在后一寸陷者中，灸三壮。主肩痛欲折，臑如拔，手不能自上下。

支正　手太阳络，在腕后五寸，别走少阴者，灸三壮。主惊恐，振寒，寒热，颈项肿，实则肘挛头眩痛，狂易，虚则生疣，小者痴疥，风疟症。

小海　在肘内大骨外，去端半寸陷者中，屈肘乃得之，灸三壮。甄权云：屈手向头而取之，不宜灸。主寒热齿龋痛，风眩头痛，狂易，痛，肘痹背臂振寒，项痛，引肘腋腰痛，引少腹中回，四肢不举。

天宗　在秉风后大骨下陷者中。手太阳脉气所发。灸三壮。主胸胁支满，抢心咳逆，肩重，肘臂痛不可举。

臑俞　侠肩髎后大骨下甲上廉陷者中。手足太阳、阳维、跷脉之会。举臂取之。灸三壮。主寒热肩肿，引伸中臂酸，寒热，颈历适肩痛不可举臂。

睛明　一名泪孔，在目内眦，手足太阳、阳明之会，灸三壮。主目不明，恶风目泪出，憎寒头痛目眩瞢，内眦赤痛，目眽眽无所见，眦痒痛，淫肤目翳，甄权云：不宜灸。

[1] 目：原作"日"，据《针灸甲乙经》卷十二第四改。

心包人：心脉也。两旁一十六穴。

《甲乙经》

心包出于中冲，中冲者，木也。在手中指之端，去爪甲如韭叶陷者中，手心主脉之所出也，为井。冬三月宜灸之。流于劳宫，劳宫者，火也。一名五里。在掌中央动脉，手心主脉之所留也，为荥。春三月宜灸之。注于大陵，大陵者，土也。在掌后两筋间陷者中，手心主脉之所注也，为俞。夏三月宜灸之。行于间使，间使者，金也。在掌后三寸两筋间陷者中，手心主脉之所行也，为经。入于曲泽，曲泽者，水也。在肘内廉下陷者中，屈肘得之，手心主脉之所入也，为合。秋三月宜灸之。

中冲 在手中指之端，去爪甲如韭叶陷者中，灸一壮。主热病烦心，心闷而汗不出，掌中热，心痛身热如火，浸淫烦满，舌本痛。

劳宫 一名五里，在掌中动脉，灸三壮。热病发热而欲呕哕，三日以往，不得汗，怵惕胸痛，不可反侧，咳满溺赤，大便血，衄不止，呕吐血，气逆，噫不止，嗌中痛，食不下，善渴，口中烂，掌中热，善怒，中心善悲，累呕，歔郄，善笑不休，烦心，咳，寒热善哕，少腹积聚，小儿口中腥臭，胸胁支满，黄疸目黄。

大陵 在掌后两筋间陷者中，灸三壮。主心痛善悲，厥逆，悬心如饥之状，心澹澹而惊恐，热病烦心，而汗不出，肘挛腋肿，喜笑不休，心中痛，目赤黄，小便如血，欲呕，胸中热，狂言不乐太息，喉痹嗌干，喘逆身热如火，头痛如破，短气胸痛，而手掌不伸及腋，偏枯不仁，手偏小筋急，呕血瘃痒欲呕，耳鸣。

内关　手心主络。在掌后去腕二寸。灸三壮。主面赤皮热，热病汗不出，中风热目赤黄，肘挛腋肿，实则心暴痛，虚则烦心，惕惕不能动，失智，心澹澹善惊恐，心悲。

间使　在掌后三寸两筋间陷者中。灸三壮。主心痛善悲，厥逆，悬心如饥之状，心澹澹而惊恐，惊狂，面赤目黄，热病烦心，善哕，胸中澹澹动，与身热风热呕吐，怵惕寒中少气，掌中热，肘挛腋肿，辛心中痛，瘈疭，互相引肘内廉痛，心熬熬然，胸痹引背时寒喜惊，喑不能语，咽中哽，头大浸淫。

郄门　手心主郄。去腕五寸，灸五壮。主心痛，衄哕，呕血，惊恐若畏人，神气不足。

曲泽　在肘内廉下陷者中，屈肘得之，灸三壮。主心痛，辛咳逆，心下澹然喜惊身热烦心，口干，手清，逆气呕血，肘，善悲，摇头清汗不出，肘不能过肩，伤寒病温。

天泉　一名天湿。在曲腋下二寸，举臂取之，灸三壮。主足不收，痛不可以行，心痛胸中痛，胁支满痛，膺背甲间，两臂内廉痛，虚则胸腹下与腰背相引而痛，取经少阴水，天泉主之。

肾人： 肾者，藏也，两旁五十四穴。并二十三单穴，共七十七穴。

《甲乙经》

肾出于涌泉，涌泉者，木也。一名地冲。在足心陷者中，屈足卷指宛宛中。足少阴脉之所出也，为井。冬三月宜灸之。流于然谷，然谷者，火也。一名龙渊。在足内踝前起大骨下陷者中，足少阴脉之所留也，为荥。春三月宜灸之。

注于太溪，太溪者，土也。在足内踝后跟骨上动脉陷者中。足少阴脉之所注也，为俞。夏三月宜灸之。行于复溜，复溜者，金也。一名伏白，一名昌阳。在足踝上二寸陷者中，足少阴脉之所行也。为经。入于阴谷，阴谷者，水也。在膝内辅骨之后，大筋之下，小筋之上，按之应手，屈膝得之，足少阴脉之所入也，为合。秋三月宜灸之。

涌泉　一名地冲。在足心陷者中，屈足卷指宛宛中，灸三壮。主腰痛，大便难，小腹中痛，小便不利，甄权云：在脚心底宛宛中，白肉际是。主热中，少气厥寒，灸之热去，头痛烦心，心痛不嗜食，咳而短气，喉痹身热痛，脊胁相引，匆匆善忘，足厥，喘逆，足下清至膝，阴痹腹胀，头项痛，眼眩。男子如蛊，女子如阻，身体腰背如解，不欲食。丈夫㿗疝阴跳痛，篡中不得溺，腹胁下支满，癃闭，阴痿，后时少泄，四肢不举。实则身头痛，汗不出，目䀮䀮然无可见，怒欲杀人，暴痛引膝下节，时有热气，筋挛膝痛不可屈伸。狂如新发，衄不食，喘呼，少腹痛，引嗌足厥痛，肩背颈痛头眩，妇人无子，咽中痛，不可内食转筋，风入腹中侠脐急，胸胁支满，衄不止，五指端尽痛，足不得践地，癫疾，瘖不能言。

然谷　一名龙渊。在足内踝前起大骨下陷者中，灸三壮。主不嗜食，心如悬，哀而善怒，嗌内肿，心惕惕然恐，如人将捕之，多涎出，喘逆少气，呼吸不足以息，心痛如刺，厥心痛，与背相引，善瘈疭如后触其心。伛偻者，肾心痛也；厥心痛，如锥刺其心；心痛甚者，脾心痛也，胸中寒，脉代时不至，上重下轻，足不能安地，小腹胀上抢心，胸胁支满，咳唾有血，喉痹，㿗疝石水，女子不子，阴暴出，淋漏，男子精溢胫酸，不能久立，寒热，消渴，黄疸，足一寒一热，乱纵烦满，小儿脐风，口不开，善惊，痿厥，癫疾，洞泄。

太溪　在足内踝后跟骨上动脉陷者中，灸三壮。主疟，咳逆心闷，不得卧，呕甚热多寒少，欲闭户而处，寒厥，足热肾胀，热病汗不出，默默嗜卧，溺黄少腹热，嗌中痛，腹胀内肿，涎下厥心痛，如锥刺其心，心痛甚者，脾心痛也。霍乱出泄不自知，消瘅，善噫，气走喉咽而不能言，手足清，尿黄，大便难，嗌中肿痛，唾血，口中热如胶，胞中有大疝瘕积，与阴相引，如痛苦穴泄上下出。痓，胸中满痛，乳肿溃痛，咳逆上气，喉咽唱有声，厥气上支。

大钟　在足跟后冲中，足少阴络，灸三壮。主实则闭癃，凄凄腰脊痛宛转，目循然嗜卧，口中热，虚则腰痛，寒厥，烦心，闷喘，少气不足以息，腹满，大便难，时上走胸中鸣胀满，口舌干，口中吸吸善惊，咽中痛不可以内食，善怒惊恐不乐，咳喉中鸣，咳唾血，大肠结。

照海　阴蹻脉所生。在足内踝下，灸三壮。主热病，烦心，足寒清多汗，先取然谷，后取太溪，大指间动脉，皆先补之，目痛引眷，少腹偏痛，呕瘛疭，视昏，嗜卧，瘛惊，善悲不乐，如堕汗不出，面尘墨色，饥不欲食，卒疝，少腹痛，病在左取右，右取左，立已。阴暴起疝，女子不下月水，妇人淋沥，阴挺出，四肢淫泺，心闷暴疟，及诸淋，目中赤痛，偏枯不得行，大风默默，不知所苦，视如见金星，尿黄，少腹热，咽干瘖。

水泉　足少阴郄，去太溪下一寸，在内踝下，灸五壮。主月经不来而多闭，心下痛，目不可远视。

复溜　一名伏白，一名昌阳。在足内踝上二寸陷者中，灸五壮。主腰痛引脊内廉嗌干，腹瘛痛，坐而欲起，目䀮䀮善忘，多言，疟热，少气，足胻寒，不能自温，腹膜切痛引心，心如悬，阴厥，脚腨后廉急不可前却，血淋肠澼，便脓血，足跗上痛，舌卷不能言，喜笑足痿不收履，溺青、赤、白、黄、黑，青取井，赤取荥，黄取俞，白取经，黑取合，血痔泄后重，腹痛如淋状，在仆必有所扶持，及大气涎出，鼻孔中痛，腹中雷鸣，骨寒热无所安，汗出不休，心风四肢肿，气在横骨，风逆四肢肿，乳难。

交信　穴在内踝上二寸，少阴前、太阴后廉筋骨间，足阴蹻之郄，灸三壮。主气癃颓疝，阴急，股枢内廉痛。

筑宾　在足内踝上腨分，灸五壮。主大疝，绝子，狂癫疾，呕吐。

阴谷　在膝内辅骨之后，大筋之下，小筋之上，按之应手，屈膝而得之，灸三壮。主舌纵涎下，烦闷狂痹，脊内廉痛，溺难，阴痿不用，少腹急，引阴及脚内廉痛，妇人漏血，腹胀满不得息，小便黄，男子如盅，女子如阻，寒热，腹偏肿。

俞府　在巨骨下去璇玑旁各二寸陷者中，足少阴脉气所发，仰卧而取之，灸五壮。主咳逆上气，喘不得息，呕吐胸满，不得饮食。

彧中　在俞府下一寸六分陷者中，足少阴脉气所发，仰卧而取之，灸五壮。主咳逆上气，涎出多唾，呼吸喘悸，坐不得安。

神藏　在彧中下一寸六分陷者中，足少阴脉气所发，仰而取之，灸五壮。主胸满咳逆，喘不能息，呕吐烦满，不得饮食。

灵墟　在神藏下一寸六分陷者中，足少阴脉气所发，仰而取之，灸五壮。主胸胁支满痛，引膺不得息，闷乱烦满，不得饮食。

神封　在灵墟下一寸六分陷者中，灸五壮。主胸胁支满，不得息，咳逆，乳痛，洒渐恶寒。

步郎　在神封下一寸六分陷者中，足少阴脉气所发，仰而取之，灸五壮。主胸胁支满，膈逆不通，呼吸少气，喘息不得举臂。

幽门　一名上门，在巨阙傍半寸陷者中，冲脉、足少阴之会，灸五壮。主胸胁背相引痛心下澜澜，呕吐多唾，饮食不下，善哕支满，积不能食，数咳善忘，泄有脓血，呕沫吐涎，少腹坚，喜睡，女子心痛，逆气善吐，食饮不下。

通谷　在幽门下一寸陷者中，冲脉、足少阴之会，灸五壮。主失欠口喎僻不端，食饮善呕不得言，一云舌下肿，难以言，舌纵喎喉不端。

阴都　一名食宫，在通谷下一寸，冲脉、足少阴之会，灸五壮。主身寒热疟，心满气逆。

石关　在阴都下一寸，冲脉、足少阴之会，灸五壮，主痓，脊强，口不能开，多唾，大便难，妇人子藏中有恶血，内逆满痛。

商曲　在石关下一寸，冲脉、足少阴之会，灸五壮。腹中积聚，时切痛。

肓俞　在商曲下一寸，直脐傍五分，冲脉、足少阴之会，灸五壮。主心大坚，大肠寒中，大便干，腹中切痛。

中注　在肓俞下五分。冲脉、足少阴之会，灸五壮。主小腹有热，大便难。

四满　一名髓府。在中注下一寸，冲脉、足少阴之会，灸五壮。主脐下积，疝瘕，胞中有血，肠澼泄切痛，振寒，大腹石水，肾痛。

气穴　一名胞门，一名子户，在四满下一寸，冲脉、足少阴之会，灸三壮。主月水不通，奔气上下，引腰脊痛。

大赫　一名阴维，一名阴关。在气穴一寸，冲脉、足少阴之会，灸五壮。主女子赤淫，男子精溢，阴上缩。

横骨　一名下极，在大赫一寸，冲脉、足少阴之会，灸五壮。主少腹满，小便难，阴下纵，卵中痛。

鸠尾　一名尾翳，一名𩩲骬，在胸前蔽骨下五分，任脉之别，不可灸刺，一云灸五壮。主心中寒，胀满不得息，贲时唾血，血瘕，热病胸中澹澹，不得卧，心痛不可按，善哕，心疝太息，面赤心皆相引而痛，数噫喘息，胸满咳呕，腹痛皮瘙痒，喉痹食不下，甄权云：宜针不宜灸。

巨阙　在鸠尾下一寸。任脉气所发，灸五壮。主心痛不可按，烦心，热病胸中澹澹，腹满暴痛，恍惚不知人，手清少腹满，瘕疝，病心疝满，不得息，息贲时唾血，心腹胀满，心噫烦热善呕，膈中不通利，霍乱，狂妄言怒恐，恶火善骂詈，狐疝惊悸少气，胸胁支满，瘕疝引少腹痛，短气烦乱，呕吐心胀。

上脘　在巨阙下一寸五分，蔽骨三寸，足阳明、手太阴、任脉之会，灸五壮。主寒中伤饱，食饮不化，五腹䐜胀，心腹痛，胸胁支满，脉虚则生百病。甄权云：主心风，惊悸不能食，心有膈，呕血，目眩，头悬眩痛，身热汗不出，心痛有三虫，多涎，不得反侧，腹中满，暴痛汗出。

中脘　一名太仓，在上①脘下一寸，手太阳、少阳足阳明所生，任脉之会，灸七壮。主腹胀不通，心大坚②，胃胀，霍乱出泄不自③知。先取太溪，复取太仓之原，溢饮，胁下坚痛，腹胀不通，寒中伤饱，食饮不化，头热鼽血，目黄振寒，善噫，烦满隔呕，伤忧损思，气积，痊。甄权云：主因读书得贲豚气，积聚，腹中胀暴满，心痛，身热，难以俯仰，冲疝，冒④死不知人，心腹痛发作，冲聚往来上下行，痛有休止，腹中热，喜涎出，是蛇

---

①上：原无，据《针灸甲乙经》卷三第十九补。
②坚：原作"圣"，据《灸㾴要览》改。
③自：原作"息"，据《圣济总录》卷一九二改。
④冒：原作"胃"，据《灸㾴要览》改。

咬也。鼻闻焦臭，大便难，小腹有热，尿赤黄，病温汗不出，有血溢水。

  建里 在中脘下一寸，灸五壮。主心痛上抢心，不欲食，支满。甄权云：主腹胀逆气上，并霍乱。

  下脘 在建里下一寸，足太阴、任脉之会，灸五壮。主食饮不化，入腹还出，六府之气，谷不转。甄权云：主小便赤，腹坚硬也。

  水分 在下脘下一寸，任脉气所发，灸五壮。主痓，脊强里急，腹中拘急痛。甄权云：主水病腹肿。

  脐中 灸三壮。主水，腹大脐平，腹无理，不治，绝子，灸令人有子，脐疝绕脐痛，胸肿不得息，甄权云：主水肿鼓胀，肠鸣，状如雷声，时上冲心，日灸七壮，至四百壮罢。

  阴交 一名少阴，一名横户。在脐下一寸，任脉、阴、冲之会，灸五壮。主水脉水气行皮中。甄权云：穴在阴茎下附底宛宛中。主惊不得眠，善断水气上下五藏游气也，阴疝引睾。女子手脚拘挛，腹满疝，月水不下，乳余疾，绝子，阴痒，贲豚上膹腹坚痛，引阴中不得小便，两丸骞。

  气海 一名脖胦，一名下肓。在脐下一寸半，任脉气所发，灸五壮。主少腹疝，卧善惊。甄权云：主下热，小便赤，气痛，状如刀搅。

  石门 一名利机，一名精露，一名丹田，一名命门。在脐①下二寸，任脉气所发，灸三壮，女子禁不可灸。主脐疝绕脐痛，三焦胀水，腹大及水气行皮中，心腹中卒痛，而汗出气癃，小便黄，气满，虚则遗溺身寒，热吐逆，溺难，腹满疝积，乳余疾，绝子阴痒，贲豚上腹，腹痛口强，不能言，茎肿先引腰，后引少腹，腰髋少腹坚痛，下引阴中不得小便，两丸骞。甄权云：主妇人因产恶露②不止。

  关元 一名次门。在脐下三寸，任脉、足三阴之会，灸七壮。主寒热石水，痛引胁下，腹胀头眩痛，身尽热，气癃，尿黄。甄权云：主小便处状如散灰色，转胞不得尿，少腹满，引胁下胀，头眩痛，身尽热，贲豚寒热入少腹，时欲呕，伤中溺血，小便数，腰背脐痛，下引阴中窘急，欲溲，后泄不止，癫暴痛，少腹大热，身所伤血出多，及中风寒。若有所堕坠，四肢解不收，名曰体解。女子绝子，衃血，在内不下。

  中极 一名气原，一名玉泉。在脐下四寸，任脉、足三阴之会，

---

① 脐：原无，据《针灸甲乙经》卷三第十九补。
② 露：原作"屈"，据《千金翼方》卷二十六《妇人第二》改。

灸三壮。主女子禁中，中央腹热痛，妇人子门不端，少腹苦寒，阴痒及痛，经闭不通，乳余疾，绝子，内不足，贲豚上抢心，甚则不能息，忽忽少气，尸厥，心烦痛，饥不能食，善寒中，腹胀引膜而痛，少腹与脊相控暴痛，时窘之后，经闭不通，小腹不利，丈夫失精。

曲骨　在横骨上中极下一寸，毛际陷者中，动脉应手。任脉、足厥阴之会，灸三壮。主膀胱小便难，脚曲，转胞不得尿，妇人赤白淫，阴中干痛，恶合阴阳，水胀满，尿涩，癫疾不呕沫。

会阴①　一名屏翳。在大便前、小便后两阴间，任脉别络，侠督脉者冲脉之会，灸三壮。主痹，小便难，窍中热。实则腹皮痛，虚则痒瘙。痔与阴相通者死，阴中诸病，前后相引痛，不得大小便，女子血不通，男子阴端寒，上冲心中狠狠。

廉泉　一名本池，在颔下结喉上舌，本阴维、任脉之会，灸三壮。主舌下肿，难以言，舌纵涎出，咳逆少气，喘息呕沫，禁断上气窘屈腹满。

天突　一名五户。在颈结喉下五寸中央宛宛中，阴维、任脉之会，灸三壮。主咳逆上气喘，暴喑不能言，及舌下侠青绛脉气，颈有大气，喉痹，咽中干急，不能息，喉中鸣翁翁，寒热颈肿，肩痛胸满，腹皮热鼽，气哽心痛，陷疹，头痛面皮赤热，身肉尽不仁。

璇玑　在天突下一寸中央陷者中。任脉气所发，仰头取之，灸五壮。主胸满痛，喉痹咽痛，水浆不下。

华盖　在璇玑下一寸陷者中，任脉气之发，仰而取之，灸五壮。主胸胁支满，痛引胸中，咳逆上气，喘不能言。

紫宫　在华盖下六分陷者中，任脉气发，仰而取之，灸五壮。主胸胁支满，痹痛骨疼，饮食不下，呕逆上气，烦心。

玉堂　一名玉英。在紫宫下一寸六分陷者中，任脉气所发，灸五壮。主胸中满，不得息，胁痛骨疼，喘逆上气，呕吐烦心也。

膻中　一名元面。在玉堂下一寸六分，直两乳间陷者中，任脉气所发，仰而取之，灸五壮。主胸痹，心痛烦满，咳逆唾脓，上气喘不得息，不能言。

中庭　在膻中下一寸六分陷者中，任脉气所发，灸三壮。主胸胁支满，膈寒，饮食不下，呕吐食腹还出。

①会阴：原倒作"阴会"，据《针灸甲乙经》卷三第十九乙正。

膀胱人： 膀胱者，肾之腑也。两旁一百二十穴。并二十三单穴及膏肓附穴，共一百四十四穴

《甲乙经》

膀胱出于至阴，至阴者，金也。在足小指外侧，去爪甲角如韭叶，足太阳脉之所出也，为井。冬三月宜灸之。流于通谷，通谷者，水也。在足小指外侧，本节前陷者中，足太阳脉之所溜也，为荥。春三月宜灸之。注于束骨，束骨者，木也。在足小指外侧本节后陷者中，足太阳脉之所注也，为俞。夏三月宜灸之。过于京骨。在足外侧大骨下，赤白肉际陷者中，足太阳脉之所过也。为原。行于昆仑，昆仑者，火也。在足外踝后跟骨上陷者中，足太阳脉之所行也，为经。入于委中，委中者，土也。在腘中央动脉，足太阳脉之所入也，为合。秋三月宜灸之。

至阴　在足小指外侧，去爪甲角如韭叶。灸三壮。主头重鼽及瘦，汗不出心烦，足下热不欲近衣，项痛目，鼻及小便皆不利，瘘疟寒热，疝风寒，从足小指起，脉痹上下，带胸胁痛无常处，失精也。

通谷　在足小指外侧本节前陷者中，灸三壮。主身疼痛，喜惊，互引鼻鼽癫疾，寒热，目眩眩喜咳，喘逆狂疾不呕沫，痓善喜啼，头眩项痛，烦满，振寒，瘘疟。

束骨　在足小指外侧本节后陷者中，灸三壮。主身痛狂善行，癫疾寒热，腰如折，

痉，惊互引，脚如结，踹如裂，暴病头痛，身热痛，肌肉动，耳聋恶风，目皆烂赤，项不可顾，髀枢痛，泄肠澼，瘘疾䯒起。

京骨 在足外侧大骨下赤白际陷者中。主痎疟寒热，善啼，头重足寒，不欲食，脚挛，癫疾狂妄行，振寒，善自啮颊①，偏枯，腰髀枢痛，善摇头，鼽衄血不止，淫泺胻痠痛，目白翳，跟尻瘘疾，并头肿痛，泄注，上抢心，目赤眦烂，无所见②，痛从内眦始，腹满颈项强，腰背不可俯仰，眩，痿厥，身体不仁，手足偏小。先取京骨，后取中封、绝骨，泻之。厥心痛与肩背相引，善瘛如疟，后触其心；伛偻者，肾心痛也。痓目反白多，鼻不通利，涕黄，便去血。

申脉 阳跷脉所生也。在足外踝下陷者中，容爪甲灸三壮。主腰痛不举足，小坐若下车蹢跌地，胻中矫然寒热，颈腋不肿，癫疾互引僵仆。

金门 足太阳郄。一名关梁。在足外踝下，灸三壮。主尸厥暴死，霍乱转筋，癫疾，不呕沫，马痫。

仆参 一名坚邪，在跟骨下陷者中，共足得之，太阳、阳跷脉所会，灸三壮。主腰痛不可举，足跟中踝后痛，脚痿癫疾僵仆，转筋，尸厥，暴霍乱马痫也。

昆仑 在足外踝后跟骨上陷者中。灸三壮。主痓脊强，头眩痛，脚如结，踹如裂，厥心痛与背相引，善瘛如疟，后触其心；伛偻者，肾心痛也。寒癫疾，目眩眩鼽衄，疟多汗，腰痛不得俯仰，目如脱，项如拔，脊强大风，头多汗，腰尻腹痛，踹跟肿，上齿痛，脊背尻重，不欲起，闻食臭恶，闻人音狂易，女子产难，苦胞衣不出，泄风从头至足，痛瘘，口闭不得开，每大便腹满，按之不下，噫悲喘。

附阳 足阳跷之郄，在外踝上三寸，太阳前少阳后，筋骨间，灸三壮。主痿，痛风，头重目眩，烦心，枢股踹外廉骨痛厥疾，痹不仁，振寒时有热，四肢不举。

飞阳 一名厥阳。在足外踝上七寸，足太阳络，灸三壮。主身懈寒，少气热甚，恶人，心惕然，取飞阳及绝骨，附上临泣，已淫泺，胻痛，热病汗不出，皆主之。下部寒，体重逆气，头眩痛，痓反折，疟。实则腰背痛，虚则鼽衄不渴，间日作狂癫疾，体痛，颈项痛，历节汗出而步失履，寒腹不仁䯒中痛，痔篡痛也。

承山

---

① 颊：原为"侠"，据《针灸甲乙经》卷十第二下改。
② 泄注，上抢心，目赤皆烂，无所见：原作"泄主，上阴心，月赤皆烂，无所"，据《针灸甲乙经》卷七第二改。

一名鱼腹，一名肉柱，在兔踹肠下分肉间陷者中，灸五壮。主寒热篡反出，癫疾瘛疭，轨衄，腰背痛，脚踹酸重，战栗不能久立，踹如裂，脚急跟痛足挛，小腹痛引咽喉，大便难，腹痛也。

承筋　一名踹肠，一名直肠。在踹中央陷者中，足太阳脉气所发，灸三壮。主大肠，实则腰背痛，寒痹，转筋，头眩痛；虚则鼻衄，癫疾，腰痛，温然汗出，令人欲食欲走。寒热篡后出痛，脚踹酸重，战栗不能久立，脚急肿痛，附筋足挛，少腹痛引喉嗌，大便难，痔篡痛，腰背相引，霍乱，颈痹不仁也。

合阳　在膝约中央下二寸。灸五壮。主痹厥，癫疾，呕沫瘛疭，脚急，跟厥膝重，腰脊痛引腹篡，阴股热，阴暴痛，寒热，膝酸重。

委中　在膝约中央动脉。灸三壮。主腰痛，侠脊至头沉沉然，目眣眣，疟头痛，寒从背起，先寒后热，渴不止，乃出癫疾反折，热痛侠脊痛，痔篡痛，遗溺筋急，身热少腹坚肿，少腹时热，小便难，尻股寒，髀枢痛，外引季胁，内控八髎，衄血不止。

委阳　在足太阳之前，少阳之后，出于腘中外廉两筋间，承扶下六寸，此足太阳之络，灸三壮。一云屈身取之。主胸满膨膨然，实则闭癃，腋下肿痛，虚则潮遗，脚急竟竟然筋痛，不得小便，痛引腹腰，痛不得俯仰。

浮郄　在委阳上一寸，展膝得之。灸三壮。主不得卧立也。

殷门　在肉郄下六寸，灸三壮。主腰痛得俯不得仰，仰则作痛，得之举重，恶血归之。

扶承　一名肉郄，一名阴关，一名皮部。在尻臀下阴股上横文中，一云股阴下横文中，灸三壮。主腰脊尻臀股阴寒大痛，虚则血动，实并热痛，痔篡痛，尻椎中肿，大便直出，阴胞有寒，小便不利。

附分　在第二椎下附项内廉两旁各二寸，手足太阳之会，灸五壮。主背痛引颈项。

魄户　在第三椎下两旁各三寸。足太阳脉气所发，正坐取之，灸五壮。主肩膊间急，凄厥恶寒，项背痛引颈，咳上气，呕吐烦满，背痛不能引顾。

神堂　在第五椎下两旁各三寸陷者中。足太阳脉气所发，灸五壮。主肩痛，胸腹满，凄厥，脊背强急。

譩譆　在肩膊内廉，侠第六椎下两旁各三

寸，以手按之痛，病者言譆譆，足太阳脉气所发，灸五壮。主腋拘挛，暴脉急引胁痛。内引心肺，从项至脊以下，至十二椎，应手灸之立已。热病汗不出，肩背寒热，痓互引，身热咳逆上气，虚喘，喘逆，鼻衄，肩甲内廉痛不可俯仰，胠季胁引少腹胀痛，小儿食晦，头痛引颐，痎疟风。

膈关　在第七椎下两旁各三寸陷者中，足太阳脉气所发，阔肩取之，灸五壮。主背痛恶寒，脊强，俯仰难，食不下，呕吐多涎。

魂门　在第九椎下两旁各三寸陷者中，足太阳脉气所发，正坐取之，灸三壮。主胸胁胀满，皆痛恶风寒，饮食不下，呕吐不留住也。

阳纲　在第十椎下两旁各三寸陷者中，足太阳脉气所发，正坐取之，灸三壮。主饮食不下，腹中雷鸣，大便不节，小便赤黄。

意舍　在第十一椎下两旁各三寸陷者中，足太阳脉气所发，正坐取之，灸三壮。主腹满肚胀，大便泄，消渴，身热，面目黄。

胃仓　在第十二椎下两旁各三寸。灸三壮。主腹胀水肿，食饮不下，多寒不能俯仰。

肓门　在第十三椎下两旁各三寸又肋间，灸三壮。主心下大坚，妇人乳余疾①。

志室　在第十四椎下两旁各三寸陷者中，足太阳脉气所发，正坐取之，灸三壮。主腰痛脊急，胁下满，小腹坚急也。

胞肓　在第十九椎下两旁各三寸陷者中，足太阳脉气所发，伏而取之，灸三壮。主腰脊痛，恶寒，小腹满坚，癃闭下重不得小便。以手按之则欲小便涩而不得出，肩上热，手足小指外侧及胫踝后皆②热。若陷陷，取委中央也。

秩边　在第二十二椎下两旁各三寸陷者中，取太阳脉气所发，伏而取之，灸三壮。主腰痛骶寒，俯仰急难，阴痛下重，不得小便。

攒竹　一名员柱，一名始光，一名夜光，一名明光。在肩头陷者中，足太阳脉气所发，灸三壮。主风头痛，鼻瓤衄，眉头痛，善嚏，目如欲脱，汗出恶寒，面赤颊中痛，项强不可左右顾，目系急，瘼疭癫疾，互引反折戴眼，及眩狂不得卧，意中烦，目眅眅不明，恶风寒，痛发，目上摒，痔痛。

曲差　一名鼻冲。侠神庭一寸半，在发际足

---

①疾：原作"泪"，据《针灸甲乙经》卷十二第十改。
②皆：原作"肾"，据《针灸甲乙经》卷九第九改。

太阳脉气所发，正头取之，灸五壮。主头痛身热，鼻窒，喘息不利，烦满汗不出也。

五处　在督脉旁去上星一寸半。足太阳脉气所发，灸三壮。主痉，脊强反折，瘈疭癫疾，头重寒热。

通天　一名天目。在承光后一寸半，足太阳脉气所发，灸二壮。主头痛重，暂僵仆，鼻窒鼽衄，不得通，喎僻多涕，鼽衄有疮。

络却　一名强阳，一名脑盖。反行在通天后一寸半，足太阳脉气所发，灸三壮。主青盲无所见，癫疾僵仆，目妄见恍惚，不乐，狂走瘈疭。

玉枕　在络却后七分半，侠脑户傍一寸三分，起肉枕骨上入发际三寸，足太阳脉气所发，灸三壮。主头项痛，恶风，汗不出，凄厥恶寒，呕吐，目内系急痛引额，头重项痛，寒热，骨痛，头眩目痛，头半寒，目痛不能视，项似拔，不可左右顾，癫疾不呕沫互引。

天柱　在侠项后发际大筋外廉陷者中，足太阳脉气所发，灸三壮。主寒热暴拘挛，痛眩，足不仁，目眩眩赤痛，痉厥头痛，项先痛，腰脊为应，头眩痛重，目如脱，项如拔，狂见目上视，及项直不可以顾，暴挛足不仁，身痛欲折，咽肿难言，小儿惊痫。

大杼　在项第一椎下两旁各一寸半陷者中，足太阳、手少阳之会，灸七壮。主癫疾瘈疭，颈项痛不可以俯仰，头痛振寒，瘈疭，气实则胁满夹脊痛，并气热汗不出，腰背痛，痉脊强，喉痹，大气满喘，胸中郁郁，身热头眩，目眩眩项强急，寒热僵仆不能久立，烦满里急，身不安席。

风门　一名热府。在第二椎下两旁各一寸半，督脉、足太阳之会，灸五壮。主头风眩痛，鼻鼽不利，时嚏清涕，泪出。

肺俞　在第三椎下两旁各一寸半。灸三壮。主肺寒热，呼吸不得，卧则咳逆上气，呕沫，喘气相追逐，胸满背应急急难，振栗，脉鼓气膈，胸中有热，支满不嗜食，汗不出，腰背痛，肺胀癫疾憎风，时振寒，不能言，得寒益甚，身热狂欲自杀，目妄见，瘈疭泣出，死不知人。

心俞　在第五椎下两旁各一寸半，灸二壮。主寒热，心痛循循然与背相引而痛，胸中怏怏不得息，咳逆唾血多涎，烦中善噫，饮食不下，呕逆汗不出，如疟状，目眩眩泪出悲伤，痎疟心胀。

膈俞

在第七椎下两旁各一寸半，灸三壮。主凄凄振寒，数欠伸，咳而呕膈寒，饮食不下，寒热，皮肉骨痛少气，不得卧，胸支满两胁，膈上竞竞，胁痛腹胀，胃脘暴痛，上气肩背寒痛，汗不出，喉痹，腹中痛，积聚，嘿嘿然嗜卧，怠惰不欲动，身常湿，不能食，食则心痛，周痹身背痛，寒痉大风，汗出癫狂。

肝俞 在第九椎下两旁各一寸半。灸三壮。主咳而胁满急不得息，不可反侧，厥胁下与脊相引筋急而痛，反折目上视眩，中循循然眉头痛，惊狂衄血，少腹满，目眬眬生白翳，咳引胸痛，筋寒热，唾血短气，鼻酸，痉筋痛急互相引，肝胀癫狂。

胆俞 在第十椎下两旁各一寸半。足太阳脉气所发，正坐取之，灸三壮。主胸满呕无所出，口苦舌干咽痛，饮食不下。

脾俞 在第十一椎下两旁各一寸五分，灸三壮。主腹中气胀，引脊痛，食饮倍多，身羸瘦，名曰食晦，先取脾俞，后取季胁。黄疸善欠，胁下满欲呕，身重不动，脾痛热痉，大肠转气，按之如覆杯，热引胃痛，脾气寒，四肢急烦不嗜食，脾胀痰痉。

胃俞 在第十二椎下两旁各一寸半，灸三壮。主胃中寒胀，食多身羸瘦，腹中满而鸣，腹䐜胀风厥，胸胁支满，呕吐脊急痛，筋挛食不下。

三焦俞 在第十三椎下两旁各一寸半，足太阳脉气所发，灸三壮。主头痛，饮食不下，腹鸣胪胀欲呕，时注痰。

肾俞 在第十四椎下两旁各一寸半，灸三壮。主腰痛不可俯仰反侧，热痉，寒热，身多羸瘦，两胁引痛，心下腹痛，心如悬，下引脐，少腹急痛热，面黑目眬眬，喘咳少气，溺赤骨寒热，溲难，肾胀，头风痛如破，足寒如冰，头重身热振栗，腰中四肢淫泺，欲吐腹鼓，大寒中身，洞泄食不化，骨寒热，引背不得息。

大肠俞 在第十六椎下两旁各一寸半。灸三壮。主大肠转气，按之如覆杯，食饮不下，善喧肠中鸣，䐜胀面肿，暴泄，腰痛，是主津液所生病者，目黄口干，衄血喉痹，肩前臑痛，大指次指痛不用。气盛有余则热肿，虚则寒栗。

小肠俞 在第十八椎下两旁各一寸半。灸三壮。主少腹热痛控睾引腰脊，疝痛上冲心，腰脊强，溺难黄赤，口干，大小便难，淋滞。

膀胱俞 在第十九椎下两旁各一寸半。灸二壮。主热痓互引，汗不出，反折，尻臀内痛，似痹症状，腰脊痛强引背、少腹，俯仰难，不得仰息，体重尻不举，溺赤，腰以下至足清不仁，不可以坐起。

中膂内俞 在第二十椎下两旁各一寸半，侠脊胂起肉。灸三壮。主腰不可以俯仰，寒热痓反折互引。太阳脉气所发，不可灸，主腰脊上下至足不仁，小便赤黄也。

白环俞 在第二十一椎下两旁各一寸半。足太阳脉气所发，不可灸。主腰脊上下至足不仁，小便赤黄。

上髎 在第一空腰髁下一寸，侠脊陷者中，足太阳、少阳之络，灸三壮。主腰脊痛而清，善呕，睾跳骞，寒热病汗不出，瘈疭，女子绝子，阴挺不出，禁白沥。

次髎 在第二空侠脊陷者中，灸三壮。主腰痛怏怏不可以俯仰，腰以下至足不仁，脊腰背寒，先取缺盆，后取尾骶与八髎，女子赤白沥，心下积胀，同上法。

中髎 在第三空侠脊陷者中，灸三壮。主厥阴所结，腰痛，大便难，飧泄尻中寒，女子赤淫时白，气疝，月事少，男子㿗，小肠胀。

下髎 在第四空侠脊陷者中，灸五壮。主腰痛引少腹，女子下苍汁不禁，淫，阴中痒痛，少腹控䏚，不可以俯仰，腹胀鸣，澼泄。

会阳 一名利机。在阴尾骨两旁，督脉气所发，灸五壮。主五脏腹中有寒，泄注，肠澼便血。

素髎 一名面正。在鼻柱端，督脉气所发。主䪼衄溃出，中有悬痈，宿肉䐡洞不通，不知香臭也。

神庭 在发际直鼻上，督脉、足太阳、阳明之会，灸三壮。主头脑中寒，䪼衄，目泣出，癫疾呕沫，风眩善呕烦，瘈疭，寒热头痛喘喝，目不能视。

上星 在颅上直鼻中央入发际一寸陷，容豆。督脉气所发，灸五壮。主风眩善呕，烦满，颜青，瘈疭，鼻䪼衄，热病汗不出，目中痛，不能视，面䐡肿，癫疾。凡云上星主之者，先皆取噫嘻，后取天牖、风池。甄权云：不宜多灸之。

囟会 在上星后一寸陷者中，督脉气所发，灸五壮。主痓风眩，善呕烦满，头痛颜青，癫疾呕沫，暂起僵仆，恶风寒，面赤肿。

前顶 在囟

会后一寸五分骨陷中，督脉气所发，灸五壮。主风痛目眩，恶风寒，面赤肿，小儿惊痫，癫痫时发。

百会　一名三阳五俞。在前后一寸半，顶中央旋毛中，陷容指督脉、足太阳之会，灸五壮。主瘈疭，癫疾吐沫，耳鸣，痓，项上痛风，头重目如脱，不可左右顾也。

后顶　一名交冲。在百会后一寸五分枕骨上。督脉气所发，灸五壮。主风眩目眩，颅上痛，目眺眺不明，恶风寒眩，偏头痛，癫疾，瘈疭，狂走，项强直，颈痛甚也。

强间　一名大羽。在后顶后一寸半，督脉气所发，灸五壮。主头痛如针刺，不可以动，项如拔，不可左右顾，癫疾狂走，瘈疭摇头，口㖞泪颈强也。

脑户　一名仰风，一名会颅。在枕骨上，强间后一寸半，督脉、足太阳之会，不可灸。主目赤痛，不能视，面肿头痛，项痛目不明，风则脑中寒，重衣不热，汗出头中恶风，癫疾，骨酸，眩狂，瘈疭，口噤羊鸣，舌本出，喑不能言，痓目不明，寒热。

风府　一名舌本。入项发际一寸大筋内宛宛中，督脉阳维之会，不可灸也。主头痛项急不得倾侧，目眩。鼻不得喘息，舌急难言，狂易多言不休狂走欲自杀，目反视，暴喑不得言，喉嗌痛，足不仁之会。

哑门　一名横舌，一名舌厌。在项发际宛宛中，入系舌本，督脉、阳维之会，仰头取之，不可灸，令人喑。主项强舌缓，喑不能言，脉傍去上星一寸五分，灸三壮。此以泻诸阳气热，衄善嚏风，头痛汗不出，寒热痓，脊强反折，瘈疭，癫头痛。

大椎　在第一椎上陷者中，手足三阳、督脉之会，灸九壮。主寒热，以年为壮数，伤寒热盛，烦呕。

陶道　在项大椎节下间，督脉、足太阳之会，俯而取之，灸五壮。主头重目瞑，凄凄带热，项强难以反顾，汗不出。

身柱　在第三椎节下间，督脉气所发，仰而取之，灸五壮。主癫疾，怒欲杀人，热狂走，谵言见鬼，瘈疭。

神道　在第五椎节下间，督脉气所发，俯而取之，灸三壮。主身热头痛，进退往来瘈疭，恍惚悲愁也。

至阳　在第七椎节下间，督脉气所发，俯而取之，灸三壮。主寒热解散，淫泺胫酸，四肢肿痛，少气难言也。

筋缩　在第九椎节下间，督脉气所发，

俯而取之，灸三壮。主小儿惊痫，瘛疭，狂走癫疾，脊急强，目转上插。

脊中 在第十一椎节下间，督脉气所发，不可灸之。主腹满不能食，腰脊强不得俯仰，黄疸。

悬枢 在第十三椎节下间，督脉气所发，灸三壮。主腹中积气上下行。

命门 一名属累。在第十四椎节下间，督脉气所发，伏而取之，灸三壮。主头痛如破，身热如火，汗不出，癫疾瘛疭，里急腰腹相引痛。

腰俞 一名背解，一名髓孔，一名腰注，一名腰户。在第二十一椎节下间，灸三壮。主腰痛引少腹控䏚不可俯仰。一日死生数发针，在左取右，右取左，立已。腰以下至足清不仁，不可以坐起，尻不举，寒热，女子闭溺，脊强互引反折，汗不出，乳子下赤白。

长强 一名气之阴郄。督脉络别，在脊骶端，足少阴少阳所结，灸三壮。主腰脊痛，实则脊急强，癫疾发如狂者，面皮敦敦厚者不疗，虚则头重洞泄，癃痔，大小便难，腰尻重，难起居，寒热痓反折，心痛，形气短，尻臒涩，小便黄闭，小儿痫瘛疭，脊强互相引。

膏肓俞 主无所不疗，诸羸弱瘦损，虚劳，梦中失精，上气咳逆，狂惑妄误。取穴之法：先令病人正坐，曲脊伸两手，以臂著膝前，令正直，手大指与膝头齐，以物支肘，勿令臂得动也。从胛骨上角，摸索至胛骨下头，其间当有四肋三间，灸中间，依胛骨之里去胛骨侧容指许，摩骨去表肋间空处，按之自觉牵引于肩中。灸两胛中各一壮，至六百壮，多至七百壮，觉下砻砻然流水状，亦当有所下出，若停痰宿疾，则无所不下也。若病人已困，不能正坐，当令侧卧挽上臂，令取穴灸之，求穴大较以右手从左肩上住指头所不及者是也，左手亦然。乃以前不尔，甲骨覆穴不可得也，所以衣襟当令大小有常定，不尔，则两甲前却，失其穴。此穴灸讫后，令人阳气盛，当消息以自补养，令得平复。其穴近第五椎，权相准望取之。

论曰：昔有和缓不救晋侯之疾，以其在膏之上，肓之下，针药所不能及，即此穴是也。人不能求得此穴，所以宿病难治，若能用心此方，便得应灸之穴，自无疾不愈矣。

三焦人： 三焦者，腑也，两旁五十六穴

《甲乙经》

三焦出于关冲，关冲者，金也。在手小指次指之端，去爪甲如韭叶。手少阳脉之所出也，为井。冬三月宜灸之。流于腋门，腋门者，水也。在手小指次指之间陷者中。手少阳脉之所溜也，为荥。春三月宜灸之。注于中渚，中渚者，木也。在手小指次指本节后间陷者中。手少阳脉之所注也，为俞。夏三月宜灸之。过于阳池。一名别阳。在手表腕上陷者中。手少阳脉之所过也，为原。行于支沟，支沟者，火也。在腕后三寸两骨之间陷者中，手少阳脉之所行也，为经。入于天井，天井者，土也。在肘外大骨之后肘后一寸两筋间陷者中，屈肘得之。手少阳脉之所入也，为合。秋三月宜灸之。

关冲　在手小指次指之端，去爪甲如韭叶，灸三壮。主喉痹舌卷，口干烦心，臂表痛不可及头，在左取右，右取左。热病汗不出，肘痛不能自带衣起，头眩颔痛，面黑喘喝，风肩头痛不可顾，霍乱寒热，耳聋鸣。甄权云：不可灸也。

液门　在手小指次指间陷者中，灸三壮。主热病汗不出，风寒热狂，疟疾头痛，目涩暴变耳聋鸣，目眩，寒厥，手臂痛，下齿龋则上齿痛，谵语善惊妄言，面赤泣出也。

中渚　在手小指次指本节后间陷者中，灸三壮。

主热病汗不出，狂互引，头痛，耳鸣目痛，寒热，嗌外肿，肘臂痛，手不及头上，五指瘈不可屈伸，头眩颔颅痛，耳聋，两颞痛，身面痒，疟项痛，目眕眕无所见，喉痹。

阳池 一名别阳。在手表腕上陷者中。灸三壮。主寒热痎疟，肩痛不能自举，汗不出痛也。

外关 手少阳络。在腕后二寸陷者中。灸三壮。主肘中濯濯臂内廉痛，不可及头，耳中淳淳浑浑，聋无所闻，口僻噤之。

支沟 在腕后三寸两骨之间陷者中，灸三壮。主热病汗不出，互引颈嗌外肿，肩臂酸痛，胁腋急痛，四支不举，痂疥，项不可顾，霍乱，马刀，肿瘘，目痛肩不举，心痛支满，逆气汗出，口噤不可开，暴喑不能言，男子脊急目赤，咳嗽面赤热。

会宗 手少阳郄。在腕后三寸空中，灸三壮。主皮毛中肌肉痛，耳聋羊痫。

三阳络 在臂上大交脉支沟上一寸。灸九壮。主嗜卧身体不能动摇，外湿内伤不足。

四渎 在肘前五寸外廉陷者中，灸三壮。主卒气，聋，齿痛。

天井 在肘后大骨之后一寸，两筋间陷者中，屈肘得之。灸三壮。主肘痛引肩不可屈伸，振寒热，颈项肩背痛，臂痿痹不仁，大风默默然不知所痛，嗜卧善惊，瘈疭，胸痹心痛，肩肉麻木，疟食时发，心痛悲伤不乐，癫疾，吐舌沫出，声如羊鸣戾颈也。

清冷渊 在肘上三寸，伸肘举臂取之，灸至三壮。主头重颔痛，振寒，肩不举，不得带衣也。

消泺 在肩下臂外间腋下斜肘分行，灸三壮。主寒热痹，头痛项背急也。

和髎 在耳前兑发下动脉，手足少阳之会，灸三壮。主头重颔痛，引耳中㗫㗫嘈嘈。

听会 在耳门前陷者中，张口得之，动脉应手，手少阳脉气所发，灸三壮。主寒热喘渴，目不能视，目眩头痛，瘈疭，耳中鸣若飚者，风齿龋齿痛也。

听宫 在耳中珠子，大如赤小豆，手足少阳、手太阳之会，灸三壮。主耳聋填塞如无所闻，㗫㗫嘈嘈，若蝉鸣、鸠鸣、羊鸣，惊狂瘈疭，眩仆癫疾，喑不能言，沫出。角孙在耳郭中间上，开口有空是也，灸三壮。主齿牙不可以嚼物，龋齿肿痛也。

瘈脉 一名资脉，在耳本鸡足青

络。主小儿痫瘛，吐泄惊恐失精，视瞻不明，眵𥇀。

翳风　在耳后陷者中，按之引耳中痛。手足少阳、太阳之会，灸三壮。主治聋僻，目不正，失欠，口不开，痉不言。

天牖　在颈大筋外缺盆上，天容后，天柱前，完骨下发际上，手少阳脉气所发，灸三壮。主肩痛寒热，气历适颈，大气暴聋，气哚瞀耳目不用，头颔痛泪出，洞鼻不知香臭，风眩喉痹，三焦病者，腹气满，少腹尤坚，不得小便，窘急，溢则为水，留则为胀，瘘疟。

天容　在耳下曲颊后。手少阳脉气所发，灸三壮。主寒热，疝积气，胸痛不得息，穷骨中痛，阳气大逆，上满于胸中，愤胀肩息，大气逆上，喘喝坐伏，病咽噎不得息，咳逆上气，唾沫，肩不可举，颈项痛肿不能言，耳聋嘈嘈无所闻，喉痹，瘿。

颧髎　一名兑骨。在面頄骨下廉陷者中。手少阳、太阳之会。主口僻齿痛，面赤目赤目黄，口不能嚼，頰肿唇痛。

肩井　在肩上陷者中，缺盆上大骨前，手足少阳、阳维之会，灸五壮。主肩背痹痛，臂不举，寒热凄索。

天髎　在肩缺盆中上毖骨之际陷者中，足少阳、阳维之会，灸三壮。主肩背中痛，引项寒热，缺盆痛，汗不出，胸中热痛。

肩贞　在肩曲下两骨解间，肩髃后陷者中，灸三壮。主寒热，项疬适颈，耳鸣无所闻，引缺盆肩中热痛，手臂不举。

肩外俞　在肩胛上廉去脊三寸陷者中。灸三壮。主肩胛中痛，热而寒至肘。

肩中俞　在肩胛内廉，去脊二寸陷者中，灸三壮。主寒热厥，目不明，咳逆上气唾血之证候。

曲垣　在肩中央，曲胛陷者中，按之痛应手，灸十壮。主治肩痛，周痹。

缺盆　一名天盖。肩上横骨陷者中，灸三壮。主寒热历适颈，胸中满，有大气，缺盆中满，肿者死，外溃不死，肩引项臂不举，缺盆中痛，汗出喉痹，咳嗽。

普济方卷四百十三

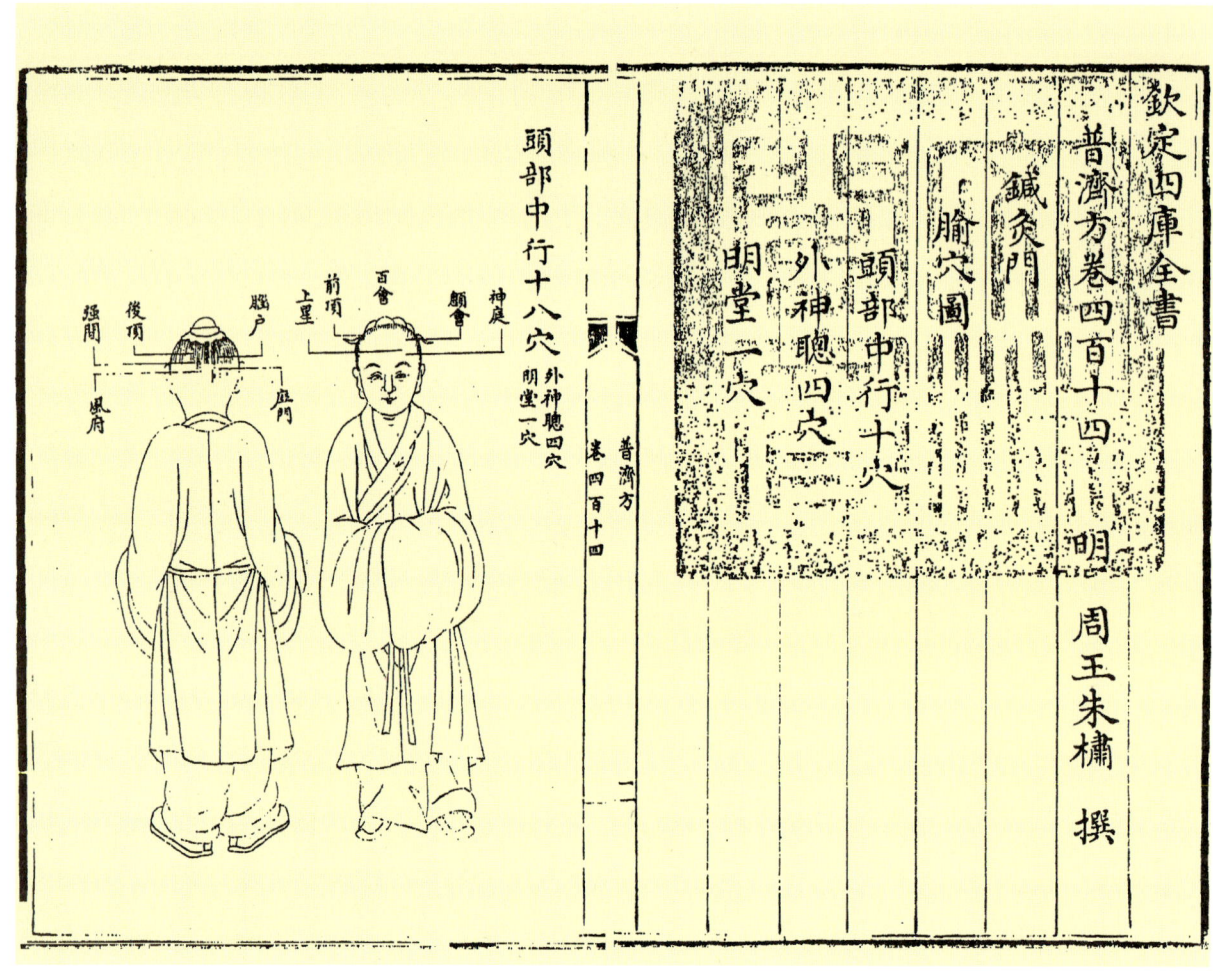

《普济方》卷四百十四　针灸门

明·周王　朱橚　撰

腧穴图

　　头部中行十穴

　　外神聪四穴

　　明堂一穴

头部中行十八穴（图见上）　外神聪四穴，明堂一穴

神庭一穴 在鼻直入发际五分，灸七壮，至七七壮止。岐伯曰：凡欲疗风，勿令灸多，缘风性轻，多则伤，宜灸七壮，至三七壮止。禁针，针即发狂。忌生、冷、鸡、猪、羊、鱼、肉、酒、面动风等物。《明堂经》云：举火之时，忌热食，不宜热衣。亦云灸三壮。《铜人经》云：在发际直鼻上，督脉，入发际一寸，灸二七壮，至百壮。治肿气，风痫癫风，戴目上不识人，羊鸣吐舌，角弓反张，弃衣而走，披发而行，或歌或哭，多学人言语，惊悸不得安寝，头痛，喘渴，目不可视，目泪出，鼻清涕不止。又云：灸足太阳、阳明脉之会，主头风目眩。

上星一穴 在鼻直上入发际一寸陷中《明堂经》云：容豆是。以细三棱针刺之，即宣泄诸阳热气，无令上冲头目。可灸七壮，不宜多。若频灸之，即拔气上，令目不明，忌如前。《甲乙经》《热穴论》注：并刺三分。《铜人经》云：在额颅上，直鼻中央，入发际一寸，督脉气所发。治头风，面赤肿，皮虚肿，鼻塞不闻香臭，头痛目眩，赤疟疾发，寒热病汗不出，目睛痛，不能远视。又云：针入三分，留十呼，泻五吸，针下气尽，更停针引之，得气即泻，灸亦得，然不及针。日灸三壮至百五壮罢，须停十余日，然后更灸。故不用相续加灸满五十壮，即以细三棱针刺头上，以宣热气。忌酒、面、荞麦。

囟会一穴 在上星后《明堂经》云：上星上一寸陷中，可灸二七壮，至七七壮，初灸即不痛，病去即痛。亦云：灸五十壮，痛即罢灸，针二分，留三呼，得气即泻。若八岁以下，不得针。缘囟门未合，刺之，不幸令人夭。《素问注》云：刺四分。《铜人经》云：在上星后一寸陷中可容豆，督脉气所发，治目眩面肿，鼻塞不闻香臭，惊痫，戴目上不识人。若是鼻塞，灸至四日渐退，七日顿愈，头风生白屑多睡，针之弥佳。针讫，以盐末生麻油相和，揩发根下，头风即永愈。忌热面、猪、鱼、荞麦等物。《明堂经》云：主头皮肿、面赤。《资生经》王氏云：予少刻苦，年逾壮患脑冷，或饮酒过多，则脑疼如破，后因灸此穴，非特脑不复冷，他日酒醉，脑亦不疼矣。凡脑疼冷者，宜灸此。

前顶一穴　在囟会后寸半骨陷中，亦云在囟会上。甄权云：一寸。今依《素问》寸半为定。针一分，灸三壮，至七七壮止。《素问注》云：刺四分。《铜人经》云：督脉所发，疗头风热痛，目眩，头面赤肿，小儿惊痫，风痫癫痴，发作无时，鼻多清涕，顶疼痛。又云：针入三分，留七呼，泻五吸，大肿极，即以三棱针刺之，绕四方一寸以下，其头疼肿立瘥，复以盐末生麻油揩发际下，灸亦得，忌如前法。《明堂经》云：在囟会后一寸，直鼻中央陷者中，治头皮肿。

百会一穴　一名三阳五会。在前顶后一寸半顶中央旋毛中，可容至，灸七壮，止七七壮。凡灸头顶，不得过七壮，缘头顶皮薄，灸不宜，多针二分，得气即泻。《素问注》云：刺四分。《铜人经》云：督脉、足太阳交会于顶，上治大人小儿脱肛久不瘥，风痫，青风，心风，中风，角弓反张，羊鸣，或多哭，言语不择，发作无时，发时即死，盛即吐沫，心烦惊悸健忘，心神恍惚，瘀疟耳鸣耳聋，鼻塞不闻香臭。又云：疗头风头疼，目眩多睡，无心力，吃食无味，头重，饮酒面赤，如灸数至百五即停，三五日讫。绕四畔，以三棱针刺令出血，以井花水淋之，令气宣通，不得令向火灸，恐拔气上，令人眼暗。忌酒、面、猪、鱼、荞麦、蒜齑等。《资生经》云：唐秦鸣鹤针高宗头风，武后曰：岂有至尊头上出血之理？已而刺之，微出血，头疼便立止，后亟取金帛赐之。是刺此穴，能治头风。《明堂经》中风言语謇涩，半身不遂者，灸七处，亦先于百会，北人始生子，则灸此穴，盖防他日惊风也。王氏云：予旧患心气，偶睹阴阳书有云人身有四穴，最急应，四百四病皆能治之。百会，盖其一也，因灸此穴，而心气愈。后阅《灸经》，此穴果主心烦，惊悸，健忘，身无力，自是间或灸之，百病皆主，不特治此数病已也一名天蒲。

神聪四穴 在百会四面，各相去同身寸一寸。理头风目眩，狂乱风痫，左主如花，右主如果，针三分。《明堂经》有此四穴，而《铜人经》无之。其穴治头风目眩，狂乱风痫，亦所不可废者，故附入于此。

明堂一穴 在鼻直上入发际一寸。理头风，多鼻涕鼻塞，三日一报，针二分《铜人经》云：针三分。按《铜人》《明堂经》及诸家针灸经，鼻直上入发际一寸，皆云上星穴。《明堂经》于此复云明堂穴，不知何所据，且附入于此，所谓疑以传疑也今以诸经校勘，上星穴是。

后顶一穴 一名交冲。在百会后寸半，玉枕骨上陷者中，灸五壮，针二分。《明堂经》云：四分。《铜人经》云：针入四分，灸五壮。主风眩目䀮䀮，额颅上痛，亦云：针入三分。又云：督脉气所发，治颈顶恶风寒，头偏痛。《明堂经》云：灸三壮。主目不明，头目眩重。《西方子》云：主诸阳之热，呕吐癫疾。

强间一穴 一名大羽。在后顶后寸半，灸七壮，针二分，亦云五壮。《铜人经》云：督脉气所发，主头如针刺，不可以动，项如拔，不可左右顾视。又云：治脑旋目晕，头痛不可忍，烦心，呕吐涎沫，发作无时，颈项强。《明堂经》云：灸三壮。岐伯云：兼治风痫病。《西方子》云：主癫疾，痫发狂走，不得卧。

脑户一穴 一名合颅，在枕骨上，强间后一寸半，禁针，针令人哑，可灸七壮，亦不可妄灸，令人夭。《明堂经》云：灸令人失音，针三分。《素问注》云：针四分。《甲乙经》云：不可灸。《铜人经》云：一名仰风，一名会颅，是督脉、足太阳之会。主目睛痛不能远视，面赤头肿，目黄。又《铜人经》云：禁针。《素问》《明堂经》云：针入三分、四分，亦可疑矣，何如不针为稳。《素问》盖云：刺脑户，入脑立死故也。

风府一穴 一名舌本，在项后发际上一寸，大筋内宛宛中，经言其肉立起，立休立下，禁灸，使人失音，针三分。《铜人经》云：一名舌本，督脉、阳维之会，治头痛，颈急不得回顾，目眩，鼻衄，喉咽痛，狂走目妄视，又主头项急不可倾侧，鼻不可息，嗌痛，足不仁。《明堂经》云：主暴喑，不得言，多悲恐惊悸，欲自杀，目反视。又云：针四分，留三呼。又云：舌缓，针风府。《资生经》云：岐伯对黄帝伤寒之问曰：巨阳者，诸阳之属也，其脉连于风府诸穴，为诸阳主气也。然则风府者，因伤寒所自起也，北人皆以毛裹之，南人怯弱者，亦以帛护其项，俗谓三角是也。王氏云：予少怯弱，春冬须数次感风，自用物护后，无此患矣。凡怯弱者，须护项后可也。

哑门一穴 一作喑，一名舌横，一名舌厌。在项中央入发际五分宛宛中，督脉、阳维之会，入系舌本，仰头取之，禁灸，令人哑，针三分。《素问注》云：在项后发际宛宛中，去风府一寸。《明堂经》云：舌急不言如何治？答曰：舌急针喑门，舌缓针风府，得气即泻，小绕针针入八分，留三呼，泻五吸，泻尽更留针取之，得气即泻。《铜人经》云：治颈项强，舌缓不能言，诸阳热气盛，鼻衄，血不

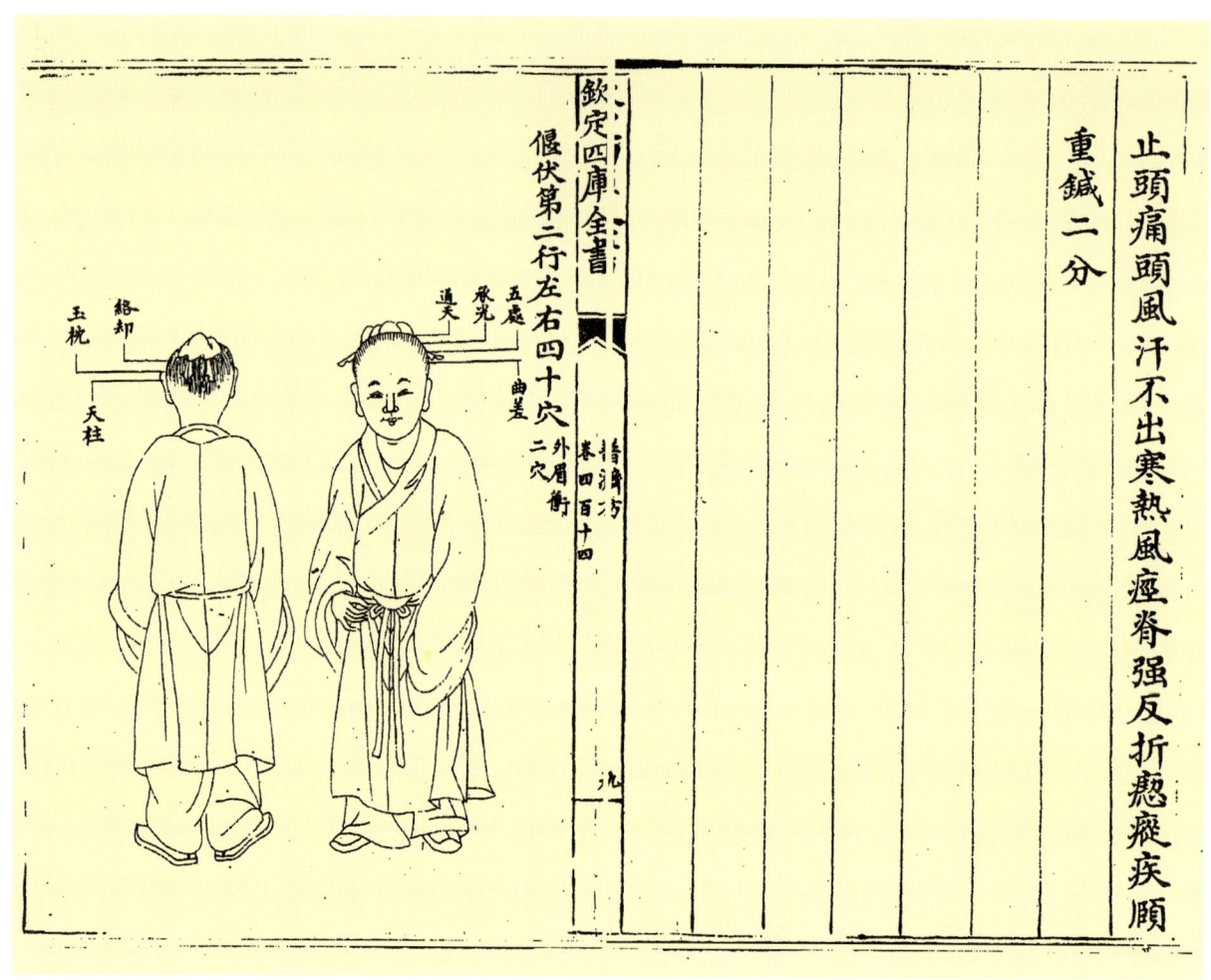

止，头痛，头风汗不出，寒热风痉，脊强反折，瘈疭疾，头重，针二分。

偃伏第二行左右四十穴（图见上）　外眉冲二穴

曲差二穴 在神庭两旁寸半入发际，针三分，灸三壮。《铜人经》云：足太阳脉气所发，治心中烦满，汗不出，头项痛，身体烦热，目视不明，针入二分，灸三壮。

五处二穴 在上星两旁寸半，针三分，留七呼，灸三壮。《明堂经》云：灸五壮。《铜人经》云：足太阳脉气所发，治目不明，头风目眩，瘛疭，目戴上不识人。《西方子》云：在头上去上星傍一寸。主脊强反折，癫疾，头痛。又云：在头督脉傍，去上星二寸半，主风痹闷。

承光二穴 在五处后寸半，针三分，禁灸。《明堂经》云：在五处后二寸。《素问注》云：一寸。《铜人经》云：足太阳脉所发，治鼻塞不闻香臭，口[1]㖞，鼻多清涕，风眩，头痛欲呕吐，心烦，目生白膜，忌如前法。

通天二穴 在承光后寸半，针三分，留七呼，灸三壮。《铜人经》云：足太阳脉气所发，治颈项转侧难，鼻塞闷，偏风口㖞，鼻多清涕，衄血，头重。又云：主项痛重，暂起仆僵，喘息不利，鼽衄，有疮。

---

①口：底本脱字，据《圣济总录》卷一九一补。

络穴二穴 一名强阳，又名脑盖。在通天后寸半，灸三壮。《素问注》云：刺三分，留五呼。《西方子》云：主癫疾作，呕吐，狂走，瘈疭，恍惚不乐，腹胀满不得息，暂起仆僵。《铜人经》云：足太阳脉气所发，治青风内障，目无所见，头旋耳鸣。

玉枕二穴 在络却后寸半。《明堂经》云：在络却后七分半，挟脑户，脑户在强间后一寸半，傍一寸三分起肉枕骨，入发际上三寸，灸三壮。主头重如石，目痛如脱，不能远视。《铜人经》云：足太阳脉气所发，脑风寒痛，不可忍者。又云：主目内连系急痛，头寒汗多，耳聋鼻塞。《西方子》云：失枕，头重项痛，风眩头中寒痛，项如拔不可左右顾，目上插，卒起僵仆，恶见风寒，汗不出，凄厥恶寒脑风。《明堂经》又云：针三分，《素问注》云：留三呼，《甲乙经》云：针二分。《资生经》云：《铜人经》云玉枕在络却后一寸半，《明堂上下经》皆云七分半。若以《铜人》为误，则足太阳穴亦同，若以《明堂》为误，不应《上下经》皆误也。小本《明堂》亦同。王氏按《素问注》云：玉枕在络却后七分，则与《明堂经》之七分半相去不远矣，固当从《素问》为准。然而玉枕二穴，既夹脑户，不应止七分则止于脑盖也。《铜人》之一寸半，盖有说焉，识者当详辨之。今总诸经校勘，在络却后寸半者是。

天柱二穴 在夹项后发际大筋外廉陷中一云在宛宛中。针五分，得气即泻。《明堂经》云：二分，留三呼，泻五吸，灸不及针，日七壮至百五壮。《下经》云：灸三壮。《素问注》云：刺二分。《铜人经》云：足太阳脉气所发，针二分，主头风，目如脱，项如拔，项疼头重，先泻而后补之。灸亦得，然不及针，忌如前法。《明堂经》云：主项痛颈强，左右不可顾，头痛目不明，目泪出，鼻不知香臭，风眩暴卒，痫眩，狂言不休，目上视，烦满汗不出，足不仁，身肩背痛欲折，头旋脑痛。

眉冲二穴 一名小竹，当两眉头直上入发际是，疗目，五般痫，头痛鼻塞。不灸，通针三分。《明堂上经》有眉冲穴，而《铜人经》云：无之。疗目五般痫，头痛鼻塞，治疾所不

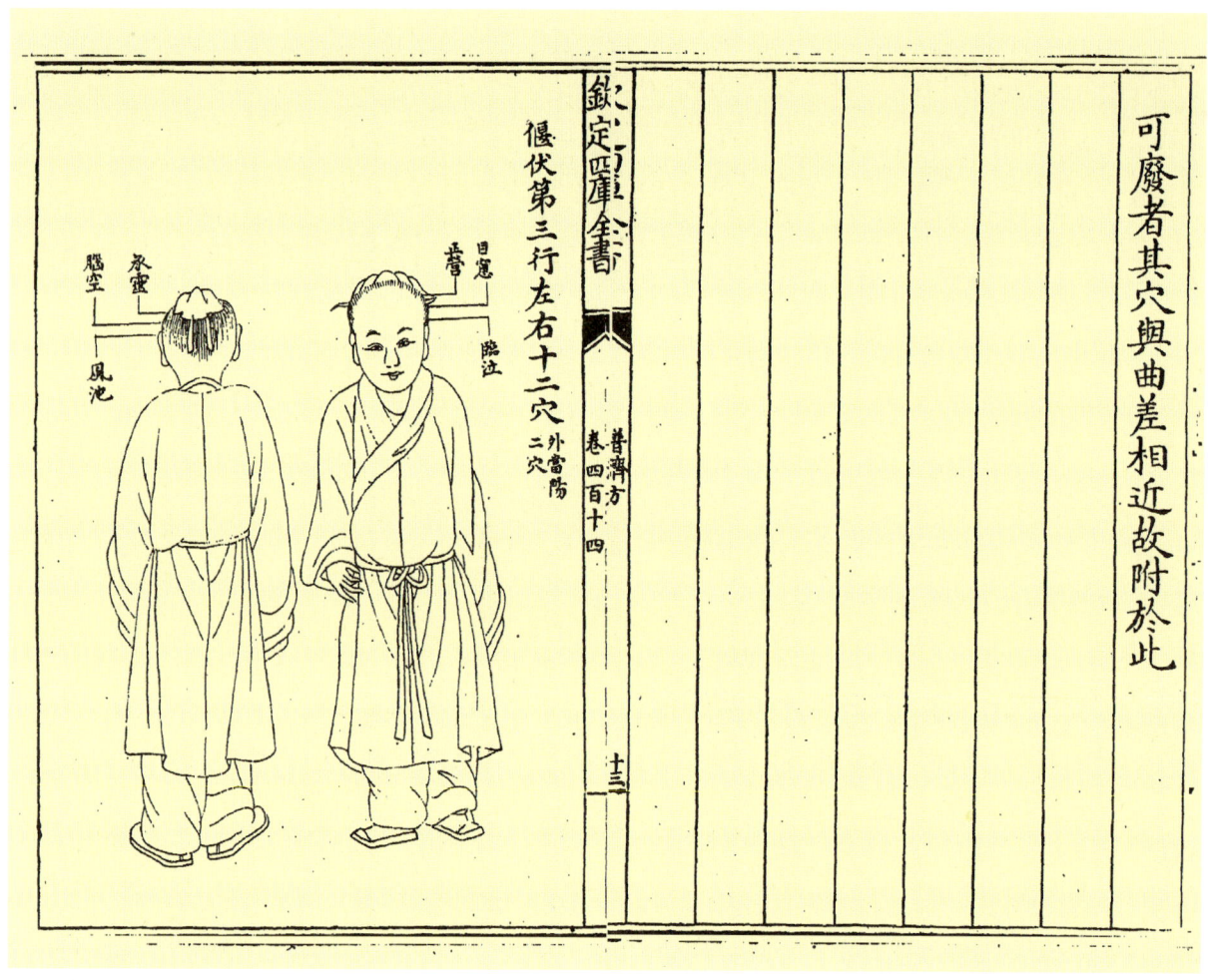

可废者，其穴与曲差相近，故附于此。

偃伏第三行左右十二穴（图见上）外当阳二穴

临泣二穴 在目上眦直入发际五分陷中，针三分，留七呼，得气即泻，忌面。《素问注》云：灸五分。《铜人经》云：足太阳、少阳之会，主卒中风不识人，风眩鼻塞，目生白翳，多泪，忌如前法。《西方子》云：主腋下肿，善惊，胸痹，心痛不得反侧，疟日夜发，胁下痛。《资生经》云：足少阳有临泣穴矣，此亦有之，盖此乃头临泣也。

目窗二穴 在临泣穴后一寸，针二分，灸五壮，今附三度刺目大明。《铜人经》云：足少阳、阳维之会，治头面浮肿，痛引目外眦赤痛，忽头旋，目瞑瞑远视不明。《西方子》云：主诸阳之热，头痛寒热，汗出不恶寒，目眩瞑，唇吻强，上齿龋痛。

正营二穴 在目窗下后一寸，针三分，灸五壮。《铜人经》云：足少阳、阳维之会，治齿痛，唇吻急强，齿龋痛，头项偏痛。《西方子》云：主诸阳之热。

承灵二穴 在目窗后寸半，灸三壮。《素问注》云：刺三分。

《铜人经》云：足少阳、阳维之会，治头脑疼，恶风寒，鼽鼻塞，息不利。《西方子》云：主鼻衄窒，喘息不通。

脑空二穴 一名颞颥。在承灵后寸半，夹玉枕骨下陷中。针五分，得气即泻，灸三壮。《铜人经》云：足少阳、阳维之会，治脑风，头痛不可忍，目瞑心悸，发即为癫风，引目䀮，劳疾羸瘦，体热，颈项强不得回顾。魏公苦患头风，发即心闷乱，目眩，华佗当针而立愈。《西方子》云：主鼻管疽发为厉，鼻劳衄不止，耳风鸣聋。《素问注》云：按脑空在枕骨后枕骨上。《甲乙经》作玉枕骨中，忌如前法。《明堂经》云：灸七壮，主狂病，身寒热。

风池二穴 在脑空后发际陷中，针七分，留七呼，灸三壮。《明堂经》云：在项后发际陷中。《甲乙经》云：脑空后发际陷中，针一寸三分，大患风者，先补后泻，少可患者，以针取之，留五吸，泻七吸，灸不及针，日七壮，至百五，艾炷不用大，忌同。《西方子》云：主鼻衄窒，喘息不通，癫仆，烦满，口癖，恶寒。《铜人经》云：足少阳、阳维之会，治洒淅寒热，温病汗不出，目眩，苦头痛，痎疟，颈项痛不得回顾，目泪出，欠气多，鼻鼽衄，目内眦赤痛，气发耳塞，目不明，腰伛偻引项，筋无力不收，针入七分，可灸七壮。又云：主肺风面赤，目䀮䀮，项强面肿，皮软脑头痛，灸亦良，然不及针。问曰：如后发际亦有项脚长者，其毛首至头骨，亦有无项脚者，毛齐至天牖穴，即无毛根，如何取穴也？答曰：其毛不可辄定，大约如此，若的的定，风府正相当，即是侧相去各二寸，此法定穴。

当阳二穴　当瞳人直上入发际一寸，疗目不识人，风眩鼻塞，针三分。《资生经》云：《铜人经》无当阳穴，而《明堂下经》有之，理卒不识人，风眩鼻塞等疾，亦不可废者，其穴与临泣相近，故附于此。

侧头部左右二十六穴（图见上）

颔厌二穴 在曲鬓下《明堂》阳穴无下字，《明堂》同，脑空上廉。灸三壮，针七分，留七呼，忌同。《明堂经》云：二分。《素问注》云：在曲鬓下，脑空上上廉，刺七分，若深令人耳无所闻。《铜人经》云：手足少阳、阳明之交会，治头风眩，目无所见，偏头痛，引目外眦急，耳鸣多嚏，颈项痛。又云：二穴在曲鬓颞颥上廉。

悬颅二穴 在曲鬓①上足少阳穴同，《明堂》无上字，脑空中，灸三壮，针三分，留三呼。《明堂经》云：二分。《素问注》云：在曲角②上脑

---

① 鬓：底本脱字，据下文引《新校正》补。
② 角：底本脱字，据《素问·气府论》补。

空下廉。《新校正》云：按后手少阳中云"鬓上"，此云"鬓下"，必有一误。悬颅二穴，在曲鬓上是也。《铜人经》云：足少阳脉气所发，治热痛，烦满，汗不出，头偏痛，引目外眦赤，身热齿面肤亦痛。《西方子》云：主热痛，引目内眦，忌如前。

悬厘二穴　在曲鬓上足少阳穴无上字，脑空下廉，针三分，灸三壮。《铜人经》云：手足少阳、阳明之交会，治热病汗不出，头偏痛，烦心，不欲食，目兑一作内眦赤痛。《西方子》云：二穴在曲鬓颞颥下廉，主面皮赤肿痛，癫疾，互引善惊，羊鸣。

天冲二穴　在耳上如前三寸足少阳穴图，灸七壮，针三分。《铜人经》云：二穴在耳上如前三分，治头痛，癫疾，风痉，牙龈肿，善惊恐，可灸七壮，针三分。《西方子》云：亦作天衢。

率谷二穴　在耳上入发际寸半陷者宛宛中，灸三壮，针三分。《明堂下经》云：针而取之。《铜人经》云：足太阳、少阳之会，治膈胃寒痰，伤酒风热，发两目眩痛，脑两角弦痛，不能饮食，烦满，呕吐不止。

曲鬓二穴 在耳上发际曲隅陷中，鼓颔有空《明》作穴，针入三分，可灸七壮。《明堂下经》云：曲发际，灸三壮指齿，在耳上，将耳掩前，正尖上。《铜人经》云：足太阳、少阳之会，治颊颔肿，引牙车不得开，息急痛，口噤不言，灸亦良。《明堂经》云：主颈项急强，不得顾，引牙痛。《西方子》云：主暴哑不能言，齿龋痛。《铜人经》云：曲发足少阳穴同。《素问》亦同。《明堂下经》云："曲发"疑"发"字误也曲鬓穴，是"曲发"误字。

角孙二穴 在耳郭中间止，开口有空《明》作穴，治目生肤翳，齿龈肿，灸三壮。《明堂经》别无疗病法。《明堂经》云：主牙齿不嚼物，龋痛肿，针八分。《铜人经》云：手足少阳之会。又云：手足少阳、手太阳之会。《西方子》云：主头肿项痛，不可顾，颈颔柱满。《资生经》云：按《明堂经》云角孙主牙不嚼物，龋痛肿，则有疗病法矣。《铜人经》乃云《明堂经》别有疗，岂后人增益之耶？将所治止此，因谓之无疗病法欤。

窍阴二穴　在枕骨下足少阳穴云在完骨上，摇动有空，针三分，灸七壮。《明堂经》云：灸五壮，针四分，在完骨上，枕骨下完骨二穴，在耳后入发际四分。《铜人经》云：足太阳、少阳之会，治劳疸，发疠，头痛，引头目痛。又云：主骨疽。《西方子》云：主头痛如锥刀刺，不可以动，主颔痛，引耳嘈嘈，耳鸣无所闻，舌本出血及主舌寒，口干，心烦，臂外肘节痹不能伸，鼻管疽发为鼽，鼻衄头痛及四肢转筋，痛疸，头痛风恶引头目。

浮白二穴　在耳后入发际一寸，针五分，灸七壮。《明堂经》云：灸三壮，针三分。《铜人经》云：足太阳、少阳之会，治发寒热，喉痹，气痹，咳逆痰沫，疝积，胸中满不得喘息，耳鸣嘈嘈无所闻，颈项痛肿及瘿气，肩背不举，悉皆治之。又云：主疝积，不能言。《西方子》云：主牙齿痛，手纵足缓不收。

颅囟二穴　在耳后间青络脉。灸七壮，不宜针。《明堂经》云：颅囟在耳后青络间，灸三壮，针一分，不得多出血，出血多杀人。《铜人经》云：足少阳脉气所发，治身热头重，胁痛不得转侧，风痉耳聋，小儿发痫瘈，痰喘不得息，呕吐涎沫，惊恐失精，瞻视不明，不宜针，即可灸七壮。又云：主耳痛塞鸣，胸胁相别，不得俯仰，及治头眩。

瘈脉二穴 一名资脉。在耳本后鸡足青络脉，刺出血，如豆汁，不宜出血多，灸三壮，针一分。《明堂经》云：在内鸡足青脉。《铜人经》云：治头风耳鸣，小儿惊痫，瘈疭，呕吐，泄痢无时，惊恐眵䁾，目睛不明，耳后痛。《西方子》云：不灸。

完骨二穴 在耳后入发际四分，灸七壮，针三分。《明堂经》云：针二分，灸依年壮。《铜人经》云：足太阳、少阳之会，治头痛烦心，癫疾，头面虚肿，齿龋，偏风，口眼㖞斜，颈项痛，不得回顾，小便赤黄，喉痹颊肿，针入五分。又云：主风眩头痛，项强，寒热，针二分。《西方子》云：主肘肿，足痿，失履不收，头风耳后痛，烦心，及足不收，僵仆

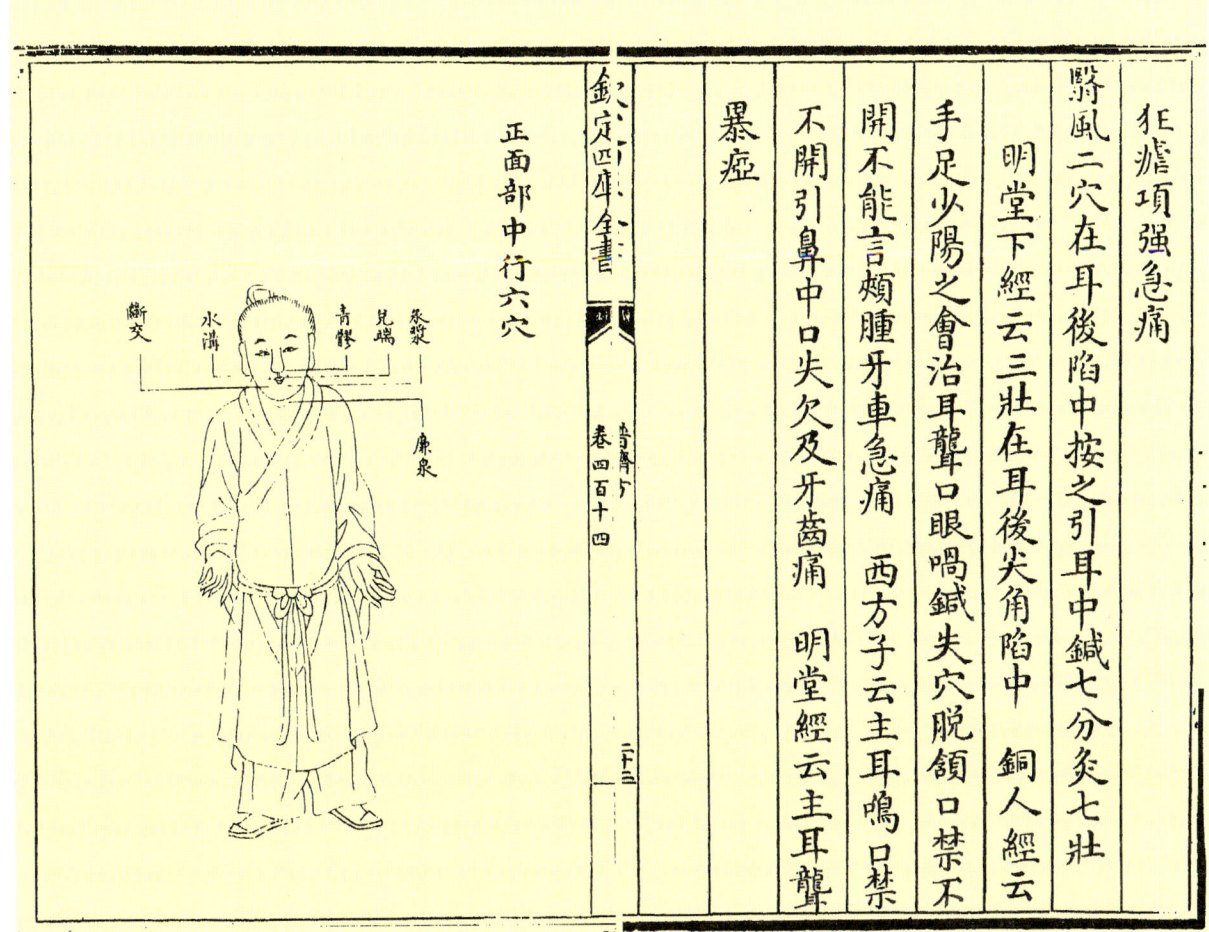

狂疟，项强急痛。

翳风二穴 在耳后陷中，按之引耳中，针七分，灸七壮。《明堂下经》云：三壮，在耳后尖角陷中。《铜人经》云：手足少阳之会，治耳聋，口眼㖞斜，失穴脱颔，口噤不开，不能言，颊肿，牙车急痛。《西方子》云：主耳鸣，口噤不开，引鼻中口失欠及下牙齿痛。《明堂经》云：主耳鸣聋暴哑。

正面部中行六穴（图见上）

素髎一穴 一名面正。在鼻柱之端。《外台》云：不宜灸，针入一分。《铜人图经》云：督脉所发，此穴诸方阙治疗法。《千金》治鼻塞，痘肉不消，多涕，生疮。

水沟一穴 一名人中。在鼻柱下宛宛中，针四分，留五呼，得风即泻，灸不及针，日三壮，若灸可艾炷如小雀粪，风水面中肿，针此一穴，出水尽顿愈。《明堂经》云：灸三壮至二百罢。若是水气，唯得针此穴，若针余穴，水尽即死。《下》云灸五壮。《铜人经》云：水沟在鼻柱下，一名人中，督脉、手阳明之会，治消渴，饮水无度，水气遍身肿，失笑无时，癫语不识尊卑，乍喜乍哭，牙关不开，面肿唇痛，叶叶肺风伏如虫行，卒中恶，针此一穴，出水尽即顿愈。又云：针入四分，徐徐出之。《西方子》云：主寒热头痛，喘渴，目不可视，鼻不闻香臭，口喎僻，不能开，水浆禁，喑不能言，寒热卒中，恶风，水面肿，忌如前法。

兑端一穴 在唇上端，针二分，灸三壮，炷如大麦。《明堂下经》云：在颐前下唇下宛宛中，开口取之。《铜人经》

云：治癫疾吐沫，小便黄，舌干，消渴，衄血不止，唇吻强，齿龈痛，针入三分，可灸三壮。《明堂经》云：主口噤鼓颔。

龈交一穴 在唇内，齿上龈缝筋中，针三分，灸三壮。《铜人经》云：治面赤心烦痛，颈项急不得回顾，小儿面疮，癣久不除，点烙亦佳，鼻塞不利，目泪眵汁，内眦皆亦痒痛，生白肤翳，鼻中息肉蚀疮。《西方子》云：在唇内齿缝，灸三壮，主鼻窒，喘息不利，鼻喝僻多涕，鼽衄，有疮，头颔颊中痛，口不能饮水浆，喝僻，口噤不开，项如拔，不可左右顾，面赤颊中痛，心烦痛。

承浆一穴 一名悬浆。在颐前唇下宛宛中，日灸七壮，止七七壮，灸即血脉通宣，其风立愈，炷依小箸头作，针三分，得气即泻。《明堂经》云：颐前下唇之下，针三分半，得气即泻，泻尽更留三呼，徐徐引气而出，日灸七壮，过七十，停四五日后，灸七七，若急灸，恐足阳明脉断，令风不瘥，停息复灸，令血脉通宣，其风立愈。《下》云：唇棱下宛宛中。《铜人经》云：足阳明、任脉之会，疗偏风口㖞，面肿，消渴，口齿疳蚀生疮，灸亦佳，日可灸七壮至七七壮止，其艾炷不用大，一依小箸头作炷，脉粗细壮如细线，艾炷破肉，但令当脉灸，雀粪大亦能愈疾。凡灸脐下久冷，疝瘕痃癖，气块伏梁积气，宜灸炷大。故《小品》诸方云：腹背宜灸五百壮，四肢则但去风邪，不宜多灸，七壮至七七壮止，不得过随手数。如巨阙、鸠尾虽是胸腹之穴，灸不过七七壮，艾炷不须大，以行箸头则炷，正当脉上灸之。若灸胸腹，艾炷大，灸多，令人永无心力；如头顶穴若灸多，令人失精神；臂脚穴灸多，令人血脉枯竭，四肢细瘦无力。既复失精神，又加于细度，即脱人真气，忌如前法。《明堂经》云：疗消渴，饮水无休，口噤不开及暴哑不能言也。《西方子》云：主面风目眩瞑，小便黄，或不禁。

廉泉一穴　一名舌本。在颔下结喉上《明经》云：舌本间。灸三壮，针三分，得气即泻。《明堂经》云：二分，《千金》云：当颐直下骨后陷中。《铜人

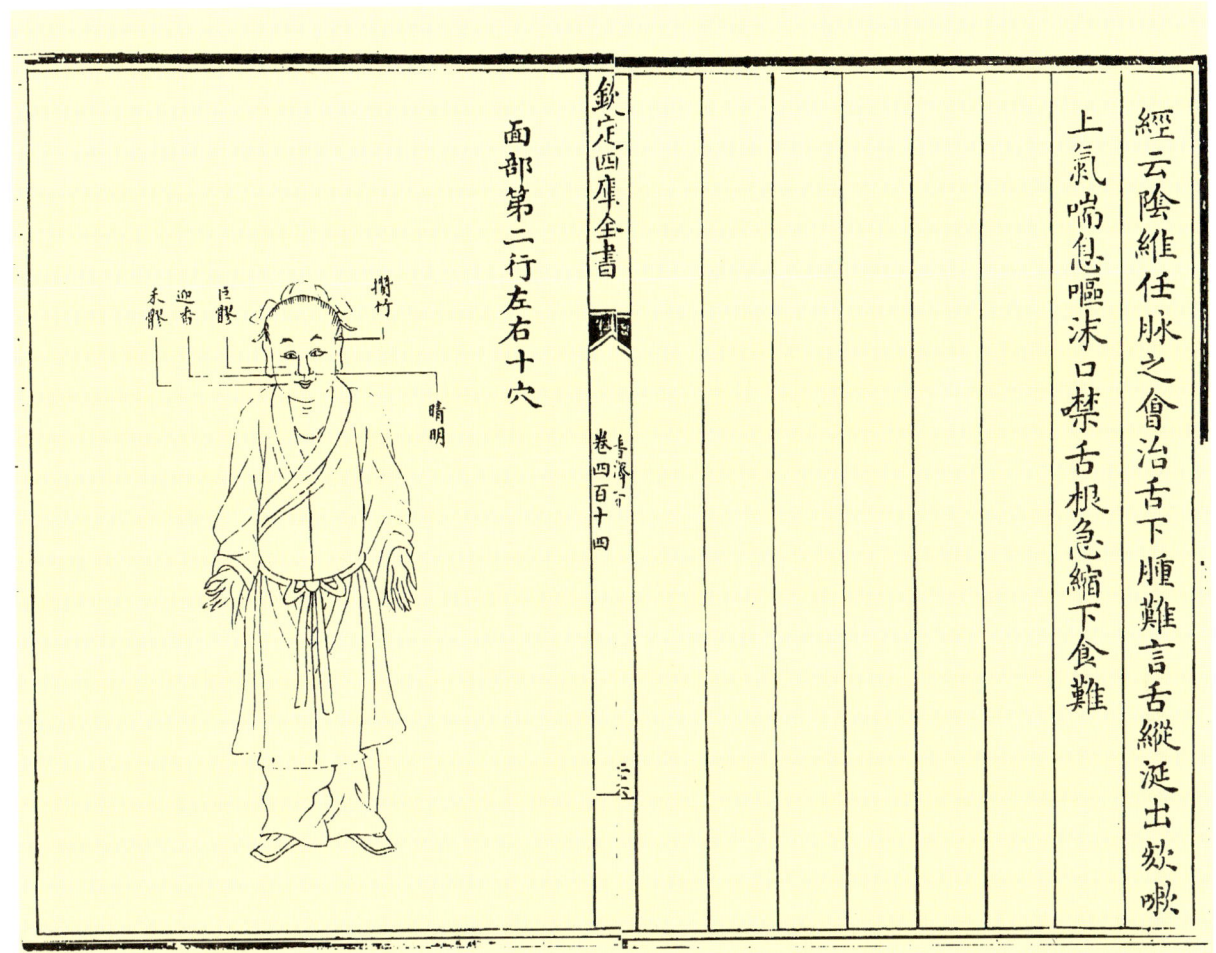

经》云：阴维、任脉之会，治舌下肿难言，舌纵涎出，咳嗽上气，喘息，呕沫，口噤舌根急缩，下食难。

面部第二行左右十穴（图见上）

攒竹二穴 一名始光，一名光明，一名员柱。在两眉头少陷宛宛中，不宜灸，针一分，留三呼，泻三吸，徐徐出针，宜以细三棱针刺之，宣泄热气，三度刺，目大明。《明》云：宜细三棱针，针三分，出血，《下》云灸一壮。《铜人经》云：足太阳脉气所发，治目眈眈视物不明，眼中赤痛及睑瞤动。《明堂经》云：主头目风眩，眉头痛，鼻齇齆，但是口厥颠狂痛，神邪鬼魅皆主之，忌如前法。

睛明二穴 一名泪孔。在目内，针一寸半，留三呼，雀目者可久①留针，然后速出针，禁灸。《明堂经》云：目内眦头外畔陷宛宛中，针分半，留三呼，补不宜灸。一云：目内眦外一分。《铜人经》云：手足太阳、少阳、足阳明五脉之会，治攀睛翳膜覆瞳子，恶风泪出，目内眦痒痛，小儿雀目疳眼，大人气冷眼泪，遮目视物不明，大眦胬肉侵睛，针入一寸五分，留三呼，禁灸。《资生经》云：按《明堂经》云针一分半。《铜人经》乃云：针入一寸半，二者必有一误。王氏云：予观面部所针，浅者入一分，深者四分。《素问·气府》注云：刺入一分，则是《铜人经》误写"一分"为"一寸"也。

---

① 久：原作"灸"，据《针灸资生经》卷一改。

巨髎二穴 夹鼻孔傍八分，直目瞳子，跷脉、足阳明之会，针三分得气即泻，灸七壮。《明堂经》云：巨髎在鼻孔下夹水沟旁八分，跷脉、足阳明之会，针三分，灸七七壮。《铜人经》云：治青盲目无所见，远视䀮䀮，白翳覆瞳子，面风寒，鼻塞，颊上肿痈痛，瘈疭口㖞，针入三分，灸亦良。《西方子》云：疗招摇视瞻，目泪出多赤，痛痒。

迎香二穴 在禾髎上一寸，鼻下孔旁五分，针三分，留三呼，不宜灸。《铜人经》云：手足阳明之会，治鼻息肉，不闻香臭，衄血，偏风口㖞，面痒浮肿，风动叶叶，状如虫行，刺或在唇动，或痒肿痛，忌如前法。

禾髎二穴 在鼻孔下夹水沟旁五分，针二分，又手阳明穴云禾髎一名长频，直鼻孔夹水沟旁五分。《明堂经》云：灸三壮。《铜人经》云：手阳明脉气所发，治鼻衄不止，鼻流清涕，生疮，口噤不开及尸厥也。《西方子》云：主鼻窒口僻。

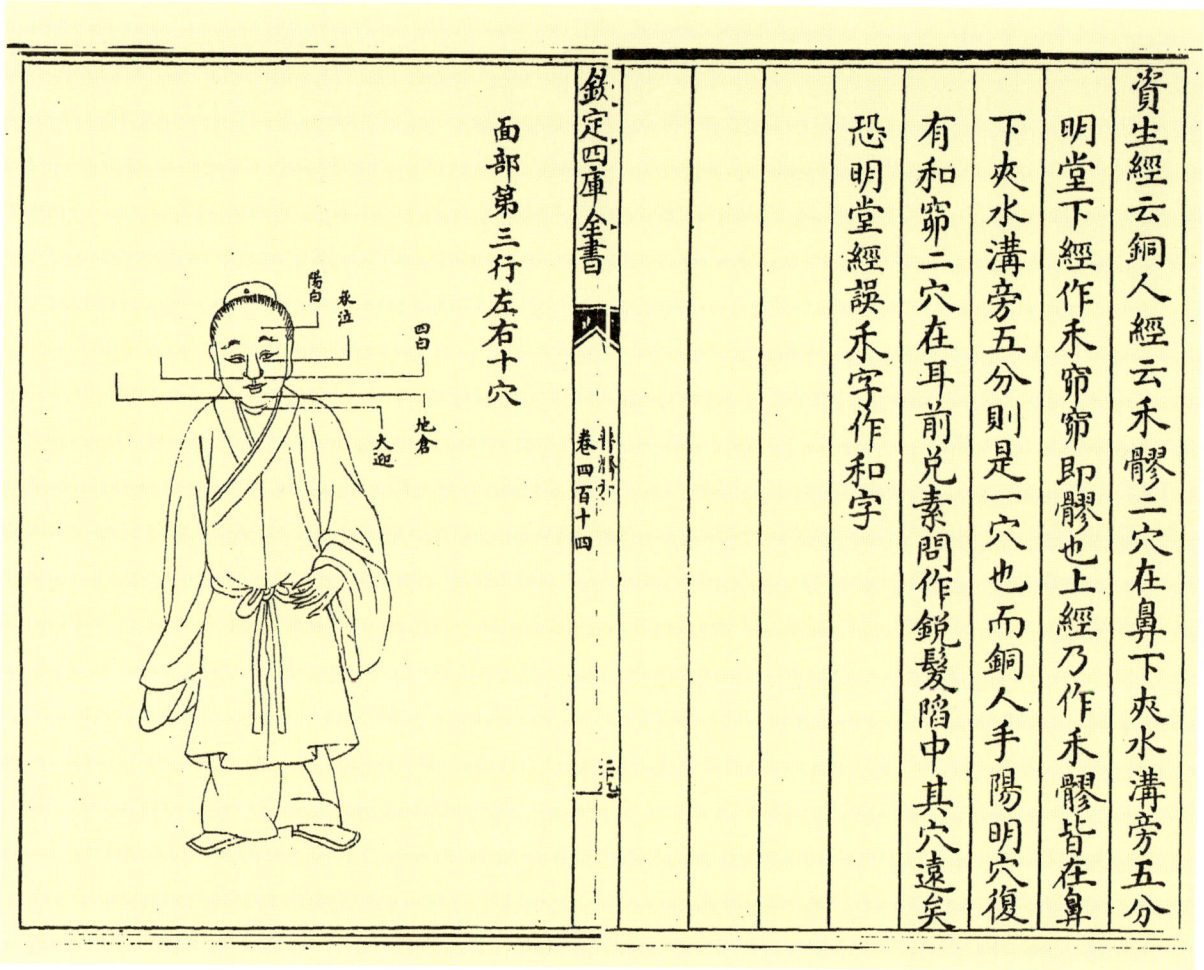

《资生经》云：《铜人经》云禾髎二穴，在鼻下夹水沟旁五分。《明堂下经》作禾窌，"窌"即"髎"也。《上经》[①]乃作禾髎，皆在鼻下夹水沟旁五分，则是一穴也。而《铜人》手阳明穴复有和窌二穴，在耳前兑。《素问》作锐发陷中，其穴远矣，恐《明堂经》误"禾"字作"和"字。

面部第三行左右十穴（图见上）

① 《上经》：指《明堂上经》。

阳白二穴 在眉上一寸，直目瞳子，灸三壮，针入二分。《铜人经》云：足少阳、阳维之会，治头目痛，目眵，背膂寒栗，重衣不得温。《西方子》云：主目瞳子痛痒，远视䀮䀮，昏夜无所见，目系急，目上插。

承泣二穴 在目下七分，直目瞳子陷中，禁针，针之令人目乌色，可灸二壮，炷勿大。《明堂经》云：针入四分半，得气即泻，特不宜灸。若灸无间多少，三日后，眼下大如拳息肉，日加长如桃大，至三十日，定不见物，肿或如五升许大。《铜人经》云：蹻脉、任脉、足阳明之会，治口眼㖞斜，目瞤面叶叶动，牵口眼，目视䀮䀮，冷泪眼眦赤痛，禁不宜针，可灸三壮。《西方子》云：不灸。《资生经》云：《铜人经》云此穴可灸三壮，禁针，针之令人目乌色。《明堂经》乃知其若是不针不灸可也。

四白二穴 在目下一寸，灸七壮，针三分。凡用针稳审，方得下针，深即令人目乌色。《铜人经》云：足阳明脉气所发，治头痛目眩，眼生白翳，微风目瞤动下急。《西方子》

云：主目眴泪出多，眼内眦赤痛痒。

地仓二穴 夹口吻傍四分外，如唇下有脉微动是也，针三分《明》云：针三分半，留五呼，得气即泻，日可灸二七壮，重者七七炷，粗钗脚大，炷若大，口转喎却，灸承浆七七壮即愈。《铜人经》云：跷脉、手阳明之交会，若久患风，其脉亦有不动者，治偏风口喎，目不得闭，失喑不语，饮食不收，水浆漏落，眼睅动止，病左治右，病右治左。忌猪肉、鱼、热面、毒物、房劳等。

大迎二穴 在曲颔前一寸二分骨陷中动脉，又以口下当两眉，针三分，留七呼，灸三壮。《铜人经》云：足阳明脉气所发，治寒热颈痛，瘰疬口喎，齿龋痛，数欠气，痓口噤，牙疼，颊颔肿，恶寒，舌强不能言，风壅而肿，目不得闭，唇吻睅动不止，当针之顿愈。《西方子》云：治口噤不开，引鼻中口涎不收。

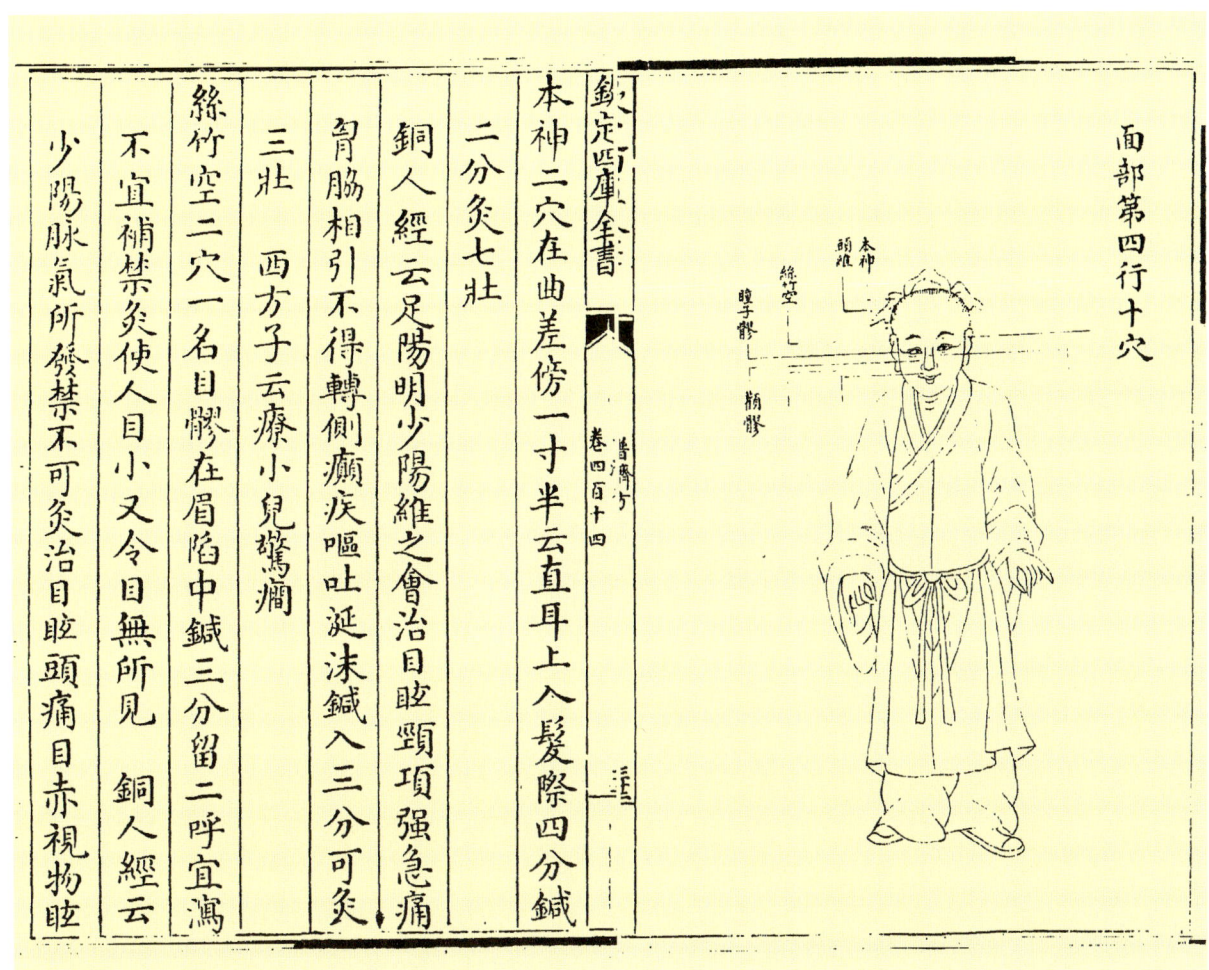

面部第四行十穴（图见上）

本神二穴 在曲差旁一寸半，云直耳上入发际四分，针二分，灸七壮。《铜人经》云：足阳明、少阳、阳维之会，治目眩，颈项强急痛，胸胁相引，不得转侧，癫疾，呕吐涎沫，针入三分，可灸三壮。《西方子》云：疗小儿惊痫。

丝竹空二穴 一名目髎。在眉陷中，针三分，留二呼，宜泻，不宜补，禁灸，使人目小，又令目无所见。《铜人经》云：少阳脉气所发，禁不可灸，治目眩头痛，目赤，视物眩，眩风痫，目戴上不识人，眼睫毛倒，发狂吐涎沫，发作无时。

瞳子髎二穴 自目外眦五分，灸三壮，针三分。《素问注》云：在目外眦五分《千金注》云：一名太阳，一名前关。《铜人经》云：手太阳、手足少阳之会，治青盲无所见，远视䀮䀮，目中肤翳白膜，头痛目外眦赤痛，又云：可灸二壮。《西方子》云：不可灸。

颧髎二穴 在面颊骨下廉，兑骨端陷中，针二分。《铜人经》云：手少阳、太阳之会，治喎，面赤目黄，眼睑动不止，颔肿齿痛，针入三分。《西方子》云：主口喎僻不能言，及口僻痛，恶风寒，不可以嚼，齿痛。

头维二穴 在额角入发际，本神傍一寸半，针三分，禁不可灸本神，在曲差傍中半。《铜人经》云：足少阳、阳明脉之交会，治头偏痛，目视不明，亦治微风眼睑睑动不止，风泪出。

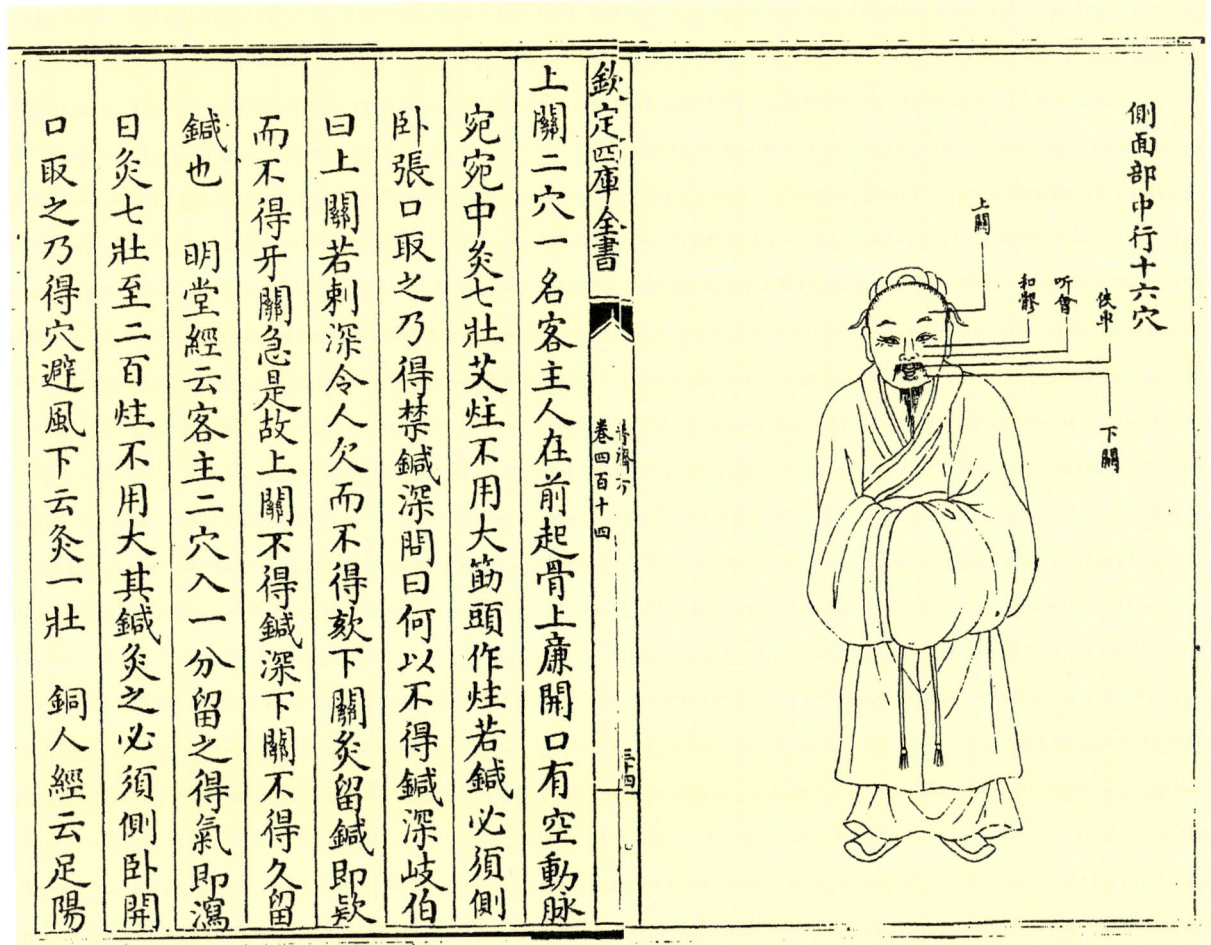

侧面部中行十六穴（图见上）

上关二穴　一名客主人，在耳[1]前起骨上廉，开口有空，动脉宛宛中，灸七壮，艾炷不用大，箸头作炷。若针，必须侧卧张口取之乃得，禁针深。问曰：何以不得针深？岐伯曰：上关若刺深，令人欠而不得咳，下关久留针，即欨而不得欠[2]，牙关急，是故上关不得刺深，下关不得久留针也。《明堂经》云：客主二穴，入一分，留之得气即泻，日灸七壮至二百壮，不用大，其针灸之必须侧卧张口取之，乃得穴，避风。《下》云：灸一壮。《铜人经》云：足阳

---

①耳：原无，据《素问·刺禁论》补。
②下关久留针，即欨而不得欠：原作"下关灸留针，即咳而不得"，据《圣济总录》卷一九一、《针灸资生经》卷一改。

明、少阳之会，治唇吻强，耳聋，瘈疭口沫出，目眩，牙车不开，口噤，嚼食难，偏风口眼㖞斜，耳中伏如蝉声。《西方子》云：灸三壮，主青盲无所见，耳痛，口㖞僻不能言。《明堂经》云：主牙齿龋痛。《资生经》云：按《素问·刺禁》曰：刺客主人内陷中脉为内漏，为聋。注云：言刺太深，则交脉破决，故为耳内之漏，则气不营，故聋，审若是，又不止令人欠而不得咳而已，用针者所当知也。

下关二穴　在上关下，耳前动脉下廉，合口有空，开口即闭，针入四分，得气即泻，禁灸。又云：下关不得久留针，侧卧闭口取之。《铜人经》云：足阳明、少阳之会，疗聤耳有脓，汗出偏风，口目㖞，牙车脱臼。其穴侧卧闭口取之，牙龈肿处，张口以三棱针出脓血，多含盐汤，即不畏风。《西方子》云：灸三壮，主耳痛鸣声，牙齿痛，龋痛，忌如前法。

前关二穴　在目后半寸，亦名太阳之穴，理风赤眼痛，目眩目涩，不灸，针三分。《资生经》云：《铜人》有上关下关各二穴，《素问》亦同，《明堂上下经》但有上关而无下关，惟《上经》有前关①穴，又不与下关穴同，在上关之下，恐别自是前关穴一名太阳穴，理风赤眼，头痛目眩涩等疾，所不可废，故附入于下关之后。

和髎二穴 在耳兑发下，横动脉，针七分，灸三壮。《素问注》云：在耳前锐发下横动脉。《铜人经》云：手少阳脉气所发，治牙车引急风头重痛，耳中嘈嘈，颔颊肿。和髎二穴，在耳前发陷中，《明堂上经》云和窌，即髎也，在鼻孔下，夹沟旁五分即《铜人》之禾髎，《明堂下经》之禾窌也，或者《明堂上经》误写"禾"字作"和"字耳，恐人以和髎、和窌为一穴，故备论也。

听会二穴 在耳微前陷中，上关下一寸，动脉宛宛中，张口得之，针七分，留三呼，得气即泻，不须补，日灸五壮，止七壮，三十日后依前报灸。《明堂经》云：针三分，忌冷食

① 关：原无，据《针灸资生经》卷一补。

呵。《下》云：灸三壮一名听呵，前一云，后明听会，一名听呵。《铜人经》云：手少阳脉气所发，治耳聋，耳中状如蝉声通，耳疼痛不得嚼食。经云：牙车脱臼，相推三寸一云一寸，其穴侧卧张口取之，灸亦良。《明堂经》云：主耳淳淳浑浑，聋无所闻。《西方子》云：主齿痛恶食，癫疾，呕吐，骨酸，眩狂瘈疭，口噤，喉鸣，牙车急痛，忌食动风、生冷、猪、鱼等物。

听宫二穴 在耳中珠子大赤小豆，针三分，灸三壮。《明堂经》云：针一分。《铜人经》云：手足少阳、手太阳三脉之会，治耳聋，如物填塞无所闻，耳中嘈嘈嘈嘈，心腹痛失声。《西方子》云：主耳若蝉鸣，骨酸眩狂，瘈疭，口噤，喉鸣。

颊车二穴 在耳下曲颊端陷中，针四分，得气即泻，日灸七壮，又止七七炷勿大。《明下》云：在耳下二韭叶，灸三壮。又云：耳下曲颊骨后。《千金》云：一名机关，在耳下八分小近前。《铜人经》云：足阳明脉气所发，治牙关不开，口噤不语，失喑，牙车疼痛，颔颊肿，颈强不得回顾，其穴侧卧开口取之。《明堂经》云：主齿痛，不得嚼。《西方子》云：主口僻痛，恶风寒，不可以嚼。

肩髆部左右二十六穴（图见上）

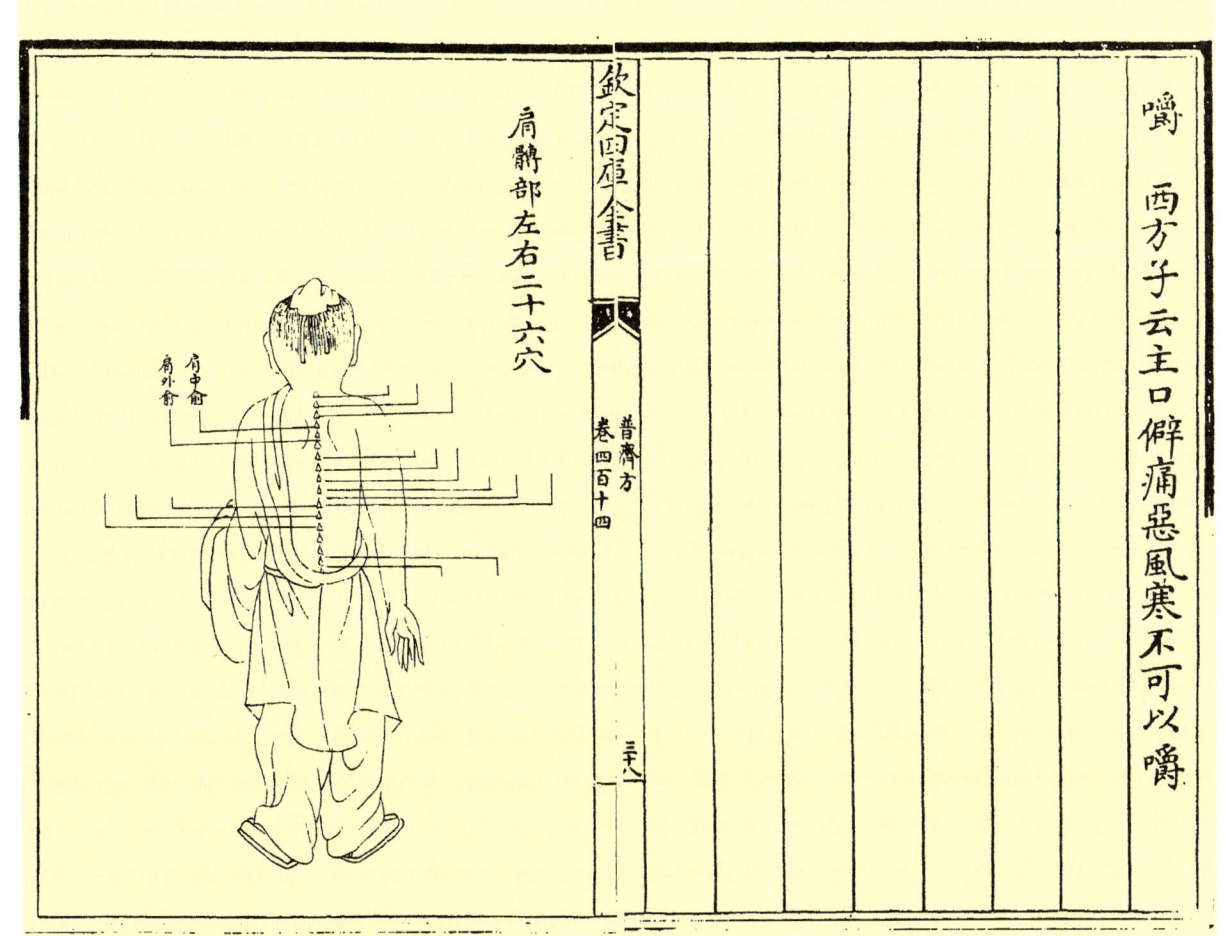

肩井二穴　一名膊井。在肩上陷《明堂》此有缺系中二字，缺盆上大骨前寸半，以三指按取之，当中指下陷中。《甲乙经》只可针五分，此膊井脉，足阳明之会，乃连入五脏气，若刺深，则令人闷倒不识人，即速须三里下气，先补不泻，须臾，平腹如故。凡针肩井，背以三里下其气大良，灸七壮。《明堂经》云：针四分，先补而后泻，特不宜灸，针不得深，深即令人闷。若妇人胎落后微损，手足弱者，针肩井立瘥，灸乃胜，日灸七壮，止一百壮。若针肩井，必三里下气，如不灸三里，即拔上气。《铜人经》云：手足少阳、阳维之会，治五劳七伤，颈项不得回顾，背膊痛，两手不得向头，或因俯仰扑伤，腰髋疼，脚气上攻。又云：若有灼然解针者，遣针不解针者，不可遣针。灸乃胜针，针深，便引入五脏之气，乃令人寿短，大肥人，亦可倍之。《西方子》云：主妇人脱堕胎后，手足厥逆，咳逆，寒热愽索，气不得卧。《资生经》云：《明堂》既云特不宜灸，又云乃胜针，日灸七壮，至百壮罢，则是又可灸矣，不知何自畔其说也。或者肩井不可灸，惟胎落后手足弱者可灸耶？

天髎二穴 在肩缺盆中上毖骨之际陷中央，针八分，灸三壮。《铜人经》云：手足少阳、阳维之会，治肩肘痛引颈项急，寒热。缺盆中痛，汗不出，胸中烦满。《西方子》云：主臂痛不举。

巨骨二穴 在肩端上行两叉骨间陷中，灸五壮，针寸半。《明堂经》云：巨骨一穴，在心䏶骨头，日灸三壮，至七壮，禁针，针则侧悬，一食顷乃得下针，针入四分，泻之勿补，针出始得正卧下。又云：巨骨二穴，在肩端上两行骨陷中，灸一壮。《铜人经》云：云门在巨骨下夹气户旁各二寸，俞府在巨骨下璇玑旁各二寸，气户在巨骨下俞府两旁各二寸。《明堂经》云：主肩中痛，不能动摇也。《铜人经》云：手阳明，跷脉之会，治背膊痛，胸中有瘀血，肩臂不得屈伸而痛，灸五壮，针入一寸。又云：主惊痫破心，吐血，忌酒、面、热食、猪、鱼、生冷食。《资生经》云：《铜人经》云巨骨二穴，在肩胛上两叉骨间，《明堂下经》亦同，但《明堂上经》云巨骨一穴，在心脾骨头，不特一穴字不同，而穴在心脾骨头亦异，岂其所谓一穴在心脾骨头者，非巨骨耶？不然即是误写"二"字作"一"字，肩胛为心脾也。

臑会二穴 一名臑髎。在肩前廉去肩头三寸宛宛中，针七分，留三呼，得气即泻，灸七壮。《素问注》臂前廉肩端。《铜人经》云：手阳明之络，治颈瘿气瘤，臂痛不能举，气肿痉痛，针三分，留十呼。《西方子》云：主咽肿，寒热，颈瘰疬，癫疾，膝气肘节痹，臂酸重，腋急痛，肘难屈伸。

肩髃二穴 在膊骨头肩端两骨间陷宛宛中，举臂取之，灸七壮，至二七壮，以瘥为度。若灸偏风不遂，可七七壮，不宜多，恐手臂细；若风病筋骨无力，久不瘥，可灸不畏细也，刺则泄肩臂热气。唐库狄钦若患风痹，手足不得伸，甄权针此穴，令将弓箭射之，如故。《明堂经》云：针八分，留三呼，泻五吸，灸不及针，以平手取其穴，日灸七壮，增至二七，若灸偏风不遂，可至二百，若更多，灸恐手臂细。若刺风癫、风痫、风病，当其火艾，不畏细也。《千金》云：肩头正中两骨间，名中肩井，外一名偏骨也。《铜人经》云：手阳明、蹻脉之会，疗偏风半身不遂，热风瘾疹，手臂挛急，捉物不得，挽弓不开，臂细无力，筋骨酸疼。又云：一名扁髃，主难俯仰，风刺，风虚，手不得伸头，臂冷而缓。患刺风者，百日刺筋，百日刺骨，方可得瘥，灸亦得。《西方子》云：疗肩中热，头不可以顾，忌如前。

肩髎二穴 在肩端臑上陷中，举臂取之，针七分，灸三壮。《明堂经》云：五壮。《铜人经》云：治肩重不可举，背肘痛。

肩贞二穴 在肩胛下两骨解间，肩髃后陷中，针五分。《铜人经》云：治风痹，手臂不举，肩中热痛。《西方子》云：主颔痛引耳嘈嘈，耳鸣无所闻，头不可以顾。

天宗二穴 在秉风后，大骨下陷中，灸三壮，针五分，留三呼。《铜人经》云：手太阳脉气所发，治肩臂痛，臂肘外后廉痛，颊颔肿痛。《西方子》云：主肩重臂痛。

臑俞二穴 在肩髆后大骨下，胛上廉陷中，针八分，灸三壮。《素问》云：在肩髃后，举臂取之。《铜人经》云：手足太阳、阳维、跷脉之会，治寒热肩肿引胛中痛，臂酸无力。

秉风二穴 在狭肩上小髃后，举臂有空，灸五壮，针五分。《铜人经》云：小髃后手太阳、阳明、手足少阳之会，治肩痛不能举。《西方子》云：侠大髃外灸三壮。

曲垣二穴 在肩中央，曲胛陷中，按之应手痛，灸三壮，针五分。《明堂经》云：九分。《铜人经》云：主治肩痛，周痹，气主肩髀，拘急疼闷。《西方子》云：灸十壮。

肩外俞二穴 在肩胛上廉，去脊骨三寸陷中，针六分，灸三壮《明上》云：一壮。《铜人经》云：治肩胛痛，热而寒至时时。《西方子》云：主寒热引项急强，左右不顾。

肩中俞二穴 在肩胛内廉，去脊二寸陷中，针三分，留七呼，灸十壮。《铜人经》云：治寒热，目视不明，咳嗽上气，唾血。《西方子》云：主小儿奶癖，目不明，灸三壮。

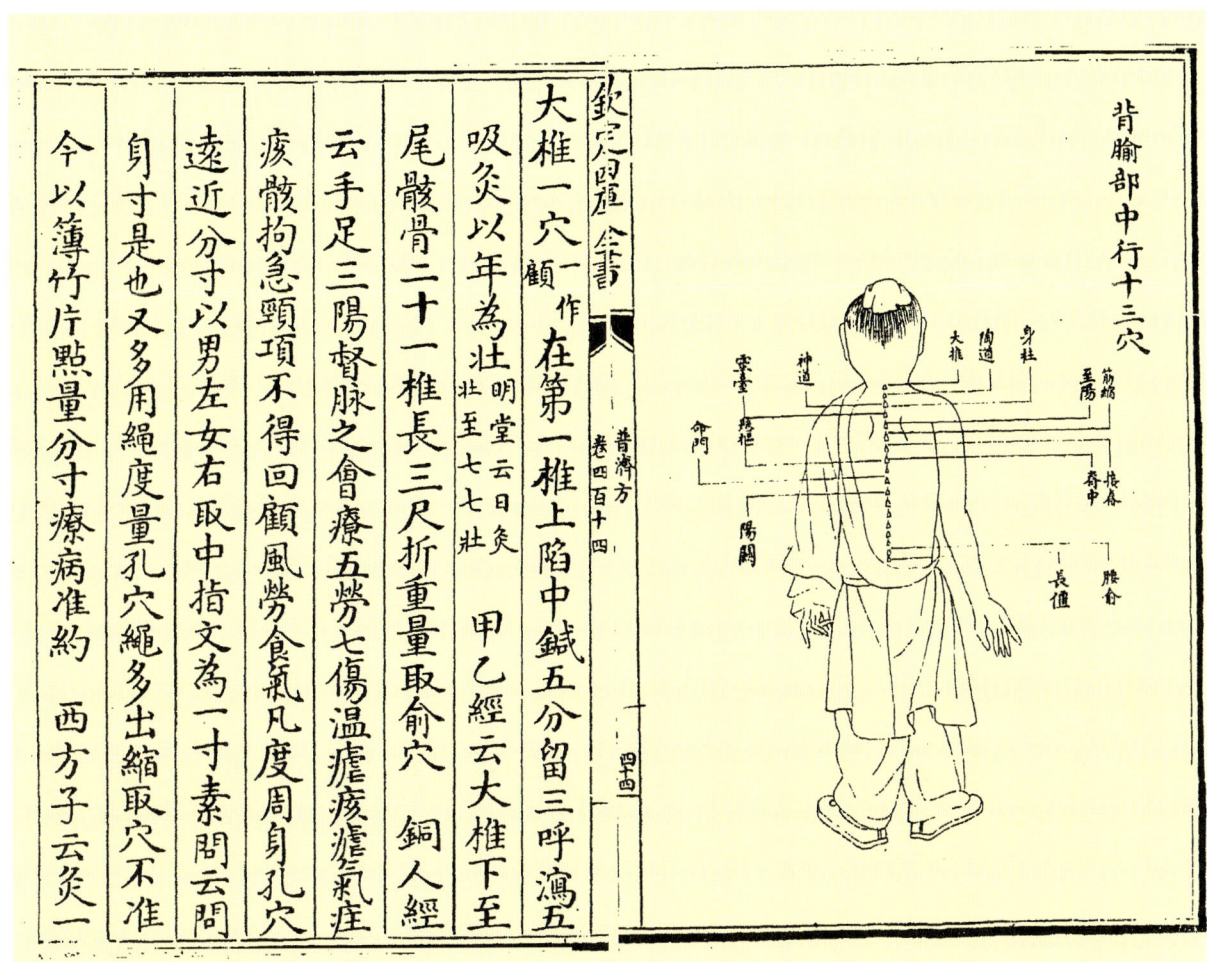

背腧部中行十三穴（图见上）

大椎一穴 一作顀。在第一椎上陷中，针五分，留三呼，泻五吸，灸以年为壮。《明堂经》云：日灸一壮，至七七壮。《甲乙经》云：大椎下至尾骶骨二十一椎，长三尺折重量取俞穴。《铜人经》云：手足三阳、督脉之会，疗五劳七伤，温疟痎疟，气疰痎骸拘急，颈项不得回顾，风劳食气。凡度周身孔穴，远近分寸，以男左女右，取中指文为一寸。《素问》云：同身寸是也，又多用绳度量孔穴，绳多出缩，取穴不准。今以薄竹片点量分寸，疗病准约。《西方子》云：灸一壮至四十九壮止,主伤寒热盛,烦呕。《明堂经》云:背髆中闷,久瘧不愈。《资生经》云:既曰大椎,又曰在第一椎上陷中,必是二穴,非二穴则不言在第一椎上矣,此大椎第一椎所以异也。但《铜人经》云:大椎在第一椎上陷中,诸经皆同。惟《明堂下经》云:在第一椎下。陶道穴既在第一椎下,不应大椎亦在第一椎下,必是《下经》误写"上"字作"下"也。考之《下经》,亦言陶道穴在大椎节,不与《铜人》经合,足见其误写"上"字作"下"无疑矣。

陶道一穴　在椎节下间,俯而取之陷者中,灸五壮,针五分。《铜人经》云:督脉、足太阳之会,治头痛目瞑,洒淅寒热,脊强及头汗不出。《西方子》云:主头痛项如拔,不可左右顾,目不明如脱。

身柱一穴　在三椎节下间宛宛中,针五分,灸七壮。《明堂经》云:五壮。《下》云:三壮。《铜人经》云:督脉气所发,治癫疾瘛疭,怒欲杀人,身热狂走,谵言见鬼。《西方子》云:主恍惚不乐，胸热，口干，烦渴，喘息，头痛吐而不出，灸五壮。《明堂经》云：主小儿惊痫。

神道一穴 在五椎节下间陷中，俯而取之，灸七七壮，止百壮，小儿风癫瘛疭，可灸七壮。《明堂经》云：针五分，灸三壮。《下》云：五壮。《铜人经》云：督脉气所发。《西方子》云：主恍惚不乐，胸热，口干烦渴，喘息头疼，吐而不出，灸五壮。《西方子》云：主腰脊急强，瘛疭，恍惚，悲愁，健忘，惊悸，主寒热头痛，进退往来，热喘目痛，视物不明。

灵台一穴 在六椎节下间，俯而取之。《铜人经》云：督脉气所发。《西方子》云：主热病，脾热温疟，汗不出出《素问》。

至阳一穴 在第七椎节下间，俯而取之，针五分，灸三壮。《明堂下经》云：七壮。《铜人经》云：督脉气所发，治寒热解散，风湿胫酸，四肢重痛，少气难言《西方子》作阻气难言。《明堂经》云：灸七壮，主胸中寒气，不能食，胸胁支满，身羸瘦，背中气上下行，腰脊痛，腹中鸣也。

筋缩一穴 第九椎节下间，俯而取之，针五分，灸三壮。《明堂》云：七壮。《铜人经》云：督脉气所发，治惊痫狂走，癫疾，脊急强，目转上反。《明堂经》云：灸五壮，主癫疾，多言反目瞪也。

脊中一穴 一名神宗，在十椎节下间，俯而取之，禁灸。灸令人腰背伛偻，针五分，得气即泻。《明堂经》作脊俞，一名脊中，在十一椎中央，按脊在十二椎节间。《铜人经》云：一名脊俞，督脉气所发，治风痫癫邪，温病，积聚①，下利。《西方子》云：不灸。

悬枢一穴 在十三椎节下间，伏而取之，针三分，灸三壮。《明堂经》云：在十椎下节间。《下》云：十一椎下。《铜人经》云：督脉气所发，治积气上下行，水谷不化，下利，腰脊强，不得屈伸，腹中留积。《明堂经》云：主积气，上下腹中尽通。《资生经》云：《铜人经》载悬枢在十三椎节下间，《明堂上经》作十二椎节间，《下经》作十一椎下，脊中穴既在十一椎下，不应悬枢又在十一椎下，故知其误矣，考之《素

---

① 积聚：原作"积取"，据《太平圣惠方》卷九十九改。

问》亦与《铜人》同，当以《铜人》为正。《明堂上经》亦误三字作二字也，要之，接脊中穴在十二椎节下耳。

命门一穴 一名属累。在十四[1]椎节下间，伏而取之《明堂经》作俯而取之。针五分，灸三壮。《铜人经》云：督脉气所发。治头痛如破不可忍，身热如火，汗不出，瘛疭，里急，腰腹相引痛。《明堂经》云：主寒痎疟。

阳关一穴 在第十六椎节下间，伏而取之，针五分，灸三壮。《西方子》云：主胫痹不仁。《铜人经》云：阙疗病法。

腰腧一穴 一名背解，一名髓孔，一名腰柱，一名腰户。在二十一椎节下间宛宛中一作陷中。以挺腹舒身，两手相重支额，纵四体，后乃取其穴，针八分，留三呼，泻五吸，灸七壮，至七七壮。《甲乙经》云：针二寸，留七呼，灸七七壮。又云，针五分，灸三壮。《明堂经》云：三壮。《下》云：二壮。《素问注》云：针一分。按《甲乙经》作二寸，《水热穴注》亦云二寸，《气府论注》《骨空论注》作一分，一名髓空。《铜人经》云：督脉气所发，治腰髋疼腰，脊僵不得回转及

---

[1] 四：原无，据《太平圣惠方》卷九十九补。

温疟痎疟。《明堂经》云：灸五壮，主腰疼，不得久立，腰已下至足令不仁，坐卧难，腰脊强急，不可俯仰，腰重如石难举动也，忌房劳举重强力。

长强[①]**一穴** 一名气之阴郄。督脉络别，其穴跌地取之。《甲乙经》云：在脊骶端，针三分，转针以大痛为度，其穴跌地取之乃得，灸不及针，日三十壮，止二百。此痔根本是冷。《甲乙经》云：针二寸，留七呼。《明堂下经》云：五壮。《铜人经》云：足少阴、少阳所结会，治肠风下血，乃漏，种痔，瘑蚀下部蜃。又云：在脊骨下宛宛中是。《西方子》云：主心痛气短，小儿脱肛，泻血，秋深不愈，惊痫瘈疭，吐泻，惊恐，失精，瞻视不明，眴眼头重，洞泄不禁，腰脊急僵，不可俯仰，脊痛寒痓反折，主痫疾。《明堂经》云：主大小便难，五淋，久痔。又云：在腰俞脊骶端陷者中，主狂病及小儿惊痫，忌冷食、房劳。《资生经》云：自大椎至腰俞，长同身寸三尺，折量取穴。王氏云：有里医言，凡灸椎骨节，突处方验，灸脊下当

[①] 长强：原作"长僵"，据《太平圣惠方》卷九十九改。

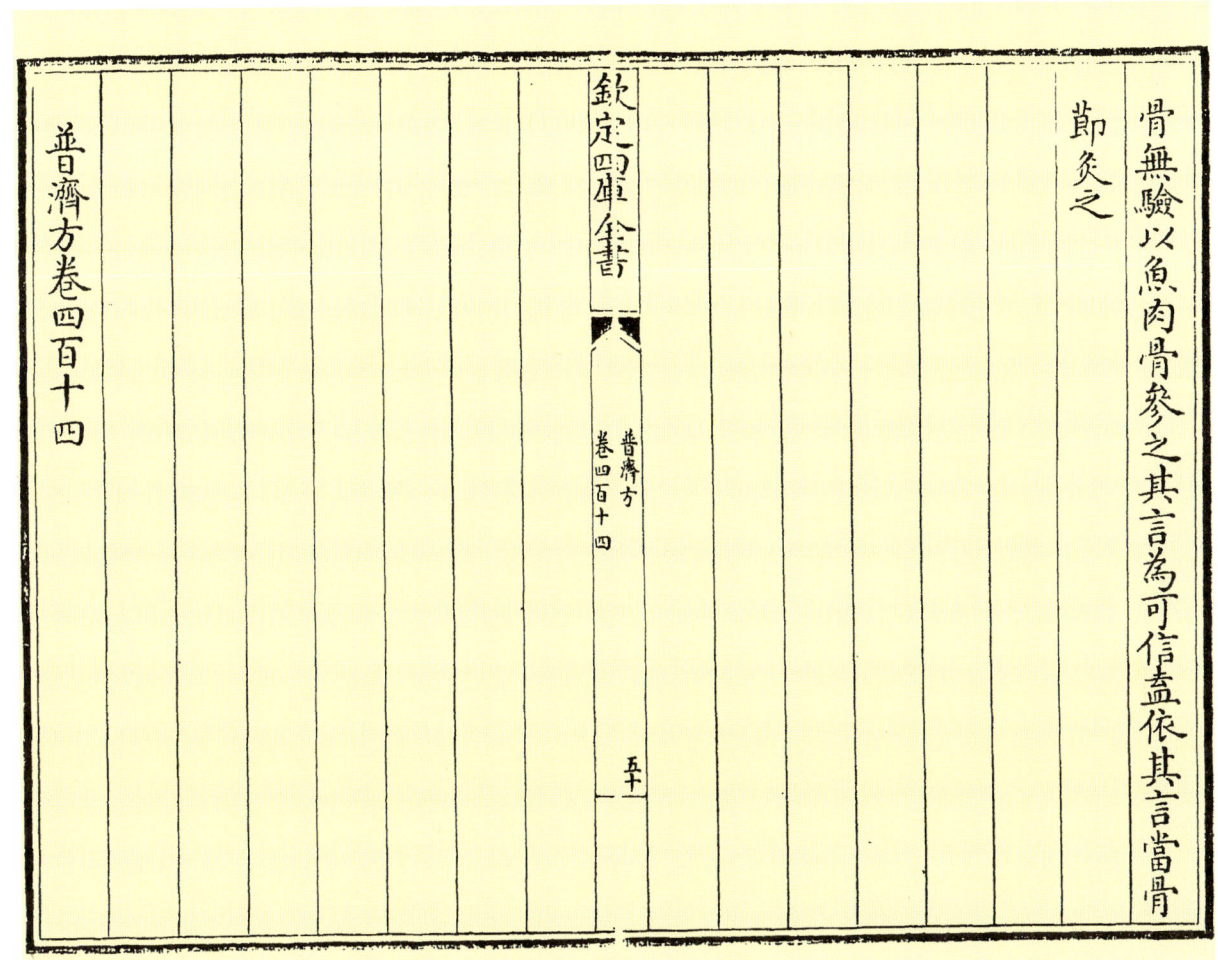

骨无验，以鱼肉骨参之，其言为可信，盖依其言，当骨节灸之。

《普济方》卷四百十四

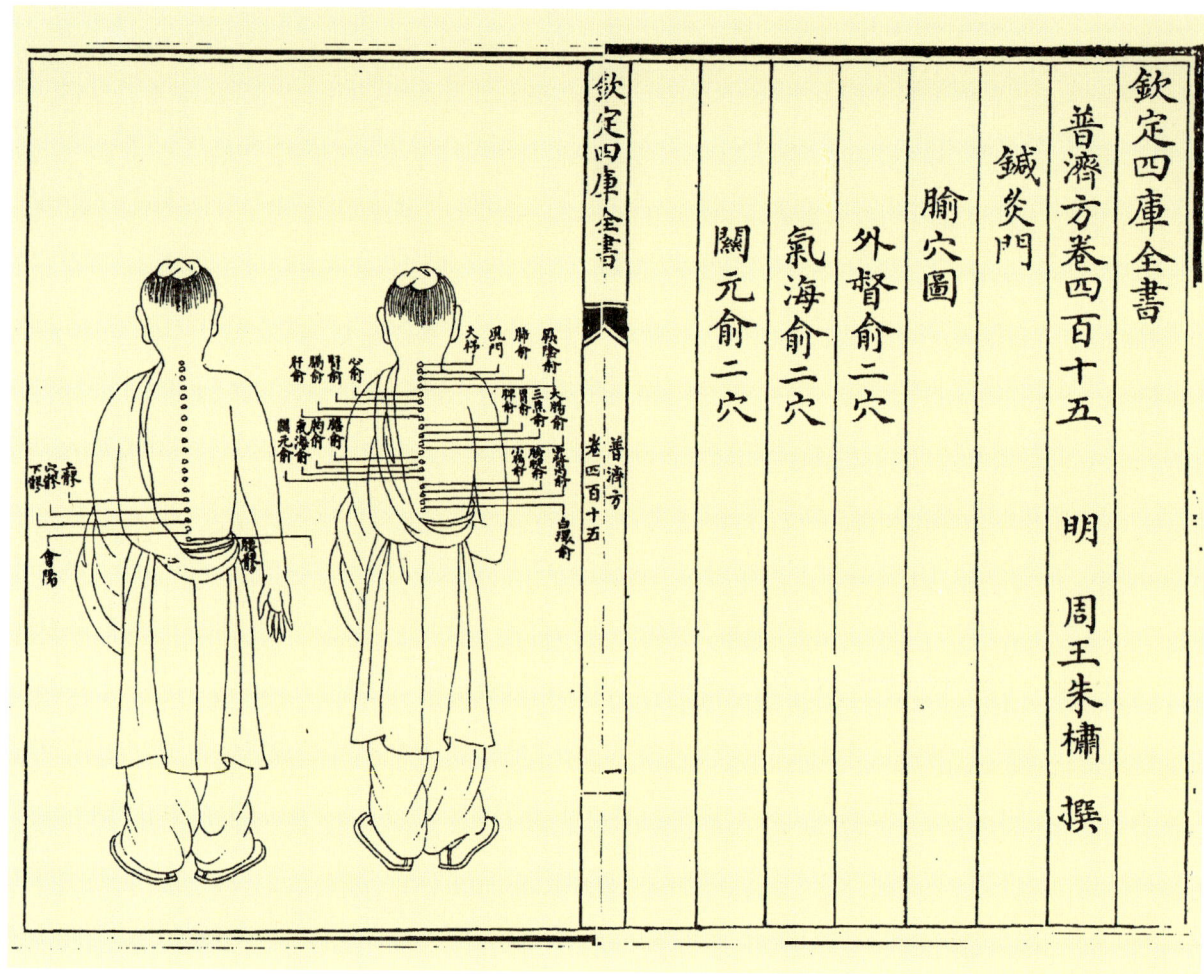

《普济方》卷四百十五　针灸门

明·周王　朱橚　撰

腧穴图

　　外督俞二穴

　　气海俞二穴

　　关元俞二穴

大杼二穴 在项后第一椎下两旁，相去各寸半陷中，针五分，灸七壮《甲乙经》。《明堂经》云：禁灸。《下经》云：灸五壮。《素问》同。《难疏》骨会大杼，骨病治此。《铜人经》云：《甲乙经》足太阳、手少阳之会，疗疟，颈项强痛，不可俯仰，左右不可顾，头痛振寒，痰瘼疭，气实胁满，伤寒汗不出，脊强喉痹，烦满风劳，气急咳嗽，胸中郁郁，身热目眩，腹痛卧不安席。《西方子》云：又名本神 不灸。《资生经》云：《明堂经》禁灸，而《铜人经》云可灸七壮，必有说也，要非大急，不必灸。

风门二穴 一名热府。在二椎下两旁，相去各寸半，针五分，留七呼。若频刺，泄诸阳热气，背永不发痈疽，灸五壮。《铜人经》云：督脉、足太阳之会，治伤寒颈项强，目瞑多嚏，鼻衄，出清涕，风劳，呕逆上气，胸背痛，喘气短卧不安。《西方子》云：主疗风眩头痛，鼻衄，窒喘息不通，咳逆。

肺俞二穴 在三椎下两旁，各寸半，针三分，留七呼，得气即泻。出《甲乙经》。甄权《针经》云：在三椎下两旁，以搭手左取右，右取左，当中指末是穴，针五分，留七呼，灸百壮。《明下经》云：三壮《千金》云：肺俞，对乳引绳度之。《铜人经》云：足太阳脉气所发，治上气呕吐，支满不嗜食，汗不出，腰背强痛，寒热喘满，虚烦口干，传尸，骨蒸劳，肺痿咳嗽，疗胸中气满，背偻如龟，头目眩，令人失颜色。又云：理癫痫，瘿气，肉痛皮痒。《明堂经》云：在第三椎下两旁各一寸宛宛中，主肺寒肺热唾血。《西方子》云：主吐逆，脊强，喘嗽，少气，胸中痛及百病。

厥阴俞二穴 在四椎下两旁，各寸半，针三分，灸七七壮。《千金》扁鹊云：名关俞。《铜人经》云：治气呕吐，心痛，留结胸中，烦闷，牙痛。《西方子》云：灸五壮。出《山眺经》。

心俞二穴 在五椎下两旁，各寸半，针三分，留七呼，得气即泻，不可灸。《明堂下经》云：灸五壮。《千金》第七节对心横三间。《铜人经》云：治心中气，狂走发痫，乱语，悲泣，心胸闷乱，烦满汗不出，结积寒热，呕逆不下食，食即吐，咳唾血，目痛。《明堂经》云：主心痛，背相引咳嗽，不得息，烦心多涎，胃中弱，目𥉂𥉂泪出，悲伤也。《资生经》云：《铜人经》云在心俞不可灸，可针入三分。世医因此遂谓心俞禁灸，但可针尔，殊不知刺中心一旦死，乃《素问》之所戒，岂可妄针耶。《千金》言：风中心，急灸心俞百壮，服续命汤，又当权其缓急可也，岂可泥可灸之说而坐受毙也？

督俞二穴 一名高盖，在六椎下两旁，各寸半，禁针通灸。《铜人经》云：主理寒热，腹中痛，雷鸣，气逆心痛，灸三壮。《资生经》云：《铜人经》缺此穴，《明堂经》有之，今依《明堂》入在此，恐《铜人经》本不全也。

膈俞二穴 在七椎下两旁，各寸半，针三分，留七呼，灸三壮。《明堂下经》云：五壮。《难疏》血会膈俞，血有病明此。《铜人经》云：治咳而呕逆，膈胃寒疾，食饮不下，胸满支肿，两胁痛，腹胀，胃脘暴痛，热痛汗不出，喉痹，腹中积癖，默默嗜卧，四肢急堕，不欲动，身常湿不能食，食则心痛，周痹身皆痛。又云：治寒热骨痛，虚胀支满，痰疟，痃癖气块，膈上痛。《西方子》云：主胸胁相引，不得倾侧，肩背寒痓，痰饮，吐逆，汗出，哽噎，咽肿不得消，食饮不下，主吐食。《明堂经》云：治胃弱食少。《资生经》云：八椎下两旁。《铜人》《明堂》并缺俞穴。

肝俞二穴 在九椎下两旁，各寸半陷者中，针三分，留六呼，灸三壮。《明下》云：七壮。《素问》云：刺中肝，五日死。又云：主咳逆，两胁满闷，肋中痛，目中白翳，气短唾血，目上视，多怒狂衄，目眈眈远视也。《铜人经》云：主咳引两胁急痛，不得息，转侧难，厥胁下与脊相引而反折，目眩循眉头痛，咳引胸中痛，寒疝少腹痛。又云：理口干，中风，支满，短气，不食，食不消，吐血，目不明闭塞，腰痛肩寒。《西方子》云：主热病瘥后食五辛，多患眼暗如雀目，鼻中酸，吐血，呕血，筋急，手相引痛筋寒热痓。

胆俞二穴 在十椎下两旁，各寸半，正坐取之，灸三壮，针五分。《明堂经》云：三分。《下经》云：灸五壮。又《素问》云：刺中胆一日半死。《铜人经》云：治心腹胀满，呕则食无所出，口苦舌干，咽中痛，食饮不下，目黄，胸胁支满，不能转侧，头痛振寒，汗不出，腋下肿。又云：足太阳脉气所发，主理心胀满，吐逆，短气，痰寒，食难下不消，针入三分。

脾俞二穴　在十一椎下两旁，各寸半陷中，针三分，留七呼，灸三壮。《明堂下经》云：五壮。《素问》云：刺中脾，十日死。《铜人经》云：主腹胀引胸背痛，食饮倍多，身渐羸瘦，黄疸，善欠，胁下满，泄利，体肿，四肢不收，痰喘，痃癖，积聚腹痛，不嗜食，痰疟，寒热。又云：理腰身黄胀满邪气。《西方子》云：主腰脊强急，热痉引骨痛，食不生肌肤，欲吐身重，不欲动。《明堂经》云：食饮多咽，四肢烦热，嗜卧怠堕。

胃俞二穴　在十二椎下两旁，各寸半，针三分，留七呼，灸随年为壮。《明堂经》云：三壮。《下经》云：七壮。《铜人经》云：治胃中寒胀不嗜食，羸瘦，肠鸣腹痛，胸胁支满，脊痛筋挛急。又云：理烦满吐食，针二分，灸三壮。《西方子》云：主食多，呕吐食不下。

三焦俞二穴 在十三椎下两旁，各寸半，针五分，留七呼，灸三壮。《明堂经》云：针三分。《下经》云：灸五壮。《铜人经》云：治肠鸣腹胀，腰痛，米谷不化，腹中痛欲泄注，目眩日痛，吐逆饮食不下，肩背拘急，腰脊强，不得俯仰。又云：足太阳脉气所发。《西方子》云：主腹积聚如石，灸三壮。《明堂经》云：正坐取陷中，灸五壮，主背痛身热。

肾俞二穴 在十四椎下两旁，各寸半，与脐平，针三分，留七呼，灸以年为壮。《明堂经》云：三壮。《下经》云：五壮。刺中肾六日死。又云：主腰疼不可俯仰，转侧难，身寒热，饮食倍多，身羸瘦，面黄黑，目䀮䀮翳生，丈夫妇人久①积冷气，变成劳疾。《铜人经》云：治虚劳，耳聋，肾虚，水藏久冷，心腹䐜胀，两胁满引少腹急痛，少气瘀血，小便浊出精，阴中疼，五劳七伤虚惫，脚膝拘急，足寒如水，头重

---

① 久：原作"灸"，据《太平圣惠方》卷九十九改。

身热振栗，腰中四支淫泺，洞泄食不化，身重如水。又云：主冷呕，好独卧。《西方子》云：主腰痛，小腹痛，呕吐，寒中洞泄，小便难，赤浊，骨寒热，两胁引满，目不明，恶风寒，面赤热，心痛如悬，慎如前法。

气海俞二穴 在十五椎下两旁，各寸半，通灸。《铜人经》云：理腰痛，痔病泻血，灸三壮。《资生经》云：按《明堂经》有气海俞，而《铜人经》无之，恐《铜人》本不全，故依《明堂》附入于此。

大肠俞二穴 在十六椎下两旁，各寸半，针三分，留六呼，灸三壮。《铜人经》云：治腰痛肠鸣，腹胀满，绕脐切痛，大小便不利，或有洞泄，食不化，脊骨强，不得俯仰，针入三分，灸三壮。《西方子》云：主大小便不利，腹膜胀，暴泻食不下，喜食，忌生冷、酒、面等物。

关元俞二穴 在十七椎下两旁，各寸半，针三分。《铜人经》云：理风劳，腰痛，泄利，虚胀，小便难，妇人瘕聚诸疾。《资生经》云：按《明堂经》有关元俞，而《铜人经》无之，恐《铜人》本不全，故依《明堂》附入于此。

小肠俞二穴　在十八椎下两旁，各寸半，针三分，留六呼，灸三壮。《铜人经》云：治小便赤涩，淋沥烦热，少腹疞痛，脚肿，短气不嗜食，大便脓血出，五痔疼痛，妇人带下。《西方子》云：主大小便难，淋沥，小便黄赤，泄痢脓血，五色重下肿痛，腰脊疝痛，及腰脊急强。

膀胱俞二穴　在十九椎下两旁，各寸半，针三分，留六呼，灸三壮。《明堂下经》云：七壮。又云：主腰脊急强，腰下酸重，劳损不仁，腹中痛，大便难也。《铜人经》云：足太阳脉气所发，治风劳腰脊强痛，泄痢，大便难，小便赤涩，遗溺，阴生疮，少气，足䯒寒，拘急不得屈伸，女子瘕聚，脚膝无力。《西方子》云：主泄痢肠痛，烦满汗不出，小便赤黄，坚结积聚，足清不仁，主热痉引骨痛。《明堂经》云：各二寸半陷者中。

中膂内俞二穴　一名脊内俞，在二十椎下两旁，各寸半，夹脊起肉，针三分，留七呼，灸三壮。《明堂下经》云：主腰夹脊膂痛，上下按之应者，从项后至此穴，痛皆灸之，立愈。《铜人经》云：少阳脉治肠冷赤白痢，肾虚，消渴，汗不出，腰脊不得俯仰，腹胀胁痛。《西方子》云：主腰疝，寒热痉反折。

白环俞二穴　在二十一椎下两旁各寸半。《甲乙经》云：针人腰尻同，挺腹地，端身两手相重支额，从息令皮肤俱缓，乃取其穴，针八分，得气即泻，讫多补之，不宜灸。《明堂下经》云：灸三壮。又云：主腰脊急强痛，不能俯仰，起坐难，手足不仁，小便黄，腰尻，不举也。《铜人经》云：足太阳脉气所发，治大小便不利及治腰髋疼痛，脚膝不遂，温疟，腰脊冷疼，不得安卧，劳损，风虚，不宜灸，忌房劳，不得举重。

上髎二穴　在第一空腰髁下侠脊陷中，针三分，灸七壮。《千金》云：腰髁下一寸。《铜人经》云：足太阳、少阳络，治腰膝冷痛，呕逆，鼻衄，寒热疟，妇人绝嗣，阴挺出不禁，白沥。《西方子》云：在腰髁下一寸，夹脊两旁，灸三壮，主腰痛痉反折，大小便不利。

次髎二穴　一名次窌。在第二空侠脊陷中，可灸七壮，针三分。《铜人经》云：治疝气下坠，腰脊疼痛，不得转摇，急引阴器痛不可忍，腰以下至足不仁，背膝寒，小便赤淋，心下坚胀。《西方子》云：灸三壮，主腰脊痛，恶寒，妇人赤白沥下，腰痛不可俯仰，足清不仁，大小便不利。

中髎二穴　在第三空侠脊陷中，针二分，留十呼，灸三壮。《铜人经》云：足厥阴、少阳所结，治丈夫五劳七伤六极，腰疼痛，大便难，腹胀，下利，小便淋涩，飧泄，妇人绝子，带下，月事不调。《西方子》云：主妇人赤淫时白气癃，月事少，大小便不利。

下髎二穴　在第四空侠脊陷中，针二分，留十呼，灸三壮。《铜人经》云：足太阳、厥阴所结，治腰痛不得转侧，女子下苍汁不禁，阴中痛引少腹急疼，大便下血，寒湿内伤，赤沥，阴中痒痛引小腹控眇不可俯仰，大小便不利，肠鸣腹胀欲泄注。

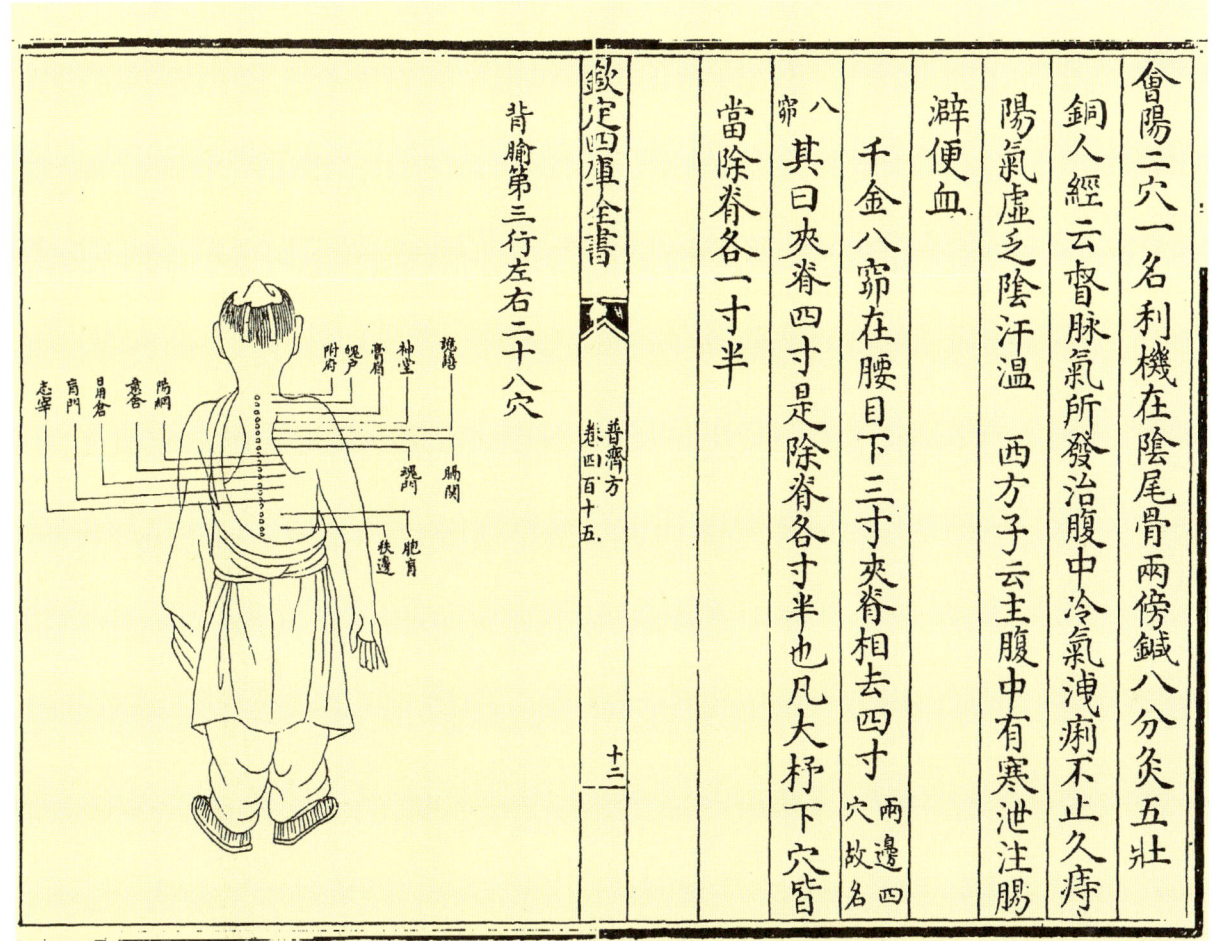

会阳二穴 一名利机，在阴尾骨两旁，针八分，灸五壮。《铜人经》云：督脉气所发，治腹中冷气。泄利不止。久痔。阳气虚乏。阴汗湿。《西方子》云：主腹中有寒，泄注，肠澼便血。

《千金》八窌在腰目下三寸，夹脊相去四寸两边四穴，故名八窌。其曰夹脊四寸，是除脊各寸半也，凡大杼下穴，皆当除脊各一寸半。

背腧第三行左右二十八穴（图见上）

附分二穴　在第二椎下附项内廉两旁，相去侠脊各三寸，灸五壮，针三分。《铜人经》云：手足太阳之会，正坐取之，治肩背拘急，风冷客于腠，颈项强痛，不得回顾，风劳臂用不仁，《西方子》云：主背痛引颔引头。

魄户二穴　在三椎下两旁，各三寸，正坐取之，针五分，得气即泻，又宜灸，留针，日灸七壮，止百壮。《明堂经》云：日七壮，至二百壮。《下经》云：魄户在三椎下两旁，各三寸，灸三壮。又云：魄户在三椎下两旁，各三寸，灸五壮。《明堂经》云：主眉间转急痛，背气不能引顾，咳逆上喘。《素问注》云：魄户上直附分。《铜人经》云：宛宛中正坐取之，足太阳脉气所发，治背膊痛，咳逆上气，呕吐烦满，虚劳肺痿，五尸走疰，项强胸背连痛，不得回顾。《西方子》云：主肺寒热，呼吸不得卧，呕沫喘气相追逐，背肺闷无力，劳损痿黄，忌猪、鱼、酒、面、生冷等物。《资生经》云：《铜人经》有魄户穴，《明堂上经》亦同，而《下经》既有魄穴又有魄户穴，皆云下三椎下，若谓误写"魄"作"魂"，不考两出魄户穴也,考之《下经》,既有悬钟矣,后又有悬钟,有天穴矣,其治小儿又有天突者,魄户即鬼户,误作魄,而两出之,不然,何其穴皆在三椎旁欤?

膏肓俞二穴 在四椎下《明堂》云:近五椎,两旁各三寸,无所不疗,羸瘦虚损,梦中失精,上气咳逆,发狂健忘《明》云:狂感忘误。取穴之法,令人正坐,曲脊伸两手,以臂着膝前,令正直手大指①与膝头齐,以物支②肘令臂勿得动也,从胛上角,摸索至骨下头,其间当有四肋三间,灸中间胛骨之里去胛骨,容侧指许,摩胠去表肋间空处,按之自觉牵引于肩中,灸两胛中一处,至百壮,多至五百《明》云:六百壮,多至千壮。当觉下砉砉然似流水之状,亦当有所下出。若得停痰宿疾,则无所不下也。如病人已困,不能正坐,当令侧卧,挽上臂,令取穴灸之。凡取以右手从左肩上住,指头所不及者,是穴也。右取亦然,乃以前法灸之。若不能久坐,当伸两臂,令人挽两胛骨,使相难,不尔,即胛骨覆其穴,灸之无验《明堂经》云:不尔,肋骨覆穴,不可得也,所伏

---
① 指:原作"脂",据《太平圣惠方》卷九十九改。
② 支:原作"肢",据《太平圣惠方》卷九十九改。

衣被当令大小有常足，不尔，则失其穴也。此穴灸讫后，令人阳气益盛，当消息以自补养，当取身体平复。论曰：昔在和缓，不救晋侯之疾，以其在膏之上，肓之下，针药所不能及，即此穴是也。时人拙，不能求得此穴，所以宿病难遣。若能用心方法便，求之得穴，灸之无疾不愈出《千金》《台》。《西方子》云：其取穴法，有孙思邈、王惟一、石用之、叶善其、僧仲之或用钩股，或抱栲栳，或坐或卧，或正面或斜立，或起手曲肘，或卧伸臂，或揣椎骨定高下，或量脐心，或量命门，或坐点或坐灸，各有所长，然而终未明大法。以予平昔用此数十取十，百取百一无瘥者，各各取之按其穴，须得病人中指麻木，则灸无不取之效。其要法，在四椎下，第五椎上，各去脊三寸宛宛中。《资生经》云：灸膏肓功效，诸经例能言之，而取穴则未也。《千金》等方之外，庄绰论之最详，然繁而无统，不能定于一。王氏云：予尝以意取之，令病人两手交在两膊上灸时亦然，胛骨遂开，其穴，竟以手指摸索第四椎下两旁，各三寸四肋三间之中间，按之酸疼是穴，灸之千百壮，少亦七七壮。当依《千金》立点立灸，坐点坐灸，卧点卧灸云若欠合爪在两膝头中点穴，亦得。

神堂二穴　在五椎下两旁，各三寸陷中，正坐取之，针三分，灸五壮。《明堂下经》云：三壮。《素问注》云：上直魄户。《铜人经》云：足太阳脉气所发，治肩痛连胸背痛，不能俯仰，腹满，洒淅寒热，腰脊强急。《明堂经》云：主逆气上攻，时复噎也。

譩譆二穴　在胸膊内廉，侠《明堂》作在六椎下两旁，各三寸陷中，正坐取之，以手痛按之。病者言譩譆，针三分，留三呼，泻五吸，灸二七壮，止百壮。《明堂下经》云：五壮。又云：主疟久不愈者，背气满闷，胸中气噎，劳损虚乏，不得睡也。《铜人经》云：足太阳脉气所发，治腋拘挛暴脉，急引胁痛，热病汗不出，温疟寒疟，肩背痛，目眩，鼻衄，喘逆，腹胀，肩膊内廉痛，不得俯仰。又云：其穴抱肘取之，主胸背寒痊，风疟。《西方子》云：治小儿食晦头痛，及五心热疟久不愈，及咳逆上气，忌苋菜、白酒。

膈关二穴 在七椎下两旁，各三寸陷中，正坐取之，针五分，灸五壮。《铜人经》云：足太阳脉气所发，治背痛恶寒，脊强俯仰难，食饮不下，呕哕多涎唾，胸中噎闷。

魄门二穴 在九椎下两旁，各寸半，正坐取之，灸三壮，针五分。《铜人经》云：足太阳脉气所发，治食饮不下，腹中雷鸣，大便不节，小便赤黄，又治呕吐不住，多涎。

阳纲二穴 在十椎下两旁，各寸半陷中，正坐阔肩取之亦作微俯取之，灸三壮。《明堂下经》云：七壮，主饮食不下，腹中雷鸣，腹满虚胀，大便泄，消渴，身热目黄，不嗜食，怠惰也。《铜人经》云：足太阳脉气所发，治小便赤涩。《西方子》云：主大小便不节，黄水，小便黄，肠鸣泄注面黄。

意舍二穴 在十一椎下两旁，各三寸陷中，正坐取之，针五分，灸五十壮，至百壮。《明堂经》云：五十壮，至百二十壮。《甲乙经》云：三壮，针五分。《下经》云：灸七壮。《明堂经》云：第九椎下两旁，各三寸，主胁胀满，背痛恶寒，食饮不下，呕吐不留住也。《素问》云：灸二壮。《铜人经》云：足太阳脉气所发，治腹满虚胀，大便滑泄，消渴，面目黄赤，嗜食。

胃仓二穴 在十二椎下两旁，各三寸，针五分，灸五十壮。《明堂经》云：五十壮。《甲乙经》云：三壮。《铜人经》云：脉气所发，治腹内虚胀，水肿，食饮不下，恶寒，背脊不得俯仰，针三分，灸五壮。《西方子》云：治水肿虚胀，水食不消。

肓门二穴 在十三椎下两旁，各三寸又肋间。《明堂》作异，云与鸠尾相直，灸十壮，针五分。《铜人经》云：治心下冒大坚，妇人乳有余疾。

志室二穴 在十四椎下两旁，各三寸陷中，正坐取之，针五分，灸三壮。《明堂下经》云：两旁各三寸半，灸七壮。又云：微俯而取之，主腰脊痛急，两胁胀大满，便难，食饮不下，背气俯仰不得也。《铜人经》云：足太阳脉气所发，治腰强痛，食饮不消，腹中坚急，阴痛下肿，失精，小便淋沥。《资生经》云：《明堂上经》作两旁各三寸，与《铜人经》同，而《下经》乃作三寸半，必是分外半字也。

胞肓二穴　在十九椎下两旁，各三寸陷中，伏而取之，灸五七壮，针五分。《明堂经》云：灸五七壮，至五十壮。《甲乙经》云：三壮。《下经》云：五壮。主腰痛不可忍，俯仰难，恶寒小便涩也。《铜人经》云：足太阳脉气所发，治少腹坚急，癃闭下肿，不得小便。又云：治腰背卒痛急，食不消，腹中坚急，阴痛下肿，疗恶气。

秩边二穴　在二十椎下两旁，各三寸陷中，伏而取之，灸三壮，针五分，忌同。《明堂经》云：在二十椎下两旁，各三寸，灸三壮，针三分。《铜人经》云：足太阳脉气所发，治腰痛不能俯仰，小便黄赤涩，腰尻重，不能举，五痔发肿，慎如前法。《资生经》云：《素问·气府论》注曰：秩边在二十一椎下两旁，上直胞肓。与《铜人经》《明堂经》二十椎下不同，未知其孰是，

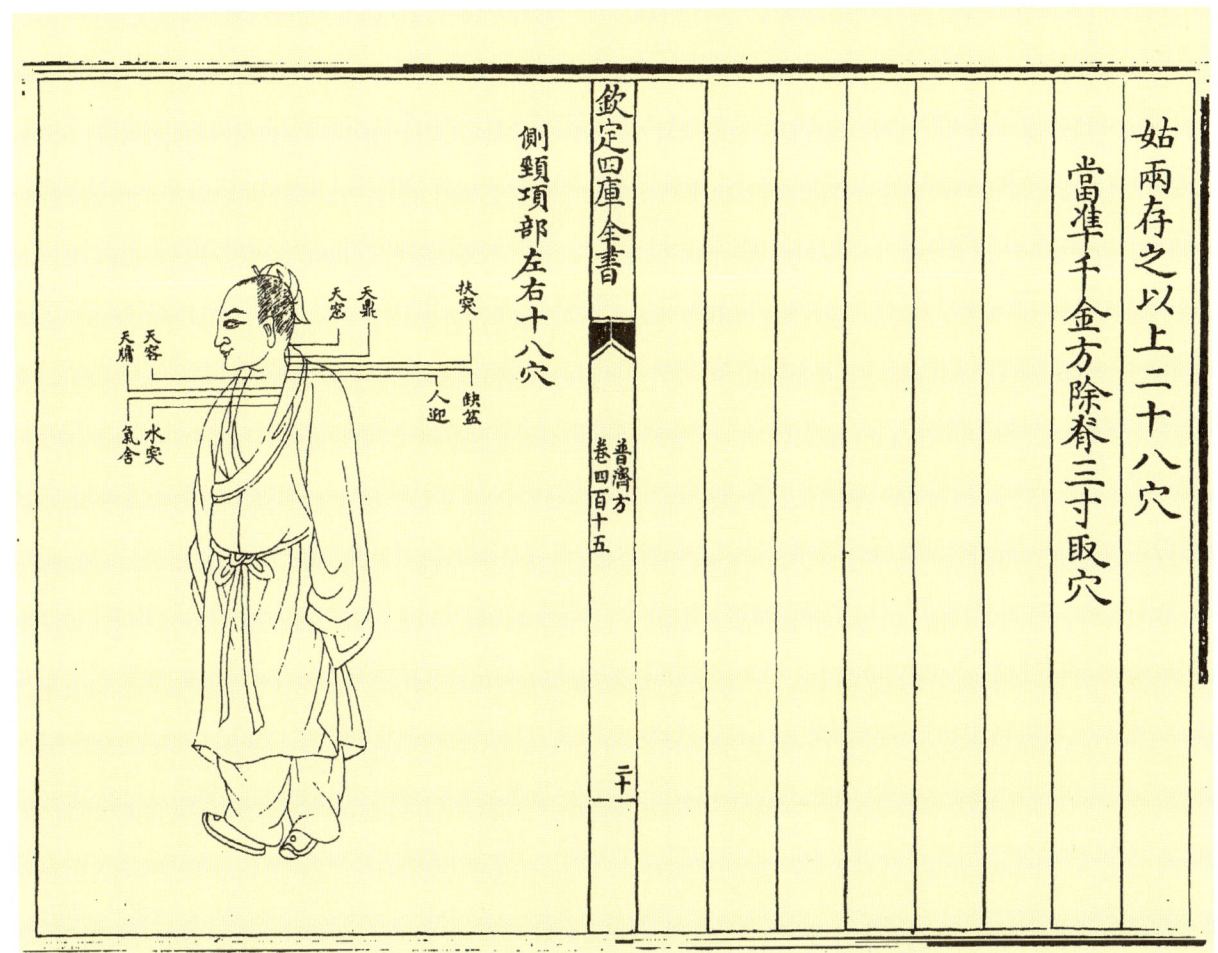

姑两存之。

以上二十八穴，当准《千金方》除脊三寸取穴。

侧颈项部左右十八穴（图见上）

天容二穴 在耳下曲颊后，灸三壮。《铜人经》云：手太阳脉气所发，主颈项痈，不能言。颈肿项痛，不可顾，耳嘈嘈若蝉鸣，咳逆呕沫，上气喘息，齿噤喉痹，寒热，咽如鲠。又云：针入一寸。《西方子》云：又名大容。

天牖二穴 在颈筋缺盆上，天容后，天柱前，完骨下，发际上《明堂》云：一寸发际上陷中。针一寸，留七呼，不宜补益，亦不宜灸。若灸面肿眼合，先取噫嘻，后针天牖、风池、即瘥。若不先针噫嘻即难疗。《明堂经》云：针五分，得气即泻，泻尽更留三呼，泻三吸。《下经》云：灸三壮。又《西方子》云：发际上一寸，不灸。又云：发际宛宛中，主瘰疬寒热，颈有积气，暴聋，肩中痛，头风目眩，鼻塞不闻香臭。《铜人经》云：手少阳脉气所发，治头风面肿，项强不得回顾，夜梦颠倒，面青无颜色，针入五分，不宜灸。《资生经》云：《铜人经》《明堂上经》皆云不宜灸，《下经》《素问注》乃云灸三壮，恐凡禁穴许一壮至三壮也。

天窗二穴 一名窗笼①。在颈大筋前，曲颊下，扶突后，动脉

---

① 笼：原作"龙"，据《针灸资生经》卷一改。

应手陷中。灸三壮,针三分。《明堂经》云:主耳鸣聋,无所闻,颊肿喉中痛,暴喑不能言,及肩痛引项不得顾。《铜人经》云:手太阳脉气所发。《西方子》云:治耳痛及痔漏,颈痛。

天鼎一作天顶二穴 在颈缺盆直扶后一寸,灸三壮,针三分,忌同。《明堂下经》云:在项缺盆直扶突、气舍后一寸陷中,灸十壮。《素问·气府注》云:在颈缺盆上,直扶气舍同身寸之半,按《甲乙经》作寸半。《铜人经》云:手阳明脉气所发,治暴喑气硬,喉痹咽肿,不得息,饮食不下,喉中鸣。《西方子》云:在曲颊下一寸,人迎后。

扶突二穴 一名水穴。在人迎后寸半,灸三壮,针三分。《素问注》云:在颈当曲颊一寸,人迎后,仰而取之。《铜人经》云:在气舍后一寸半,灸三壮,主舌本出,咳逆上气,咽中鸣喘,多唾喘饮,喉中如水鸡。又云:手阳明脉气所发。

缺盆二穴 一名天盖。在肩下横骨陷中,灸三壮,针三分,

《素问》云：二分，不宜刺太深。使人逆息也。《明堂经》云：肩上横骨陷中《素问》同，肩上是穴。《铜人经》云：治寒热瘰疬，缺盆中肿，外溃则生，胸中热满，腹大水气，缺盆中痛，汗出，喉痹咳嗽。《西方子》云：主哽噎，胸热息贲，胁下气上冲。《铜人经》云：在肩下横骨陷中。《明堂》乃云：在肩上横骨陷中。又云：肩上是穴，恐《铜人》语下字也。

人迎二穴 一名五会。在颈大脉，动脉应手，侠结喉旁，仰而取之，以候五脏气，足阳明脉气所发，禁灸，之不幸伤人，针四分。《铜人经》云：治吐逆霍乱，胸满，喘呼不得息，项气闷肿，食不下。

水突二穴 一名水门，在颈大筋前，直人迎下，气舍①上，灸三壮，针三分。《铜人经》云：足阳明脉气所发，治咳逆上气，咽喉痈肿，呼吸短气，喘息不卧。

气舍二穴 在颈直人迎夹扶突陷中，针三分，灸三壮。《铜人经》云：足阳明脉气所发，治咳逆上气，瘤瘿，喉痹咽肿，颈项强不得回顾。《西方子》云：主肩肿，哽咽食

---
①舍：原作"合"，据《针灸资生经》卷一改。

不下也。

膺腧部中行七穴（图见上）

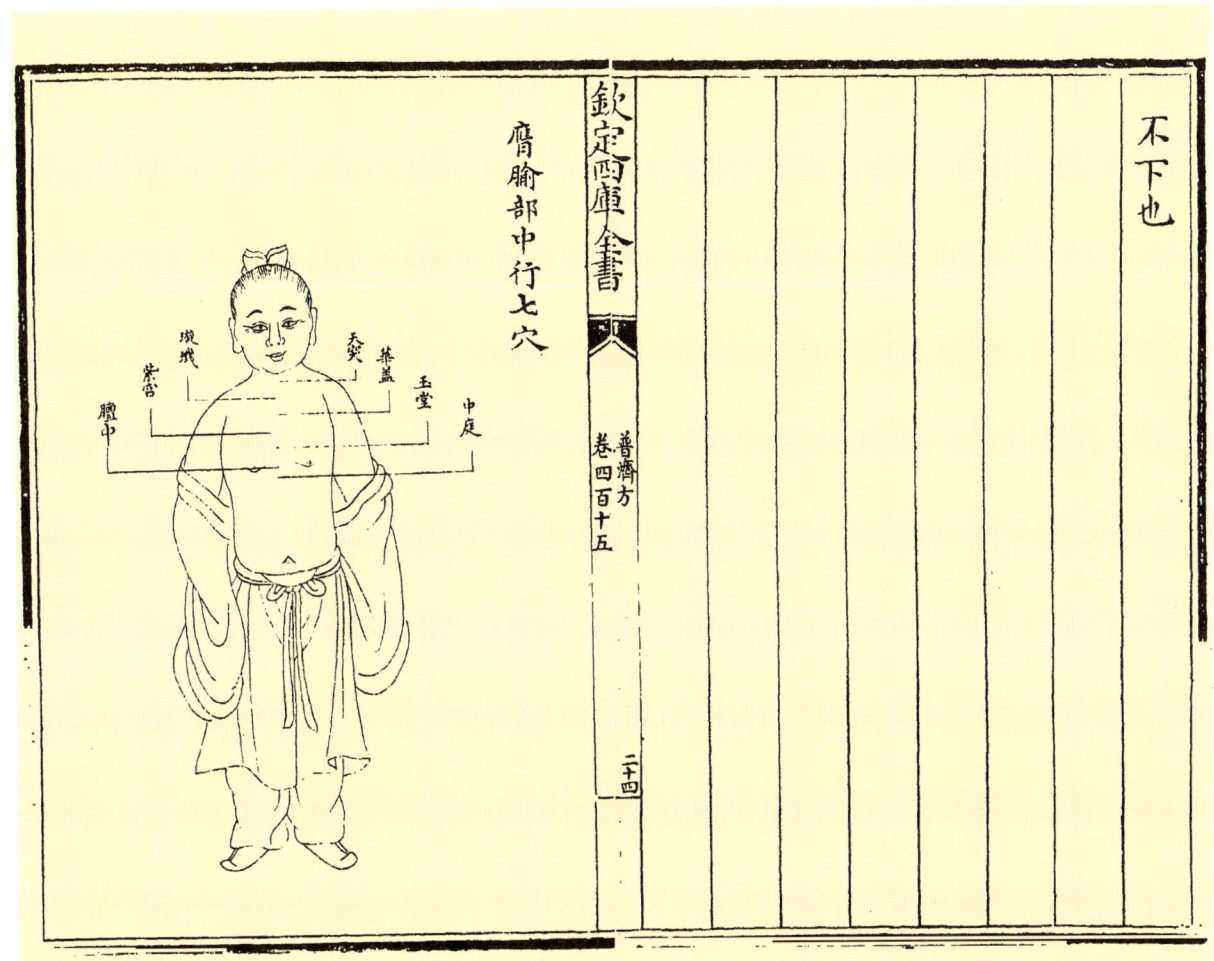

天突一穴 在结喉下一分，一作宛宛中一作陷者中，针五分，留三呼，得气即泻，灸亦得，即下针，宜横下，不得低手，即损五脏之气，伤人短寿。《明堂下经》云：一穴在项结喉下五分，中央宛宛中，灸五壮。《素问·气穴》注云：在颈结喉下四寸中央宛宛中，刺一寸，灸三壮。《甲乙经》云：在结喉下五寸。《明堂下经》云：主咳逆气喘，暴喑不能言，身寒颈肿，喉中鸣翕翕，胸中气哽哽。《西方子》云：主颊舌缝脉青，暴喑①气哽哽，喉痹咽干，咳逆喘，肩背痛，及漏颈痛。《铜人经》云：阴维、任脉气之会，治咳嗽上气，胸中气噎，喉中状如水鸡声，肺壅咯唾脓血，气壅不通，咽干，舌上急，喉中生热疮，不得下食，慎如药法，及辛酸物等。

璇玑一穴 在天突下一寸陷中，仰头取之，灸五壮，针入三分。《明堂经》云：灸三壮，主胸胁支满，咳逆上喘，喉中鸣也。《铜人经》云：任脉气所发，治胸胁支满痛，喉痹咽肿，水浆不下。又云：主喉痈。

---

① 喑：原文为"悟"，同"喑"。

华盖一穴 在璇玑下一寸陷中，仰头取之，针三分，灸五壮。《明堂下经》云：三壮，一本云五壮。又云：主胸胁支满，咳逆上气，喘不能言也。《铜人经》云：任脉气所发，治胸胁支满，痛引胸中。

紫宫一穴 在华盖下一寸六分陷中，仰头取之，灸五壮，针三分。《明堂下经》云：在华盖下一寸，灸七壮。《铜人经》云：任脉气所发，治胸胁支满痛，胸膺骨疼，痹痛，痰饮食不下，呕吐上气，烦心吐血，及唾如白胶。

玉堂一穴 一名玉英。在紫宫下一寸六分陷中，五壮，针三分。《铜人经》云：任脉气所发，主胸满不得喘息，痹痛，胸膺骨疼，呕逆上气，烦心及寒疼。又云：可灸三壮。

膻中一穴一作亶 一名元儿。在玉堂下一寸六分，横骨两乳间陷中，仰卧取之，灸七七壮，禁针，不幸令人夭。《明堂经》云：日灸七壮，止七七壮，禁针，不幸令人死。《甲乙经》云：针三分。《下经》云：灸三壮。《千金》云：鸠尾上一寸。《铜人经》云：任脉气所发，治肺气咳嗽，上气喘唾脓，不得下食，胸中气满如塞，可灸二七壮，及疗膈呕吐涎沫，妇人奶脉带乳汁及乳不下。又云：主肺痈。《明堂经》云：主胸膈满闷，气短，喉中鸣，灸五壮立愈。岐伯云：治积气干噎，慎猪、鱼、酒、面等物。《资生经》云：《灵兰典》云膻中者，臣使一官，喜乐出焉。说者曰：膻中为气之海。然心主为君，以敷宣教令，膻中主气，以气布[1]阴阳，气和志适，则喜乐由生，分布阴阳，故官臣使也。然则膻中者，乃十二藏之一，臣使官，为气之海，分布阴阳，非其他穴也比者。患心气噎膈气，肺气上喘，不得下食，胸中如塞等疾，宜灸此《难疏》云：气会三焦，外筋直两乳间，气痛治此。

中庭一穴　在膻中下一寸六分陷中，灸五壮，针三分。《明堂经》云：针二分。《下经》云：膻中下一寸，灸三壮。又云：膻中下一寸宛宛中，主食饮不下，呕逆食下还出也。《铜人经》云：任脉气所发，治胁支满，噎塞心下满。

---

[1] 布：原作"右"，据《针灸资生经》卷一改。

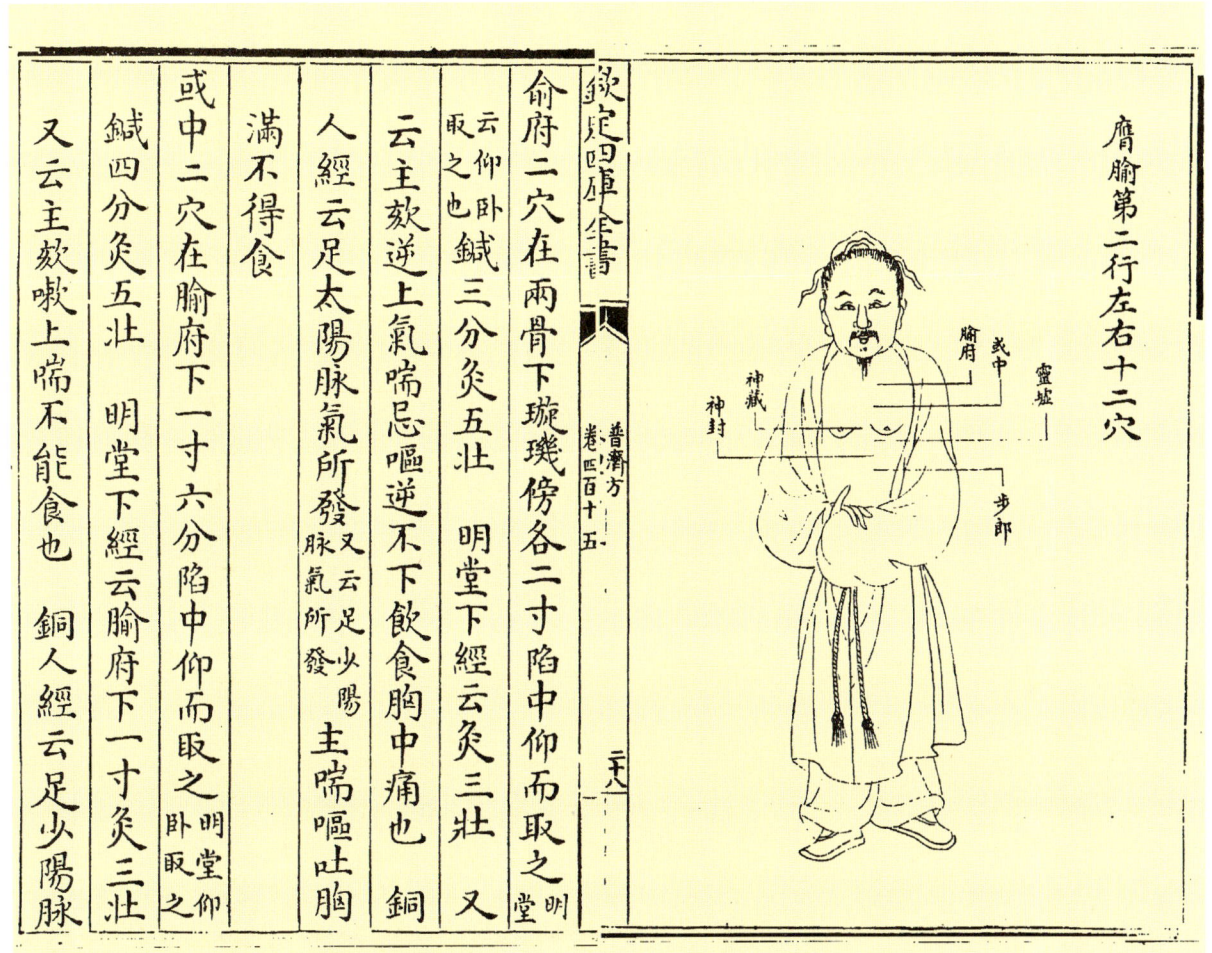

膺腧第二行左右十二穴（图见上）

俞府二穴 在两骨下，璇玑旁各二寸陷中，仰而取之《明堂》云：仰卧取之也。针三分，灸五壮。《明堂下经》云：灸三壮。又云：主咳逆上气，喘急①呕逆，不下饮食，胸中痛也。《铜人经》云：足太阳脉气所发又云，足少阳脉气所发，主喘，呕吐，胸满不得食。

彧中二穴 在腧府下一寸六分陷中，仰面取之《明堂》仰卧取之。针四分，灸五壮。《明堂下经》云：腧府下一寸，灸三壮。又云：主咳嗽上喘，不能食也。《铜人经》云：足少阳脉

---

①急：原文为"忌"，应为"急"。

气所发，治胸胁支满，咳逆，呕吐，气涎多，多唾，呼吸喘悸，坐不安席。

神藏二穴 在彧中下一寸六分陷中，仰而取之。灸五壮，针三分。《铜人经》云：足少阳脉气所发，治胸胁支满，咳嗽喘逆，不得息，呕吐胸满不得食。

灵墟二穴 在神藏下一寸六分陷中，仰而取之。针三分，灸五壮。《铜人经》云：足少阳脉气所发，治胸胁支满，痛引胸不得息，咳逆呕吐，胸满不嗜食。

神封二穴 在灵墟下一寸六分，仰而取之。灸五壮，针三分。《铜人经》云：足少阳脉气所发，治胸满不得食，咳逆乳痈，洒淅恶寒。《西方子》云：主胸不得息。

步廊二穴 在神封下一寸六分陷中，仰而取之。针三分，灸五壮。《铜人经》云：足少阳脉气所发，治胸胁支满，鼻塞不通，呼吸少气，喘息，不得举臂。

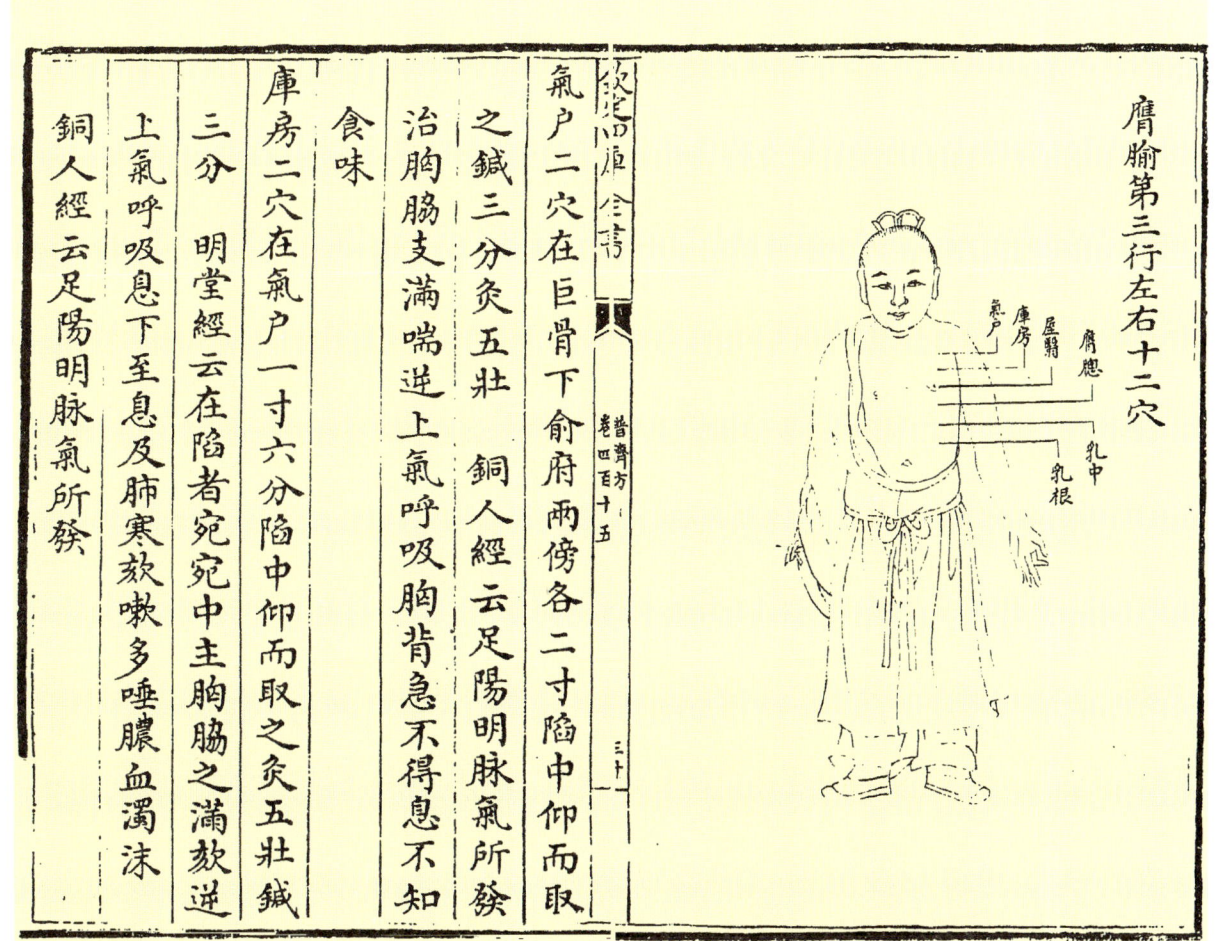

膺腧第三行左右十二穴（图见上）

气户二穴 在巨骨下俞府两旁，各二寸陷中，仰而取之。针三分，灸五壮。《铜人经》云：足阳明脉气所发，治胸胁支满，喘逆上气，呼吸胸背急，不得息，不知食味。

库房二穴 在气户一寸六分陷中，仰而取之。灸五壮，针三分。《明堂经》云：在陷者宛宛中，主胸胁支①满，咳逆上气，呼吸息下至息及肺寒咳嗽，多唾脓血浊沫。《铜人经》云：足阳明脉气所发。

---

① 胸胁支满：原文为"胸胁之满"，应为"胸胁支满"。

屋翳二穴　在库房下一寸六分陷中，仰而取之，灸五壮，针三分。《铜人经》云：足阳明脉气所发，治咳逆上气，呼吸多唾浊沫脓血，身体肿，皮肤痛不可近衣，淫泺瘰疬不仁。

膺窗二穴　在屋翳下一寸六分陷中，灸五壮，针三分。《铜人经》云：足阳明脉气所发，治胸满短气，唇肿乳痈，寒热卧不安。《西方子》云：主胸胁痛肿及肠鸣泄注也。

乳中二穴　当乳是，足阳明脉气所发，禁灸，灸不幸生疮，疮中有清汁脓血可治，疮中有息肉，若蚀疮者死。微刺三分亦云：相去一寸六分。《西方子》云：禁不灸。

乳根二穴　在乳下一寸六分陷中，仰而取之，灸五壮，针三分，主膈气不下食，噎病。《铜人经》云：足阳明脉气所发，及治乳痈，凄惨寒热，痛不可按仰。《西方子》云：主胸中满痛。

以上十二穴，去膺中行各四寸，相去一寸六

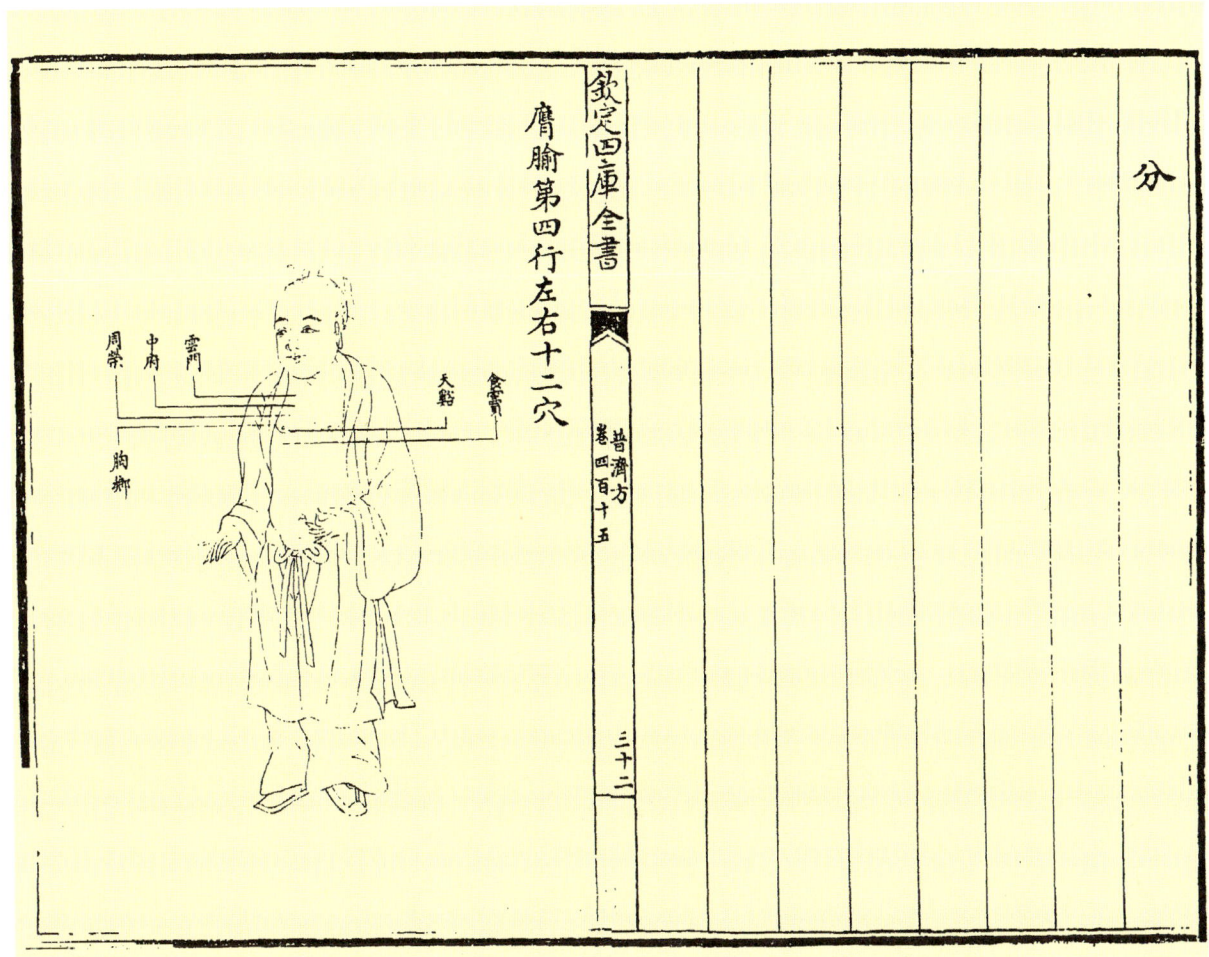

分。

膺腧第四行左右十二穴（图见上）

云门二穴　在巨骨下，夹气户旁各二寸陷中。灸五壮，针三分，刺深使人气逆，不宜深刺。《明堂经》云：云门在巨骨下，气户两旁各二寸陷中，动脉应手，举臂取之。《眺经》云：在人迎下第二骨间，相去二寸三分，通灸，禁针。《甲乙经》云：灸五壮，针七分，若深，令人气逆。《西方子》云：主呕逆上气，胸胁彻背痛，主喉痹，胸中烦满，咳喘不得息，不得举臂，胸短气，气上冲心，肩痛。《铜人经》云：手太阴脉气所发，针入二分。又云：足太阳脉气所，理肺同药疗之。

中府二穴　一名膺中俞。肺之募。在云门下一寸六分，乳上三肋间。针三分，留五呼，灸五壮。《素问注》云：在胸中行两旁，相去六寸，云门下一寸，乳上三肋间，动脉应手陷中，仰而取之。《明堂经》云：主肺急，胸中满，喘逆，唾浊善喷，皮肤痛也。《铜人经》云：主喉痹，胸满塞，寒热胸中满痛，腹肿及膈寒食不下，呕吐还出，及肺系急，咳转胸痛，主上气咳唾浊沫，肩息背痛风汗出，腹胀食饮不下，悚悚胆焦。又云：足太阴之会，主肤骨痛热寒。

周荣二穴　在中府下一寸六分陷中，仰而取之。针四分。《明堂经》云：灸五壮，主胸胁支满，不得俯仰，咳唾脓也。《铜人经》云：足太阴脉气所发，主咳逆上气，呼吸多唾浊沫脓血，饮食不下。

胸乡二穴　在周荣下一寸六分陷中宛宛，仰而取之。针四分，灸五壮。《铜人经》云：足太阴脉气所发，治胸胁支满，引胸背痛，卧不得转侧。

天溪二穴　在胸乡下一寸六分陷中，仰而取之。针四分，灸五壮。《铜人经》云：足太阴脉气所发，治胸中满痛，咳逆上气，喉中作声，主乳痈溃，贲膺。

食窦二穴　在天溪下一寸六分陷中，举臂取之。针四分，灸五壮。《铜人经》云：足太阴脉气所发，治胸胁支满，膈间雷鸣溇，陆陆常有水声。

以上十二穴，去膺中行各六寸六分。

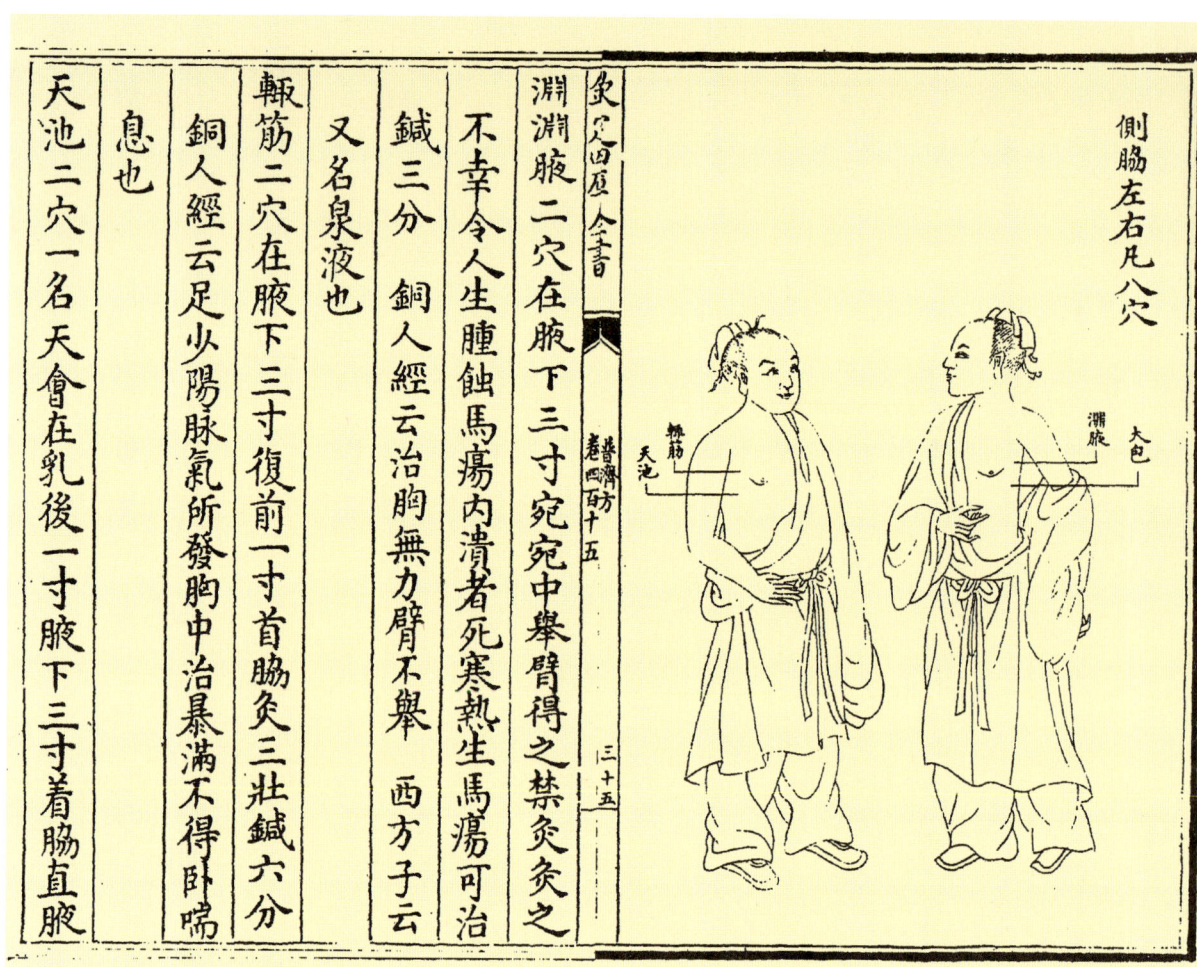

侧胁左右凡八穴（图见上）

渊腋二穴 在腋下三寸宛宛中，举臂得之，禁灸，灸之不幸令人生肿蚀马疡，内溃者死，寒热生马疡可治，针三分。《铜人经》云：治胸无力，臂不举。《西方子》云：又名泉液也。

辄筋二穴 在腋下三寸复前一寸首胁，灸三壮，针六分。《铜人经》云：足少阳脉气所发，胸中治暴满，不得卧喘息也。

天池二穴 一名天会。在乳后一寸腋下三寸，着胁直腋

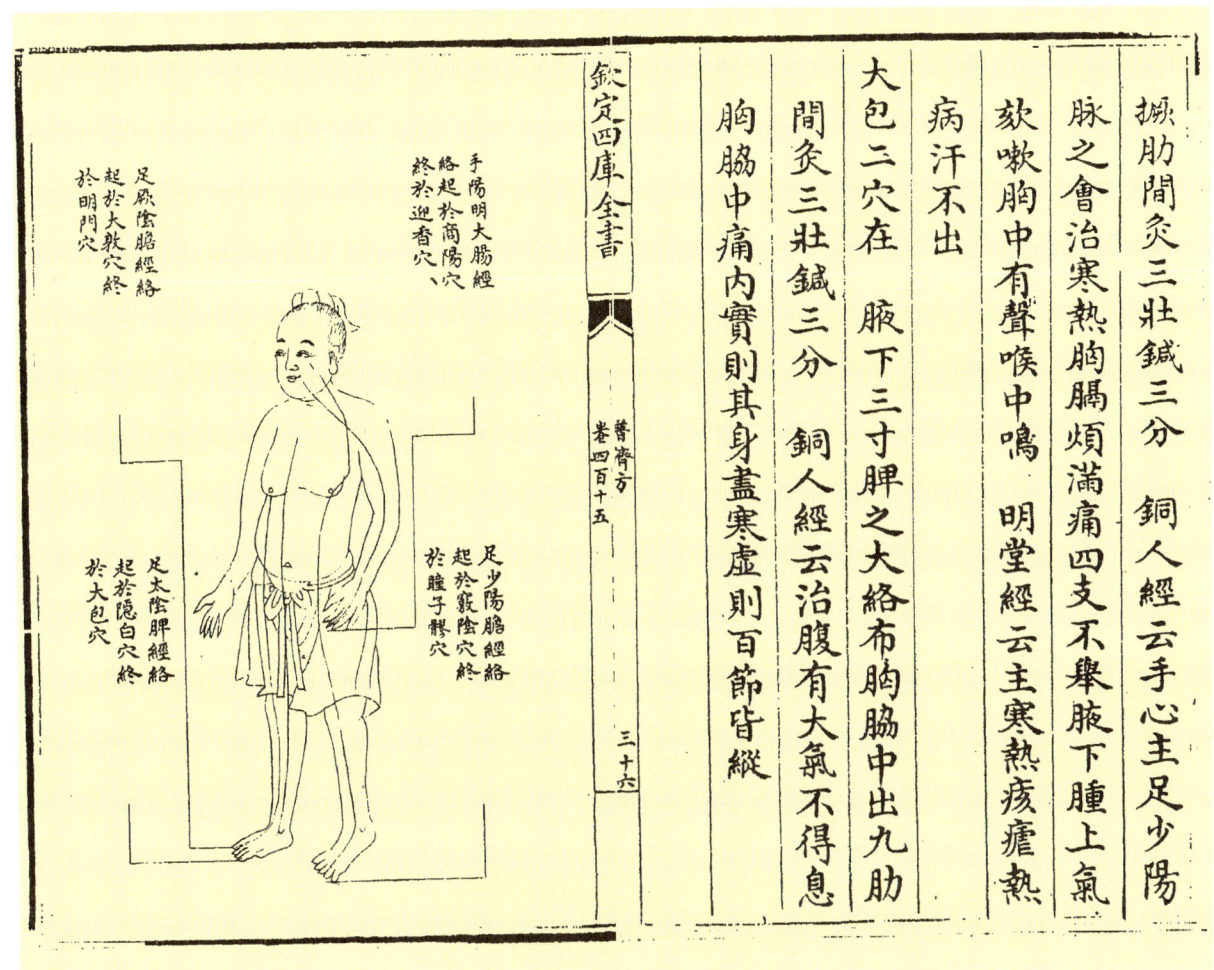

撅肋间，灸三壮，针三分。《铜人经》云：手心主足少阳脉之会，治寒热胸膈烦满痛，四肢不举，腋下肿，上气咳嗽，胸中有声，喉中鸣。《明堂经》云：主寒热痎疟，热病汗不出。

大包二穴　在腋①渊下三寸，脾之大络，布胸胁中，出九肋间，灸三壮，针三分。《铜人经》云：治腹有大气，不得息，胸胁中痛，内实则其身尽寒，虚则百节皆纵。

①渊：底本脱字，据《灵枢·经脉》补。

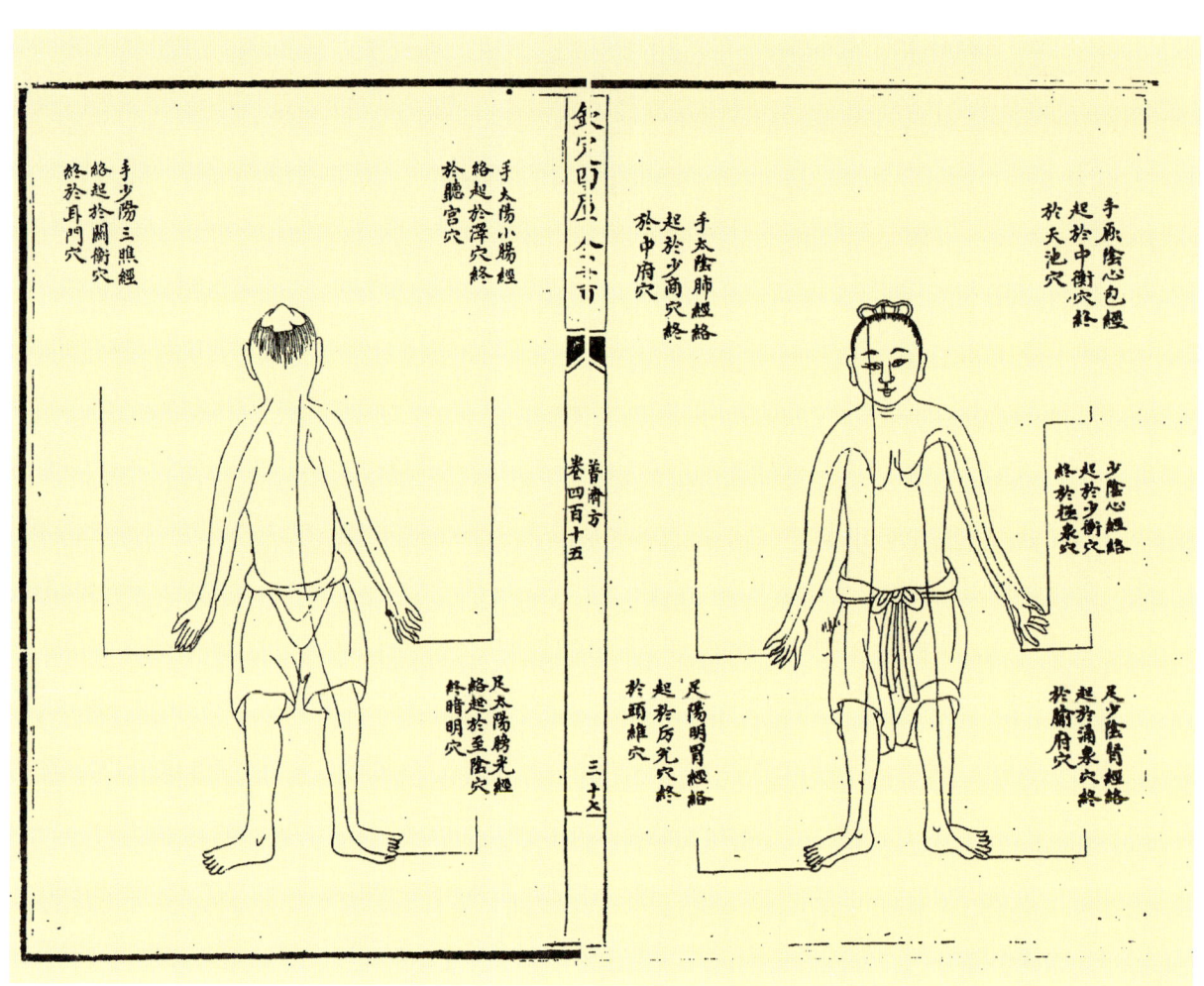

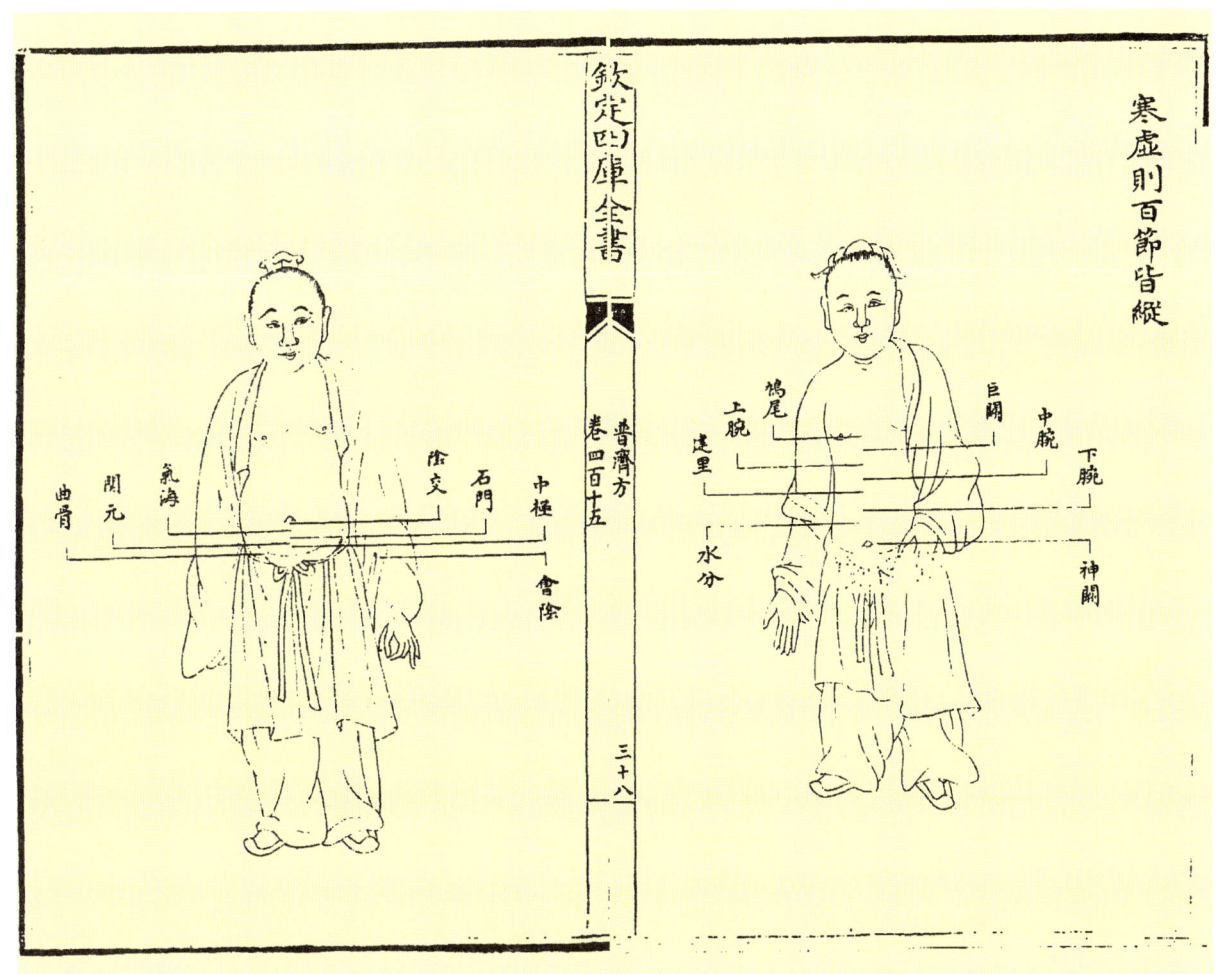

腹部中行十五穴①（图见上）

①腹部中行十五穴：此七字原无，据体例及《针灸资生经》卷一补。

鸠尾一穴　一名尾翳，一名髑骬，在臆前蔽骨下五分，不可灸，灸令人毕世少心力，此穴大难针，大好手方可下针，不然，取气多，令人夭，针三分，留三呼，泻五吸，肥人倍之。《明堂经》云：在蔽骨下五分陷者中，灸三壮，主心惊悸，神气耗散，癫痫病狂，不择言也。《素问注》云：不可灸针，人无蔽骨者，从岐骨际下行一寸。《铜人经》云：治心风惊痫发癫，伏如鸟鸣，破心吐血，心中气闷，不喜闻人语，心腹胀满，胸中满，咳逆数噫，喘息，喉痹咽壅，水浆不下，忌同前法。《西方子》云：禁灸。

巨阙[1]一穴　心之募，在鸠尾下一寸，人有鸠尾，拒之弗令强于一寸中，可针六分，留七呼，得气即泻，可灸七壮，止七七壮。《明堂经》云：在鸠尾下一寸陷者中，主心痛不可忍，呕血，烦，膈中不利，脐胁支满，霍乱吐痢不止，困蚀不知人。《铜人经》云：任脉气所发，治心中烦满，热病，胸中痰饮，腹胀暴痛，恍惚不知人，息贲时唾血，虫心痛，蛊毒霍乱，发狂，惊悸少气。又云：主热

---

[1] 阙：原作"关"，据《针灸资生经》卷一改。

风风痫。《西方子》云：主风癫浪言，或则鸟鸣声，不能食，无心力，凡心痛有数种，冷痛，蛔虫心痛，蛊毒，霍乱①不识人，及腹中满暴痛，汗出及手清臂不举，忌同。

上脘一作管**一穴** 在巨阙下一寸，当一寸五分去蔽骨二寸。《明》云：主巨骨三寸。针入八分，先补后泻，神验。如风痫热病，宜先泻后补，立愈。日灸二七壮，至百壮，未愈，倍之，忌同。《明堂下经》云：灸三壮。《千金》云：名胃脘。《铜人经》云：任脉、足阳明、手太阳之会，治心中热烦，贲豚气胀满不能食，霍乱吐利，身热汗不出，三焦多涎，心风惊悸，心痛不忍，气伏如覆杯。又云：主呕吐食饮，胸胀气，心忪惊悸，时吐呕血，腹内疠刺痛。

中脘一穴 一名太仓。胃之募，在上脘下一寸，上纪者，中脘也，针八分，留七呼，泻五吸，疾出针，灸二七壮，上百壮，忌同。《明堂经》云：日灸二七壮，止四百壮。《千金》一名胃募，在心下四寸，胃脘下一寸。《铜人经》云：手太阳、足阳明所生，任脉之会，治心下胀满，伤饱食不②化，霍乱出泄不自知，心痛，温疟，

---

① 霍乱：原作"或乱"，据《针灸甲乙经》卷十一第四改。
② 不：原文为"伤饱食下"，据《圣济总录》卷一九二改。

伤寒，饮水过多，腹胀气喘，因读书得贲豚气上攻，伏梁心下闷状宛如覆杯，寒臂结气，忌猪、鱼、生冷、酒、面等物。《西方子》云：主心匿不能食，反胃，霍乱，心痛，热瘟，痎疟，天行，伤寒，腹中热，喜渴涎出是蛔，以手取而按之坚持，及腹胀不通，大便坚，忧思损伤，气郁聚中甚痛作脓肿，往来上下，及胁下坚痛，及鼻间焦臭头热，鼻衄䘐，及生寒中伤饱，食饮不化，及目黄振寒，及冲疝冒死不知人，治背与心相控而痛。《资生经》云：观王氏按《气穴论注》云中脘①居心蔽骨与脐之中上下名四寸，刺入一寸二分，与《铜》稍异，宜从《铜人》为隐。其曰：胃之募，盖饮食蓄积于此也。予尝苦脾疼，尝灸此穴，觉冷气从两胁下而上至灸处即散，此灸功也，自从频灸之，亦每教人灸此。凡脾痛不可忍，饮食全不进者，皆宜灸之。《难经疏》：府会太仓，府病治此。在心下三寸。

建里一穴 在中脘下一寸。针五分，留十呼，灸五壮。《铜人经》云：治心下痛，不欲食，呕逆上气，肠胀身肿。又

---

① 脘：原作"穴"，据《针灸资生经》卷一改。

云：治肠中疼痛，针入一寸二分，灸亦良。《西方子》云：在中脘下一寸二分，不可灸。

下脘一穴　在建里下一寸，针三分，留三呼，泻五吸，灸二七壮，止二百壮。《铜人经》云：在足太阴、任脉之会，治腹痛，六腑之气寒，谷食不转，不嗜食，小便赤，腹坚硬，癖块，脐上脉厥气动，日渐羸瘦，刺入八分，灸亦佳。又云：治腹胃不调，腹内痛不能食，肠坚腹胃胀。

水分一穴　在下脘下一寸，脐上一寸，针八分，留三呼，泻五吸，若有水，灸大良，灸七壮，止百壮，禁针，针水尽即毙一名，陷者中。《明堂经》云：分水穴，若水病灸大良，日灸七壮，止四百壮，针五分，留三呼。又云：水气宜针，水沟针余穴，水尽即死何于，却云可针，究竟当以不针为是。又云：主水气浮肿，鼓胀，肠如雷鼓声，水肿肠鸣，胃虚胀，不嗜食，绕脐，胸不得息。又云：一名分水，主腹痛不能食，肠坚腹肿，胃脘不调，坚硬。《资生经》云：《明堂》云若是水病，灸之大良，针入五分。而《铜人经》云：若是水病，灸之大良，禁不可针，针水尽即毙。是又不可针矣恐人但知《明堂经》之可针，不知《铜人经》之不可针也，于是书之以示世医。水分穴校之不针为是也。

神阙一穴 一名气合。当脐中。灸百壮，禁针，忌同。《素问注》云：禁刺，刺之使人脐中恶，疡溃矢出者死，不治，灸三壮。《铜人经》云：治泄利不止，小儿奶利不绝，腹大绕脐痛，水肿鼓胀，肠中鸣，伏如流水声，久冷伤惫，可灸百壮，禁不可针，慎如常法。《西方子》云：小儿灸五壮，止七壮。《资生经》云：脐中。《千金》等经不言灸，只言禁针。《铜人经》云：宜灸百壮。近世名医，遇人中风不省，急灸脐中皆效。徐俘，卒中不省得桃源簿为灸脐中，百壮始苏，更数月，乃不起。郑纠云：有一亲，卒中风，医者为灸五百壮而苏，后年余八十。向使徐卒灸至三百壮，安知其不永年耶？论神阙穴多灸则是。

阴交一穴 一名横户。《素问》云：在脐下一寸，针八分，得气即泻，灸百壮止。《明堂经》云：灸不及针，日三七壮，止百壮。《西方子》云：《明堂经》云日灸三七壮，止七百壮，主脐热，小便赤，气痛，状如刀搅，作块状，如覆杯[1]，妇人断绪[2]，月事不调，带下崩中，因产后恶露不止，绕脐冷痛，如脏游气及脐下疠痛。《铜人经》云：任脉气所发，治寒疝，引少腹痛，腰膝拘挛，腹满，女人月事不绝，针入八分，得气即泻，泻后宜补，灸亦得，然不及针。

气海一穴　一名脖胦，一名下肓。在脐下一寸半宛宛中。针八分，得气即泻，泻后宜补之，灸百壮，今附气海者，是男子生气气海，虚惫，贲气不足，一切气疾久不瘥，皆灸之。《明堂经》云：灸七壮，主冷病面黑，肌体羸瘦，四肢力弱，小腹气积聚豚，腹坚，脱阳欲死，不知人，五脏气逆上攻也。《西方子》云：主少腹疝气，游行五脏，腹中切痛，及惊恐不得卧，主冷气冲心，妇人恶露不止，绕脐痛，气结成块，状如覆杯，小便赤涩。《铜人经》云：任脉气所发，治脐下冷痛，及妇人月事不调，带下崩

---

[1] 杯：原作"林"，据《太平圣惠方》卷九十九引《针经》改。
[2] 绪：原作"绝"，据《太平圣惠方》卷九十九引《针经》改。

中，慎如常法。《资生经》云：此经以气海为生气之海。《难经疏》以为元气之海，则气海者，盖人之元气所生也。故柳公度曰：吾养生气他才行，但不是元气作喜怒，使气海常温尔。今人既不能不以元气佐喜怒矣。若气能时，灸气海使温。亦其次也。王氏曰：予旧多病，常苦气短，医者教灸气海，气遂不促，自是每岁须一二灸之，则以气怯故也。

石门一穴 一名利机，一名精露。在脐下二寸，灸亦良，可灸二七壮，止百壮，妇人不可针，针之身身无子。《甲乙经》云：一名精露，一名丹田，一名命门，针八分，留三呼，得气即泻。《下经》云：灸七壮。《千金》云：灸绝孕，刺五分。《明堂经》云：在脐下二寸陷者，主腹大坚，气淋小便黄，身寒热，咳逆上气，呕血，卒疝绕脐痛，贲豚气上冲。甄权云：主妇人因产恶露不止。《西方子》云：又名端田，女子不灸，主腹胀痛坚硬，妇人恶露不止，遂成结块，崩中漏下，断续灸亦良，大便难，并大便闭塞，气结心间满，及小腹坚痛，引阴中不得小便，并小腹中拘急，及腹中满，暴痛，汗出，并水胀水气行皮中，小腹皮敦敦然，小便黄，气满少食，食入不化及呕吐并贲豚上气，小腹疝气游行五脏，疝绕脐冲胸，不得息，疝积及二丸骞痛。《铜人经》云：三焦之募，任脉气所发，治腹坚肢满。《资生经》云：脐下二寸名石门。《明堂经》载《甲乙经》云一名丹田。《千金》《素问注》亦谓丹田，在脐下二寸。世医因是遂以石门为丹田，误以丹田乃在脐下三寸。《难经疏》论之详而有据，当以《难经疏》为正。详见关元。《铜人经》云：针之绝子。《千金》云：灸之绝孕，要之。妇人不必针灸此穴论丹田穴，当以脐下二寸为是也。

关元一穴 一名次门。在脐下三寸。小肠之募，足太阴、少阴、厥阴三阴、任脉之会，下纪者，关元也。针八分，留三呼，泻五吸，灸百壮，至三百壮。《明堂经》云：若怀胎必不针，若针而落胎，胎多不出，而针外昆仑立出。灸亦良，然不及针，日三十壮。《下经》云：五壮。岐伯云：但是积冷处之，皆宜灸。《明堂经》云：在脐下三寸陷者中，主贲豚，寒气入小肠，时欲呕，若血，小便黄，腹满不止，卒疝小腹痛，转胞不得小便。《西方子》云：主脐下疗痛，小便赤涩，不觉遗，小便处痛，状如疝，尿如血色，脐下结血状如覆杯，妇人带下，因产恶露不止，断绝产道冷，及胁下胀，及小腹热而偏痛，寒气入腹，及石淋，脐下三十六疾，不得小便，及肠中尿血，胞转气淋。又主小便数及泄痢不止，小腹满，石淋水及贲豚气入小肠，暴疝痛，身热头痛，进退往来。《铜人经》云：又治妇人带下瘕聚，月脉绝断，下经冷，慎如常法。《资生经》云：关元，乃丹田也，诸经不言，惟《难经疏》云：丹田在脐下三寸，方圆四寸，著脊梁，两肾间名大海，而贮其血气，亦名大中极，言取人身也上下四向，最为中也。老医与人灸，皆从此说，多者千余壮，少者千二百壮，不知全活者几何人。然亦宜频灸，故曰：若安丹田，三里不曾干。

中极一穴 一名玉泉，一名气原。在关元下一寸，针八分，留十呼，得气即泻，灸百壮止三百壮。《明堂经》云：主妇人月事断绝，四度针《铜人》作此度针。针即有子，故即时任针也，灸不及针，日三七壮。《下经》云：五壮。又云：在脐下四寸陷者中，灸五壮，主尸厥不知人，冷气积聚，时上冲心，饥不能食，小腹痛积聚，坚如石，小便不利，失精绝子，面黑也。《西方子》云：主淋，小便赤，尿道痛，脐下结块如覆杯，妇人因产得恶露不止，遂成疝瘕，或因月事不调，血结成块，拘挛腹疝，月水不下，乳食绝子，阴痒，子门不端，小腹苦寒，贲豚抢心，饥不能食，腹胀经闭不通，小便不利及失精，及主恍惚尸厥，烦痛。《铜人经》云：膀胱之募，足三阴、任脉之会，治五淋及阳气虚惫，疝瘕水肿，贲豚抢心，甚则不得息。

曲骨一穴 在横骨上毛际陷中，艾灸七壮，至七七壮，针二寸，《明堂下经》云：横骨上中极下一寸毛际陷中。《千金》云：脐下五寸。《明堂经》云：主五淋小便黄，水病胀满，妇人带下赤白，恶合阴阳，小便闭涩不通，但虚乏冷极者，皆宜灸之。《西方子》云：又名屈骨，主小便胀，血癃，小便难，主癫疝，小腹痛，妇人赤白带下。《铜人经》云：动应手，任脉、足厥阴之会，是以少腹胀满，小便淋沥不通，灸，铜针一二寸。

会阴一穴 一名屏翳。在两阴间。任脉别络，侠督脉、冲脉之会。灸三壮。《西方子》云：在大便前，小便后，两阴间，主阴头寒，主痔与阴相通者死，阴通中诸病，前后相引痛，不得大小便，女子经不通，男子阴端寒冲心耿耿。《铜人经》云：治小便难，窍中热，皮疼痛搔痒。

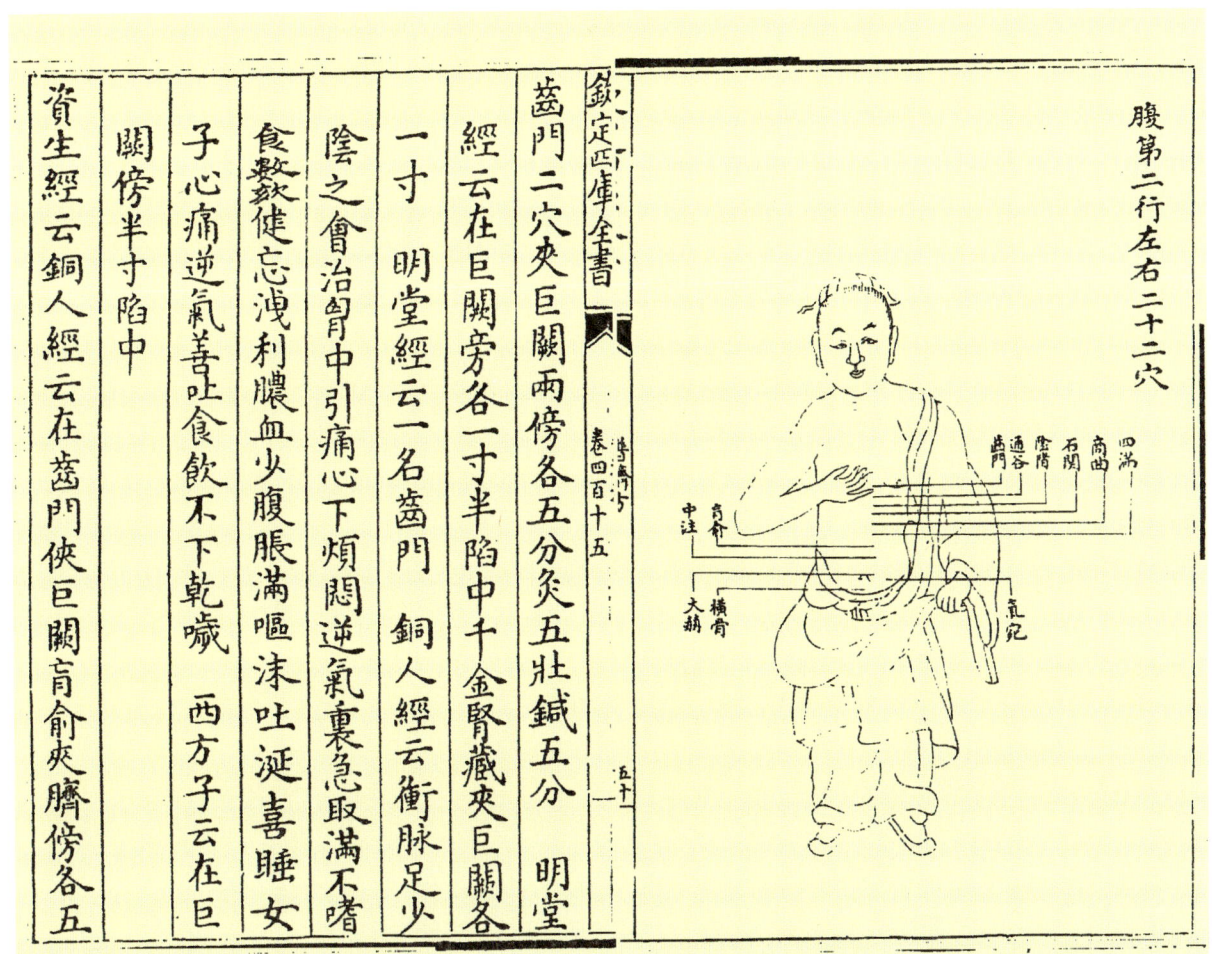

腹第二行左右二十二穴（图见上）

幽[1]门二穴 夹巨阙两旁各五分。灸五壮，针五分。《明堂经》云：在巨阙旁各一寸半陷中。《千金》肾藏夹巨阙各一寸。《明堂经》云：一名齿门。《铜人经》云：冲脉、足少阴之会，治胸中引痛，心下烦闷逆气，里急取满，不嗜食，数咳，健忘，泄利脓血，少腹胀满，呕沫吐涎喜唾，女子心痛，逆气善吐，食饮不下，干哕。《西方子》云：在巨阙旁半寸陷中。《资生经》云：《铜人经》云：在齿门，侠巨阙、肓俞夹脐傍各五

---

[1] 幽：原作"齿"，据《素问·气府论》改。

寸，相去一寸。《明堂》乃云幽门在巨阙旁一寸半，通天夹上脘旁相去三寸。按《千金》四满第二行穴，在丹田今石门，两边各一寸半，与《明堂经》合，始知《铜人经》语云。

通谷二穴 在幽门下一寸，针五分，灸五壮。《明堂经》云：夹上脘两旁，相去三寸。《下经》云：灸三壮。又云：在幽关下一寸陷者中，灸五壮，主失欠口喎，及呕，暴哑不能言也。《西方子》云：主头痛寒热，汗出不恶寒，主项如拔不可左右顾，目䀮䀮不明，风寒及鼻清涕出，及结积留饮，癖囊胸满饮，主喜呕及心中愦愦，数欠，癫，心下悸，咽中澹澹，恐生食饮善呕。《铜人经》云：冲脉、足少阴之会，主干呕，又无所出，又治劳食，欲膈结。

阴都二穴 一名食宫。在通谷下一寸。灸三壮，针三分。《铜人经》云：冲脉、足少阴之会，治身寒热，疟病，心下烦满，气逆。《西方子》云：主多唾呕沫，大便难，妇人血气子，脏有恶血，腹厥痛绞刺不可忍，及肠鸣。《明堂经》云：在通谷下一寸，陷者中，主痎疟病，心恍惚。

石关二穴 在阴都下一寸，灸三壮，针一分。《明堂经》云：在阴都下一寸宛宛中，主多唾呕沫，大便难，妇人无子，脏有恶血，腹厥内逆，满痛绞刺，不可忍者。《西方子》云：又名石门，灸五壮，主脊强，下关大闭塞，气结心坚满，及脊痓反折。《铜人经》云：冲脉、足少阴之会，疗妇人恶血上冲腹中，溺痛不可忍，灸三壮，针一分。

商曲二穴 在石关下一寸，灸五壮，针一寸。《铜人经》云：冲脉、足少阴之会，治腹中积聚，肠中切痛，不嗜食。

肓俞二穴 在商曲下一寸，脐中各五分，灸三壮，针一寸。《铜人经》云：冲脉、足少阴之会，治大便干燥，腹中切痛，及大腹寒疝，小腹有热可灸五壮，针入三分。

中注二穴 在肓腧下一寸，灸五壮，针一寸。《铜人经》云：冲脉、足少阴之会，治小腹有热，大便坚燥不利。《西方子》云：在肓腧[①]下五分。

四满二穴 一名髓府。在中注下一寸，针三分，灸三壮。《千金》：丹田旁各一寸半，即心下八寸，脐下横文是。今人校勘，四满二穴，《千金》云在丹田旁寸半，即心下八寸，脐

[①] 肓腧：原文为"肓脉"，据《针灸甲乙经》卷三第二十改。

下横文是，右证得丹田在二寸。《铜人经》云：冲脉、足少阴之会，治脐下积聚，疝瘕肠澼，切痛振寒，大腹石水，小腹切切痛，及奔豚上下。《西方子》云：主妇人脏中有恶血，内逆满痛疝，及诸血疠痛。

气穴二穴　一名胞门，一名子户。在四满下一寸，灸五壮，针三分。《铜人经》云：冲脉、足少阴之会，治月事不调，泄利不止，贲气上下，引胁脊痛。《西方子》云：在关元左边三寸名子户，主月禁不通。

大赫二穴　一名阴维。在气穴下一寸间，可灸五壮，针三分。《铜人经》云：冲脉、足少阴之会，治男阴器结缩，女子赤带。《西方子》云：《千金·肾脏卷》云在屈骨端三寸又名阴维，主男子虚劳失精，阴上缩，茎中痛，灸三十壮，主女子赤沃。

横骨二穴　在大赫下。灸三壮。《千金》云：名曲骨端，在阴上横骨中，宛曲如郊月中央是也。《西方子》云：又名曲骨，主精五脏虚竭，治腹胀小便难，阴器纵身痛。《铜人经》云：此穴诸经阙疗病法也。

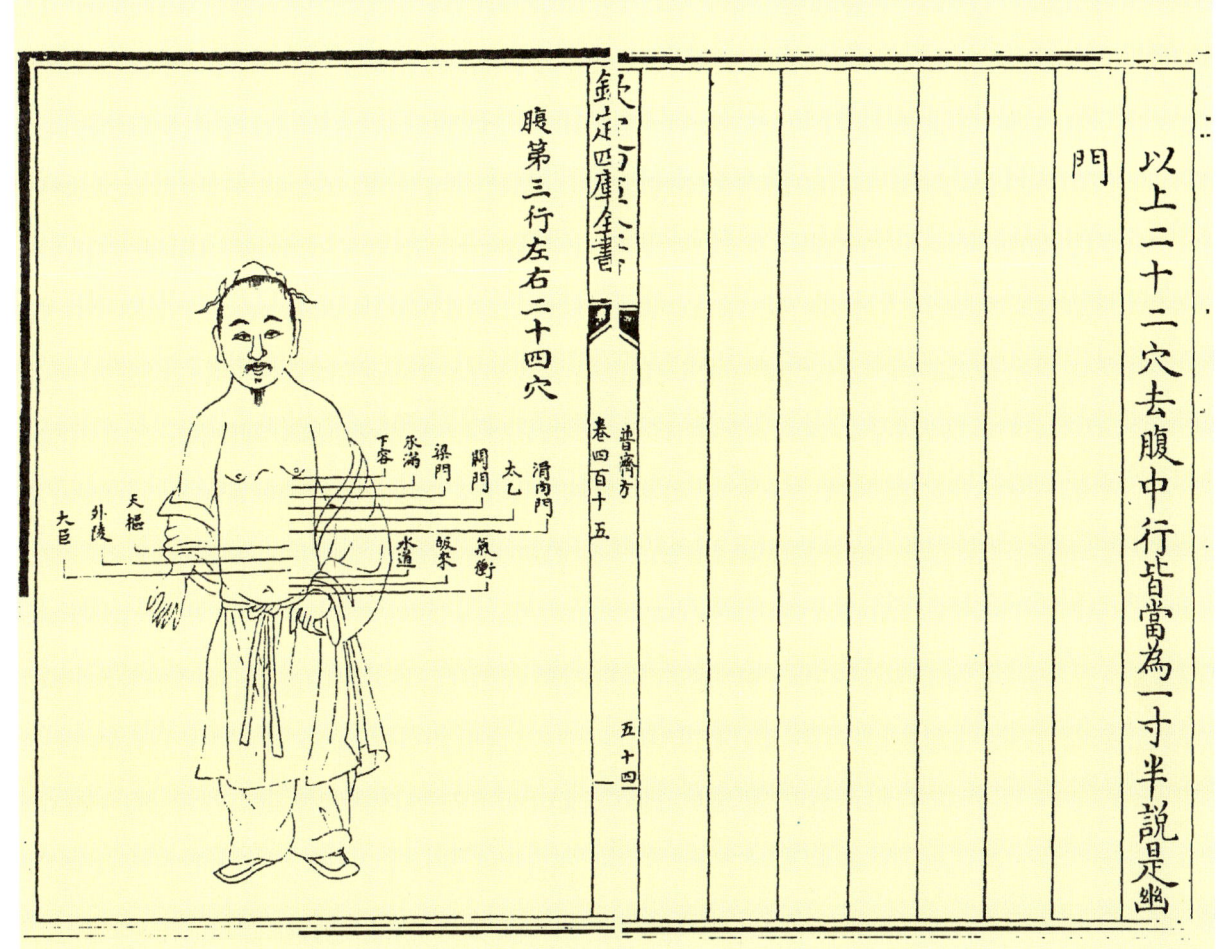

以上二十二穴，去腹中行皆当为一寸半，说是幽门。

腹第三行左右二十四穴（图见上）

不容二穴 在幽门两旁各一寸半，灸五壮，针五分。《明堂经》云：在管两旁各一寸。灸三壮。《素问注》在第四肋端。又云：主腹内弦急，不得食，腹痛如刀刺，两肋膨膨然。《西方子》云：任脉二寸，直两肋端相去四寸，主胸背相引痛，呕吐喘咳，口干，痰癖肋下痛，重肋疝瘕。《铜人经》云：足阳明脉气所发，治胸满痰癖不嗜食，腹虚鸣。《资生经》云：《素问》云夹鸠尾外，当乳下三寸，夹胃脘各五寸，不容至大赫，大巨夹脐广三寸各三，滑肉门、天枢、外陵也。下脐二寸夹之各三，大巨、水道、归来也。背腹第三行穴也。《甲乙经》云：天枢在脐旁各二寸，与诸书同，特此经为异。信若是，则其穴不当乳下可也，必当乳下则广三寸之说为当。

承满二穴 在不容下一寸，针三分，灸五壮。《明堂经》云：三壮。《千金》云：夹巨阙两旁一寸半。《铜人经》云：足阳明脉气所发，治肠鸣腹胀，上喘气逆，膈气，食饮不下，肩息唾血，可灸五壮，针二分。《西方子》云：主胁下坚痛。

梁门二穴 在承满下，灸五壮，针三分。《铜人经》云：足阳明脉气所发，治胸胁下积气，食饮不思，大肠滑泄，谷不化。

关门二穴 在梁门下一寸，针八分，灸五壮。《铜人经》云：足阳明脉气所发，治遗溺上满及身肿重，主积气肠鸣，卒痛，泄利，不欲食，腹中气游走，夹脐急，痰疟，振寒。

太乙二穴 在关门一寸，灸五壮，针八分。《铜人经》云：足阳明脉气所发，治癫疾狂走，烦闷吐舌。

滑肉门二穴 在太乙下一寸，灸五壮，针八分下一寸至天枢。《铜人经》云：足阳明脉气所发，治癫疾狂走，吐舌，呕逆。

天枢二穴 一名长溪，一名谷门。大肠之募，去肓俞一寸半，夹脐旁各二寸陷中，灸五壮，针五分，留呼。《千金》：魂魄之舍，不可针，合脐相去可三寸。《铜人经》云：足阳明脉气所发疟，夹脐切痛，时上冲心，烦满呕吐，霍乱寒疟，泄利食不化，女月事不时，血结成块，肠鸣腹痛，不嗜食，可灸百壮，针入五分，留七呼。《西方子》云：亦名长谷。循毛际，主积冷气绕脐切痛，女子漏下，赤白，腹大坚急，面色苍苍，主冬月重感于寒则泄，肠胃间游气，面浮肿，吐血唾血，热甚，狂言语。

外陵二穴 在天枢下一寸。灸五壮，针三分。《西方子》云：在天枢半寸，灸五壮，主腹中尽痛，心如悬，下引脐腹痛。《铜人经》云：足阳明脉气所发。

大巨二穴 在长溪下二寸，灸五壮，针五分。长溪，天枢也。《千金》在脐下二寸，两旁各二寸。《铜人经》云：足阳明脉气所发，治少腹胀满，烦渴，癫疝，偏枯，四肢不举。《西方子》云：主小便难，阴下纵，善惊。

水道二穴 在大巨下三寸，灸五壮，针三分半。《西方子》云：主三焦结热，大小便不利，肩背痛，小腹满，引阴中痛，腰背强急，膀胱寒。《铜人经》云：足阳明脉气所发，针入二寸五分。

归来二穴 在水道下二寸，灸五壮，针八分。《外台》云：水道下三寸，今校勘归来二穴，在水道下二寸甚为是。《铜人经》云：治小腹奔豚，卵缩上入，引茎中痛，妇人血藏积冷。

　　气冲二穴　一名气街。在归来下鼠蹊上一寸动脉应手宛宛中。禁针，灸七，立愈。炷如大麦。《明堂下经》云：灸五壮。《素问注》云：在腹脐下，横骨两端，鼠蹊上，针三分。《千金》云：归来下一寸。《明堂经》云：鼠蹊上一寸，灸三壮，主腹有大气，腹胀，脐下坚，溃疝，阴肿，亦主妇人月水不通无子。《西方子》云：《素问·刺热论》有云主癫疝，阴肿痛，阴痿，茎中痛，两丸骞痛，不可仰卧，及大气石水，及中满，热淋，闭不得尿。主腹中大热不安，大气上攻心，暴腹胀满，癃淫泺，妇人月水暴闭，塞乳，难子，上抢心，若胞不出，众气尽乱，绞痛不得反息，及气冲腰痛不得俯仰。《铜人经》云：足阳明脉气所发，治肠中不得安卧，腹有逆气，月水不利，身热，腹中痛。

　　以上二十四穴，去腹中行当各三寸。

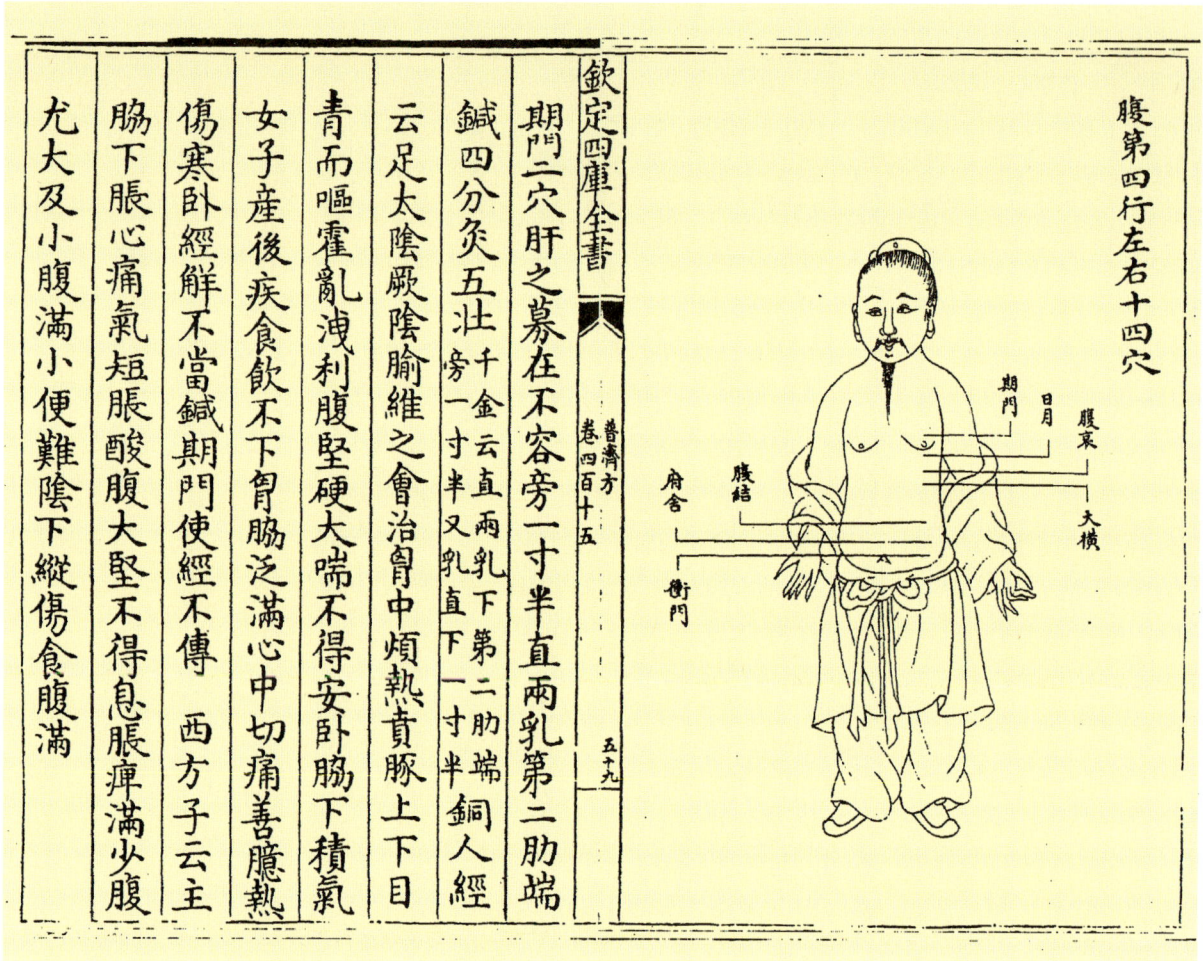

腹第四行左右十四穴（图见上）

期门二穴 肝之募，在不容旁一寸半，直两乳第二肋端，针四分，灸五壮。《千金》云：直两乳下第二肋端旁一寸半，又乳直下一寸半。《铜人经》云：足太阴、厥阴、阴维[1]之会，治胸中烦热，贲豚上下，目青而呕，霍乱泄利，腹坚硬，大喘不得安卧，胁下积气，女子产后疾，食饮不下，胸胁泛满，心中切痛，善噫。热伤寒卧经解不，当针期门，使经不传。《西方子》云：主胁下胀，心痛，气短，胀酸腹大坚，不得息，胀痹满，少腹尤大及小腹满，小便难，阴下纵，伤食腹满。

---

[1]阴维：原文为"腧维"，应为"阴维"。

日月二穴　胆之募①，在期门下五分陷中，灸五壮，针五分《千金》名神光，一名胆募。《明堂经》云：主悲不乐，欲走多唾，言语不正，四肢不收。《铜人经》云：足太阴、少阳、阳维之会，治太息善悲，小腹热，可灸五壮，针入七分。

腹哀二穴　在日月下一寸半，针入三分。《铜人经》云：在日月下一寸三分，足太阴、阴维之会，治大便脓血，寒中食不化，腹中疼痛。《西方子》云：此穴不灸。

大横二穴　在腹哀三寸半，直脐旁，灸三壮，针七分。《铜人经》云：足太阴、阴维之会，症大风逆气多寒，善悲，可灸五壮。《西方子》云：在腹哀下二寸，主腹热，欲走大息，四支不可动，多汗，洞利。

《资生经》云：盲腧去脐旁当一寸半，天枢去脐当三寸，大横去脐四寸半，其去章门合为六寸，《难经疏》乃云章门在脐上二寸，两旁九寸，为可疑焉耳。

腹结二穴　一名肠屈，又名临屈。大横下一寸三分，针七分，灸五壮。《铜人经》云：治绕脐痛，上冲抢心，腹寒泄利，

---

① 募：原作"下"，据《针灸资生经》卷一改。

咳逆。《西方子》云：在大横下二寸三分。

府舍二穴 在腹结下三寸，足太阴、厥阴、阴维之会，会此三脉上下三分腹，络肝脾，结心肺，从胁上至肩，此太阴郄三阴明之别，针七分，灸五壮。《铜人经》云：治疝痛，脾中急痛，循胁上下抢心，腹满积聚，厥气霍乱。

冲门二穴 一名慈宫。上去大横五寸，府舍下横骨两端约中动脉，针入七分，灸五壮。《铜人经》云：足太阴、厥阴之会，治腹寒气满，积聚疼痛，淫泺阴疝，难乳，子上冲心，不得息。

以上十四穴，去腹中行合当为四寸半。

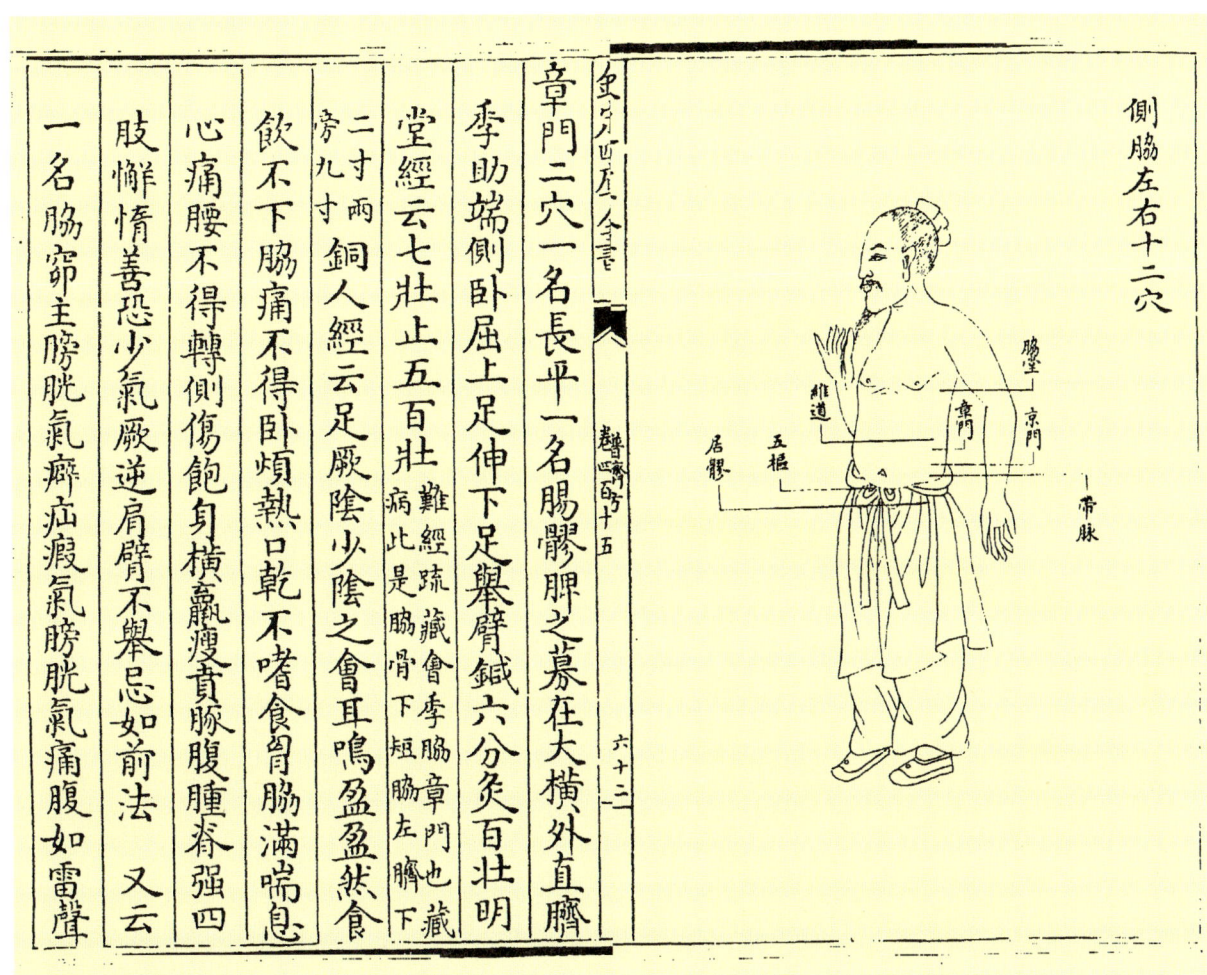

侧胁左右十二穴（图见上）

章门二穴　一名长平，一名胁[①]髎。脾之募。在大横外，直脐季肋端，侧卧屈上足伸下足举臂，针六分，灸百壮。《明堂经》云：七壮，止五百壮。《难经疏》脏会季胁章门也，脏病此是肋骨下短胁，在脐下二寸，两旁九寸。《铜人经》云：足厥阴、少阴之会，耳鸣盈盈然，食饮不下，胁痛不得卧，烦热口干不嗜食，胸胁满喘息，心痛腰不得转侧，伤饱身横羸瘦，贲豚腹肿脊强，四肢懈惰，善恐少气厥逆，肩臂不举，忌如前法。又云：一名胁窌。主膀胱气癖疝瘕气，膀胱气痛，腹如雷声

[①] 胁：原作"肠"，据《太平圣惠方》卷九十九改。

积聚气，针入六分，灸亦良。《明堂经》云：灸七壮，主腰背肋间痛，腹中膨胀，两胁积聚如卵石也。《西方子》云：主咳逆食哕噫，食如还出，热中苦吞，而闻食臭，寒中洞泄不化，胸满，呕无所出，身重，石水身肿，诸漏，灸百壮止。

京门二穴，一名气腧，一名气府。督之募。坚骨腰中季胁本夹脊，灸三壮，针三，留七呼。《铜人经》云：治腰痛不得俯仰，寒热腹胀，引背不得息，水道不利，溺黄，少腹急肿痛，肠鸣洞泄，髀枢引痛。《西方子》云：主肩背寒痉，肩甲内廉痛，脊痉及及折体痛。

带脉二穴　在季胁下一寸八分陷中一云宛宛中，针六分，灸五壮。《明堂下经》云：灸七壮。如带绕身管束诸经脉，又《千金》云：在季胁下。又云：主两胁下气转背痛，不可忍也。《铜人经》云：治妇人少腹坚痛，月脉不调，带下赤白，里急瘛疭也。

五枢二穴　在带脉下三寸，一云在水道旁一寸五分陷中，针一寸，灸五壮。《明堂下经》云：三壮。《铜人经》云：

治男子寒疝，阴卵上入小腹痛。《明堂经》云：在带脉下二寸，及主膀胱气攻两胁也。《西方子》云：在水道下一寸半，主妇人赤白，里急瘈疭。

维道二穴 在章门下五寸三分，针八分，灸三壮。《铜人经》云：足少阳、带脉之会，治呕逆不止，三焦不调，水肿，不嗜饮食及咳逆不止。

居髎二穴 在章门下八寸三分，坚骨上陷中，灸三壮，针八分。《铜人经》云：在章门下八寸三分，阳跷、足少阳之会，治腰引少腹痛，肩引胸臂挛急，手臂不得举而至肩。

胁堂二穴 在腋下一骨间陷中，举腋取之，灸五壮。《明堂下经》云：有胁堂主胸气满，噫哕逆，目黄，远视䀮䀮，而《铜人》无之，故附入于此。

《普济方》卷四百十五

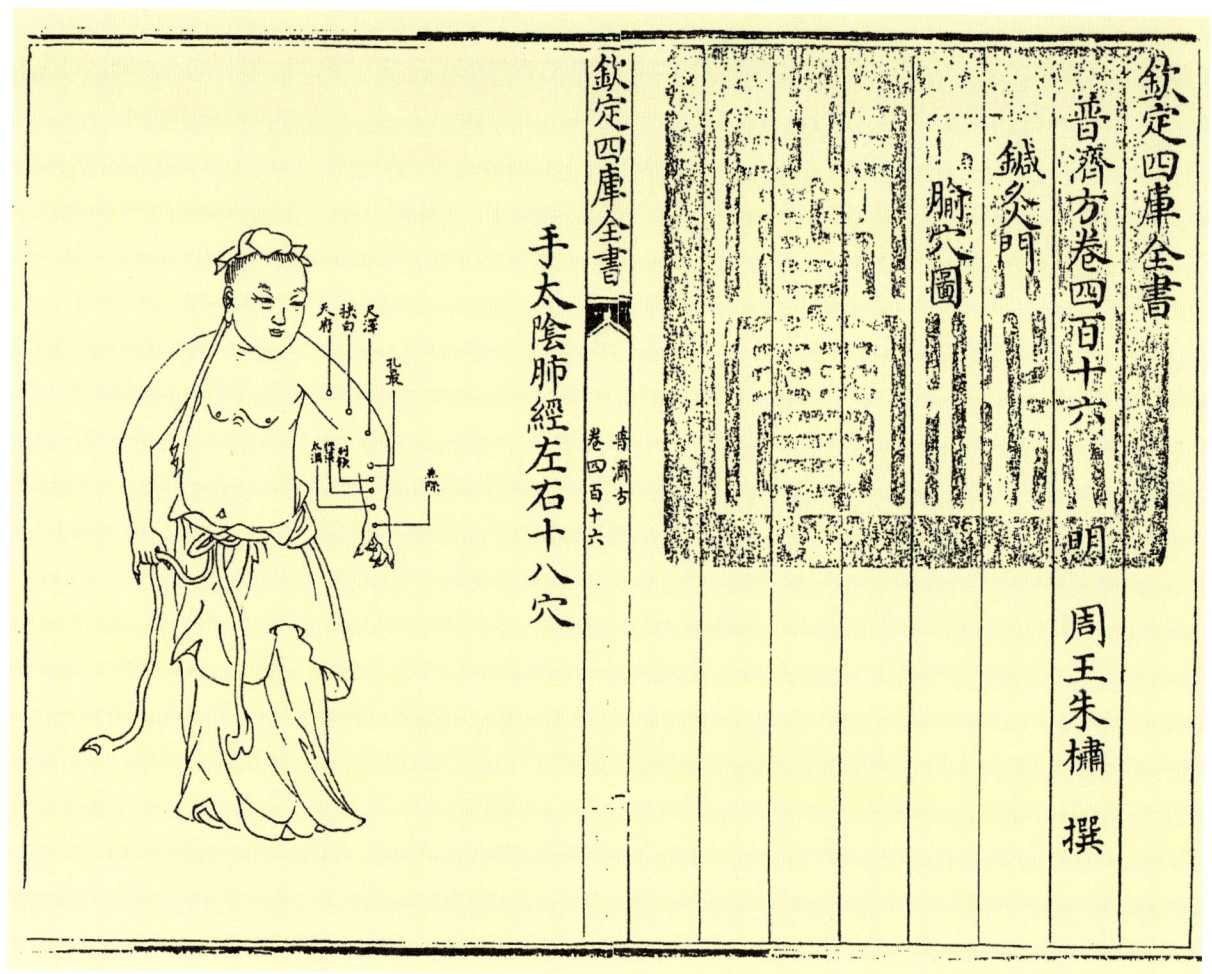

《普济方》卷四百十六　针灸门

明·周王　朱橚　撰

腧穴图

手太阴肺经左右十八穴（图见上）

少商二穴　木也。在手大指端内侧，去爪甲角如韭叶《明堂》云：白肉际宛宛中，又云陷中者，以三棱针，刺之微出血，泄诸脏热凑，不宜灸。昔成君绰忽腮颔肿大如升，喉中闭塞，水粒不下，甄权针之竟愈。《明堂经》云：针一分，留三呼，泻五吸，宜针宜灸，以三棱针刺之，令血出胜气，针所以胜气针者，此脉胀腮之后，腮中有气，人不能食，故刺出血以宜者脏腰也，忌冷热食。《下经》云：灸三壮《甲乙经》作一壮。《铜人经》云：手太阴之脉所出也，为井。治烦心善哕，心下满，汗出而寒，咳逆痎疟，振寒腹满，唾沫唇干，引饭不下膨膨，手挛指痛，寒栗鼓颔，喉中鸣。又云：主不能食，腹中气满，吃食无味。《西方子》云：主呕吐手不仁，振栗咳逆喘，及至胁下胀，耳前痛。

鱼际二穴　火也。在手大指本节后，内侧散脉中，针一分，留二呼。《素问注》：针二分，灸三壮。《铜人经》云：手太阴脉之所流也，为荥。治洒淅恶风寒，虚热舌上黄，身热头痛，咳嗽汗不出，痹走胸背，痛不得息，目眩心烦，少气腹痛，不下食，肘挛痰满，喉中干燥，寒栗鼓颔，咳引尻痛，溺出，呕血，心痹悲恐，针入二分，留三呼。又云：主虚热洒洒毛竖，恶风寒，喘痹，少气不足，下湿阴痒，喉中干渴，瘖①，上气，热病腹满，阴痿也，不变，肺心痛，膈中虚，食欲呕，身热汗出，重呕吐血，目泣出短气，逆气，任阳胃气逆也。《西方子》云：主②胃逆霍乱，唾血吐血，及主瘖逆气，失喑不能言，及狂言。

太渊二穴 土也。在掌后陷中，灸三壮，针一分。《素问注》二分。《明堂下经》云：太渊在手中掌后横文头陷中，灸五壮。《难经》云：掌后鱼际下，脉会太渊，脉病治此。又云：主胸中气满不得卧，肺胀满膨膨然，目中白翳，掌中热，胃气上逆，唾血及狂言，肘中痛。《铜人经》云：主胸痹逆气，寒战，善哕呕，饮水咳嗽，烦悗不得卧，肺胀满膨膨，臂内痛，目生白翳，眼眦赤筋，缺盆③中引痛，掌中热，数

---

①瘖：原作"屋"，据《太平圣惠方》卷九十九改。
②主：原作"土"，据《针灸资生经》卷三改。
③盆：原作"分"，据《针灸资生经》卷六改。

欠，喘不得息，噫气上逆，心痛唾血，振寒咽干，狂言口僻，又云手太阴脉之所注也。《铜人》曰：太渊、明堂、太泉疑是二穴也。《千金方》注云：太泉即太渊，避唐祖名改之，于是书之以示世医云。泉脉青冷泉同。

经渠二穴　金也。在寸口陷中，针二分，留三呼，禁灸，灸伤人神。《铜人经》云：手太阴脉之所行也，为经。治疟寒热，胸背俱急痛，胸满膨膨，喉痹掌中热，咳嗽上气，数欠，及热病汗不出，暴瘅喘逆，心痛欲呕吐，针三分。《西方子》云：此穴不灸。

列缺二穴　在腕侧上一寸半《明堂下经》云：腕上一寸，以手交叉头指末两筋两骨罅中，针二分，留三呼，泻五吸，灸七壮。《明堂经》云：针三分，再灸七壮。若患偏风，灸至百壮。若患腕劳，灸至七壮。《下经》云：三壮。《素问注》云：腕上一寸半。《明堂经》云：在腕上一寸筋骨罅间宛宛中，灸三壮，主偏风半身不举，口㖞，腕劳，肘臂痛，及痛疟面色不定。《铜人经》云：手太阴络，别①走阳明。疗偏风口㖞，手腕无力，半身不遂，咳嗽掌中热，口噤不开，寒疟，呕沫善笑，从唇口，健忘，针二分，留三呼，泻五吸，可灸七壮，慎酒、面、生冷等物。《西方子》云：主汗出，四肢肿，小便热痛，主手臂身热，肩背寒栗，少气不足以息，寒厥，交两手而惊。凡实，则肩背汗出，四肢暴肿；虚则肩寒栗，气不足以息，四肢厥，喜笑，身湿摇，时时寒。主热痫惊而有所见，主热病烦心，心闷，先手臂身热，瘿疭唇口，聚鼻张目，汗出如珠，寒热，掌中热，主疟寒热，及喉痹，咳嗽不止，及疟甚热，口噤不开。

孔最二穴　在腕上七寸。《明堂下经》云：陷者宛宛中，手太阴治热病汗不出，此穴可灸三壮即汗出，咳逆臂厥痛，针三分，壮，又云灸三壮。《明堂经》云：主肘臂厥痛，屈伸难，手不及头不握也。《铜人经》云：手太阴郄，治吐血失喑，肿痛恶血。

①别：原作"引"，据《素问·刺热篇》改。

尺泽二穴　水也，在肘中约上动脉中，针三分，灸五壮。《明堂经》云：肘中约上两筋动脉中。甄权云：在臂屈伸横纹中，筋骨罅陷中，不宜灸。主癫病，不可向手臂不得上头。《素问》刺禁，云刺肘中内陷，气归之为不屈伸。主云肘中谓肘屈折之中，尺泽穴中也，刺过陷脉，恶气归之，气闭关节，故不屈伸。《难经疏》言：尺之一寸外，为尺泽也，言尺脉如泽尺水入大泽也。《铜人经》云：手太阴脉之所入也，为合。治风痹肘挛，手臂不得举，喉痹，上气口干，咳嗽唾浊，四肢暴肿，臂寒短气。《西方子》云：灸三壮，小儿慢惊，灸一壮，支舌干胁痛，主心烦腹胀喘，拒栗，主呕泄下，上出两胁下，主咳逆上气，呼吸多唾浊沫脓血，主掣痛，手不可伸，主肘痛时寒，肩背寒痉，肩胛内廉痛，气隔喜呕，鼓颔不得汗，烦心，身痛，四肢暴肿。《铜人经》云：灸五壮。《明堂》乃云不宜灸，主癫病，不可向手臂不得上头。既曰不宜灸矣，又曰主癫病，是则可灸也，此必有误，且从《铜人》灸五壮，《明堂》亦云禁穴，许灸一壮至三壮故也。

侠白二穴 在天府下，去肘五寸动脉中，针三分，灸五壮。《西方子》云：主咳干呕烦满，主心痛气短。

天府二穴 在腋下三寸动脉中一云宛宛中。以鼻取之，禁灸，使人逆气，今附刺鼻衄不止，针四分，留三呼。又云：针四分，留七呼，灸二七壮，不除，至百壮者，出《明堂经》，其《甲乙经》禁灸。《铜人经》云：治逆气喘不得息，目眩，远视䀮䀮，卒中恶鬼疰，不得安卧，禁不可灸。又云：手太阴脉气所发，主头眩目瞑。《西方子》云：灸五壮，主身胀逆息，不得卧，风汗身肿，喘息咳唾，主上息喘不得，上气呼吸，不知食味，卒中恶风邪气，飞尸恶鬼语，遁尸疟病，瘤瘿气咽肿，泣出喜忘。《甲乙经》《铜人经》皆云禁灸，《明堂》乃云灸二七壮，亦甚不同矣，要非大急，不必灸。

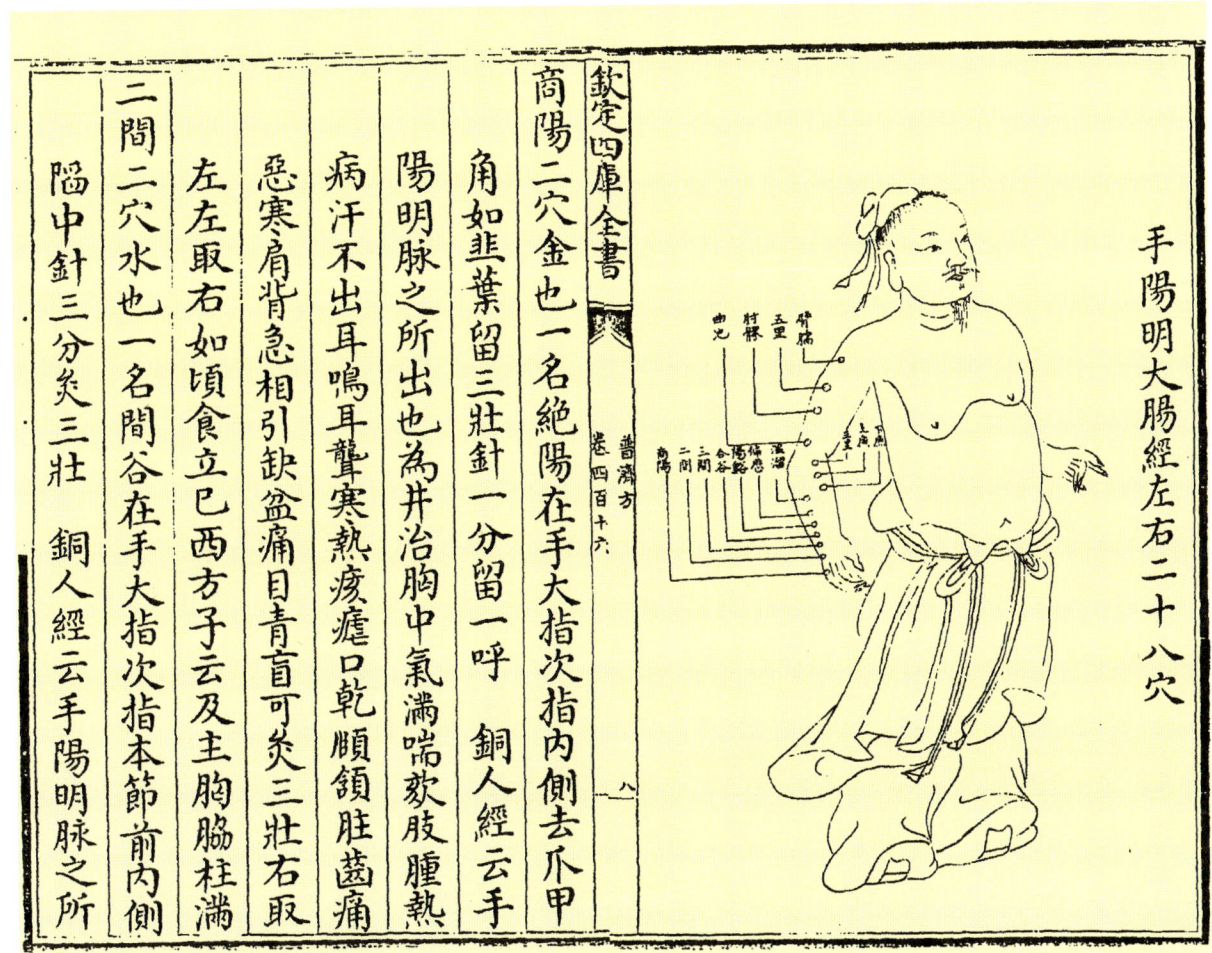

手阳明大肠经左右二十八穴（图见上）

商阳二穴　金也。一名绝阳。在手大指次指内侧，去爪甲角如韭叶，留三壮，针一分，留一呼。《铜人经》云：手阳明脉之所出也，为井。治胸中气满，喘咳肢肿，热病汗不出，耳鸣耳聋，寒热疟疾，口干颐颔蛀齿痛，恶寒肩背急，相引缺盆痛，目青盲，可灸三壮，右取左，左取右，如顷食立已。《西方子》云：及主胸胁柱满。

二间二穴　水也。一名间谷。在手大指次指本节前，内侧陷中，针三分，灸三壮。《铜人经》云：手阳明脉之所流也，为荥。治喉痹颔肿，肩背痛，振寒，鼻鼽，衄血，多惊，口㖞眼斜。又云：主多卧喜睡，肩髃痛，喉痹，咽如鲠物伤，忽振寒，及伤寒热。

三间二穴　木也。一名少谷。在手大指次指本节后内侧陷中，针三分，留三呼，灸三壮。《铜人经》云：阳明脉之所注也，为腧。主喉痹咽如鲠，多齿龋痛，喜睡，胸满腹鸣，唇焦口干，身热喘息，目眦急痛。《西方子》云：主目上插，头热鼻鼽衄血，吐舌戾颈，喜惊气热，疟病。

合谷二穴　一名虎口。在手大指、次指岐骨间陷中《明堂》云：手大指两骨罅间宛宛中，针三分，留三呼，灸三壮。今附，若妇人妊娠，不可刺，刺之损胎气在手大指两骨间。《明堂经》云：主痎疟寒热，热病汗不出，目不明，生白翳，肌肤痂疥，遍身风疹。《铜人经》云：手阳明脉之所过也，为原。疗鼻鼽衄，头痛齿龋，喉痹臂痿，面肿唇吻不收，喑不能言，口噤不开。《西方子》云：主风，头热鼻清涕出。

阳溪二穴　火也。一名中魁。在腕中上侧两筋间陷中，针三分，留七呼，灸三壮。《铜人经》云：手阳明脉之所行也，为经。治狂言喜笑见鬼，热病烦心，目风赤烂有翳，厥逆头痛，胸满不得息，寒热疟疾，喉痹，耳鸣齿痛，惊掣，肘臂不举，痂疥，可灸三壮，慎如前法。《西方子》《明堂经》云：主目痛耳痛鸣聋，咽如鲠，吐舌戾颈，妄言心闷而汗不出，掌中热，心痛身热，漫淫烦满，及生舌本痛。

温溜二穴　一名逆注，一名池头。在腕后大士三寸，小士六寸，针三分，灸三壮。《明堂经》云：在腕后五寸六寸间脉中是穴，主寒热头痛，善哕衄，肩不举，癫痫病，吐舌，鼓颔狂言，及喉痹不能言。《铜人经》云：一名蛇头，在腕后大五寸，小上六寸，手阳明，治口㖞肠鸣腹痛，伤寒身热，头痛哕逆，肩不得举，癫疾吐涎，狂言见鬼，喉痹面虚肿。《西方子》云：在腕后小士五寸，大士六寸。主狂仆，主瘧面赤肿。

下廉二穴 在辅骨下，去上廉一寸辅兑肉，其分外，斜针五分，留二呼，灸三壮。《铜人经》云：治头风臂肘痛溺黄，针入五分，留五呼。《西方子》云：主肠鸣相追逐，灸五壮。《资生经》云：此有下廉，足阳明亦有下廉，盖在足者及下巨虚也。

上廉二穴 在三里下一寸，其分独抵阳明之会外斜，针①五分，灸五壮。《铜人经》云：治脑风头痛，小便难，黄赤，肠鸣气走，㾮痛，此有上廉，足阳明亦有上廉，盖在足者及上巨虚也。

三里二穴 在曲池下三寸，手阳明穴，云二寸。按之肉起兑肉之端，灸三壮，针二分。《明堂经》云：一名手三里，在曲池下二寸，主肘臂酸重，屈伸难。秦承祖云：主五劳虚乏，四肢羸瘦。《铜人经》云：治手臂不仁，肘挛不伸，齿痛颊颔肿，瘰疬。《资生经》云：三里有二，有手三里，有足三里，此手三里也，故《明堂》云：一名手三里是

---

①针：原作"灸"，据《针灸资生经》卷一改。

也。《铜人》云：三里在曲池下三寸，《明堂》乃云二寸，在手阳明穴亦云二寸。恐《铜人》本误，二字作三字也。

偏历二穴 手阳明络。在腕走三寸别走太阴，针二分，留三呼，灸三壮。《明堂下经》云：五壮。《铜人经》云：治寒热疟风，汗不出，目视䀮䀮，癫疾多言，耳鸣口喎，齿龋，喉痹，嗌干，鼻衄衄血，针入三分。《明堂经》云：在腕后三寸陷者中，灸五壮，主疟久不愈，手不及头，臂膊肘腕酸痛，难屈伸。

曲池二穴 土也。在肘外辅骨屈肘两骨中，以手拱胸取之，针七分，得气先泻后补之，灸大良，可三壮。《明堂》云：曲池本也，在肘外辅骨屈肘横文头陷中一云宛宛中，日灸七壮，至二百壮，且停十余日，更下火至二百壮罢，忌同。《下经》云：在肘①外辅，屈肘曲骨中纹头。《素问注》肘外辅肘两骨中。《千金》云：肘外曲头陷。《明堂经》云：主肘中痛，屈伸难，手不得举，偏风半身不遂，捉物不得，挽弓不开，肘臂扁细。秦承祖《明堂》云：

---

① 肘：原作"寸"，据《针灸资生经》卷一改。

主大人小儿遍身风疹，皮肤痂疥也。《铜人经》云：手阳明脉之所入也，为合。治喉痹不能言，胸中短满，筋缓，刺风瘾疹痛，及伤寒余热不尽，皮肤干燥，又云：灸亦良，但令断风抽气而已。《西方子》云：肘寒臂酸细而无力，及耳痛，手不可举重，腕急肘节痹酸重，腋急痛，腕外侧痛，腕如拔，肩重痛不举，身湿摇，明时寒，瘈疭癫疾，寒热渴。

肘髎二穴 在肘大骨外廉陷中，灸三壮，针三分。《明堂经》云：一作肘聊。主肘臂酸重，麻痹不仁，灸五壮。《铜人经》云：主肘节风痹，臂痛不可举，屈伸挛急，灸三壮。《西方子》云：灸三壮。

五里二穴 在肘上三寸，行向里大脉中央，灸十壮，禁针。《素问·气穴论》云：大禁二十五，在天府下五寸。注云：谓五里穴也，谓之大禁者，禁不可刺也。又曰：五里者，尺泽之后五里，与此文同。《铜人经》云：治风劳惊恐吐血，肘臂痛，嗜卧，四肢不得动摇，寒热瘰疬，咳嗽，目视肮肮，痎疟，心下胀满，面痛上气。《资生经》云：五里有二，其一在足厥阴肝经部，与此穴为二，此当为手五里也。《素问》所谓在天府下者，指此五里也。注云：尺①泽之后五里指，亦指此五里也。尺泽穴，在手太阴是也。

臂臑二穴 在肘上七寸胭肉端，手阳明络，灸三壮，针三分。《明堂》云：在肩髃下一寸，两肋间两骨罅陷宛宛中，平手取之，不得挈手冷急其穴即闭，宜灸不宜针，日七壮，至百壮，若针不得过三过五，多恐恶，忌同。《千金》名头冲，髃肩在肩部。《铜人经》云：治寒热颈项拘急，瘰疬，肩背痛不得举。又云：疗劳瘦臂细无力，手不得向头。

①尺：原作"天"，据《针灸资生经》卷一改。

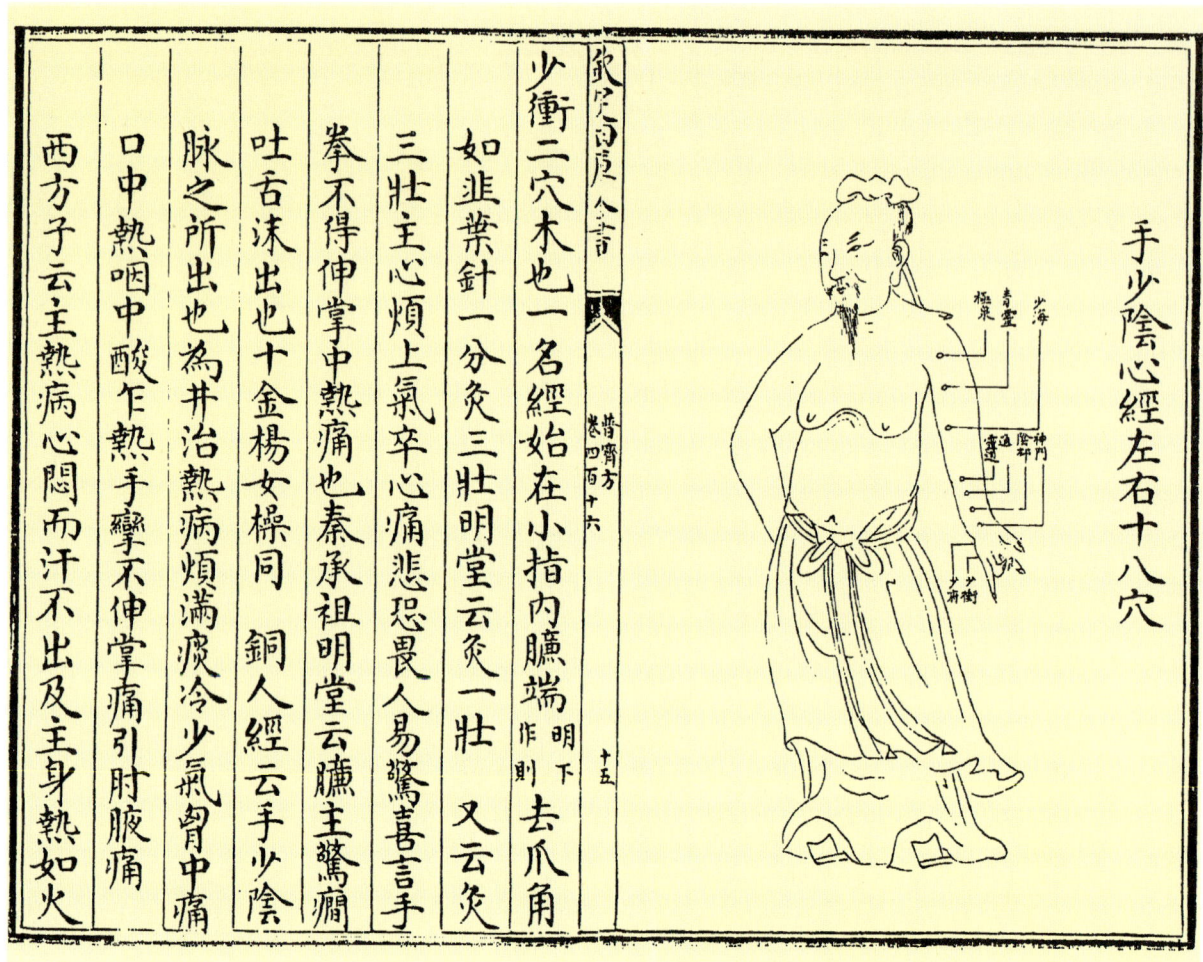

手少阴心经左右十八穴（图见上）

少冲二穴 木也。一名经始。在小指内廉端《明下》作则，去爪甲角如韭叶，针一分，灸三壮。《明堂》云：灸一壮，又云灸三壮，主心烦，上气，卒心痛，悲恐畏人，易惊喜言，手拳不得伸，掌中热痛也。秦承祖《明堂》云：癫主惊痫吐舌沫出也。《千金》、杨玄操同。《铜人经》云：手少阴脉之所出也，为井。治热病烦满，痰冷少气，胸中痛，口中热，咽中酸，乍热，手挛不伸，掌痛引肘腋痛。《西方子》云：主热病，心闷而汗不出，及主身热如火，浸淫烦满，舌本痛，咽酸太息。

少府二穴　火也。在手小指本节后陷中，直劳宫劳宫在手厥中，针[1]二分，灸七壮。《明堂》云：三壮。《铜人经》云：手少阴脉之所流也，为荥。治烦满少气，悲恐畏人，臂酸，掌中热，肘腋挛急，胸中痛，手拳不得伸。《西方子》云：在手小指大节后陷中，有气如息肉状，主小便不利，便癃，主数噫恐悸，气不足，主阴痛，实时梃长，寒热，阴暴痛，遗尿偏虚则暴痒气逆。《明堂》云：主痎疟，灸不愈。

神门二穴　土也。一名兑冲。在掌后兑骨端陷中，灸七壮，炷如小麦，针三分，留七呼。《铜人经》云：手少阴脉之所注也，为腧。治疟心烦甚，欲得饮冷，恶寒则欲处温，咽干不嗜食，心痛数噫恐悸，少气不足，臂寒，喘逆，身热狂悲哭，呕血上气遗溺，大人小儿五痫。《西方子》云：笑若狂手掣挛挛，主喉痹。

阴郄二穴　在掌后脉中，去腕五分，针三分，灸七壮。《铜

---

[1] 针：原作"灸"，据《针灸资生经》卷一改。

人经》云：治失音不能言，洒淅振寒，厥逆心痛，霍乱胸中满，衄血，惊恐。《西方子》云：在掌后动脉中，主气惊。

通里二穴　在腕后一寸陷中，针三分，灸三壮。《明堂》云：灸七壮，主头目眩痛，悲恐畏人，肘腕酸重及暴病不能言语。《铜人经》云：主热病，卒心中懊侬，数欠频伸，悲恐，目眩头痛，面赤而兼心悸，肘臂臑痛，实则皮肿，虚则不能言，苦呕喉痹，少气遗溺。《西方子》云：主热病先不乐数目烦心。

灵道二穴　金也。去掌后一寸半或一寸，灸三壮，针三分。《铜人经》云：手少阴脉之所行也，为经。治心痛悲恐，相引瘛疭，肘挛柱满，暴喑不能言。

少海二穴　水也。一名曲节。在肘内廉节后。又云：肘内大骨外，去肘端五分，屈肘得之，针三分，灸三壮。甄权云：出手向头取之，治齿寒，脑风头痛，不宜灸，针五分。《明堂》云：在肘内横纹头，屈手向头取之陷者宛宛中。《甲乙经》云：穴在肘内廉节后陷中动脉应手，针二分，留三呼，泻五吸，不宜灸。《下经》云：灸五壮。《素注》云：五壮。《铜人经》云：手少阴脉之所入也，为合。治寒热齿龋痛，目眩发狂，呕吐涎沫，项不得回顾，肘挛，腋胁下痛，四肢不得举。又云：疗腋下瘰疬痹痛，屈伸不得，风痹疼痓病。《西方子》云：主头痛汗出，寒热，不恶寒，及主肩臂不举，不能带衣，项强急痛，不可以顾，主气逆，呼吸噫，哕呕，羊癫疾，羊痫吐舌沫出，羊鸣戾颈，主手臂挛，主疟振寒，项痛引腋肘痛，引少腹中及目黄胁痛。《铜人经》云灸三壮，《明堂下经》《素问注》皆云灸五壮，《上经》、甄权皆云①不宜灸，亦可疑矣，非大急，亦不必灸。

青灵二穴　在肘上三寸，伸肘举臂取之，灸七壮。《明堂下经》云：灸三壮。《铜人经》云：治肩臂不举，不臂带衣，头痛振寒，目胁痛。

极泉二穴　在腋下筋间，动脉入胸，灸七壮，针三分。《铜人

---

① 云：原作"三"，据《针灸资生经》卷一改。

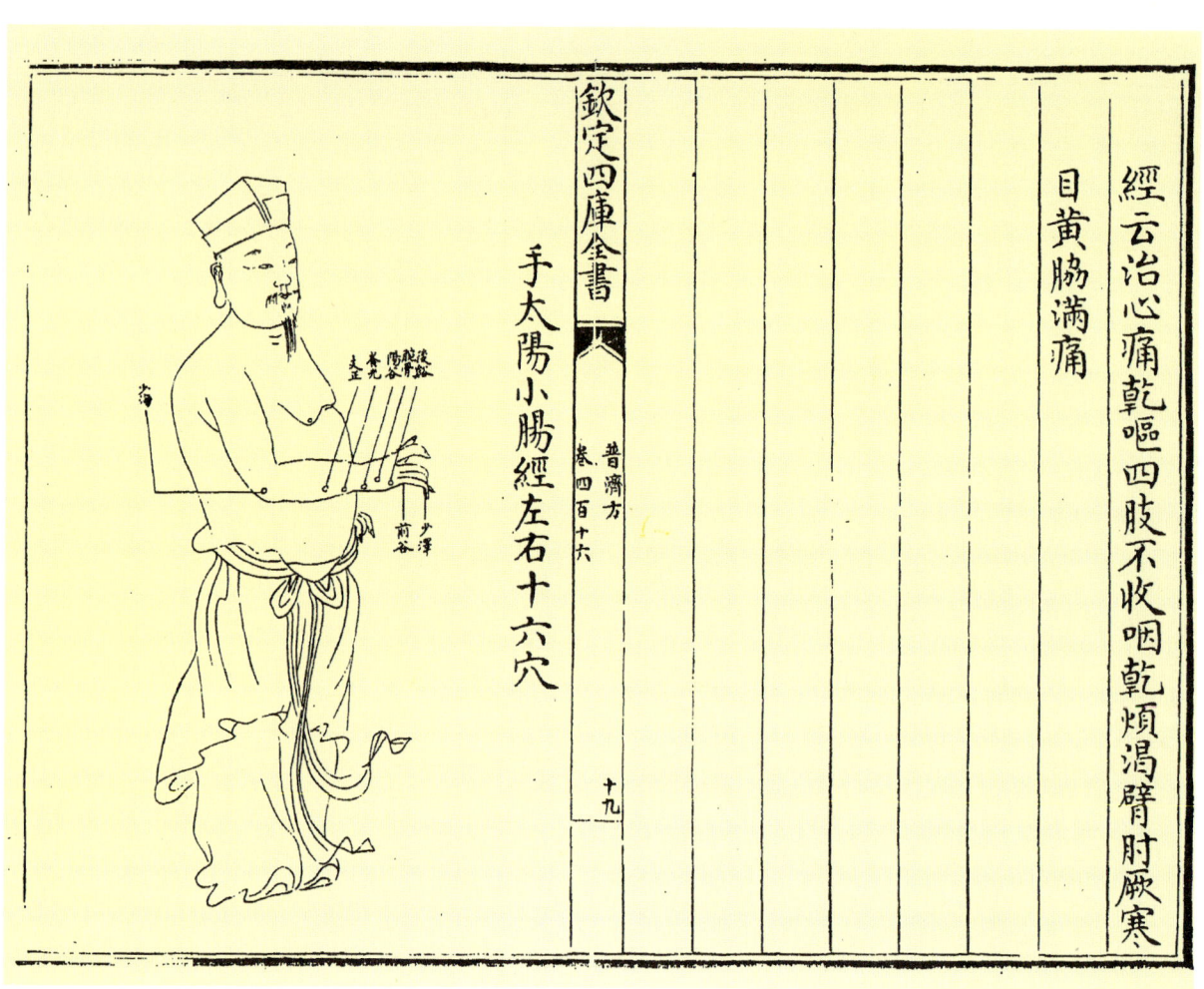

经》云：治心痛干呕，四肢不收，咽干烦渴，臂肘厥寒，目黄胁满痛。

手太阳小肠经左右十六穴（图见上）

少泽二穴　金也。一名小吉。在手小指端外侧，去爪甲下一分陷中，灸二壮，针一分。《铜人经》云：一名少吉，手太阳脉之所出，为井也，主疟寒热，汗不出，喉痹舌强，口干心烦，臂痛瘈疭，头痛咳嗽，颈项急不可顾，目生肤翳覆瞳子。《西方子》云：主口热口干，咽中干，口中热唾如胶，主振寒，小指不仁。

前谷二穴　水也。在手小指外侧，本节前陷中，针一分，灸一壮。《明堂》云：灸三壮。《铜人经》云：手太阳脉之所流也，为荥。治热病汗不出，痎癫疾耳鸣，颔肿喉痹，咳嗽衄血，颈项痛，鼻塞不利，目中白翳，臂不得举。又云：主目眩淫溜，转甲小指痛。《西方子》云：主目泣出急痛，吸咽偏肿不可以咽，臂重痛，肘挛，痎疟，执目上插，小便赤①。

后溪二穴　木也。在手小指外侧本节后陷中，灸一壮，针一分。《明堂经》云：在手外侧腕前起骨下陷中，灸三壮，主痎疟寒热，目生白翳，肘臂腕重，难屈伸，五

---

① 小便赤：原作"便小赤"，据文理乙正。

指尽痛，不可掣。《铜人经》云：手太阳脉之所注也，为腧。治目赤，鼻衄，耳聋胸满，颈项强，不得回顾，癫疾，肘臂挛急。《西方子》云：主目泪出，眦烂有翳，耳鸣鼻窒，喘息不通，肩①臑痛，臂肘挛急，风身寒，泣出而惊，热病不出汗，身热恶寒。

腕骨二穴 在手外侧腕起骨下陷中，灸三壮，针二分，留三呼。《铜人经》云：手太阳脉之所过也，为原。治热病汗不出，胁下痛不得息，颈颔肿，寒热，耳鸣，目冷泪生翳，狂阳偏枯，臂肘不得屈伸，痎疟，头痛，烦闷，惊风瘛疭，五指掣不可屈伸。《西方子》云：主颈项痛不可顾，目泣出，颔痛，引耳嘈嘈无所闻，肘节痹，臂酸重腋急，臂腕急，外侧痛如脱，烦满狂言，臂肩疼痛，乍寒乍热。

阳谷二穴 火也。在手外侧腕兑《素问》作锐骨下陷中，灸二壮，针二分，留二呼。《铜人经》云：手太阳脉之所行，为经也。主癫疾狂走，热病汗不出，胁痛，颈颔肿，寒热，

---

① 肩：原作"有"，据《针灸资生经》卷一改。

耳聋鸣，上下牙齿龋齿痛，臂腕外侧痛不举肩颈，妄吐舌，不得左右顾俯仰，瘰疬，头目眩痛。《西方子》云：主项强急痛，目赤，颔痛引耳嘈嘈无所闻，自啮唇，肘痛时寒，热病，振栗鼓，腹颔满，阴痿色不变，乍寒乍热，疟，主笑若狂，痔痛，腋下肿。

养老二穴　在手踝骨上空一寸陷中，灸三壮，针三分。《铜人经》云：手太阳郄，主肩欲折，臂如折，手臂痛不能自上下，目视不明。

支正二穴　在腕后五寸，别走少阴，灸三壮，针三分。《明堂》云：在手太阳腕后五寸，去养老穴四寸陷中，灸五壮，主惊恐悲愁，肘臂挛难屈伸不握，十指尽痛也。秦承祖云：兼治五劳，四肢力弱虚乏等病。《铜人经》云：治寒热颔肿肘挛，头痛目眩，风虚惊恐，狂惕生眯目。《西方子》云：主颈肿项痛不可顾，狂言热病，先腰胫酸，喜渴数饮食，身热项痛而振寒热。

少海二穴　土也。在肘内大骨外，去肘端五分陷中。甄权

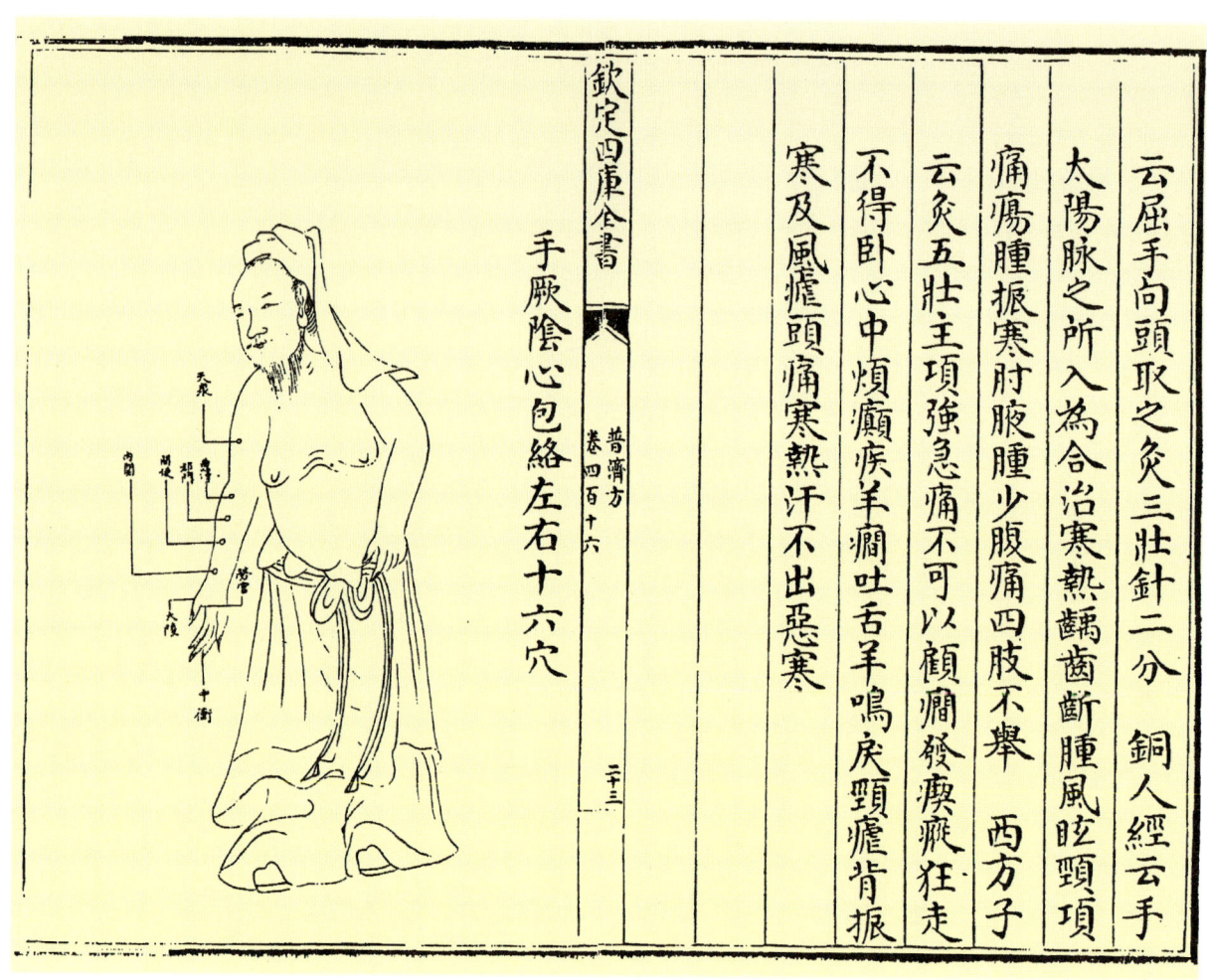

云：屈手向头取之，灸三壮，针二分。《铜人经》云：手太阳脉之所入，为合。治寒热龋齿龈肿，风眩颈项痛，疡肿，振寒，肘腋肿，少腹痛，四肢不举。《西方子》云：灸五壮，主项强急痛不可以顾，痫发，瘈疭狂走，不得卧，心中烦，癫疾，羊痫吐舌，羊鸣戾颈，疟背振寒，及风疟头痛，寒热汗不出，恶寒。

手厥阴心包络左右十六穴（图见上）

中冲二穴 木也。在手中指端，去爪甲如韭叶陷中，针。《明堂》云：灸一壮，主热病烦心，心闷而汗不出，身热如火，头痛如破，烦满舌本痛。秦承祖云：兼主神气不足失志也。《铜人经》云：手厥阴心主脉之所出也，为井。《西方子》云：主肘痛，掌中心热，心痛浸淫。

劳宫二穴 火也。一名五里。在掌中央横纹动脉中，屈无名指着处是，灸三壮。《明堂经》云：针二分，得气即泻，只一度针，过两度令人虚，不得灸，灸令生息肉，月加忌同。《素注》云：灸三壮。一名掌中。《铜人经》云：手厥阴脉之所流也，为荥。治中风善怒，悲快不休，手痹，热病三日汗不出，休惕，胸胁痛不可转侧，大小便血衄不止，气逆呕哕，烦渴，食饮不下，大小人口中腥臭，胸胁支满，黄疸目黄。又云：主手掌后瘭痹，手皮①白屑起。《西方子》云：主喉嗌痛，主呕吐，主风热，心中悲喜思慕歔欷，喜笑不止，及口中烂，掌热，主热痔，咳逆溺血。《资生经》云：赵岐释《孟子》云无名

---

① 皮：原作"痹"，据《太平圣惠方》卷九十九改。

之指手第四指也,今目屈无名指着处是穴,盖屈第四指也。无名指,当屈中指为是,今说屈第四指,非也。

大陵二穴 土也。在掌后两筋间陷中,针五分,灸五壮。《铜人经》云:手厥阴脉之所注也,为腧。治热病汗不出,臂挛腋肿,善笑不休,心悬若饥,喜悲泣惊恐,目赤,小便如血,呕逆狂言不乐,喉痹口干,身热头痛,短气胸胁痛。《西方子》云:主心痛,咳逆寒热发,手挚手挛,及主风热善怒,心中悲喜,思慕欷歔,喜笑不止,主心下詹詹,主掌中热,身如火,浸淫烦满,舌本痛,主疟乍寒乍热,主咳喘,主呕血,主胸中痛,主痂疥。

内关二穴 在掌后去腕二寸,别走少阳,针五分,灸三壮。《西方子》云:主面赤热,青眽眽,昏夜无所见,主赤支满,中风肘挛,实心暴痛,虚则心烦惕惕。

门使二穴 金也。在掌后三寸两筋间陷中,针三分,灸五壮。《明堂经》云:七壮。《千金》云:腕后三寸,或云掌后陷中。又云:主卒狂惊悸，臂中肿痛，屈伸难。岐伯云：主鬼神邪也。《铜人经》云：手厥阴脉之所行也，为经。治心悬如饥，卒狂，胸中詹詹恶风寒，呕吐怵惕，寒中少气，掌中热，腋肿肘挛，卒心痛，多惊，喑不得语，咽中如鲠。《西方子》云：灸七壮，主心胸痹背相引，主嗌中如振，主肘内廉痛，主热病烦心，喜哕喜动为热。

郄门二穴 去腕五寸，手厥阴郄。针三分，灸五壮。《铜人经》云：治心痛衄血，呕哕，惊恐畏人，神气不足及呕血。《西方子》云：在掌后去腕五寸。

曲泽二穴 水也。在肘内廉陷中，屈肘取之，灸三壮，针三分，留七呼。《素问注》云：内廉下。《铜人经》云：厥阴心主脉之所入也，为合。治心痛善惊，身热，烦渴口干，气逆呕血，风胗，臂肘手腕善动摇。又云：主心下詹詹，时瘈疭，喜摇头，颜青汗不出不过肩，伤寒病温温身热。《西方子》云：主呕逆或血，掣手不可伸。

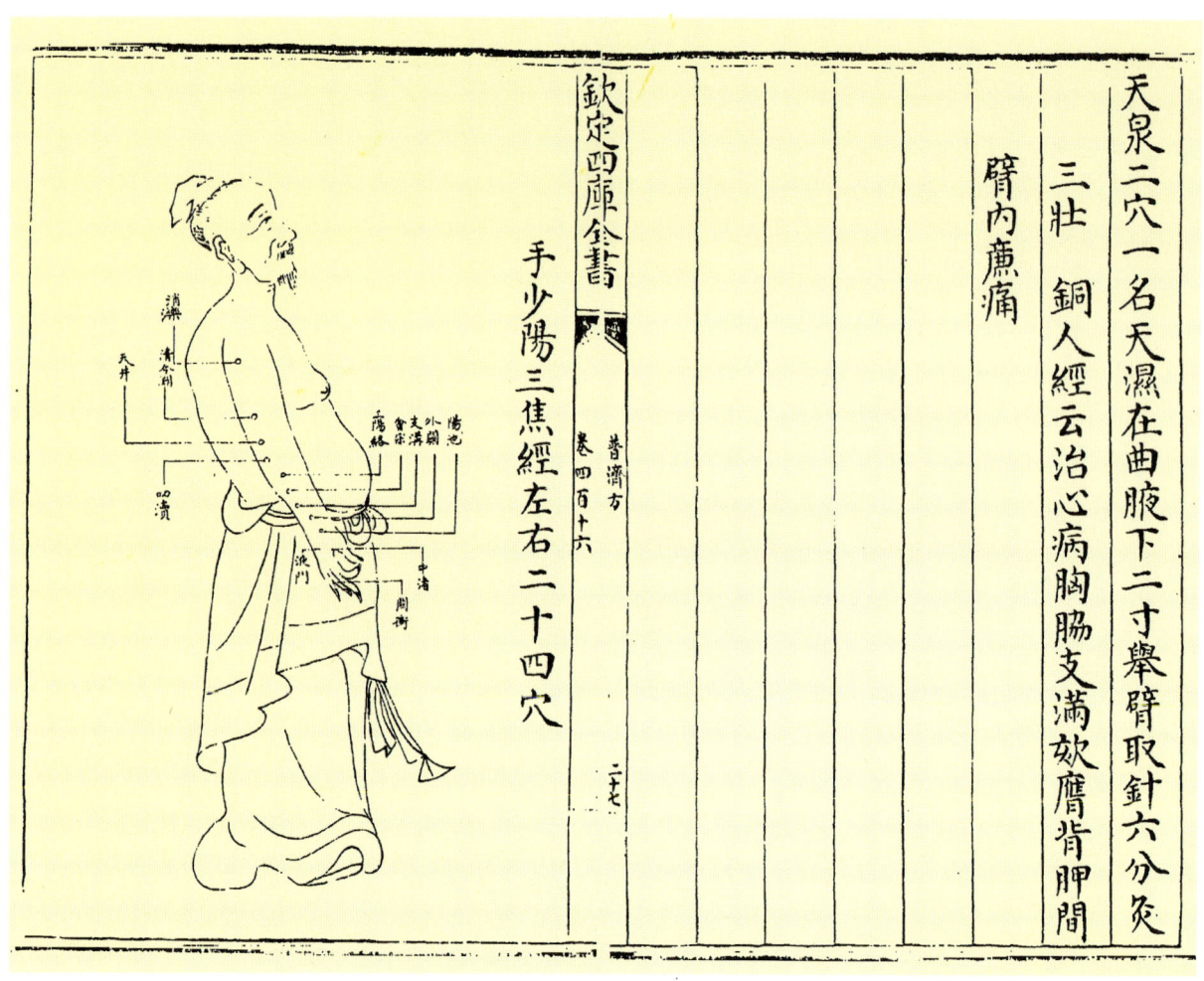

天泉二穴 一名天湿。在曲腋下二寸，举臂取，针六分，灸三壮。《铜人经》云：治心病胸胁支满，咳，膺背胛间臂内廉痛。

手少阳三焦经左右二十四穴（图见上）

关冲二穴 金也。在手小指次指端,去爪甲角如韭叶,针一分,灸一壮,忌同。《素问注》云:三壮。一云,屈拳取之。《铜人经》云:手少阳脉之所出也,为井。治喉痹,舌卷口干,头痛,霍乱,胸中气噎,不嗜食,臂肘痛不可举,目生翳膜,视物不明,慎猪、鱼、酒、面、生冷之物。《西方子》云:在手小指端,主风眩心烦,臂外廉痛,手不及头,左取左右取右,主肘疼不能自带衣,主肩①臂酸重,面黑渴风,热病烦心,心闷而汗不出,掌中热,心痛,身热如火,浸淫烦满,舌本痛,寒热悽索,气上不得卧,霍乱肩中热,头不可以顾。

液门二穴 水也。在手小指次指间陷中,针二分,灸三壮。一云,屈拳取之。《明堂经》云:主肘痛不能自②上下,痎疟寒热,目涩眵眵,痛泣出也。一作腋门。《铜人经》云:手少阳脉之流也,为荥。治惊悸妄言,咽外肿,寒厥手臂痛,不能自上下,痎疟寒热,目眩头痛,暴得耳聋,目赤涩,齿龋痛。《西方子》云:主呼吸短气,咽如息肉状,面赤热

---

① 肩:原作"屑",据《针灸资生经》卷五改。
② 主肘痛不能自:主,原作"生";自,原作"行";据《太平圣惠方》卷九十九改。

病先不乐，面热无汗，风寒热，耳痛鸣聋。

中渚二穴 木也。在手小指次指本节后间陷中，针三分，灸三壮。《明堂经》云：灸二壮，主目䀮䀮无所见，肘臂酸痛，手五指不屈尽痛也。《铜人经》云：手少阳脉之所注也，为腧。治热病不出，目眩头痛，耳聋，目生翳膜，久疟咽肿。《西方子》云：主头目重额颅热痛，面赤目不明，恶风寒，嗌痛寒热，耳痛嘈嘈，手五指不得屈伸。

阳池二穴 一名别阳。在手表腕上陷中，针二分，留三呼，不可灸，忌同。《素问注》云：灸三壮。《铜人经》云：手少阳脉之所过，为原。治寒热疟，或因折伤手腕，提拘不得，肩臂痛不得举，慎生冷物等。《西方子》云：主热病汗不出。

外关二穴 正少阳络。在腕后二寸陷中，针三分，留七呼，灸二壮。《明堂经》云：三壮。又云：在腕后二寸陷者宛宛中，主肘腕酸重，屈伸难，手十指尽痛不得屈，兼主耳淳淳浑浑，聋无所闻也。《铜人经》云：手少阳络。《西方子》云：主臂痿不仁，臂不及头。

支沟二穴 火也。在腕后三寸，两骨间陷中，针二分，灸七壮，忌同。《明堂经》云：五壮。《素问注》云：三壮。《千金》云：腕后臂外三寸。《明堂经》云：主热病汗不出，肩背酸重，胁腋急痛，四肢不举，口噤不开，暴晒不能言也。《铜人经》云：手少阳脉之所行也，为经。治霍乱呕吐，慎酒、面、生冷、猪、鱼物。《西方子》云：主心痛如锥刺，甚者手足寒至节不息者死，主咳，面赤而热，肘节痹，腋热马刀肿瘘，主漏，主痂疥，女人脊急，目赤嗌痛。

会宗二穴 在腕后三寸空中一寸，针三分，灸三壮。《铜人经》云：治肌肤痛，耳聋风痫。《西方子》云：主耳浑浑淳淳，聋无所闻。

三阳络二穴 在臂上大交脉，《明》云：肘前五寸，卧廉陷中，支沟上一寸，禁针，灸七壮。《明堂经》云：五壮。《铜人经》云：治嗜卧，身体不欲动摇，耳卒聋，齿龋，暴哑不能言。

天井二穴 土也。在肘外大骨后肘上《明堂》作后，一寸两筋间，屈肘取之。甄权云：曲肘后一寸，叉手按膝头取之两筋骨罅，针三分，灸三壮，忌同。《明》云：五壮。《素问注》刺一寸。《千金》云：肘后两筋间。《明堂经》云：主肘痛引肩不可屈伸，颈项及肩背痛，臂痿不仁，惊悸悲伤，痫病，羊鸣吐舌也。《铜人经》云：手少阳脉之所入也，为合。治心胸痛，咳嗽上气，唾脓，不嗜食，惊悸瘈疭，风痹，臂肘痛，捉物不得，慎如常法。《西方子》云：主大风默默不知所痛，悲伤不乐，悲愁恍惚，疟食时发心痛，主癫笑，惊掣羊痫戾颈，肩肉麻木。

四渎二穴 在肘前五寸外廉陷中，灸三壮，针六分，留七呼。《铜人经》云：治暴气耳聋，齿龋痛。《西方子》云：主呼吸短气，咽中如息肉状。

清冷渊二穴 在肘上二寸，伸肘举臂取之，灸三壮，针三

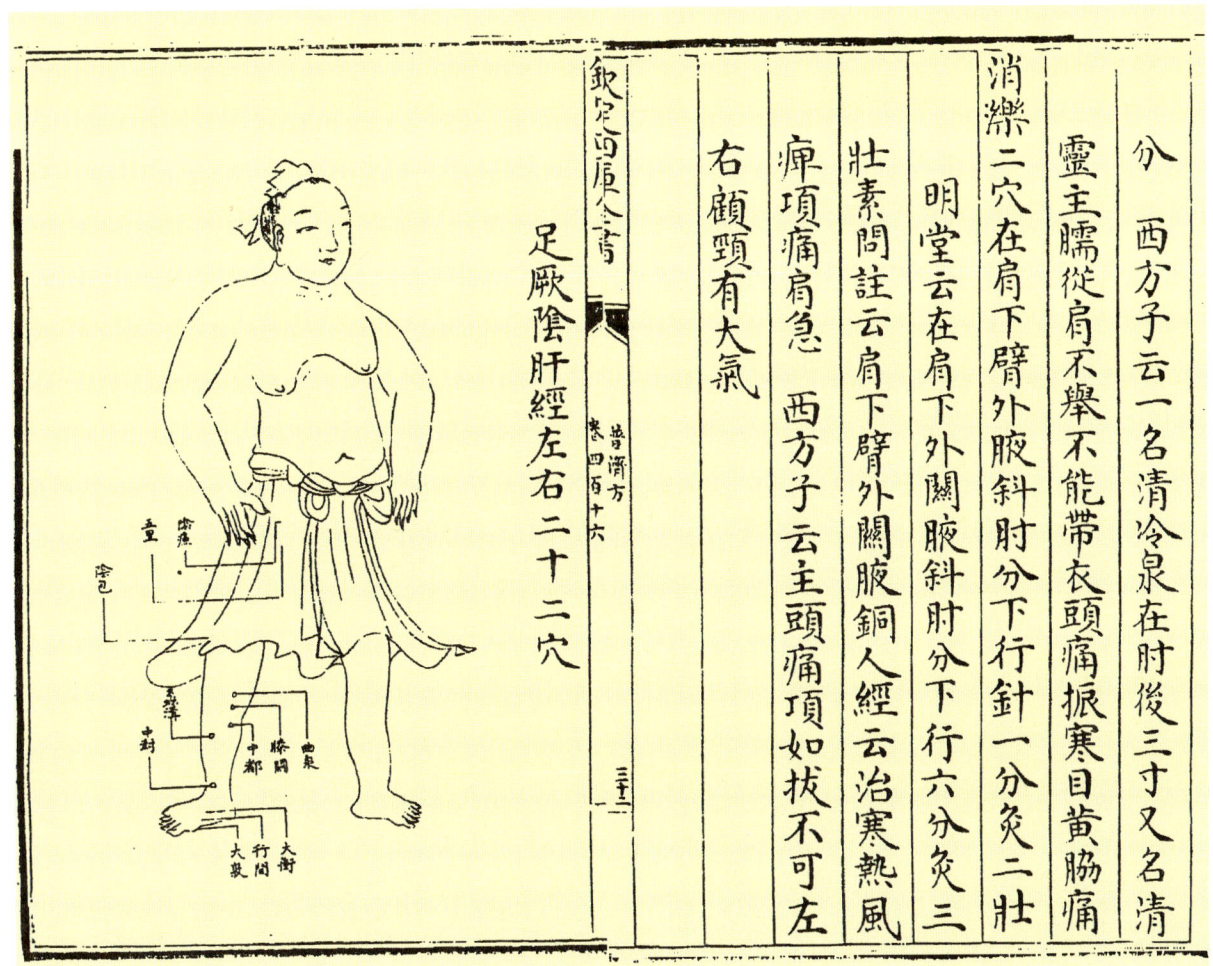

分。《西方子》云：一名清冷泉，在肘后三寸，又名清灵。主臑从肩不举，不能带衣，头痛振寒，目黄胁痛。

消泺二穴 在肩下臂外腋斜肘分下行，针一分，灸二壮。《明堂》云：在肩下外关腋斜肘分下行，针[①]六分，灸三壮。《素问注》云：肩下臂外关腋。《铜人经》云：治寒热风痹，项痛肩急。《西方子》云：主头痛项如拔，不可左右顾，颈有大气。

足厥阴肝经左右二十二穴（图见上）

[①] 针：原脱，据《针灸资生经》卷一补。

大敦二穴 木也。在足大指端去爪甲如韭叶及三毛中。灸三壮，针三分，留六呼。《千金》云：足大指聚毛中。《铜人经》云：足厥阴脉之所出也，为井。治卒疝，小便数遗溺，阴头中痛，心痛汗出，阴跳上入腹，阴偏大，腹脐中痛，悒悒不乐，病左取右，右取左，腹肿胀满，少腹痛，中热不寐，尸蹶足壮如死，及妇血崩不止。《西方子》云：一名大训，主目不欲视，太息，五淋不得尿，哕噫。

行间二穴 火也。在足大指间动脉应手陷中。灸三壮，针六分，留十呼。《铜人经》云：足厥阴脉之所流也，为荥。治溺难，又白浊寒疝，少腹肿，咳逆呕血，腰痛不可俯仰，腹中胀，心痛，面色苍苍如死状，终日不得息，口㖞，四肢逆冷，嗌干烦渴，瞑不欲视，目中泪出，太息癫疾，短气不闭。《西方子》云：主茎中痛，胸背痛，心悲不乐数欠，及主妇人月事不利，见赤白而有身反败，阴振寒溲白，尿难痛。

太冲二穴　土也。在足大指本节后二寸，或一寸半陷中。令附凡诊太冲脉，可诀男子病死生，针三分，留十呼，灸三壮。《明堂》云：在足大指本节后二寸骨罅间陷中，灸五壮。《素问注》云：在足大指间本节后二寸，动脉应手，刺腰痛。又云：在大指本节后内间二寸。《明堂经》云：主卒疝小腹痛，小便不利，如淋状及月水不通。《铜人经》云：足厥阴脉之所注也，为腧。治腰引少腹痛肿，癀疝，溏泄遗溺，阴痛，面目苍色，胸胁支满，足寒大便难，呕血，女子漏血不止，小儿卒疝，呕逆，发寒，嗌干，肘肿内踝①前痛，淫泺胻酸，腋下肿，马刀疡瘘唇痛。《西方子》云：主善渴喉中鸣，不得尿，阴上痛，溏泄，泄血面陈黑。

中封二穴　金也。在足踝前一寸，仰足取之陷中，伸足乃得之，针四分，留七呼，灸三壮。《素问注》云：内踝前一寸半。《甲乙经》云：一寸。又云：内踝前一寸斜行小脉上，一名悬泉。《铜人经》云：足厥阴脉之所在为经。

---

① 内踝：原文为"内踝"，应为"内踝"。

治痎疟，色苍苍振寒，少腹肿，食怏怏绕脐痛，足逆冷不嗜食，身体不仁，寒疝相引腰中痛，或身微热。《西方子》云：主小腹痛振寒，溲白，尿难痛，嗌干善渴，身黄有微热，少气身重湿，内踝前痛，膝肿痿厥，身体不仁，癫疝瘈暴痛，痿痛咽偏肿，不可以咽。

蠡沟二穴 在足内踝上五寸，别走少阳。针二分，留三呼，灸三壮。又云：交仪在内踝上五寸陷中，恐即蠡沟穴，但别出蠡沟，故不同晓，蠡沟亦名交仪。《铜人经》云：足厥阴络，治卒①疝，少腹肿，时少腹暴痛，小便不利如癃闭，数噫恐悸，少气不足，腹中痛，悒悒不乐，咽中闷如有息肉壮，背拘急不可俯仰。《西方子》云：主女子赤白淫下，时少腹暴刺痛。《明堂》云：治卒疝小腹痛，及妇人漏下赤白，月水不调，脐下积气如卵石，足寒胫酸，屈伸难也。又云：灸七壮。

中都二穴 一名中郄。在内踝上七寸，骬骨中与少阴相直。针三分，灸五壮。《铜人经》云：治肠澼、痔疝，少腹

---

① 卒：原作"足"，据《圣济总录》卷一九一改。

痛，妇人崩中，因产恶露不绝。《西方子》云：治足下热，胫寒不能久立，湿痹不能行。

膝关二穴 在犊鼻下二寸陷中，针四分，灸五壮。犊鼻在足阳明。治风痹膝内痛，引膑不可屈伸，咽中痛。《铜人经》

曲泉二穴 水也。在膝内辅骨下大筋上小筋下陷中，屈膝取之。又云：正膝屈内外两筋间宛宛中，又在膝曲横纹头，针六分，灸三壮。《铜人经》云：足厥阴脉之所入也，为合。治女子血瘕，按之如汤浸股内，少腹肿阴挺出，丈夫㿗疝，阴股痛，小便难，腹胁支满，癃闭少气，泄利，四肢不举，实即身热目眩痛，汗不出目䀮䀮，膝痛筋挛，不可屈伸，发狂衄血喘呼，少腹痛引喉咽，及治风劳精，神体极痛，泄水下痢脓血，阴肿骱，针入六分，留十呼。

阴包二穴 在膝上四寸，股内廉两筋间，足厥阴走，治腰尻引少腹，遗溺不禁，针六分，灸三壮。《明堂》云：七壮，主腰痛连小腹肿，小便不利，月水不调。

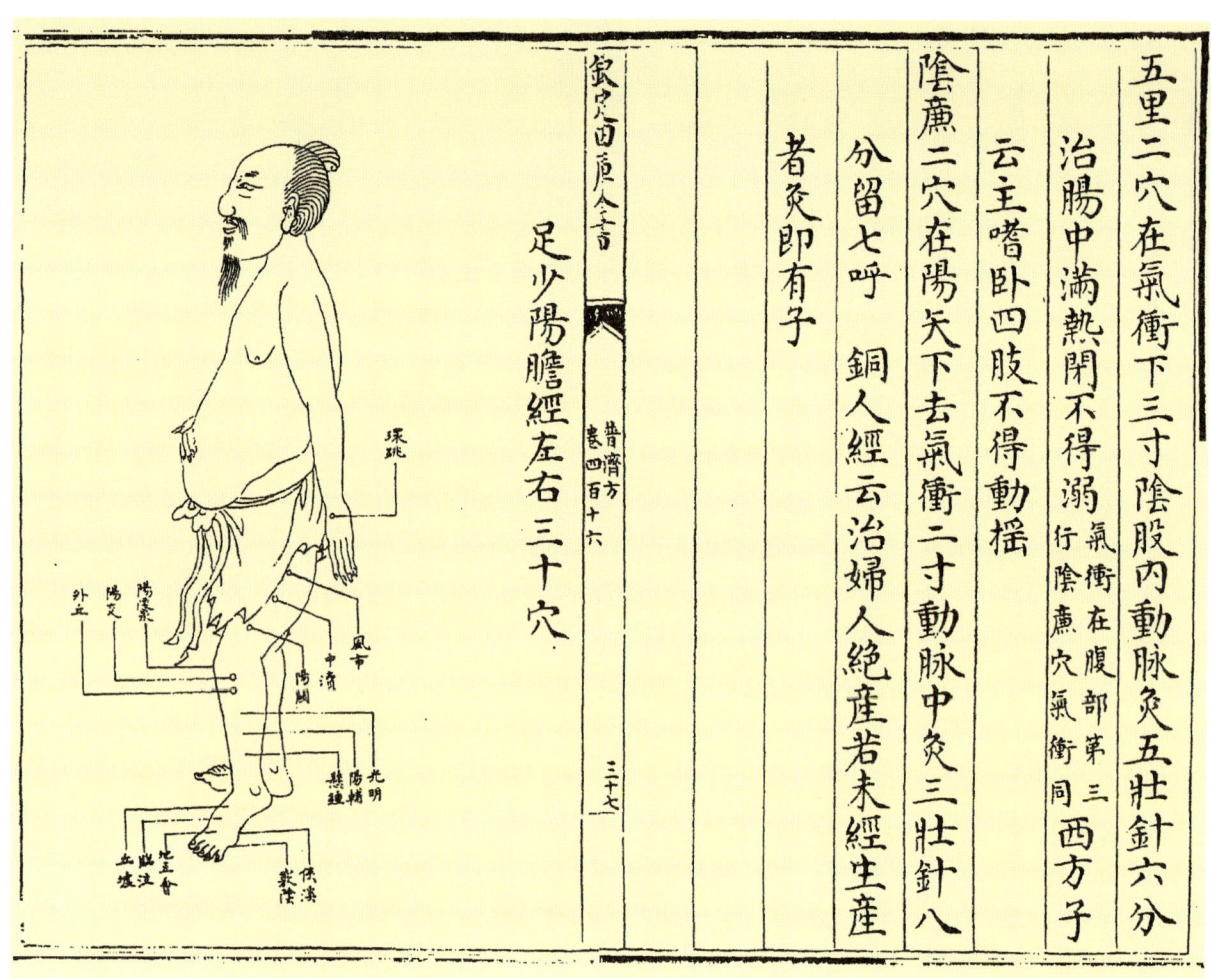

五里二穴 在气冲下三寸，阴股内动脉。灸五壮，针六分，治肠中满，热闭不得溺。气冲在腹部第三行，阴廉穴气冲同。《西方子》云：主嗜卧，四肢不得动摇。

阴廉二穴 在阳矢下，去气冲二寸动脉中。灸三壮，针八分，留七呼。《铜人经》云：治妇人绝产，若未经生产者，灸即有子。

足少阳胆经左右三十穴（图见上）

窍阴二穴 金也。在足小指次指端，去爪甲如韭叶。灸三壮，针一分。《铜人经》云：足少阳脉之所出也，为井。治胁痛，咳逆不得息，手足烦热，汗不出，转筋，痈疽，头痛心烦，喉痹舌强，口干，肘不可举，卒聋不闻人语。王氏：窍阴有二，其一在此，其一则在头部，此当为足窍阴也。

侠溪二穴 水也。在足小指次指岐骨间，本节前陷中。灸三壮，针三分。《明堂》云：临泣去侠溪一寸半。《铜人经》云：足少阳脉之所流也，为荥。治胸胁支满，寒热汗不出，目外眦赤，目眩烦额肿，耳聋，胸中痛不可转侧，痛无常处。《西方子》云：主目系急，目上插，背痛逆寒泣出，目痒颔痛，引耳嘈嘈无所闻，疟足痛，腋下肿，马刀瘘，妇人小腹坚痛，月水不通，乳肿溃，胸中寒如风状，头眩两颊痛。《明堂经》云：主耳鸣聋。

地五会二穴 在足小指次指本节后陷中，去侠溪一寸。

针一分，不可灸，灸使人羸瘦，不出三年卒。《铜人经》云：治伤内唾血，足外皮肤不泽，乳肿，针三分。

临泣二穴　木也。在足小指次指本节后间陷中，去侠溪一寸半。灸三壮，针二分。《明堂经》云：主胸膈满闷，腋下肿，善自啮颊，并疟病日四发者。《铜人经》云：足少阳脉之所注也，为腧。治胸中满，缺盆中及腋下肿，马刀疡瘘，天牖中肿，淫泺胻酸，目眩枕骨合颅痛，洒淅振寒，妇人月事不利，季胁支满，乳痈心痛，周痹痛无常处，厥逆气喘不能行。《西方子》云：主枕骨颔厌悬足痛，大风目痛，髀中痛不得行，足外使痛，身痹洒淅振寒，及小儿惊痫反视。王氏云：偃伏第三行，既有临泣穴矣，盖足以此亦有临泣穴，盖足临泣也。

丘墟二穴　在外踝下如前陷中，去临泣寸许。灸三壮，针五分，留七呼。《铜人经》云：足少阳脉之所过也，为原。治胸胁满痛不得息，久疟振寒，腋下肿，痿厥坐不能起，髀枢中痛，目生翳膜，腿骱酸转筋，卒疝少腹坚，寒热颈肿。《西方子》云：主疟振寒，腕不收，目不明。《明堂经》云：主胸胁痛，善太息，胸满膨膨然，足胫偏细。

悬钟二穴　在足外踝上三寸动脉中，一名宛宛中。针六分，留七呼，灸五壮。《千金》云：一名绝骨外踝上三寸，又云四寸。《明堂经》云：主心腹胀满，胃中热，不嗜食，膝胫连经痛，筋挛急，足收履坐不能起。《铜人经》云：足三阳之大络，按之阳明脉绝乃取之。《西方子》云：主五淋，湿痹流肿，筋急瘦疭胫痛，小儿腹满不能食饮，四肢不举，风劳身重。《明堂经》云：主腹满，中焦客热不嗜食，并腿胯连膝胫痹麻屈伸难也。

阳辅二穴　火也。在足外踝上四寸，辅骨前绝骨端如前三分，去丘墟七寸。灸三壮，针五分，留七呼。《千金》云：外踝上辅骨前。《铜人经》云：足少阳脉之所行也，为经。治腰溶溶如坐水中，膝下肤肿，筋挛，诸节尽痛，痛无常处，腋下肿瘘，马刀喉痹，膝骱酸，风痹不仁。《西方子》云：主腰痛不可以顾，腰痛如锤居中，痛不可以咳则筋缩急，诸节寒热胁痛。

光明二穴 在足踝上五寸陷中，针六分，留七呼，灸五壮。《明堂下经》云：七壮，治䯒疼不能久立，举阳辅疗病同。又云：在膝胫酸痹不仁，手足偏小，坐不能也。《铜人经》云：别走厥阴足少阳络，治身解寒，淫泺及热病汗不出，卒狂，虚则痿痹，坐不能起，实则足䯒热，膝痛身体不仁，善啮颊。《西方子》云：主胫酸不能久立，腹足清寒，热膝痛胫热不能行，手足偏小。

外丘二穴 在足外踝上七寸，针三分，灸三壮。《铜人经》云：少阳所生，治肤痛痿痹，胸胁胀满，颈项痛悲，风寒癫疾。今附猘犬所伤，毒不止，发寒热。速以三壮①，人可灸所啮之处，立愈。

阳交二穴 一名别阳。在外踝上七寸，斜属三阳分肉之间。灸三壮，针六分，留七呼。《千金》云：一名足窌，在外踝上七寸一云三寸。《铜人经》云：阳维郄，治寒厥惊狂，

---

① 壮：原作"姓"，据《针灸资生经》卷七改。

喉痹，胸满面肿，寒痹膝骭不收，寒热。

阳陵泉二穴 土也。在膝下一寸外廉陷中。针六分，得气即泻，又宜灸留针，灸七壮，至七七壮即止。《明堂下经》云：一壮。《素问注》云：三壮。《千金》云：膝下外尖骨前。《难疏》胫骨中微侧少许，筋会阳陵泉，筋病治此。《铜人经》云：足少阳脉之所出也为合。治膝伸不得屈，冷痹脚不仁，偏风半身不遂，脚冷无血色，又以蹲坐取之，灸亦良，可灸七壮，至七七壮即止。《西方子》云：在外踝上七寸，主头痛寒热，口苦嗌中介介，头面肿，胸胁柱满，心中怵惕惊，恐人将捕。《明堂经》云：主膝腹内外廉痛不仁，屈伸难及喉中鸣。

阳关二穴 在阳陵泉上三寸，犊鼻外陷中。针五分，不可灸。《千金》云：阳关一云关陵。《铜人经》云：治膝外痛不可屈伸，风痹不仁。

中渎二穴 在髀骨外膝上五寸，分肉间陷中。灸五壮，针五分，留七呼。《铜人经》云：足少阳络，治寒气入于分肉之间，痛攻上下，筋痹不仁。《西方子》云：不可灸。

环跳二穴 髀枢中侧卧，伸下足屈上足取之。灸五十壮，针一寸，留十呼，忌同。《明堂下经》云：在砚子骨宛宛中，灸三壮。《甲乙经》云：五壮。《明堂经》云：主冷痹风湿，偏风半身不遂，腰胯疼痛，不得转侧。岐伯云：睡卧伸缩回转不得也。《西方子》云：治风湿痹，风胗及胸胁疼无常处，腰胁相引急痛，髀枢中痛不可屈伸，胫痹不仁，髀不仁。《铜人经》云：忌热面、猪、鱼、生冷物等。

风市二穴 在膝外两筋间，立舒下两手，着腿当中指头陷中。疗冷痹脚胫麻，腿膝酸痛，腰尻重，起坐难。《明堂经》云：陷者宛宛中，灸三壮。王氏云：予冬月当风市处，多冷痹，急擦热手温之，略止，日或两三痹，偶谬刺以温针遂愈，信乎能治冷痹也，亦屡灸此，不特治冷痹，亦治风之要①穴。《铜人》乃不载，岂名或不同，将其本不全耶？

---

①要：原作"腰"，据《针灸资生经》卷一改。

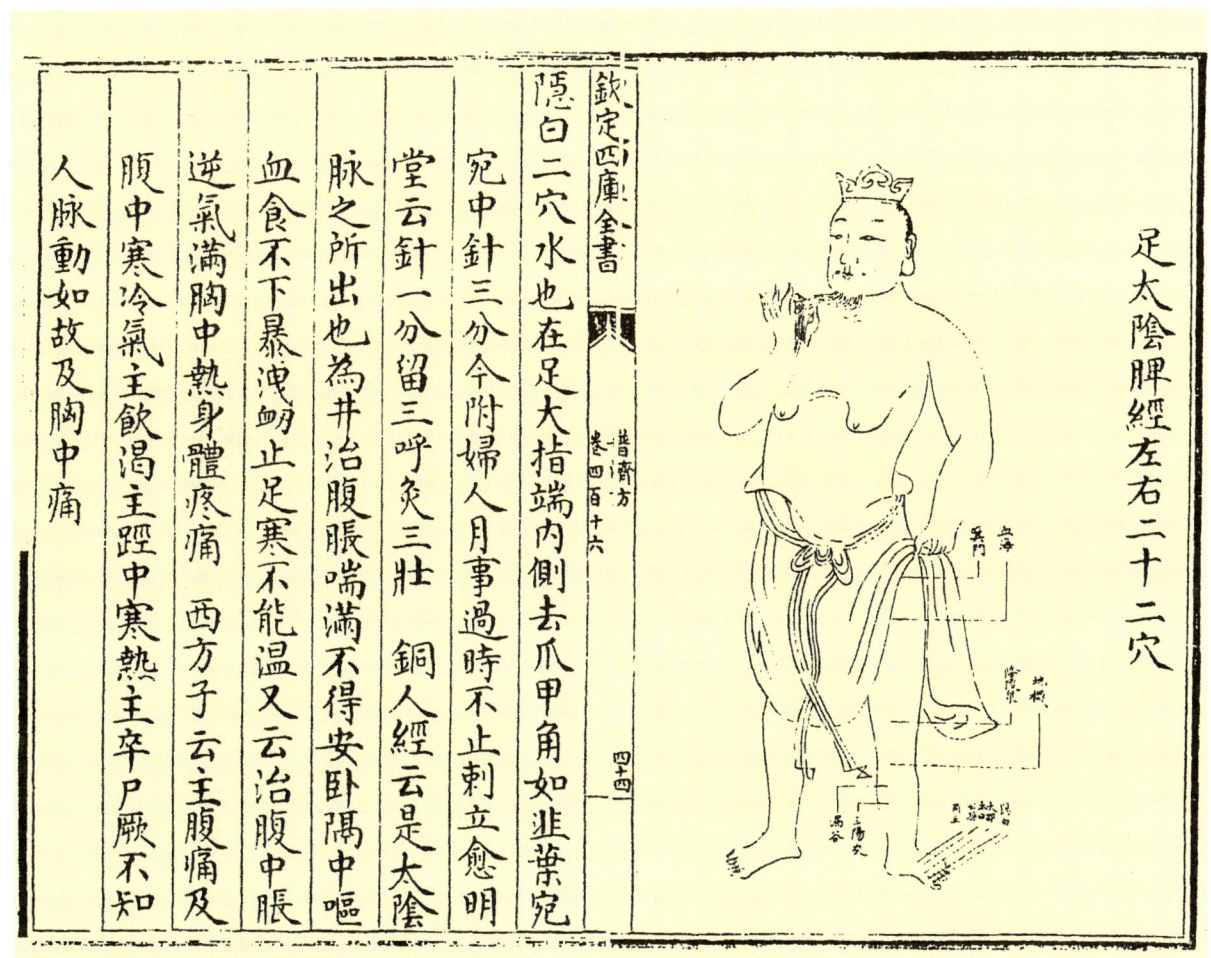

足太阴脾经左右二十二穴（图见上）

隐白二穴 水也。在足大指端内侧，去爪甲角如韭叶宛宛中，针三分。今附妇人月事过时不止，刺立愈。《明堂》云：针一分，留三呼，灸三壮。《铜人经》云：足[1]太阴脉之所出也，为井。治腹胀喘满，不得安卧，膈中呕血食不下，暴泄衄止，足寒不能温。又云：治腹中胀逆气满，胸中热，身体疼痛。《西方子》云：主腹痛，及腹中寒冷气，主饮渴，主胫中寒热，主卒，尸厥不知人，脉动如故及胸中痛。

---

[1] 足：原作"是"，据《太平圣惠方》卷九十九改。

大都二穴 火也。在足大指本节后陷中。灸三壮，针三分。《千金》注云：本节内侧白肉际。《明堂经》云：主热病汗不出，手足逆冷，腹满善呕，目眩烦心，四肢肿病。《铜人经》云：足太阴脉之所流，为荥。治热闷吐逆。《西方子》云：主目眩，暴泄，心痛腹胀，热病汗不出，足清厥逆，霍乱目上插。

太白二穴 土也。在足内侧核骨下陷中。灸三壮，针三分。《千金》云：足大内侧。《铜人经》云：足太阴脉之所注也，为腧。治身热烦满，腹胀食不化，气胀腹鸣，呕吐泄有脓血，腰痛，大便难，气逆霍乱，腹中切痛。《西方子》云：主头痛寒热，汗出不恶寒，胸胁胀䏶痛，腰痛不可俯仰，热病头重，烦闷身热。

公孙二穴 在足大指本节后二寸。灸三壮，针四分。《铜人经》云：别走阳明、太阴络，治寒疟不嗜食，卒面肿，烦心狂言，腹虚胀如鼓。《西方子》云：主头面肿，腹内气大满。

商丘二穴　金也，在足内踝下微前陷中，灸三壮，针三分。《铜人经》云：足太阴脉之所行也，为经。治腹中肠中鸣，不便，脾虚冷人所乐，身寒，善太息，心悲气逆，痔疾骨疽蚀，绝子，魇鬼梦。《西方子》云：主心下有寒痹疼，脾热脾虚，腹胀满不得息，善呕心烦满，骨痹，癫疾痫病，寒疟，腹中痛，痎疟，主痔血泄后重，阴股内痛，气痛狐疝走上下，引小腹痛，不可俯仰，小腹坚痛，下引阴中。

三阴交二穴　在内踝上三寸骨下陷中。《明堂》云：内踝上八寸陷中。《千金方》云：内踝上八寸骨下，灸三壮，针三分。《铜人经》云：足太阴、厥阴之交会，治痃癖腹中寒，膝股内痛，气逆小便不利，脾病身重，四肢不举，腹胀肠鸣，溏泄食不化，女子漏下不止。《西方子》云：主膝内廉痛，痿不能行。《资生经》云：昔宋太子善医术，出苑逢一妊妇，太子诊曰：女，令徐文伯诊，曰：一男一女。针之，泻三阴交、合谷，应针而落，果如文伯言，故妊娠不可刺。

漏谷二穴 一名太阴络。在内踝上六寸骨下陷中。针三分。《明堂》云：灸三壮，又云：在足外踝上六寸陷者，主足热痛，腿冷疼不能久立也。《铜人经》云：治痃癖冷气，心腹胀满，食饮不为肌肤，湿痹。《西方子》云：主肠鸣强欠，心悲气逆，腹䐜满急，小便不利，失精，久湿痹不能行，麻痹不仁。

地机二穴 亦名脾舍①。足太阴郄。别走上一寸空在膝下五寸。灸三壮，针三分。《明堂》云：膝内侧转骨下陷中，伸足取之，主腰疼不可俯仰，足痹痛屈伸难也。《铜人经》云：治女子血瘕，按之如汤沃，股内至大背痛，丈夫溏泄，腹胁气胀，水肿，腹坚不嗜食，小便不利。《西方子》云：治癥瘕腹中痛，脏痹癞疝，精不足。

阴陵泉二穴 水也。在膝下内侧辅骨下陷中，伸足取之。针五分，当曲膝取之。《铜人经》云：足太阴脉之所入也，为合。治腹中寒，不嗜食，膈下满，水胀腹坚，喘

---
① 舍：原作"寒"，据《针灸甲乙经》卷三第三十一改。

逆不得卧，腰痛不得俯仰，霍乱疝瘕，小便不利，气闭淋，寒热不节。《西方子》云：灸三壮，主心下满，寒中胁下满，腹中盛，足痛，失禁遗尿，胸中热暴泄，胀满不得息，肾病气癃尿黄，妇人疝瘕，按之如以汤沃股膝，飧飧阴痛，小腹坚急重下湿，不嗜食，腰痛。

血海二穴　在膝膑上内廉白肉际二寸中，一作一寸。灸二壮，针五分。《千金》云：白肉际二寸半。注云：一作三寸。《铜人经》云：治女子漏下恶血，月事不调，逆气腹胀。《西方子》云：灸五壮，主漏下，若血闭不通，月水不调。

箕门二穴　在鱼腹上越筋间动脉应手，在阴股内，一云股上起筋间。灸三壮。《铜人经》云：治淋遗溺，鼠鼷肿痛，小便不通。《西方子》云：主阴跳。

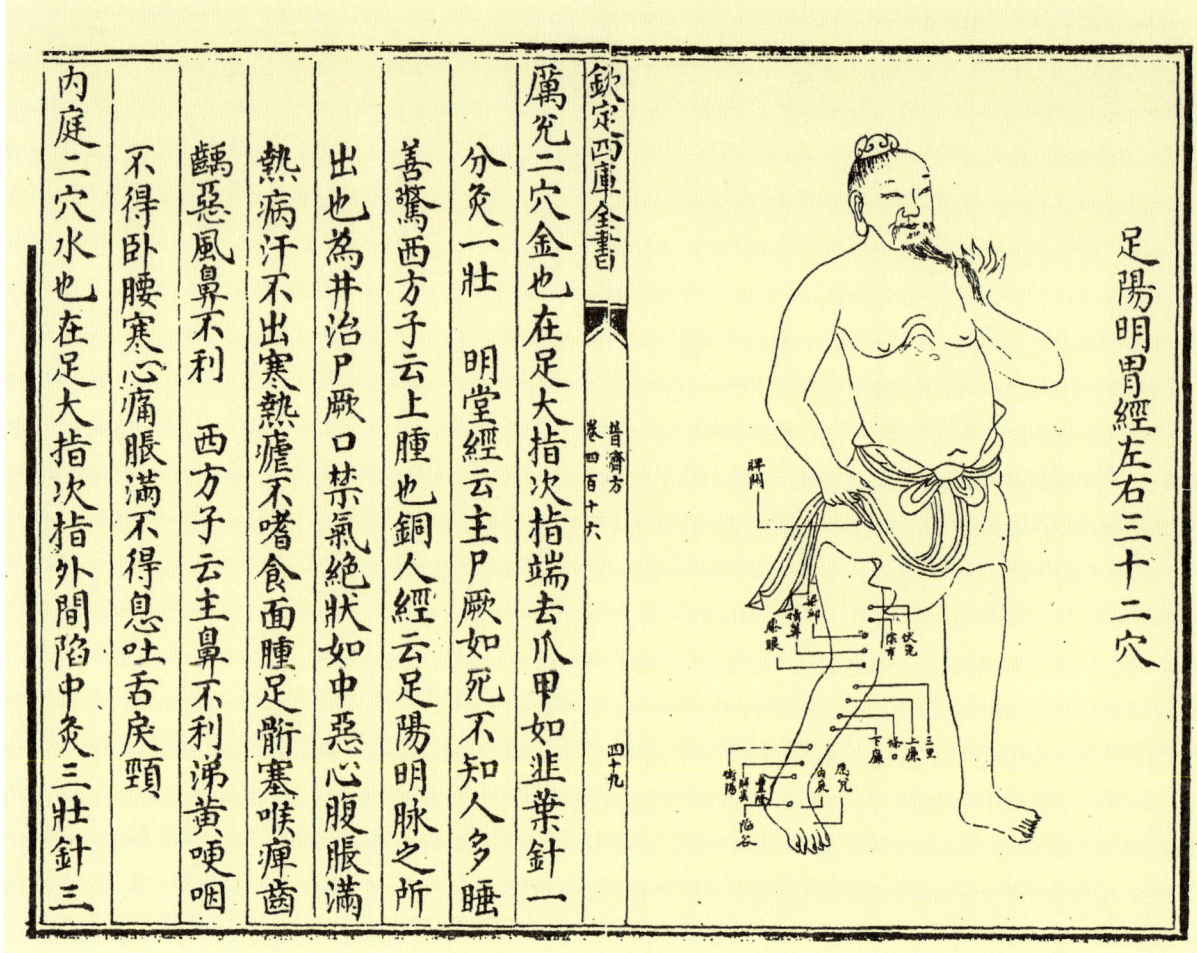

足阳明胃经左右三十二穴（图见上）

厉兑二穴 金也。在足大指次指端去爪甲如韭叶。针一分，灸一壮。《明堂经》云：主尸厥如死，不知人，多睡善惊。《西方子》云：上肿也。《铜人经》云：足阳明脉之所出也，为井。治尸厥口噤，气绝状如中恶，心腹胀满，热病汗不出，寒热疟，不嗜食，面肿足胻寒，喉痹齿龋，恶风鼻不利。《西方子》云：主鼻不利，涕黄哽咽不得卧，腰寒心痛，胀满不得息，吐舌戾颈。

内庭二穴 水也。在足大指次指外间陷中。灸三壮，针三分。《铜人经》云：足阳明脉之所流也，为荥。治四肢厥逆，腹胀满数欠，恶闻人声，振寒咽中引痛，口㖞齿龋痛，疟不嗜食。《西方子》云：主厥逆僻禁，腹胀满不得息，喜频伸数欠。

陷谷二穴　木也。在足大指次指外间本节后陷中，去内庭二寸。针三分，留七呼，灸三壮。《明堂》云：一名陷骨，主卒疝小腹痛，头面虚肿，及痎疟发寒热也。《铜人经》云：足阳明脉之所注也，为腧。治面目浮肿，及水痛，善咽肠鸣腹痛，热病汗不出，振寒疟疾。《西方子》云：主胸胁支满，腹满，善噫痛肿。

冲阳二穴　在足跗上去陷谷三寸。针五分，灸三壮。《素问注》跗上五寸骨间动脉，刺三分。《千金》云：跗上五寸骨间，去陷谷三寸一云二寸。《铜人经》云：足阳明脉之所过也，为原。治偏风口眼㖞斜，肘重齿龋痛，发寒热，腹坚大不嗜食，振寒久狂，登高而歌，弃衣而走，足缓履不收。《西方子》云：穴在足跗上五寸骨间，去陷谷二寸。主面浮肿，足痿又主热病汗不出，振寒而战欠，先寒洒渐甚久而热，热去，汗去之，疟疟从足起腹大腹小。

解溪[①]**二穴** 火也。在冲阳后寸半，腕上陷中。《明堂下经》云：在系鞋处，针五分，灸三壮。《素问注》在冲阳后二寸半，刺疟，注作三寸半。二注不同，当从《甲乙经》作寸半。《明堂经》云：主上气喘，嗽咳息急，腹中积气，上不行及目生白翳也。《铜人经》云：足阳明脉之所行也，为经。治风面浮肿，颜黑，厥气上冲，腹胀大便不通，瘈惊，膝股胻肿，转盼目眩头痛，癫疾烦心，悲泣霍乱，头风面目赤。《西方子》云：治口齿痛，胻酸，转筋湿痹，腹大下肿，风水面肘肿，刺疟，口痛啮舌。

丰隆二穴 在外踝上八寸下廉，胻外廉陷中，针三分，灸三壮。《明堂下经》云：七壮。《明堂经》云：主四肢不收，身胻倦怠，膝腿酸痹，屈伸难。《铜人经》云：别走太阴，

[①]溪：原作"谷"，据《太平圣惠方》卷九十九、《针灸资生经》卷一改。

治厥逆胸痛如刺，腹中切痛，大小便难涩，厥头痛面浮肿，风逆，四肢肿，身热，喉痹不能言。《西方子》云：主头痛，寒热汗出不恶寒，大小便难涩，不能食，狂妄言，登高而歌，弃衣而走，厥逆手足青，痛如刺，烦心狂见鬼，好笑。

下廉二穴　一名下巨虚。在上廉下二寸，当举足取穴。针八分，灸三壮。《明堂》云：上廉下三寸两筋两骨䍐陷宛宛中，蹲地坐取之，针六分，得气即泻。《甲乙》云：针三分，灸三壮。主小腹气不足，面无颜色，偏风热风，冷痹不遂，风湿痹，灸亦良，日七七壮，不及针，灸疮瘥，冷痹则已。《素问注》云：足阳明与小肠合，在上廉下三寸，针三分。《铜人经》云：治少腹痛，飧泄，次指间痛，唇干涎出不觉，不得汗出，毛发焦脱，肉少气胃中热，不嗜饮食，泄脓血，胸胁腹痛，暴惊，狂言非常，女子乳痈喉痹，骺肿痛，足跗不收，针入八分，可灸三壮。《西方子》云：治寒湿下注，小便难黄。《资生经》云：手阳明亦有下廉，此乃足下廉也。

条口二穴 在下廉上一寸，举足取之。针五分。又《明堂》云：在上廉下一寸，针八分，灸三壮。《铜人经》云：治膝胻寒疼痛，足缓失履不收，湿痹，针五分。又云：阳明脉气所发，主胫寒不得卧，足下热，不能久立。

上廉二穴 一名上巨虚。在三里下三寸，当足取之。灸三壮，针三分。甄权云：治脏气不足，偏风腿腿，手足不仁，灸随年为壮。《明堂》云：巨虚上廉，在三里下三寸，两筋两骨罅陷宛宛中，针八分，得气即泻，灸大良，日七壮。《明堂下经》云：灸三壮。《素问注》在三里下三寸，又云在膝犊鼻下胻外廉六寸。《明堂》云：三里穴下二寸，胻骨外大筋内筋骨之间，主脚胫酸痛，屈伸难，不能久立。《铜人经》云：治飧泄，腹胁支满，走挟脐腹痛食不化，喘息不能行，可灸三壮，针入三分。又云：足阳明与太阳，气不足，偏风腿腿不随，脚不得履地，脚气刺风瘙风，脚冷寒疟，灸之大良。

《西方子》云：主小便难，黄风水膝肿。《资生经》云：手阳明亦有上廉，此乃足上廉也。

三里二穴　土也。在膝下三寸，䯒外廉两筋间，一云䯒骨外大筋内骨中间，一云陷者宛宛中，当举足取之。秦承祖云：诸病皆治，食气水气，毒痃癖，四肢肿满，膝䯒酸痛，目不明。华佗云：疗五劳羸瘦，七伤①，虚之，胸中瘀血，乳痈，大小人热，皆调三里。《外台》《明堂》云：人年三十已上，若不灸三里，令气上冲目，所以三里下气也《明》同，灸三壮，针五分。《明堂经》云：针腹背每须去三里穴，针八分，留十呼，泻七吸，日灸七壮，止百壮。《素问注》刺一寸，在膝下三寸，䯒骨外廉两筋肉分间。《指》云：深则足扶阳脉觅见。《集》云：按之太冲脉不动。《明堂》云：主脏腑久积冷气，心腹胀满，胃气不足，闻食则肠鸣腹痛，灸三壮。《铜人经》云：足阳明脉之所入也，为合。主胃寒，腰满坚块，不能食，反胃，胸胁积气，脚弱，针入八分，灸亦良。又云，主胸中气不足。《西方子》云：灸三壮。主喉痹不能言，胁

①伤：原作"腹"，据《太平圣惠方》卷一改。

中暴逆不得息，咳嗽多唾，主肘痛，时寒，腰痛不可以顾，足痿失履不收，足下热不能久立，疟少气肠鸣腹痛，胸腹中瘀血，水肿腹胀，阴气不足，小腹坚，热病汗不出，喜呕口苦壮热，身反折，口噤鼓颔，腰痛，视而有所见，喜悲上下永之，口僻乳肿，目不明，久泻利食不化，胁下注满，膝痿寒热，中消谷苦饥，腹热身烦，狂言痈，狂歌妄笑，恐怒大骂，霍乱，遗尿失气，阳厥，悽悽恶寒，头眩小便不利，凡此等疾，皆灸之多至五百壮，少至二三百壮。《资生经》云：手有三里，此亦曰三里，盖足三里也。《铜人经》云：在膝下三寸。《明堂》《素问注》皆同，人多不能求其穴，每以拇指次指围其膝盖，以中指住处为穴，或以最小指住处为穴，皆不得真穴所在也。予按《明堂》有膝眼四穴，盖在膝头骨下两旁陷中也；又按《铜人》等经有犊鼻穴，盖在膝膑下骭挟罅大筋中也；又按《铜人》有膝关二穴，盖在犊鼻下二寸陷中也；《素问注》

巨虚上廉，云：三里在犊鼻下三寸，则是犊鼻之下三寸方是三里，不可便从膝头下去三寸为三里穴也。若如今人之取穴，恐失之太高。《千金》云：灸至五百壮，少至二百壮。

犊鼻二穴 在膝膑下骭侠解《明堂》作骿大筋中。治膝中痛不仁，难跪起，盖膝膑肿溃者不可治，不溃者可疗，若犊鼻坚硬，勿便攻，以洗熨，即微刺之愈。《明堂》云：针三分，灸三壮。《铜人经》云：治膝中疼痛不仁，难跪起，膝膑痛肿溃者，不可治，不溃者可疗，若犊鼻坚硬，勿便攻先，以洗熨去之，即微刺之愈。又云，足阳明脉气所发，主犊鼻肿，洗熨去之，其久坚勿攻，攻者死。《资生经》云：按《素问·刺禁》云，刺膝膑出液为跛，犊鼻在膝膑下骭，用针者，不可轻也。

梁丘二穴 在膝上二寸《明堂》云：二寸，两筋间，灸三壮，针三分，《明堂》云：五分。《明堂》作三寸，《铜人》《千金》皆作二寸，《千金》注谓，或云三寸，《铜人经》云：治大惊，胫痛，寒痹膝不能屈伸。又云：足阳明郄治胻膝痛。《西方子》云：灸三壮，主筋挛不得屈伸，不可以行。

阴市二穴 一名阴鼎。在膝上三寸伏兔下陷中，又云宛宛中，拜而取之。针三分，不可灸。《明堂下经》云：灸三壮。《千金注》二十卷云：在膝上当伏兔下①行二寸，临膝取之。又云：膝内辅骨后大筋下小筋上，屈膝得之。《明堂经》云：灸五壮，主卒疝，小腹痛，力痿气少，伏兔中寒，腰如冷水。《铜人经》云：足阳明脉气之所发，主寒疝下至腰，脚冷如冰，小肠诸疝，按之在膝上伏兔下，针入三分，灸三壮。《西方子》云：主腹中胀满，痿厥少气，腰痛不可以顾，主膝上伏兔中寒。《资生经》云，《铜人经》云：不可灸。《明堂》乃云：灸三壮，岂以禁穴许灸一壮至三壮耶。

伏兔二穴 在膝上六寸起肉，正跪坐取之，一云膝盖上七寸。针五分，不可灸。《明堂》云：妇人八部诸病，通针三分。《铜人经》云：治劳气逆，膝冷不得温，针入五分。又云：足阳明脉气所发，治风劳痹逆狂邪，手

---

① 下：原作"不"，据《针灸资生经》卷一改。

节挛缩，身瘾疹腹胀，少气，妇人八部诸病。《西方子》云：不可灸。

髀关二穴 在膝上伏兔后交分中。针六分。《明堂》云：灸三壮。《铜人经》云：治膝寒不仁痿厥，股内筋络急不能屈伸。又云，针入三分。《西方子》云：主黄疸。

膝眼四穴 在膝头骨下两筋旁陷中。《铜人经》云：宛宛中，主膝冷疼痛不已，针五分，留三呼，泻五吸，禁灸。有人膝肿甚，人为灸此穴，遂至不救，盖犯其所禁也。《资生经》云：《铜人》无此四穴，《明堂》有之①，故附入此。

---

① 之：原作"知"，据《针灸资生经》卷一改。

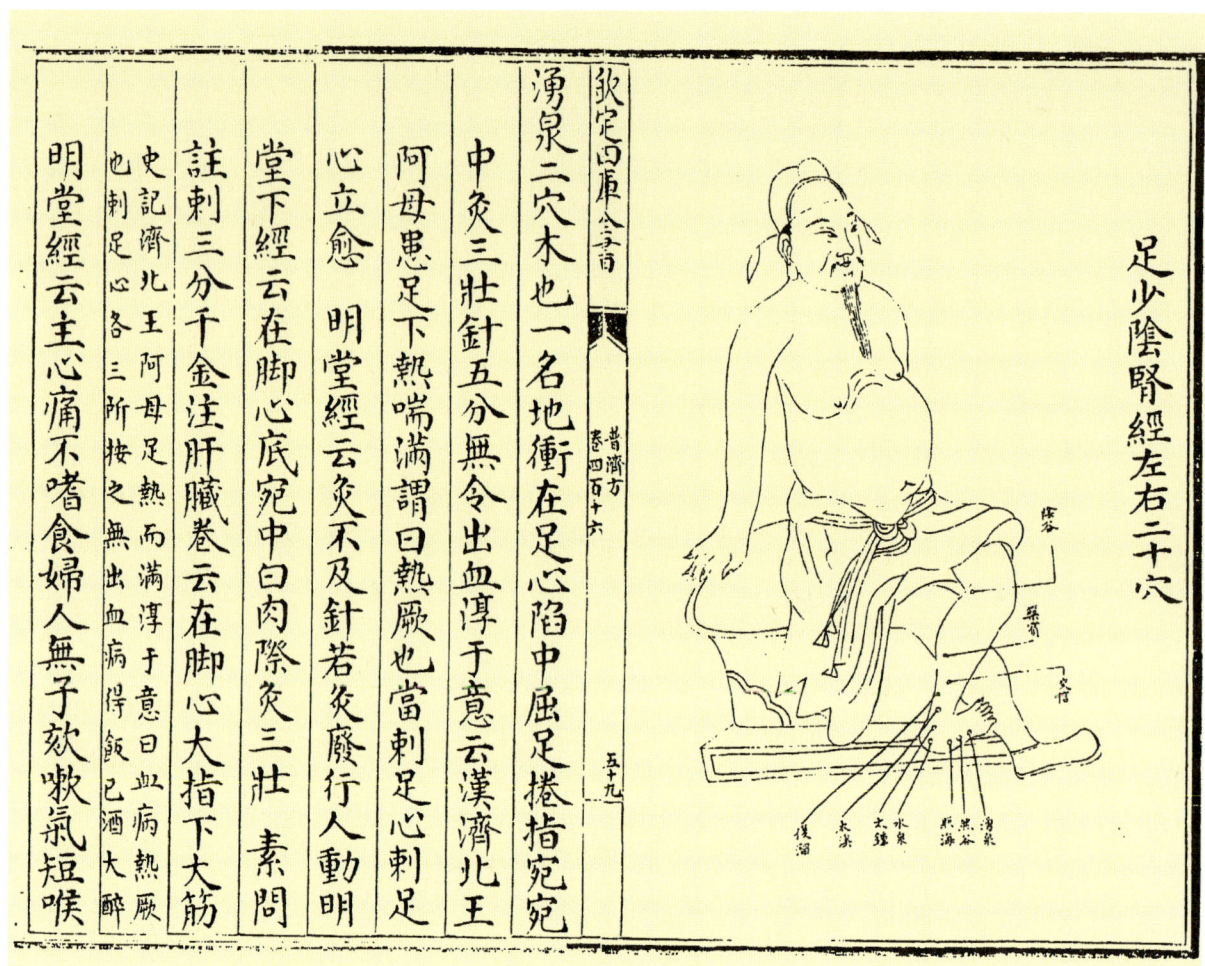

足少阴肾经左右二十穴（图见上）

涌泉二穴 木也。一名地冲。在足心陷中，屈足卷指宛宛中。灸三壮，针五分，无令出血。淳于意云：汉济北王阿母，患足下热喘满，谓曰热厥也，当刺足心，刺足心，立愈。《明堂经》云：灸不及针，若灸废人行动。《明堂下经》云：在脚心底宛中白肉际，灸三壮。《素问注》刺三分。《千金注·肝脏》卷云：在脚心大指下大筋。《史记》济北王阿母足热而满，淳于意曰：血病热厥也，刺足心各三，所按之无出血病得，饭已酒大醉。《明堂经》云：主心痛不嗜食，妇人无子，咳嗽气短，喉闭身热，胸胁满闷，颈痛目眩，男子如蛊，女子如孕，足掛尽疼，不得践地也。《铜人经》云：足少阴脉之所出也，为井。治腰痛大便难，风疹。又云：主小便不利，心中结热，脚底白肉际不得履地，刺风脉风痫，灸亦得。《西方子》云：治足五指端痛，引入腹中痛痹，喉痹哽噎，寒热，咽中痛不可食，脊胁相引忽忽喜忘，衄血不止。

然谷二穴 火也。一名龙渊。在足内踝前起大骨下陷中。灸三壮，针三分，不宜见血。《素问注》刺三分，刺此多见血，令人立饥饮食。《千金注·妇人方》云：在内踝前直下一寸。《铜人经》云：足少阴脉之所流也，为荥。治咽内肿，心恐惧，如人将捕，涎出喘呼，少气足跗肿不得履地，寒疝少腹胀，上抢胸胁，咳嗽唾血，喉痹淋沥，女子不孕，男子精溢，骱酸不能久立，足一寒一热，舌纵烦满，消渴物注，小儿脐风，口噤痿厥洞泄。《西方子》云：主胸中寒脉代，时不至，温疟汗出，阴上缩内肿气，咽喉而不能言，舌下肿难言，不嗜食。

太溪二穴 土也。在内踝后跟骨上动脉陷中。灸三壮，针三分。《明堂经》云：主咳疟，咳逆烦心，不得卧，小便黄，胫寒唾血及鼻衄不止也。《铜人经》云：足少阴脉之所注也，为腧。治心痛如锥刺，其心、手足寒主节，喘息者死，呕吐口中如胶，善噫寒疝，热病汗不出，默默嗜卧，溺黄消瘅，大便难，咽肿。今附疬癖寒热咳嗽不嗜食，腹胁痛瘦瘠，手足厥冷。《西方子》云：治大疝瘕积聚，与阴相通，及足清不仁，热病多汗，黄疸，多热少寒，腹中肿胀。

大钟二穴 在足跟后冲中，灸三壮，针二分，留七呼。《铜人经》云：足太阳、足少阴络，治实则小便淋闭，洒洒腰脊强痛，大便秘涩，嗜卧，口中热。虚则呕逆多，寒欲闭户而处，少气不足，胸胀喘息，舌干咽中，食噎不得下，善惊恐，不乐，喉中鸣，咳唾血。《西方子》云：

主腹满便难，多寒少热。

水泉二穴　去太溪下一寸，在内踝下。灸五壮，针四分。《铜人经》云：少阴郄，治月事不来即多，心下闷痛，目䀮䀮不能远视，阴挺，小便淋沥，腹中痛。

照海二穴　阴跷脉所生，在内踝下。针三分，灸七壮《千金》云：在踝下四分。《明堂上经》云：阴跷二穴，在内踝下陷宛宛中，针三分，灸三壮。《明堂下经》云：阴跷二穴，在内踝下陷中，灸三分，一作外踝外。《千金》云：内踝下客爪甲。《铜人经》云：治溢干，四肢懈惰，善悲不乐，久疟卒疝，少腹痛，呕吐嗜卧，怠惰大风，偏枯半身不遂，不能行履，小便难，及女子淋沥阴挺出。又云：主卒疝小腹热而偏痛。病者，左取右，右取左，立已。女子月水不调，如堕坠，汗出面黑，饥不欲食，四肢淫泺，心闷暴疟及诸淋，目痛大风暴不知人，卧惊，视如见鬼，尿如黄水，小腹热，咽干也。《西方子》云：治大风默默不知所痛，视如不明。《资生经》云：《明堂上下经》有阴蹻穴,而《铜人》无之,惟有照海穴,亦在内踝下与阴蹻同,而未知其故。予按《素问·气穴论》云阴蹻穴在内踝下,是谓照海,阴蹻所生,则与《铜人》照海穴合矣,则是阴蹻即照海也,故附阴蹻于照海之末。

复溜二穴 金也。一名昌阳,一名伏白。在内踝上三寸动脉陷中。针三分,留三呼,灸五壮。《明堂》云:灸七壮,主女子赤白漏下。《铜人经》云:足少阴脉之所行也,为经。治腰脊内引痛,不得俯仰起坐,目䀮䀮,善怒多言,舌干涎自出,足痿不收履,骭寒不自温,腹中雷鸣,腹胀如鼓,四肢肿,十水病溺青赤黄白黑,青取井、赤取荥、黄取腧、白取经、黑取合,血痔泄发肿,五淋小便如散火,骨寒热,汗注不止。《西方子》云:主腰脊十分痛,目视不明,脚后廉急不可前却,足跗上痛,风逆四肢废。

交信二穴 在内踝上二寸,少阴前太阴后廉,前筋骨间腨，灸三壮，针三分，留五呼。《明堂下经》云：内踝上二寸，后廉筋骨陷中。《素问·气穴论》踝上横二穴，注云：内踝上者，交信穴也。又云：主气淋卒疝，大小便难，及膝胫内廉痛也。《铜人经》云：足阴跷之郄，治风淋癀疝，阴急股引腨内廉骨痛，又泄痢赤白，女子漏血不止。《资生经》云：按《素问·气穴论》阴跷穴注云：谓交信也，在内踝上二寸，少阴前太阴后，筋骨间，阴跷之郄。窃意阴跷即交信也，至《气穴论》阴阳跷穴，注乃云：阴跷穴在内踝下，是谓照海，阴跷所生则是阴跷，乃照海非交信矣。故《明堂下经》既有交信穴，在内踝上，又出阴跷穴在内踝，下上不同，盖二穴也。但不知《素问》之注，何故前后自异，学者毋信其一注，而不考其又有一注也。

筑宾二穴　在内踝上腨分中。灸五壮，针三分。《明堂》云：在内踝上，灸三壮。又云：主小儿胎癫病吐舌及呕吐下利也。《铜人经》云：治小儿胎疝痛不得乳，

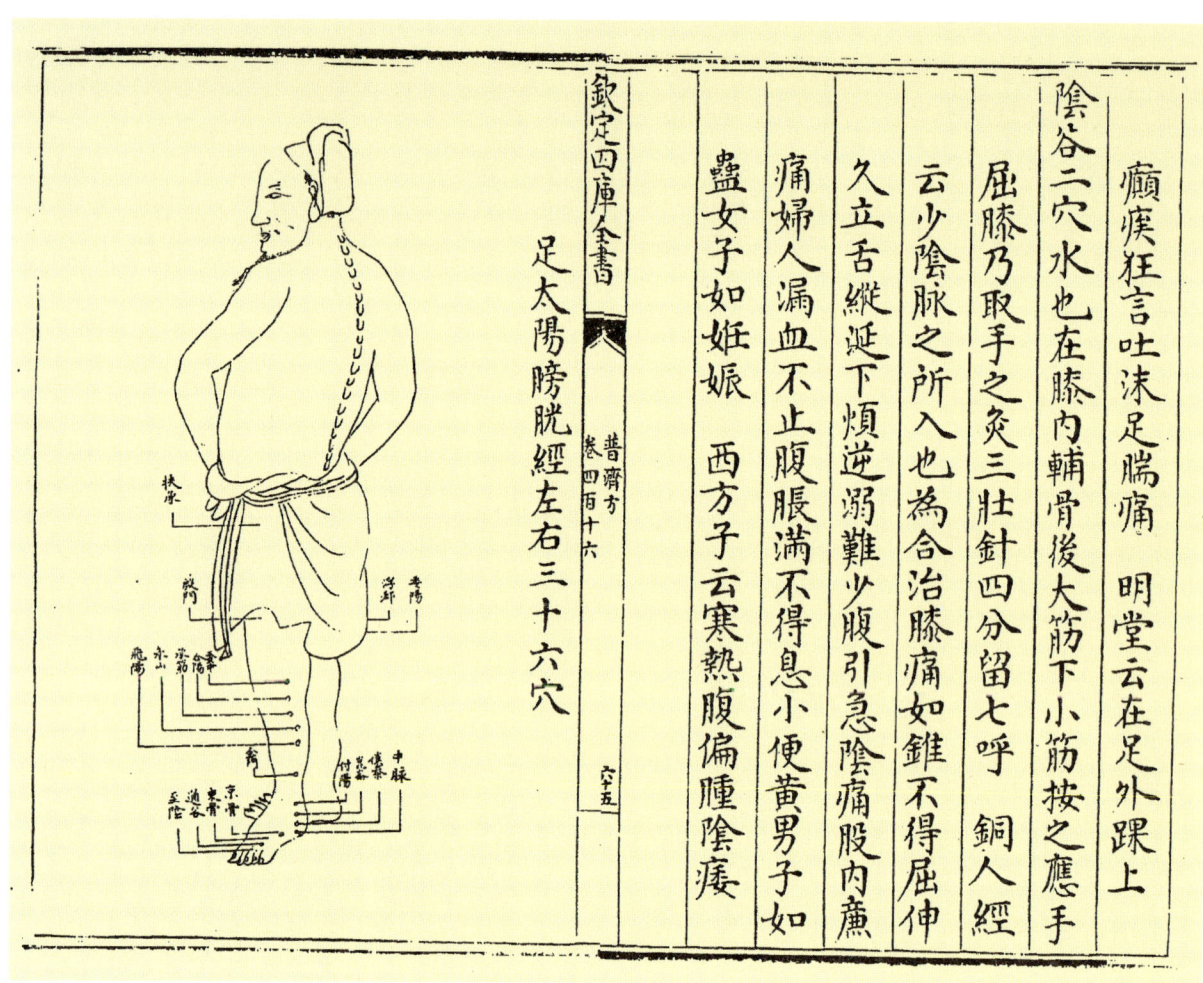

癫疾，狂言，吐沫，足腨痛。《明堂》云：在足外踝上。

阴谷二穴 水也。在膝内辅骨后，大筋下，小筋，按之应手，屈膝乃得之。灸三壮，针四分，留七呼。《铜人经》云：少阴脉之所入也，为合。治膝痛如锥，不得屈伸久立，舌纵涎下，烦逆溺难，少腹引急阴痛，股内廉痛，妇人漏血不止，腹胀满不得息，小便黄，男子如蛊，女子如妊娠。《西方子》云：寒热腹偏肿，阴痿。

足太阳膀胱经左右三十六穴（图见上）

至阴二穴　金也。在足小指外侧，去爪甲角如韭叶，一云宛宛中。针二分，灸三壮。《明堂》云：主疟发寒热，头重心烦，目翳䀮䀮，鼻塞不通，小便淋沥失精。《铜人经》云：足太阳脉之所出也，为井。治目生翳，鼻塞头重，风寒从足小指起，脉痹上下，带胸胁病无常处，转筋，寒疟，汗不出烦心，足下热，小便不利，失精，针入二分，可灸三壮。《西方子》云：主鼻衄清涕出，及主耳聋鸣，胁相引急痛。

通谷二穴　水也。在足小指外侧，本节前陷中。灸三壮，针二分。《铜人经》云：足太阳脉之所流，为荥。治头重目眩，善惊引衄䶩，颈项痛，目䀮䀮。甄权云：结积留饮癖，胸满食不化。《西方子》云：主头痛寒热，汗出不恶寒，项如拔，不可左右顾，目不明，恶风寒，胸胁支满，心中愤愤数欠，癫心下悸，咽中干痛。心痛，鼻衄清涕。

束骨二穴　木也，在足小指外侧本节后陷中，灸三壮，针三分。《明堂》云：主惊痫狂癫，身寒热，头痛目眩。秦承祖云：主风赤胎赤，两目眦烂。《铜人经》云：足太阳脉之所注也，为腧。治腰如折，膞如结，耳聋恶风寒，目眩项不可回顾，目内眦赤烂。又云：主身热肌肉动。《西方子》云：主肠澼泄，癫疾摇引，善惊，羊鸣，头痛狂易，多言不休，疟从脚䯒起，髀枢中痛不可举。

京骨二穴 在足外侧大骨下，赤白肉际陷中，按而得之。针三分，灸三壮。《明堂》云：五壮。《素问注》三壮。《明堂》云：灸五壮，主寒疟苦热，惊悸不欲食，腿膝痿，脚挛不得伸，癫病狂走，痰厥，髀枢痛及胫膝寒也。《铜人经》云：足太阳脉之所过也，为原。治膝痛不得屈伸，目内眦赤烂，发疟寒热，善惊，颈项强，筋治足䯒酸，腰背不可俯仰，鼽衄血不止，目眩。《西方子》云：主目中白翳，目反白，从内眦始，主头热鼻不利，涕黄淋沥，自啮唇，背恶寒痛，脚挛足寒，脊痉反折狂仆。

申脉二穴 阳跷脉所出，在外踝下陷中，容爪甲白肉际。针三分。《千金》云：申脉在外踝下陷中。《明堂》云：阳跷二穴，在外踝前一寸陷宛中，针三分。《素问·气穴》注阳跷穴是谓申脉，阳跷所在外踝下陷中。按《刺腰痛篇》注：在外踝下五分。《缪刺论》注：外踝下半寸，容爪甲。《铜人经》云：治腰痛不能举，体足胻寒，不能久立，不能乘舟车，癫疾。又云：治脚气肾气，妇人血气。《西方子》云：主目反上视，若赤痛从内眦始，胻中寒热，膝气，鼻衄血不止。《资生经》云：《明堂上经》有阳跷穴，而《铜人》无此穴，惟申脉二，阳跷脉脉所出，在外踝下陷中，与阳跷穴同，而未知其故。予按《素问·气穴论》阴阳跷穴注云：是谓申脉阳跷所出，在外踝下陷中，则与《铜人》申脉穴合，是则阳跷即申脉也，故附《明堂》阳跷于申脉之后。

金门二穴 一名关梁。在足外踝下一云陷中。灸三壮，炷如小麦，针一分。《铜人经》云：足太阳郄，维所别属也，治霍乱转筋，膝胻酸，身战不能久立，癫痫尸厥，暴疝小儿发痫，张口摇头，身反折。《西方子》云：主马痫及暴死。

仆参二穴 一名安耶。在跟骨下陷中，拱足得之。针二分，灸七壮。《明堂》云：三壮。《铜人经》云：治足跟痛不得履地，脚痿转筋，尸厥如中恶伏，霍乱吐逆，癫痫狂言见鬼，针入三分。《明堂》云：主腰痛不可举足，承山下重。《西方子》云：主足跟后痛，足痿失履不收，癫疾马痫，吐舌鼓额，恍惚烦痛，小儿马痫，张口摇头，身反折马鸣。

昆仑二穴 火也。在外踝后跟骨上陷中，《素问注》细脉动应手。灸三壮，炷如小麦，针三分。《明堂》云：上昆仑外跟下一寸大筋下。一云：在大筋后内陷骨宛宛中，蹲地旁引取之。又云：主寒热癫疾，目眩眩鼻衄血多涕，腰尻重不欲起，俯仰难，恶闻人音，女子绝产也。《铜人经》云：足太阳脉之所行也，为经。治腰尻痛，足腨重不得履地，觑䏐，脚如结，踝如裂，头痛肩背拘急，咳喘暴满，阴肿痛，小儿发痫，瘛瘲。又云：上昆仑治恶血风气肿痛脚肿。又云：下昆仑主刺风疹风热，风冷痹腰疼，偏风半身不遂，脚肿疼不履地，针四分，灸亦良，百壮止。《西方子》云：灸十壮，主目眩不明，目如脱，目䀮䀮不明，恶风寒，目急痛赤肿，头热鼻觑䏐，腹痛满，暴喘，腹胀满不得安息，且大便洞泄，体痛，霍乱，尻腰肿，腨跟肿，狂易大风痫瘛，口闭不得开，疟多汗，疟寒，小儿阴肿，头眩痛，脚痿，转筋，尸厥中恶，吐逆，咳喘暴痛。《资生经》云：《明堂》有上昆仑，又有下昆仑，《铜人》只云昆仑而不载下昆仑，岂《铜人》不全耶？抑名不同，未可知也。但《上经》云：内昆仑在外踝下一寸，《下经》云：内昆仑在内踝后五分，未知孰是。予谓：既云内昆仑，则当在内踝后矣。《下经》之穴，为通上昆仑，在外踝故也。

付阳二穴 在外踝上三寸足太阳穴同，《千金》亦同，阳蹻郄，太阳前，少阳后，筋骨间，阳蹻之郄。灸三壮，针五分，留七呼。《明堂下经》云：付阳在外踝上二寸二字当作三，后筋骨间宛宛中，灸五壮。《素问·气府论》阴阳蹻各一，注云：阳蹻谓附阳穴在外踝上三寸，太阳前少阳后，筋骨间，阳蹻之郄。《明堂》云：陷者中，主腰痛不能久立，腿膝胫酸重筋急，屈伸难，坐不能起，及四肢不举。《铜人经》云：治痿厥风痹，头重颐痛，髀枢股䯒痛，瘲疭，风痹不仁，时有寒栗一作寒热。《西方子》云：腨外廉骨痛。《资生经》云：按《素问·气府论》阳蹻穴注云谓附阳穴也，在外踝上三寸。窃意阳蹻即附阳也，及考《气穴论》阴阳蹻四穴，注云阳蹻穴是谓申脉，阳蹻所出，则是阳蹻乃申脉，非附阳后。故《明堂下经》既有附阳在外踝上二寸，《上经》又有阳蹻在外踝前一寸，一寸二寸既异，是附阳、阳蹻各是一穴也。但不知《素问》之注，何故前后相背耶？

飞扬二穴 一名厥阳。在外踝上九寸《明堂》《千金》并云：七寸，针三分，灸三壮。《明堂》云：五壮。又云：外踝上七寸陷者中，主体重，起坐不能步，失履不收，脚腨酸重，战栗不能久立。《铜人经》云：一名厥阴，足太阳络，别走少阴，在外踝上七寸，治野鸡痔，历节风，足指不得屈伸，头目眩，逆气鼽衄，癫疾疟。又云：主头眩目痛。《西方子》云：主颈项疼，汗出，腰痛如折，腨中痛，吐舌，下部寒热，汗不出，体重狂疟痉，脊反折，痔伤痛，逆气，头热足痿。

承山二穴 一名鱼腹，一名肉柱①，一名伤山。在兑腨肠下分肉间陷中。灸一壮，针七分。《明堂》云：八分，得气即泻，速出针，灸不及针，止七七壮。《明堂下经》云：五壮一云在腿肚下分肉间。《铜人经》云：治腰背肩腕腨重，战栗，不能立，脚气膝下肿，霍乱转筋，大便难，久痔肿痛。又云：定腹取之，主脚弱无力，脚重偏不遂，灸亦得。《西方子》云：主头热鼻鼽衄，大便难，脚挛胫酸急，

---

① 柱：原作"桂"，据《针灸甲乙经》卷三第三十五改。

跟痛脚筋急痛競競，足下热不能久立，寒热癫疾，脚腨疼痛，膝腰腨重，起坐难，小腹疝气游行，五脏腹内切痛。《明堂》云：主筋挛急，不可屈伸。

承筋二穴 一名腨肠，一名直肠。在腨肠中央陷中。灸三壮，禁针。《明堂》云：在胫后从脚跟倒上七寸，腨中央陷中，针三分。《千金》云：从脚跟上七寸腨中央不刺。《铜人经》云：治寒痹转筋，支肿，大便难，脚腨酸重，引少腹痛，鼻衄䶊，腰背拘急，霍乱。又云：足太阳脉气所发，治风劳热，足烦肿痛，转筋急痛，身瘾疹，大小便不止。《西方子》云：主头痛寒热，汗不出，恶寒肢肿，大便难，脚挛脚胫酸，脚急跟痛，脚筋急痛競競，足下热不能久立，胫痹不仁，瘃疚脚酸，脚痛如折，脚腨酸痛，重引小腹，及腰脊痛，恶寒痔痛，指下肿，鼻衄䶊。《资生经》云：《铜人》《千金》皆云禁针，《明堂》乃云针三分，亦可疑矣，不针可也。

合阳二穴 在膝约中央下二寸作三寸。针六分，灸五壮。

《铜人经》云：治腰脊强，引腹痛，阴肿成痈，筋疾重，履步难，寒疝癫疾阴偏痛，女子崩中，《西方子》云：主膝股热，胫酸重，腹下痛，肠澼阴偏暴败痛。

委中二穴 土也。腘中央约文中动脉，今附委中者，血郄也。热病汗不出，足热厥逆，满膝不得屈伸，取其经血立愈。《明堂》云：甄权云在曲䐐内两筋两骨中宛宛是，令人面挺腹地而取之，针八分，留三呼，泻五吸。《甲乙》云：针五分，留七呼，灸三壮。《素问注》云：在足膝后屈处腘中央约文中。又《骨空论》云：在膝解后，曲脚中背面取之。《明堂经》云：令病人合面卧，舒挺两脚取之，灸三壮。主脚弱无力，腰尻重，曲䐐中筋急，半身不遂。《铜人经》云：足太阳脉之所入也，为合。治腰侠脊沉沉然遗溺，腰重不能举体，风痹髀枢痛，可出血，瘤疹皆愈。《西方子》云：凡风湿痹，腰脚重痛，于此刺血，久瘤宿疹亦皆立已。主小腹热而偏痛，阴跷遗，小便难，尿赤难，衄血剧不止，腰痛挟脊至头皆痛，筋急身热，痔痛，腋下痛肿，少腹坚肿，脊强反折，瘈疭，癫疾头痛，热病汗不出，足热厥逆满，膝不得屈伸。

委阳二穴 三焦下甫腧也，在足太阳之后，于腘中外廉两筋间，屈伸取之，扶承下六寸。灸三壮，针七分。《素问注》云：在足腘中外廉两筋间。《千金》云：足太阳前，少阳后。《铜人经》云：足太阳脉之中，治腋下肿痛，胸满胁虚，筋急身热，风痹不仁，小便淋沥。《西方子》云：主阴跳及小便难，小腹坚痛，引阴中不得小便，腰痛不可俯仰，脊强反折，瘈疭癫疾，头痛筋急膨胀，飞尸遁注，痿厥不仁。

浮郄二穴 在委阳上一寸，展膝得之。灸三壮，针五分。《西方子》云：主小腹热，大便坚，太阳膀胱经大肠结，股外经筋急，髀枢乏。

殷门二穴 在肉郄下六寸。针七分。《西方子》云：主腰脊不可俯仰，举委恶血主之，股外肿。

扶承二穴 一名肉郄，一名阴关，一名皮部。在尻臀下，股阴冲上文中。针七分。《明堂经》云：灸三壮。《千金》云：在尻臀下股阴下文中一云尻臀下横文中。又云：主腰脊尻臀股阴寒痛，五种痔疾，泻鲜血，尻椎中肿，大便难，小便不利。《西方子》云：主小便不利，失精，腋下肿，尻下肿，大便宜出，及阴胞有寒，腰脊相引如解，尻腋肿，大便难。

《资生经》云：以上诸穴，皆依《铜人经》次第而编，《明堂上下经》有穴，而《铜人》不载，亦或附入。惟有其穴，而无其名者，无虑数十穴不编，当各依本经所说，而针灸之，不可泥此经之无穴名，而不针灸也。又云：扁鹊灸鬼邪，凡三十穴，与《同人》《明堂》同，而其名却异，故不编入。许希《针经》之穴，既与诸经不同，其名又异，如兴龙穴之类是已。亦不附入者，不欲以一人之私名，乱诸经之旧穴，以滋后学者惑也。又云：若诸经穴，以《铜人》为次，凡三百六十，其《明堂上下》《千金》等方，有穴《铜人》不载，数穴既附入之。其未附入，更数十穴，如眉冲眉两头直发际上，明堂鼻直上入发际，《明下》，当阳当瞳人直上入发际一寸，《明下》，胸堂两乳间，见咳逆上气，头冲，一名颈冲见瘿瘤，气冲，一名气堂见《口谇》，注市，在两乳边邪下见尸厥，交，在脐下横文中，胞门，在关元左边二寸，气门，在关元旁三寸并见无子，气穴见月事，水原、玉泉门并见无子，冲门见难产，九曲见血块，中都阴谷，合阳见血崩，天瞿见癫疾，穷骨见癫疾，百劳穴见产后余疾。故载之卷末，其扁鹊灸鬼邪十余穴不载云。

吕细穴　足太阳膀胱经。《资生》等经不载，出《济生拔粹方》及《流注通玄指要赋》，治牙齿痛。

灸膏肓法

庄季裕编《灸膏肓腧穴法》

孙真人《千金方》论曰：膏肓腧穴，无所不治，主羸瘦虚损，梦中失精，上气咳逆，狂惑忘误。取穴法，令人正坐，曲脊伸两手，以臂着膝前，令正直手大指与膝头齐，以物支指前，勿令臂得动摇，从胛骨上角摸索胛骨下头，其间当有四肋三间。灸中间，依胛骨之里肋间空处，去胛骨容侧指许，摩膂肉之表筋间空处，按之自觉牵引胸户中，灸两胛中各一壮，至六百壮，多至千壮，当觉气下砉砉然，如流水状，亦当有所不出。若无停痰宿疾，则无所下也。若病久已困不能正坐，当令侧卧，挽一臂令前求取穴灸之也。求穴大较以右手从右肩上住指头表所不及者是也，左手亦然，乃以前法灸之。若不能久正坐，常伸两臂者亦可伏衣袱上，伸两臂，令人挽两胛骨使相离，不尔，胛骨覆穴，不可得也。所伏衣袱，当令大小常定，不尔，则失其穴也。此灸讫后，令人阳气康盛，当消息以自补养，取身体平复，其穴近第五椎，相准望取之。

论曰：昔秦缓不救晋侯之疾，以其在膏之上，肓之下，针药所不及，即此穴是也。时人拙，不能救得此穴，所以沉疴难遣。若能用心方便，求得灸之，无疾不愈矣。王惟一《明堂铜人灸经》云：膏肓腧二穴，在第四椎下两旁各相去三寸，人正坐，曲脊伸两手，以臂着膝前，令正直手大指与膝头齐，以物支肘勿令臂动摇也，从胛骨上角摸索至骨下头，其间当有四肋三间，灸中间，从胛骨之里，去胛容侧指许，摩胎去表肋间空处，按之自觉牵引于肩中，灸两胛中各一处，至百壮，多至五百壮，当觉气下礚礚似流水之状，亦当有所下。若得痰疾，则无所不下也。如病人已困，不能正坐，当令侧卧挽上臂，令前取穴灸之。又以右手从右肩上住，指头所不及者，是穴也，左取亦然，乃以前法灸之。若不能久坐，当伸两臂令人挽两胛骨使相离，不尔，即胛骨覆其穴，灸之不验。此灸讫后，令人阳气康盛，当消息以自补养。

量同身寸法第一

《千金方》云：尺寸之法，依古者八寸为尺，仍取病者男左女右，手中指上第一节为一寸，亦有长短不定者，即取手大拇指第一节横度为一寸，以意消息，巧拙在人。《外台》方亦同上法。又一云，三寸者，尺三寸指也。《圣惠方》云：今取男左女右手中指第二节，内度两横文相去为一寸，自依此法疗病多愈，今以此为定穴。取寸石藏用亦用《圣惠方》为准，以蜡纸条子或薄篾，量患人男左女右中指中节，横文上下相去长头为一寸，谓之同身寸。若曲指即旁取中节上下两交角相去远近为一寸，若伸指即正取中指自上节横文至第二条横文长者相去远近为一寸，与曲指一寸长短，亦相符合，然中节中从上人之身手指，或有异者，至于指文，亦各不同，更在曲意详度之也。此折纸篾与同身寸相等为六寸，逐寸以墨界之，勿令长短，有所出入不同，截断收之，俟以此量灸穴自脊中第四椎下停分两旁各三寸，为膏肓腧，足太阳膀胱经脉气之所发也。

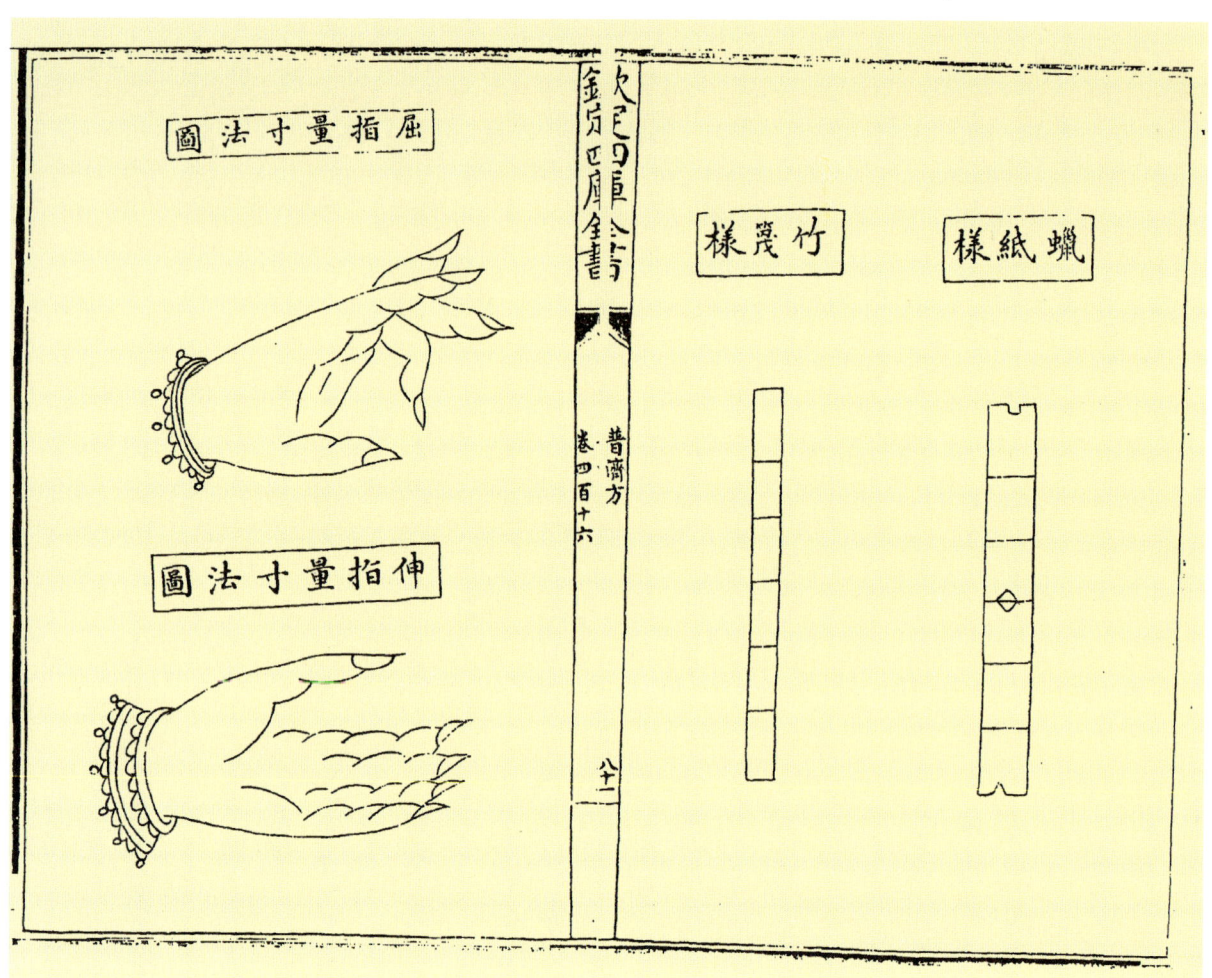

蜡纸样（图见上）

竹篾样（图见上）

屈指量寸法图（图见上）

伸指量寸法图（图见上）

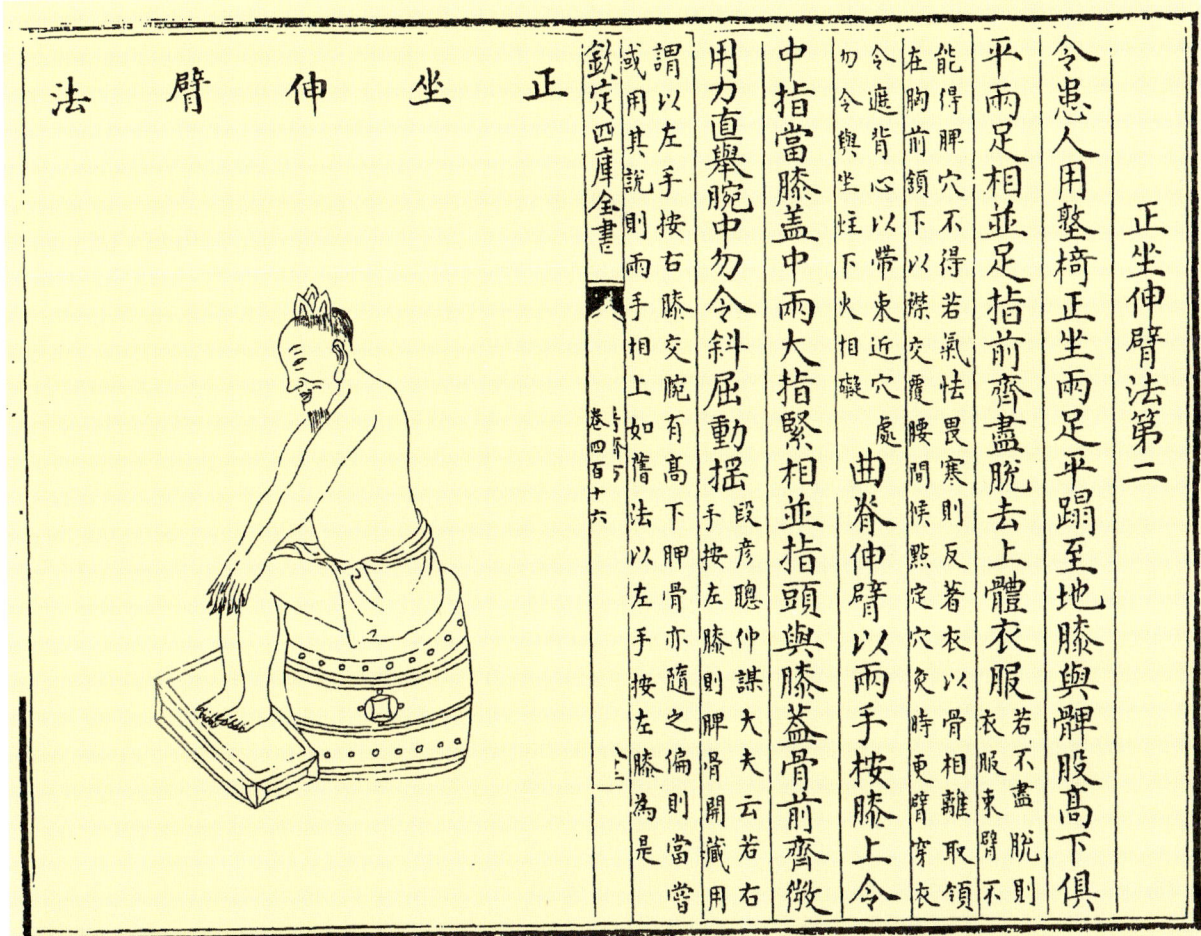

正坐伸臂法第二

令患人用墊椅正坐，两足平踢至地，膝与髀股高下俱平，两足相并，足指前齐，尽脱去上体衣服，若不尽脱，则衣服束臂不能得，脾穴不得。若气怯畏寒，则反著衣，以骨相离，取领在胸前领下，以襟交覆腰间，候点定穴，灸时更臂穿衣，令遮背心以带束近穴处，勿令与坐炷下火相碍。曲脊伸臂，以两手按膝上，令中指当膝盖中，两大指紧相并，指头与膝盖骨前齐，微用力直举，腕中，勿令斜屈动摇。段彦聪仲谋大夫云：若右手按左膝，则胛骨开。藏用谓以左手按右膝，交腕有高下，胛骨亦随之偏则，当尝或用其犹则两手相上如旧法，以左手按左膝为是。

正坐伸臂法（图见上）

揣椎骨定穴高下法第三

　　令患人正坐，曲脊伸臂，以指揣项后脊骨，自第一椎至第五椎，更有大椎在第一椎上宛宛陷中，非有骨也，有骨处即是第一椎。"顀"字《千金》古方并作椎，王惟一新定《明堂经》改木旁从"椎"。逐椎以墨点记之。令上下端直分明。墨点讫，便以蛤粉泥干，即免有擦动。自第四椎至第五椎，更以蜡纸或箆比量两椎上下相去远近，折为三分，亦以墨界脊上椎间，取第四椎下二分微多，第五椎上一分微少，用浓墨圈定，此是灸穴。相去六寸之中，为两穴高下远近之准，《千金方》谓穴近第五椎，相椎望取之，故椎上三分之一也。更墨两椎，相去则同身一寸三分七厘微缩，有无大段，长短不同，以参合《甲乙经》。自大椎至脊骶并二十二椎，共长三寸之法。若椎骨分明，纵有不同，亦以椎数为定。若以大椎至尾骶骨一尺法交之，则令其人平身正立，当脊骨中用劲直杖子，从地比度至脐中心截断，回杖子于背上，自命门穴，杖子尽处即是第十四椎下，第十五椎上，当中命门穴也；又自命门穴上以同身寸量一尺三寸五分，即第四椎下；九分七厘，第五椎上四分，其两旁各三寸，乃膏肓穴也；若自第一椎此向下，则同身寸五寸一分，有余是也。然人身上下停长短各自不同，大概当以椎骨为定也。王冰注《素问注》有云：脊节为椎，脊穷为骶。

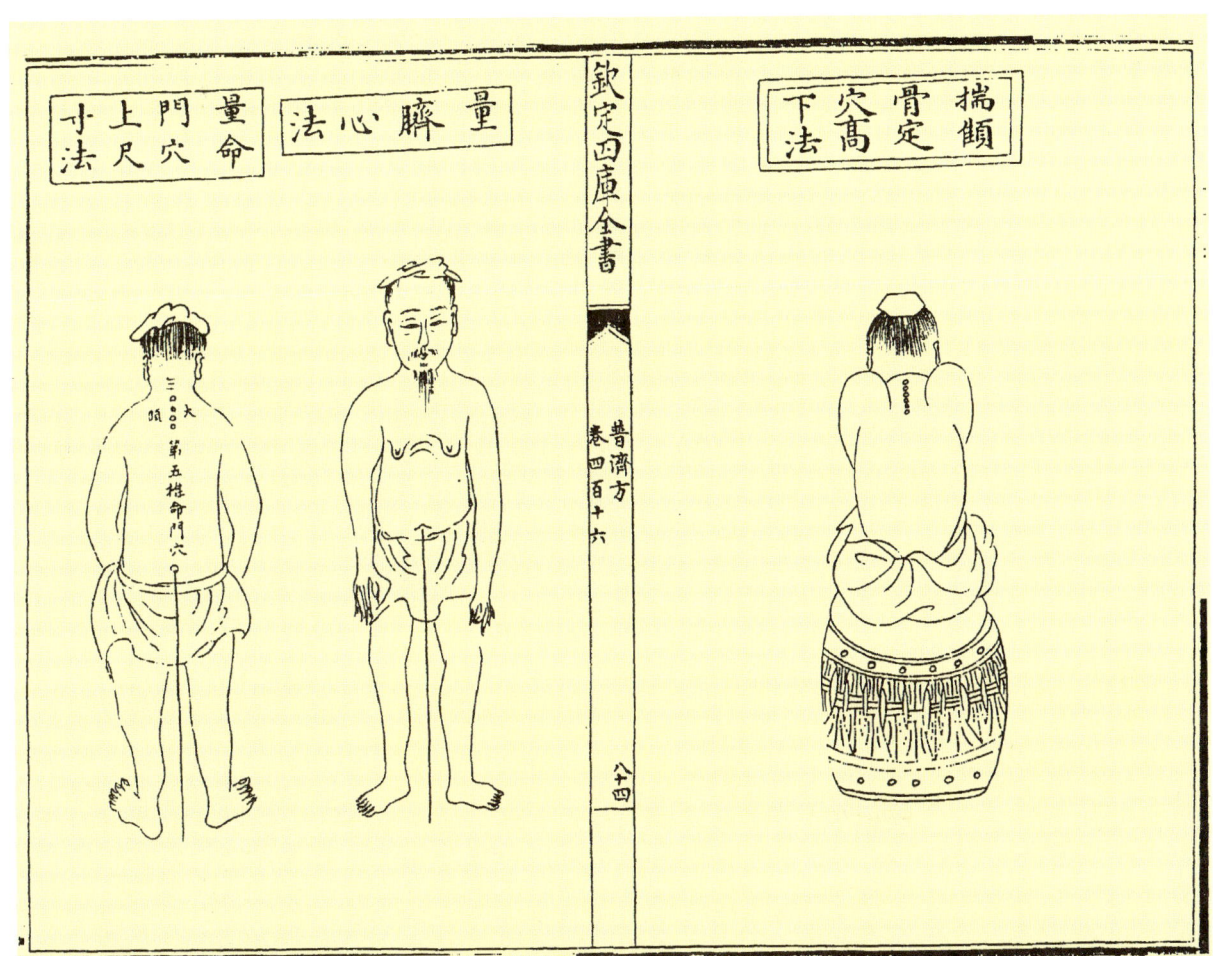

揣椎骨定穴高下法（图见上）

量脐心法（图见上）

量命门穴上尺寸法（图见上）

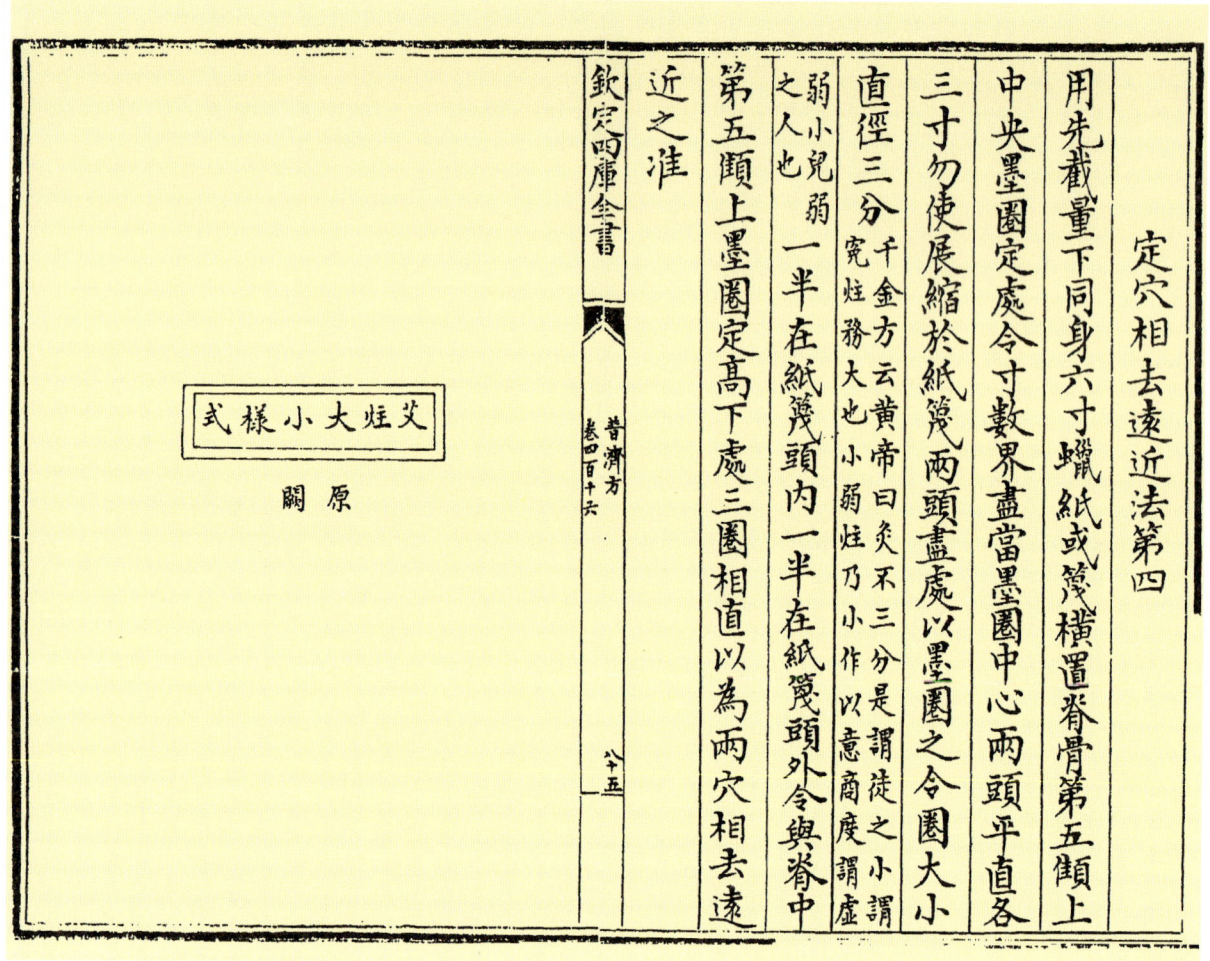

定穴相去远近法第四

　　用先截量下同身六寸蜡纸或篾，横置脊骨第五椎上中央，墨圈定处，令寸数界尽当墨圈中心两头，平直各三寸，勿使展缩，于纸篾两头尽处，以墨圈之，令圈大小直径三分，《千金方》云：黄帝曰灸不三分，是谓徒灸。小谓宽炷务大也，小弱炷乃小作，以意商度，谓虚弱小儿弱之人也。一半在纸篾头内，一半在纸篾头外，令与脊中第五椎上墨圈定高下处，三圈相直，以为两穴相去远近之准。

艾炷大小样式（原阙）

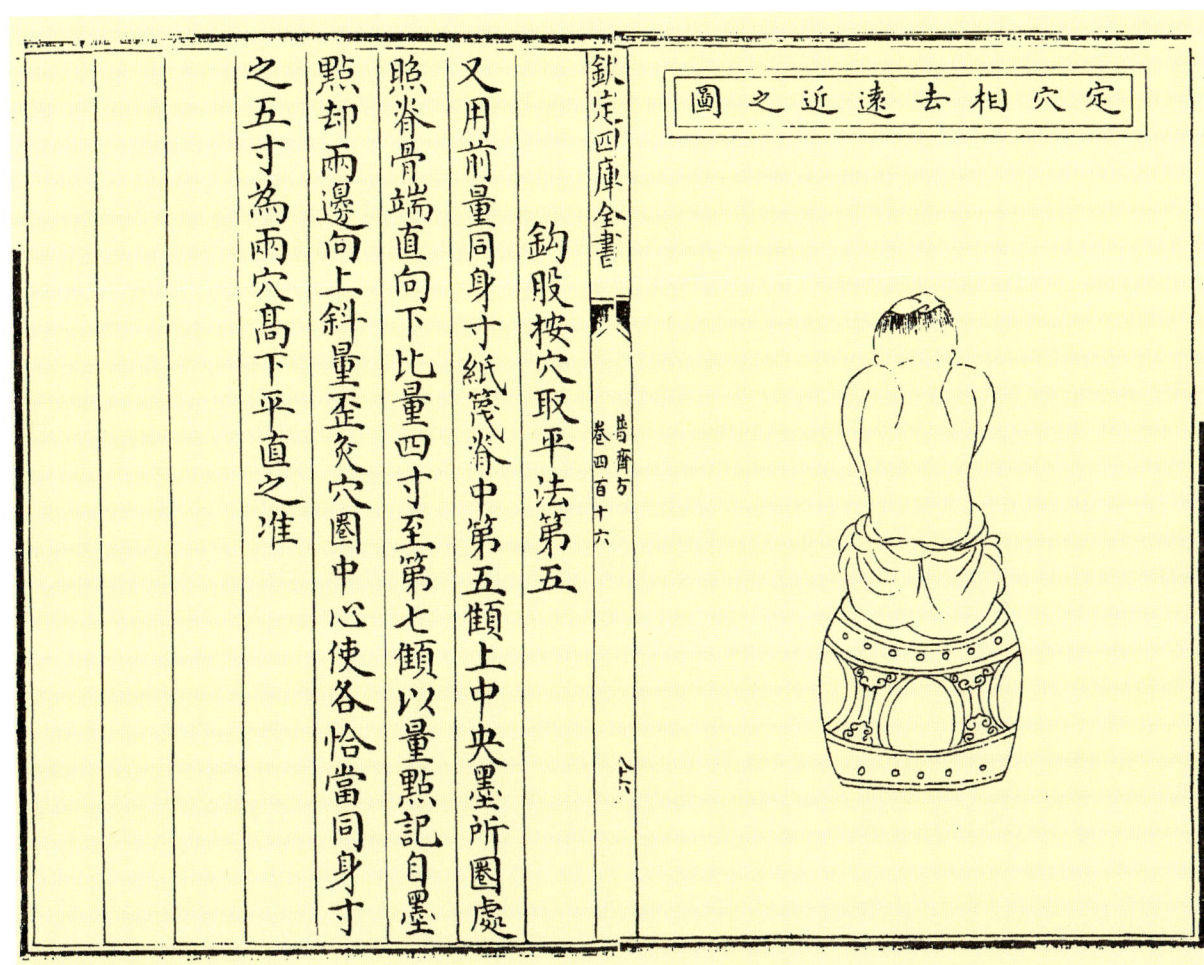

定穴相去远近之图

钩股按穴取平法第五

又用前量同身寸纸篾，自脊中第五椎上中央，墨所圈处，照脊骨端直向下，比量四寸，至第七椎，以墨点记，自墨点却两边向上斜量至灸穴圈中心，使各恰当同身寸之五寸，为两穴高下平直之准。

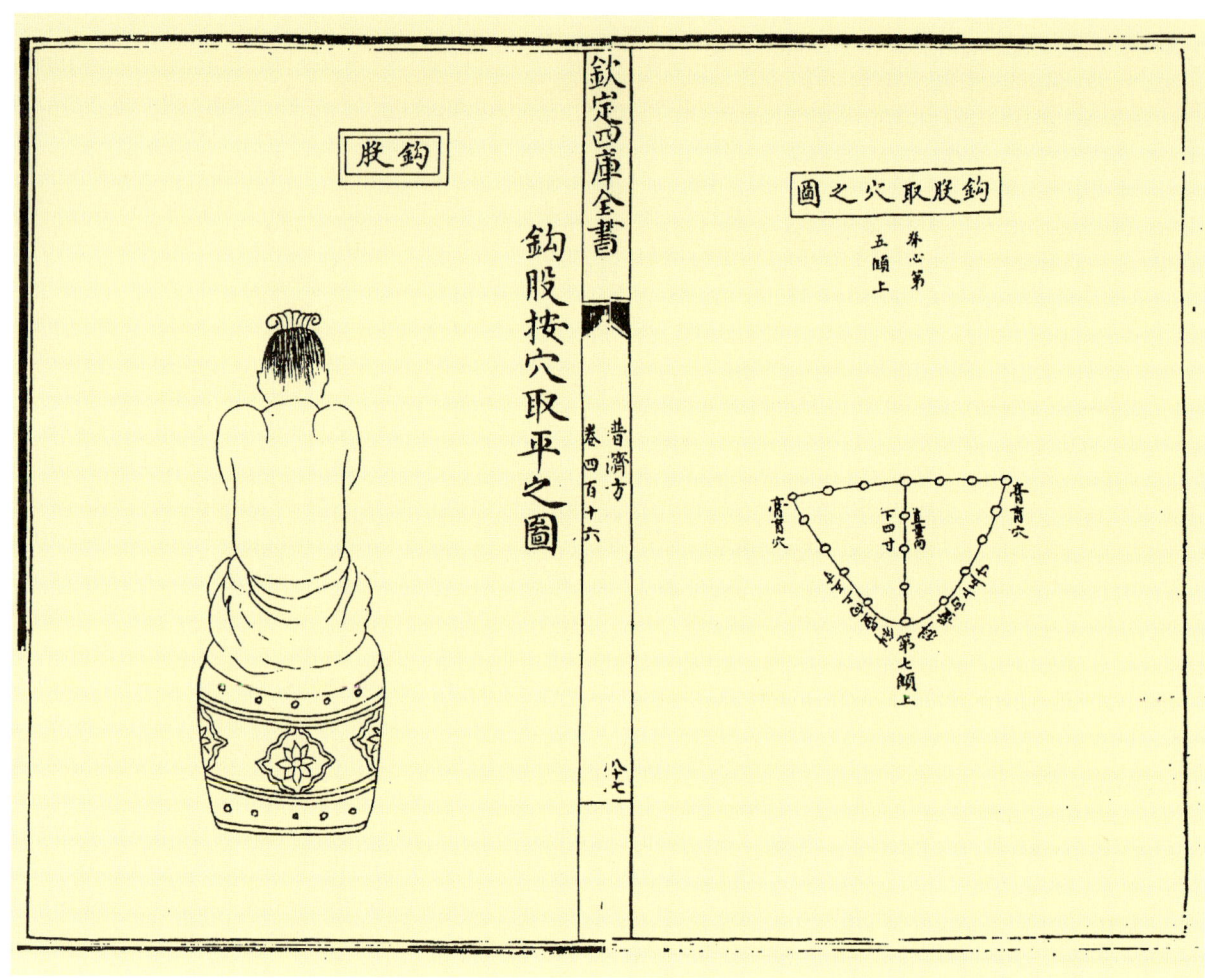

钩股按穴取平之图（图见上）

参验求穴法第六

令患人平身正坐，自以右手从右肩上住附项，伸指直搭背上，以墨记其中指指头所及处，左手亦然记之，又从胛骨上角摸索至胛骨下头，其间当有四肋三间，其四肋自胛骨横排至脊骨上，用力按摩，如觉隐指，是筋而非骨。《千金方》谓：筋间空处。疑四肋"肋"字为误，而王惟一于《铜人灸经》中又并改"筋间"为"肋间"，及"以右手从右肩上住"亦同。《千金翼》改为"左肩上住"。若以右手搭左肩，则指之所及已在第五椎下，去穴甚远，皆非是，当以《千金方》为正也。灸穴当三间之中，依胛骨下容侧指许，摩臂肉之表，于筋间空处穴上按之，自觉牵引胸肩中《千金翼》云：牵引肩中。石藏用又用筯子或筋头按穴欲其坚实，无患人易觉也。及照所圈灸穴，在先记患人指所及处之下，或傍侧指不可及处，以验穴之是非。然指有短长，肤有丰瘦，若相合固善，如不合，即不可以此一端，遂废余法。亦有人胛骨去脊骨相远，过同身寸三寸以上者，即难用脊椎两旁各三寸之法，但求四肋三间之中，依胛骨下侧指许为穴可也。

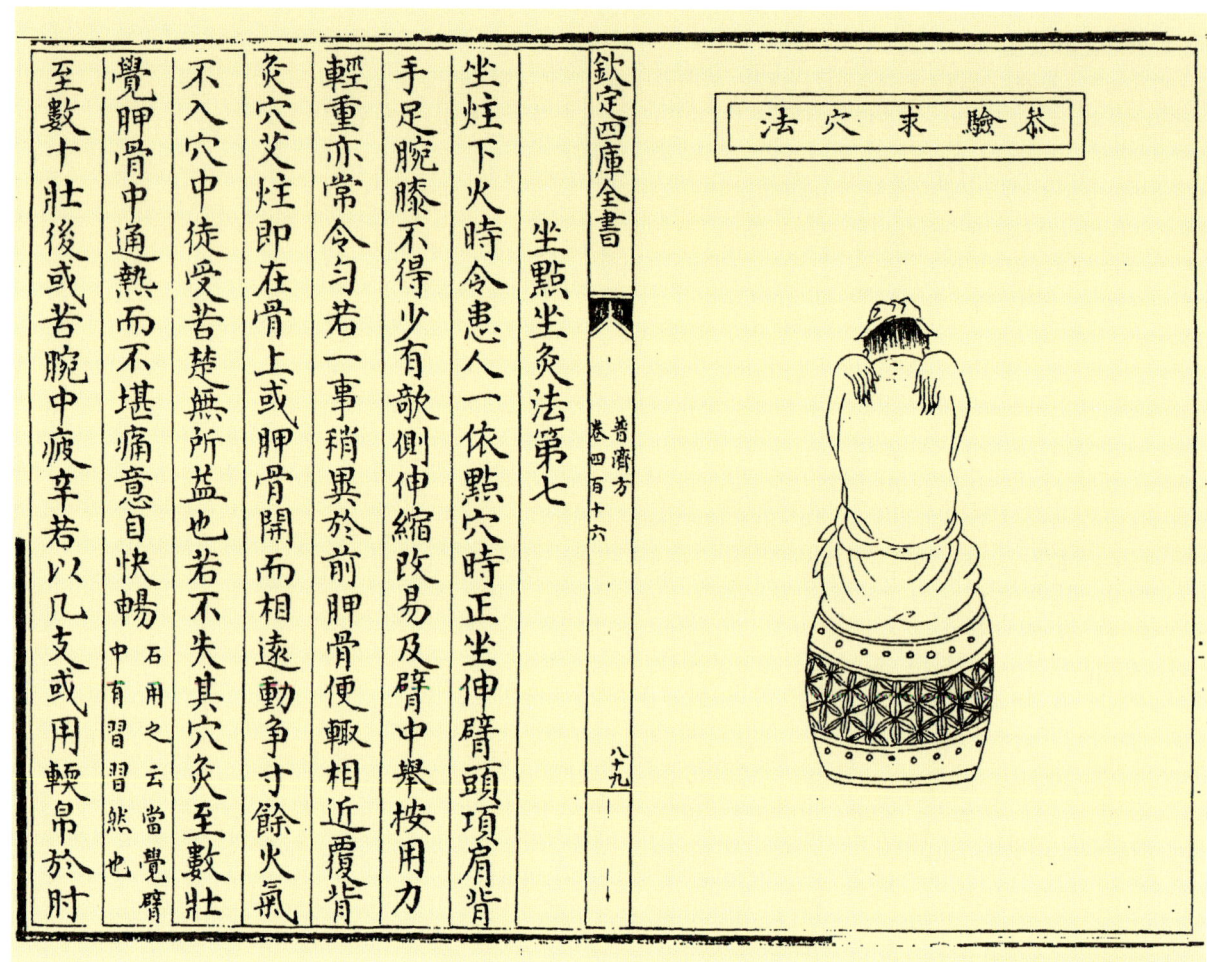

参验求穴法（图见上）

坐点坐灸法第七

坐炷下火时，令患人一依点穴时，正坐伸臂，头项、肩背、手足、腕膝不得少有欹侧，伸缩改易，即臂中举按用力轻重，亦常令匀。若一事稍异于前，胛骨便辄相近，覆背灸穴，艾炷即在骨上，或胛骨开而相远，动争寸余，火气不入穴中，徒受苦楚，无所益也。若不失其穴，灸至数壮，觉胛骨中通热而不甚痛，意自快畅。石用之云：当觉臂中有习习然也。至数十壮后，或若腕中酸辛，若以几支，或用软帛于肘

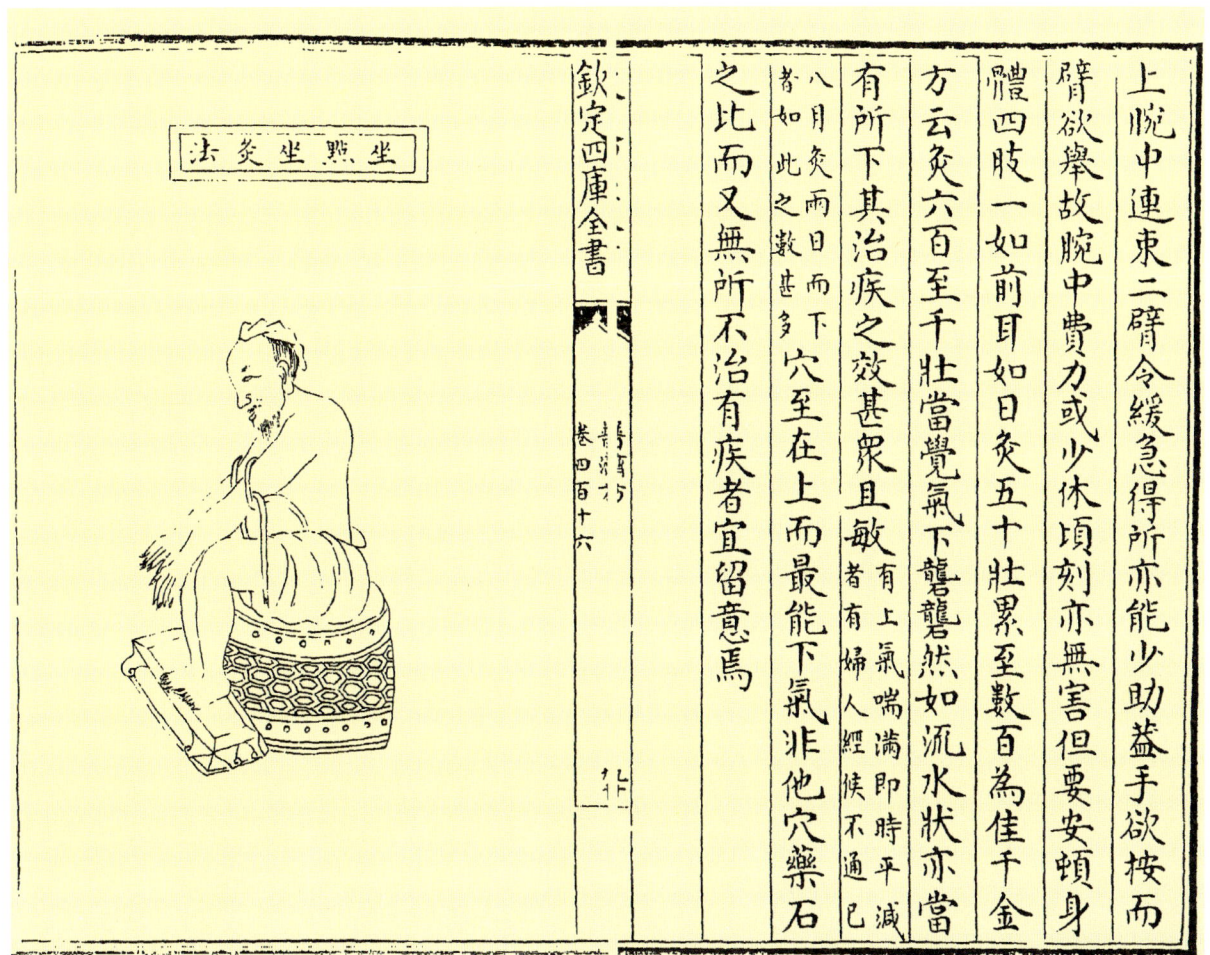

上腕中，连束二臂，令缓急得所，亦能少助。盖手欲按而臂欲举，故腕中费力，或少休顷刻亦无害，但要安顿身体四肢一如前耳。如日灸五十壮，累至数百为佳。《千金方》云：灸六百壮，至千壮，当觉气下䜣䜣然如流水状，亦当有所下，其治疾之效甚众且敏。有上气喘满，即时平减者；有妇人经候不通已八月，灸两日而下者，如此之数甚多。穴在上而最能下气，非他穴药石之比，而又无所不治，有疾者宜留意焉。

坐点坐灸法（图见上）

石用之取穴别法第八

石藏用，字用之，京师大医也。其治疗方术一从古法，亦多为人灸此穴。其取穴法：令患人床榻上盘膝正坐，随人之肥瘠大小，置栲栳或垫枕之类，以衾絮冒之，令两臂相交，平伏其上，余亦相同。乃用《千金方》"不能久坐，伸臂使伏衣袱上"之意也，其用坚物云，欲大小高下常定胜于衣袱，但臂之伸屈，与古异耳。其治皆效，盖医者意也，随事增损。初无定方。孙真人笑秦缓之拙，不能求得此穴，但知针药之不及，不知火气之能彻，则求之浸巧，是不为过也。绍兴己未岁，余守武昌时，总领邵户部玉云少时病瘵，得泉州僧为灸膏肓，令伏于栲栳上。僧以指节极力按寻其穴，令病者觉中指麻乃是穴，若指不麻，或虽麻而非中指者，皆非也，已而求得之，遂一灸而愈。壬戌四月，增记于此。

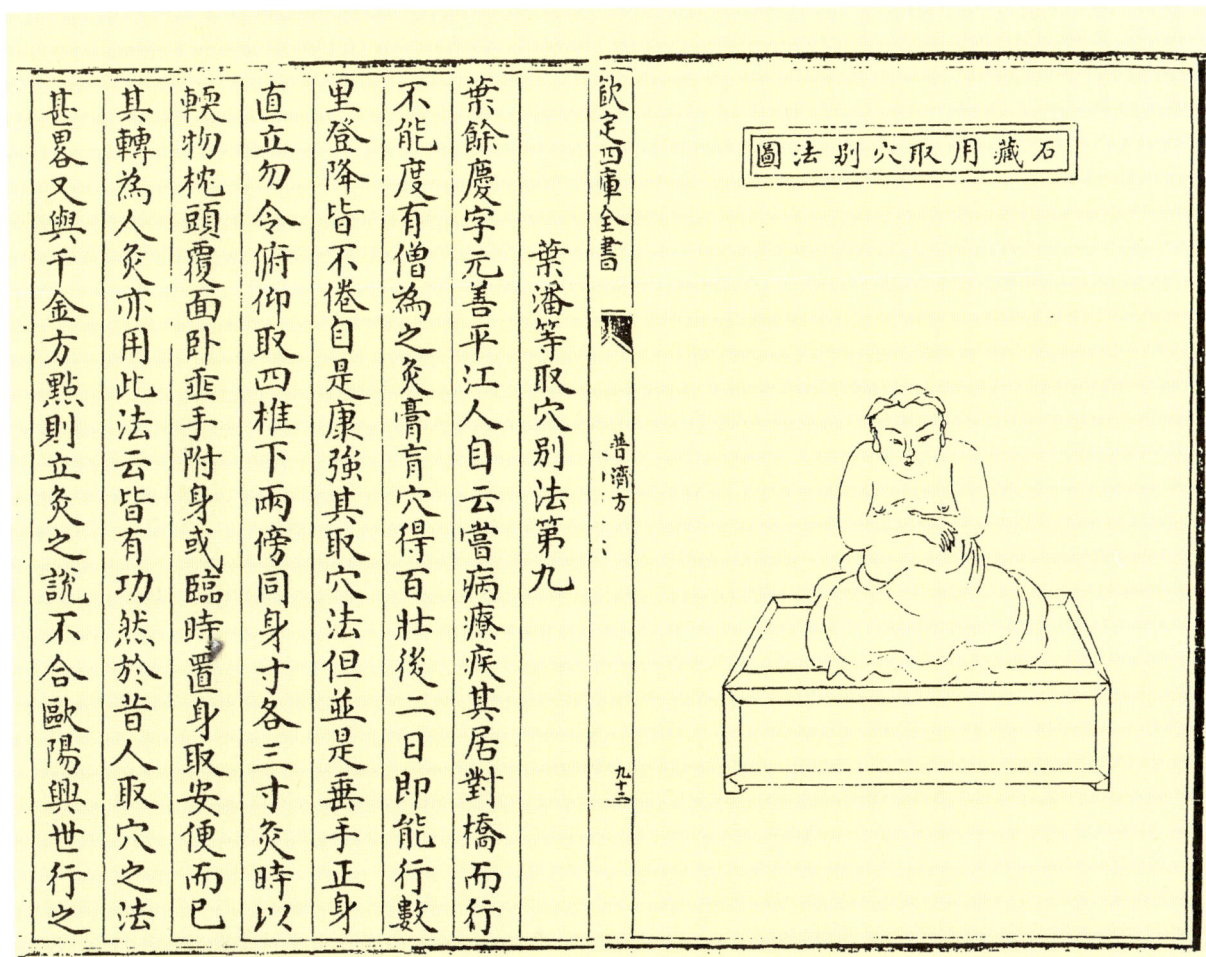

石藏用取穴别法图（图见上）

叶潘等取穴别法第九

叶余庆，字元善，平江人。自云：尝病疗疾，其居对桥，而行不能度。有僧为之灸膏肓穴，得百壮，后二日，即能行数里，登降皆不倦，自是康强。其取穴法，但并足①垂手正身直立，勿令俯仰，取第四椎下两旁同身寸各三寸，灸时以软物枕头覆面卧，垂手附身，或临时置身，取安便而已。其转为人灸，亦用此法，云皆有功。然于昔人取穴之法甚略，又与《千金方》"点则立灸"之说不合。欧阳兴世行之，

---

① 足：原作"是"，据《灸膏肓腧穴法》改。

陈了翁莹中婿也，了翁得无为张济针术，其穴求尤妙，尝为行之灸膏肓腧，故痕可见。以叶所言，校之叶穴微下，盖脊有曲直之殊，不能无少异也。又常熟县医潘琪云：渠传之于师，取穴之法，正坐曲脊，并足而仰两手，令大指与脐屈肘当髀股上亦自是。其说虽与《千金方》"伸臂令正直"之法不同，然此立点则近古矣。又衢州开化县，普鉴院僧仲开，得取穴三法，其一法，正坐竖立两膝当乳，以两臂环抱，屈手向膝，以左手头指以指捏左膝眼，右手指亦然，于背上数椎骨量穴，依此坐灸①；又法，正坐立膝，外直伸向足，竖两手相背，以头指向身，手捏两足大指头岐间，余亦如上。其比同身寸，只用伸指法，似亦可用，今俱存之，不特以备见闻之博，且使后人较其短长知所适从，不为异端之所惑也。

---

① 灸：原作"久"，据《灸膏肓腧穴法》改。

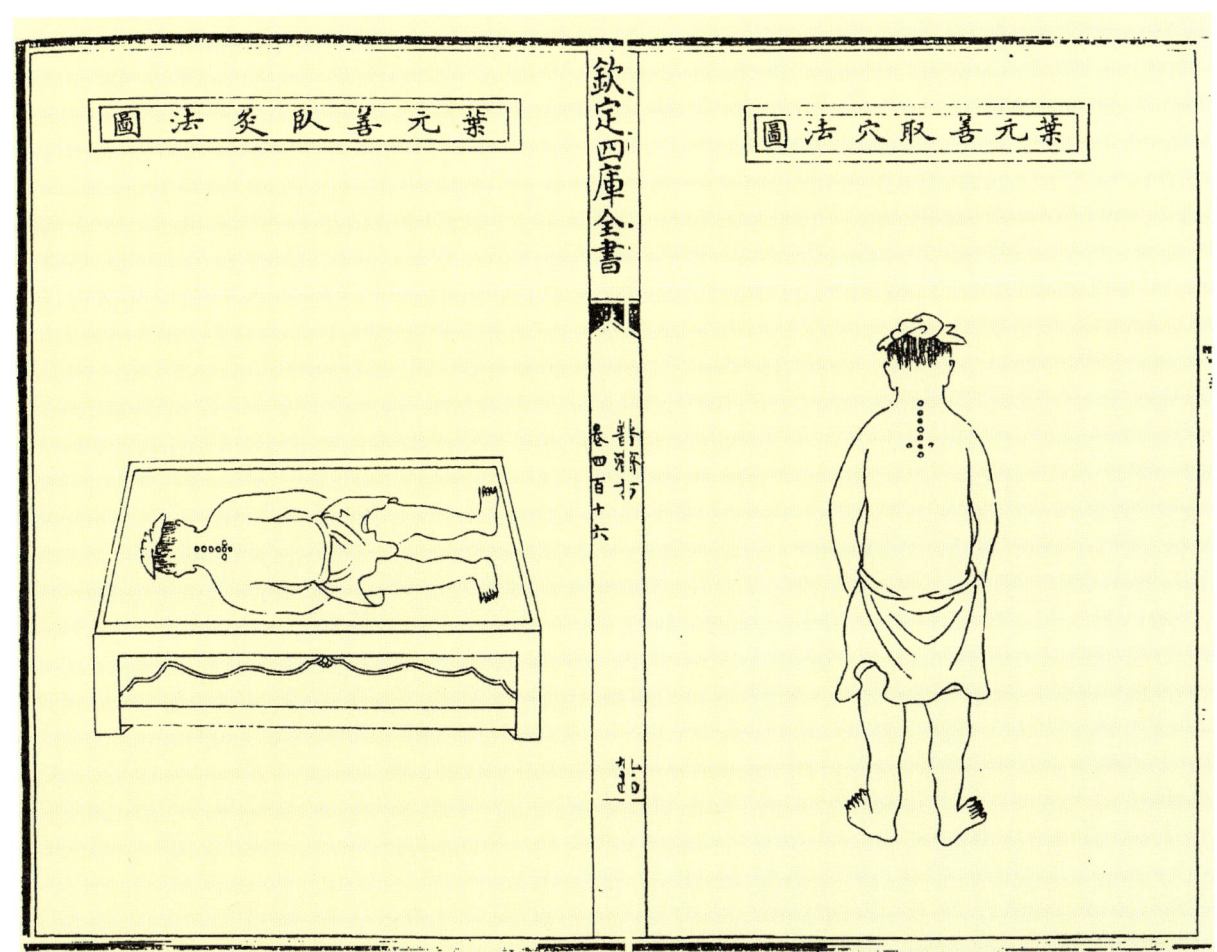

叶元善取穴法图（图见上）

叶元善卧灸法图（图见上）

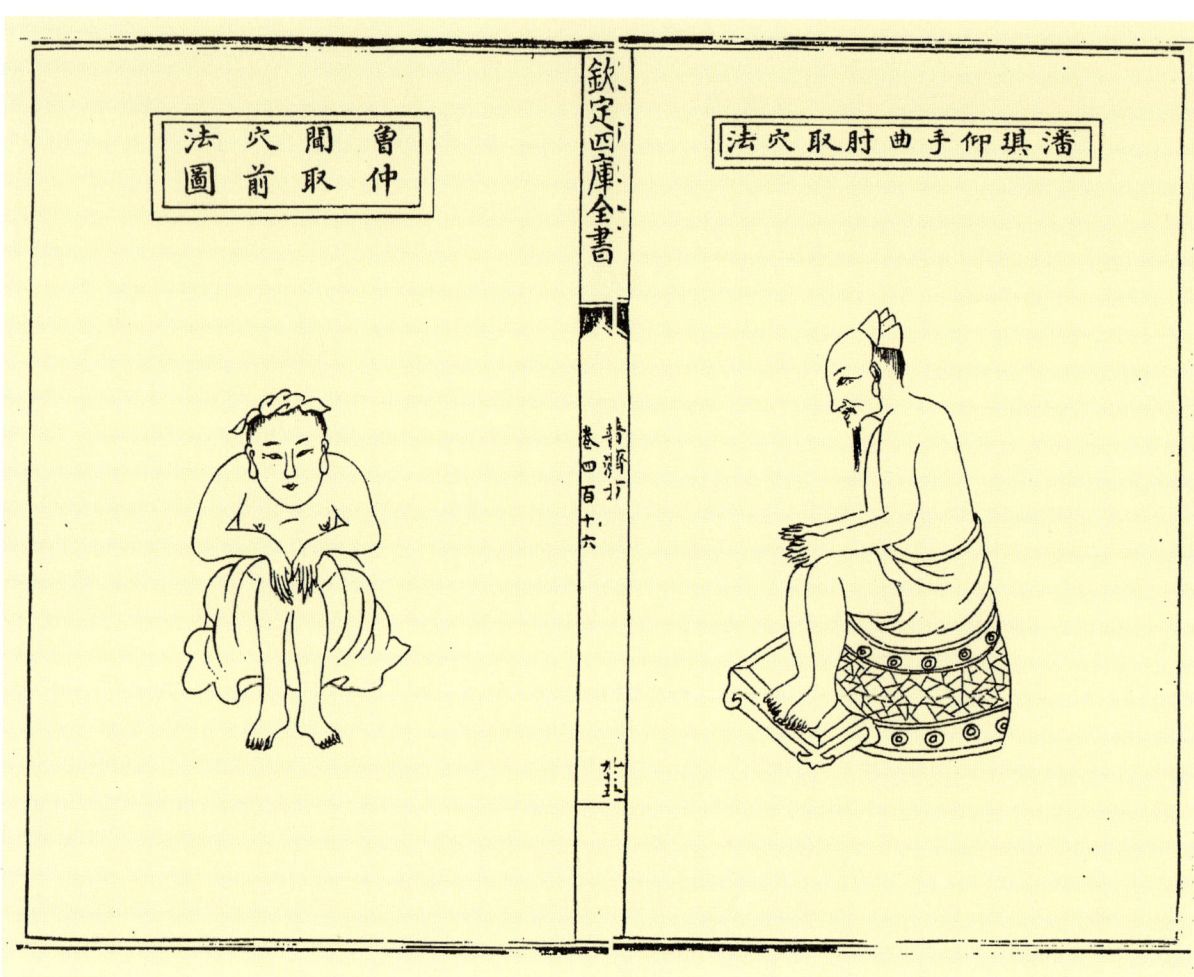

潘琪仰手曲肘取穴法（图见上）

鲁仲闻取穴前法图（图见上）

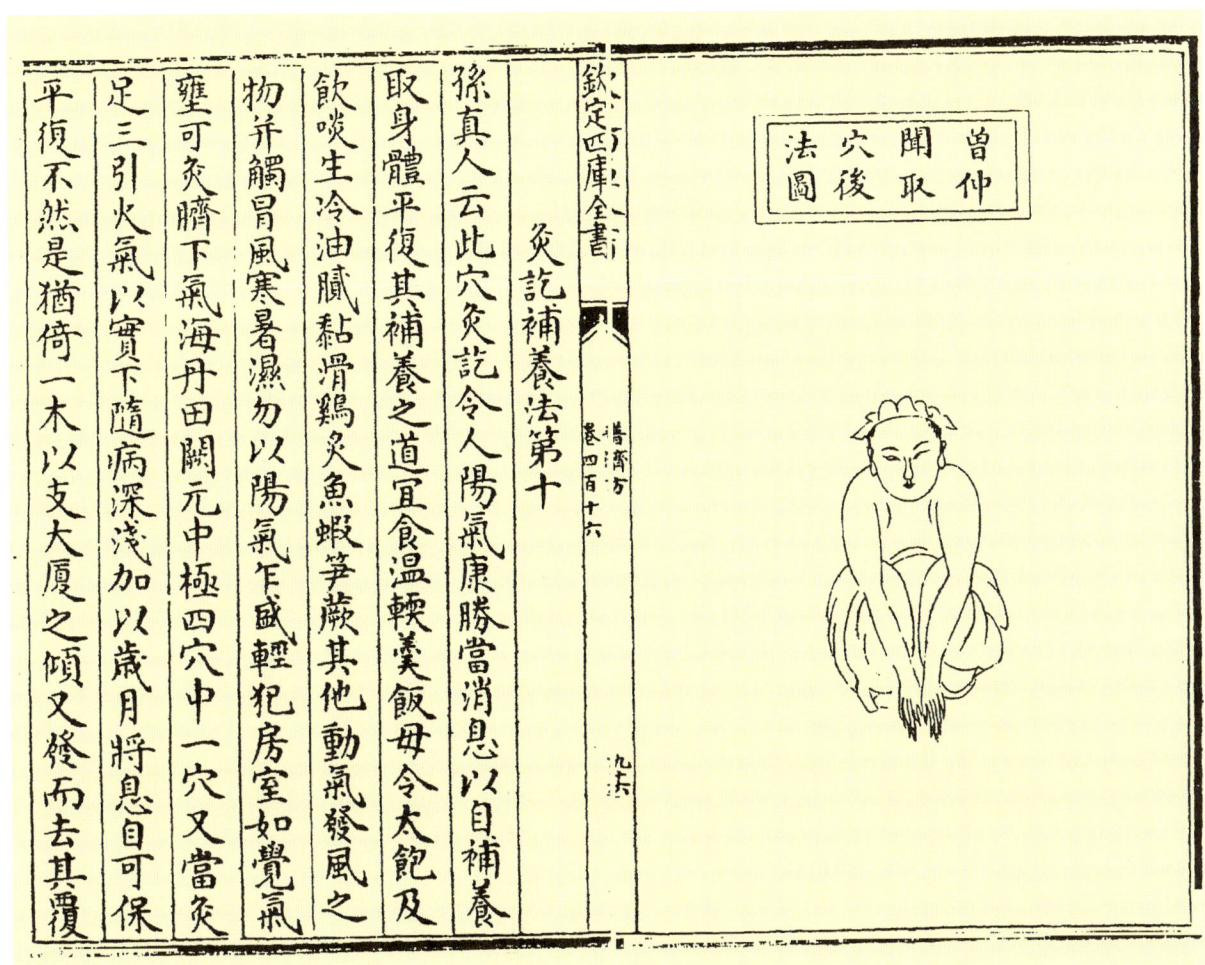

曾仲闻取穴后法图（图见上）

灸讫补养法第十

孙真人云：此穴灸讫，令人阳气康胜，当消息以自补养，取身体平复。其补养之道，宜食温软羹饭，勿令太饱，及饮啖生冷、油腻、黏滑、鸡、炙、鱼、虾、笋蕨、其他动气发风之物，并触冒风寒暑湿，勿以阳气乍盛辄犯房室。如觉气壅，可灸脐下气海、丹田、关元、中极四穴中一穴，又当灸足三里[①]，引火气以实下，随病深浅，加以岁月将息，自可保平复。不然，是犹倚一木，以支大厦之倾，又发而去其覆。

---

① 里：原脱，据穴位名补。

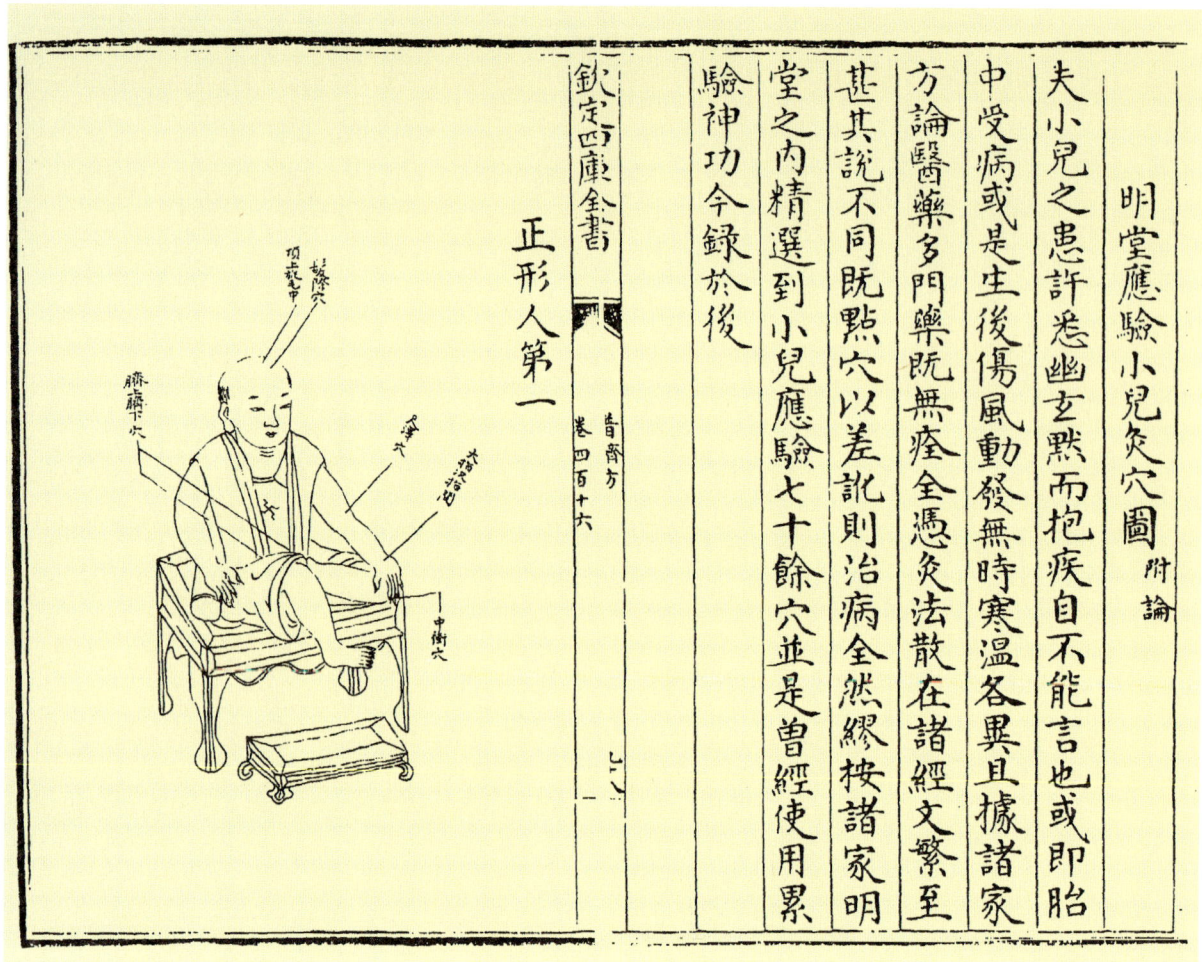

《明堂》应验小儿灸穴图附论

夫小儿之患详悉幽玄，默而抱疾，自不能言也。或即胎中受病，或是生后伤风，动发无时，寒温各异。且据诸家方论，医药多门，药既无痊，全凭灸法。散在诸经，文繁至甚，其说不同。既点穴以差讹，则治病全然缪。按诸家《明堂》之内，精选到小儿应验七十余穴，并是曾经使用累验神功，今录于后。

正形人第一（图见上）

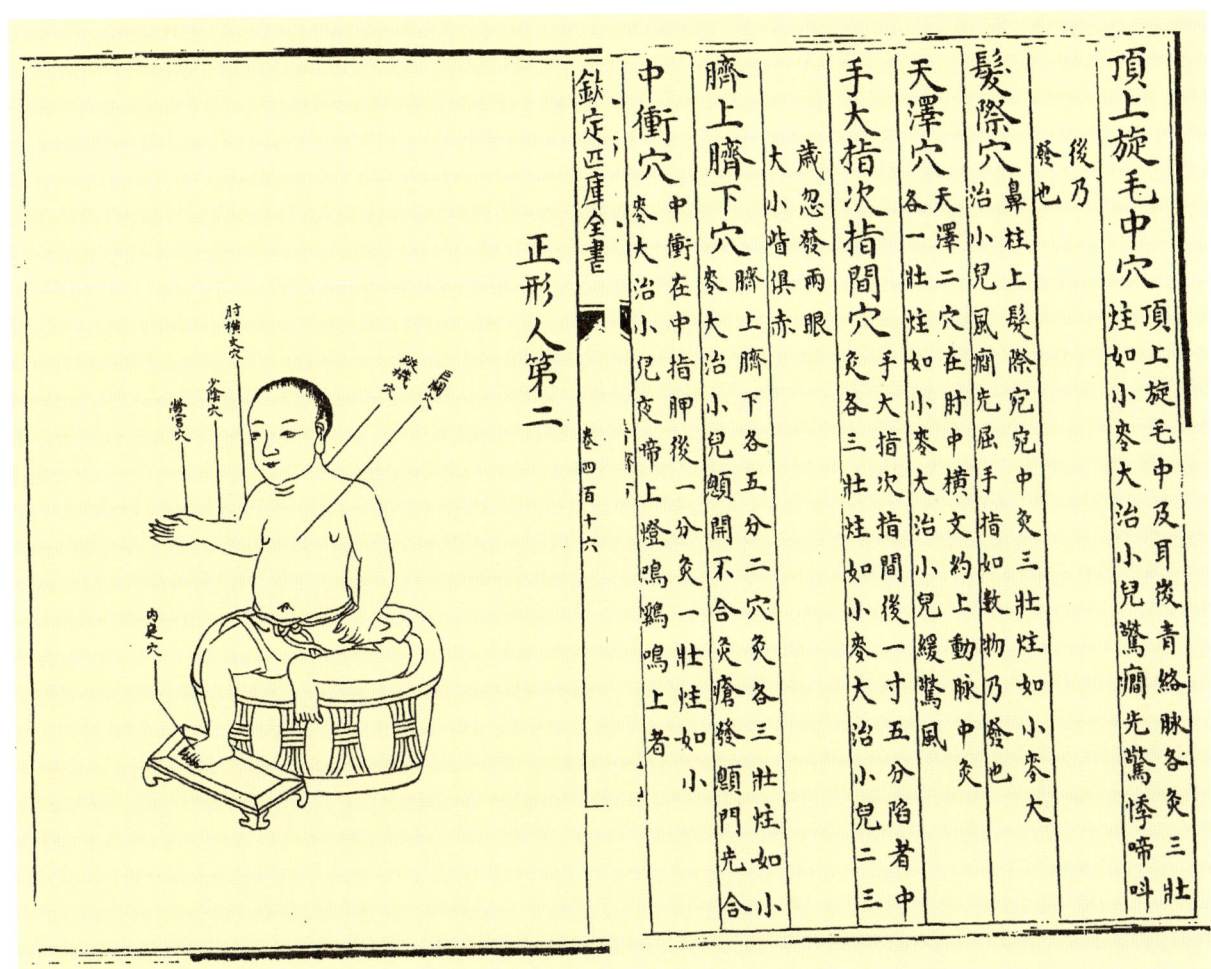

顶上旋毛中穴 顶上旋毛中及耳后青络脉，各灸三壮，炷如小麦大。治小儿惊痫，先惊悸啼叫，后乃发也。

发际穴 鼻柱上发际宛宛中，灸三壮，炷如小麦大。治小儿风痫，先屈手指如数物乃发也。

天泽穴 天泽二穴在肘中横文约上动脉中，灸各一壮，炷如小麦大。治小儿缓惊风。

手大指次指间穴 手大指次指间后一寸五分陷者中，灸各三壮，炷如小麦大。治小儿二三岁，忽发两眼大小眦俱赤。

脐上脐下穴 脐上脐下各五分二穴，灸各三壮，炷如小麦大。治小儿囟门不合，灸疮发，囟门先合。

中冲穴 中冲在中指甲后一分，灸一壮，炷如小麦大。治小儿夜啼，上灯鸣鸡鸣上者。

正形人第二（图见上）

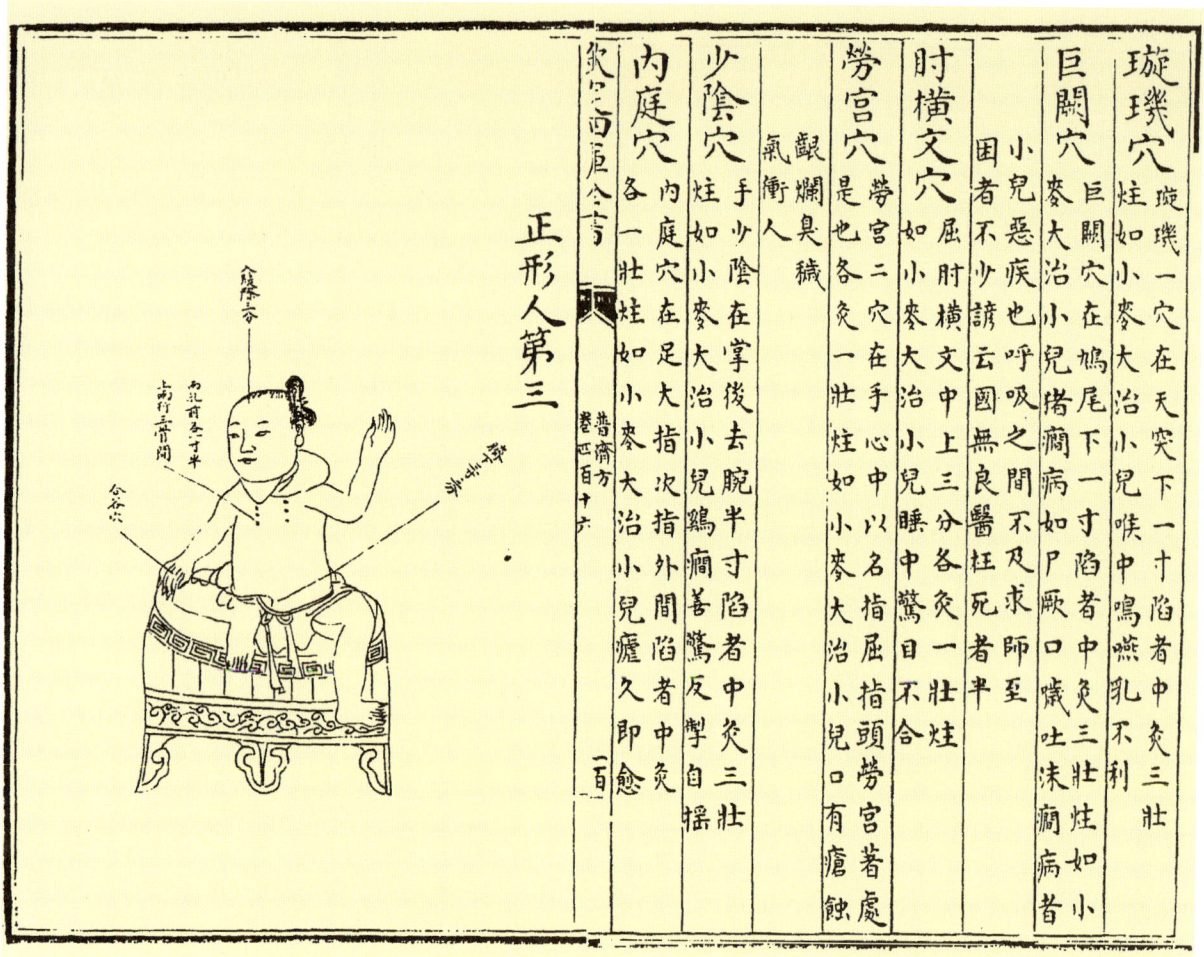

璇玑穴　璇玑一穴在天突下一寸陷者中，灸三壮，炷如小麦大。治小儿喉中鸣，咽乳不利。

巨阙穴　巨阙穴在鸠尾下一寸陷者中，灸三壮，炷如小麦大。治小儿猪痫，病如尸厥，口哕吐沫痫病者，小儿恶疾也，呼吸之间，不及求师至困者不少。谚云：国无良医，枉死者半。

肘横文穴　屈肘横文穴中上三分，各灸一壮，炷如小麦大。治小儿睡中惊，目不合。

劳宫穴　劳宫二穴，在手心中以名指屈指头劳宫著处是也，各灸一壮，炷如小麦大。治小儿口有疮蚀，龈烂臭秽气冲人。

少阴穴　手少阴穴在掌后去腕半寸陷者中，灸三壮，炷如小麦大。治小儿鸡痫善惊，反掣自摇。

内庭穴　内庭穴在足大指次指外间陷者中，灸各一壮，炷如小麦大。治小儿疟久即愈。

正形人第三（图见上）

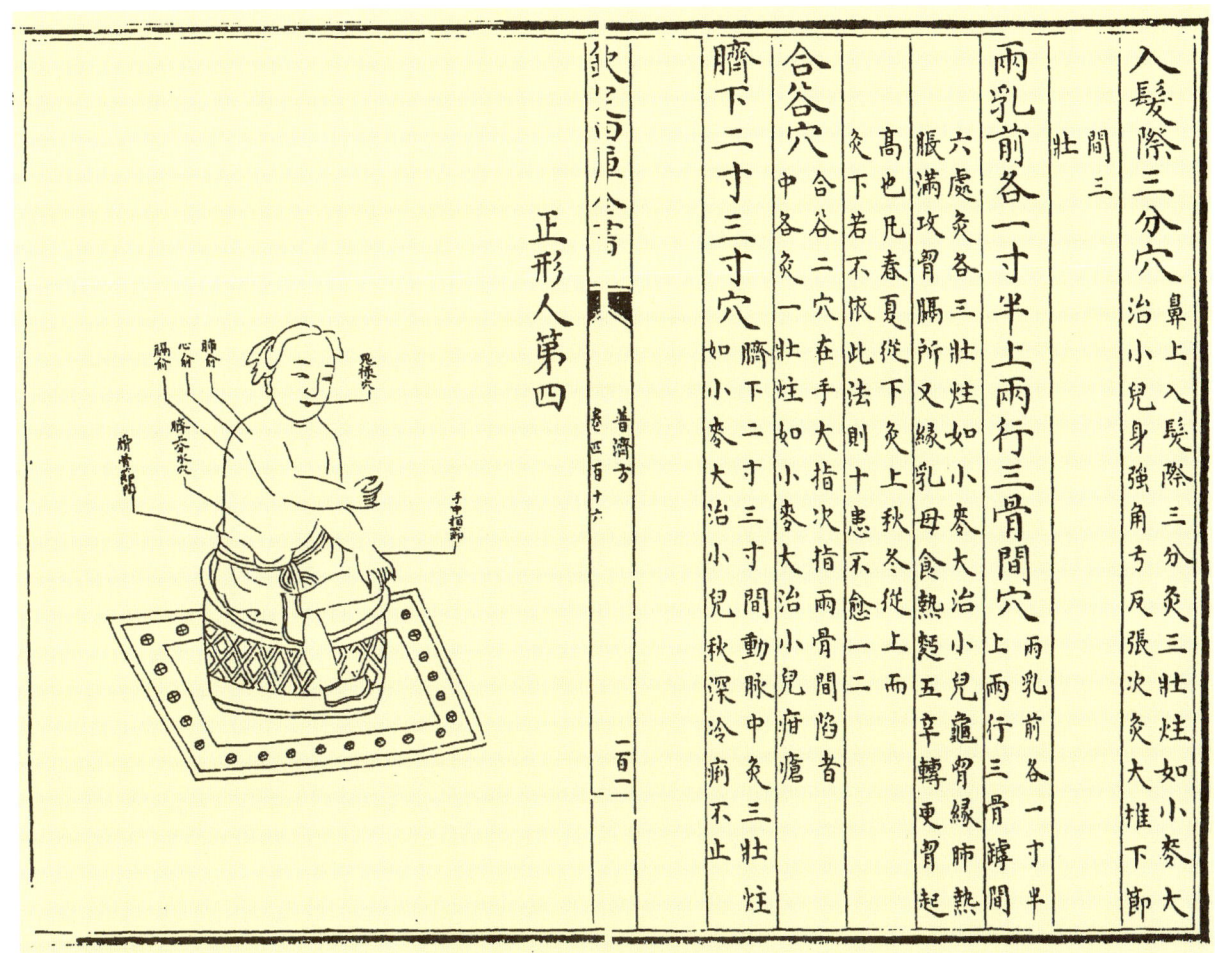

入发际三分穴 鼻上入发际三分，灸三壮，炷如小麦大。治小儿身强，角弓反张，次灸大椎下节间三壮。

两乳前各一寸半，上两行三骨间穴 两乳前各一寸半，上两行三骨髁间六处，灸各三壮，炷如小麦大。治小儿龟胸，缘肺热胀满攻胸膈所，又缘乳母食热面、五辛，转更胸起高也。凡春夏从下灸上，秋冬从上而灸下。若不依此法，则十患不愈一二。

合谷穴 合谷二穴在手大指次指两骨间陷者中，各灸一壮，炷如小麦大。治小儿痔疮。

脐下二寸三寸穴 脐下二寸三寸间动脉中，灸三壮，炷如小麦大。治小儿秋深冷痢不止。

正形人第四（图见上）

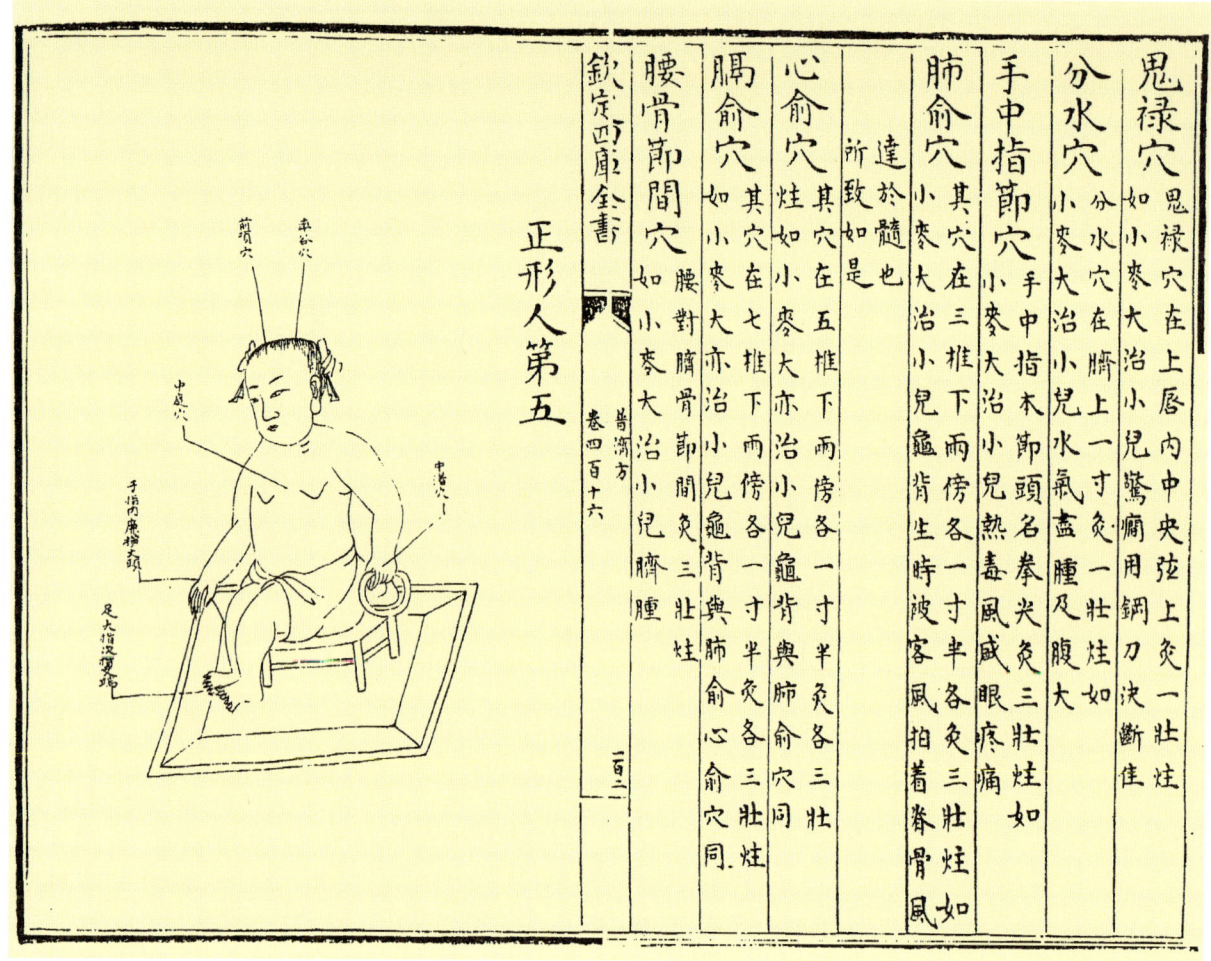

鬼禄穴 鬼禄穴在上唇内中央弦上，灸一壮，炷如小麦大。治小儿惊痫，用钢刀决断佳。

分水穴 分水穴在脐上一寸，灸一壮，炷如小麦大。治小儿水气尽肿及腹大。

手中指本节穴 手中指本节头名拳尖，灸三壮，炷如小麦大。治小儿热毒风盛，眼疼痛。

肺俞穴 其穴在三椎下两旁各一寸半，灸三壮，炷如小麦大。治小儿龟背，生时被客风拍着脊骨，风达于髓也，所致如是。

心俞穴 其穴在五椎下两旁各一寸半，灸各三壮，炷如小麦大。亦治小儿龟背，与肺俞穴同。

膈俞穴 其穴在七椎下两旁各一寸半，灸各三壮，炷如小麦大。亦治小儿龟背，与肺俞、心俞穴同。

腰骨节间穴 腰对脐骨节间，灸三壮，炷如小麦大。治小儿脐肿。

正形人第五（图见上）

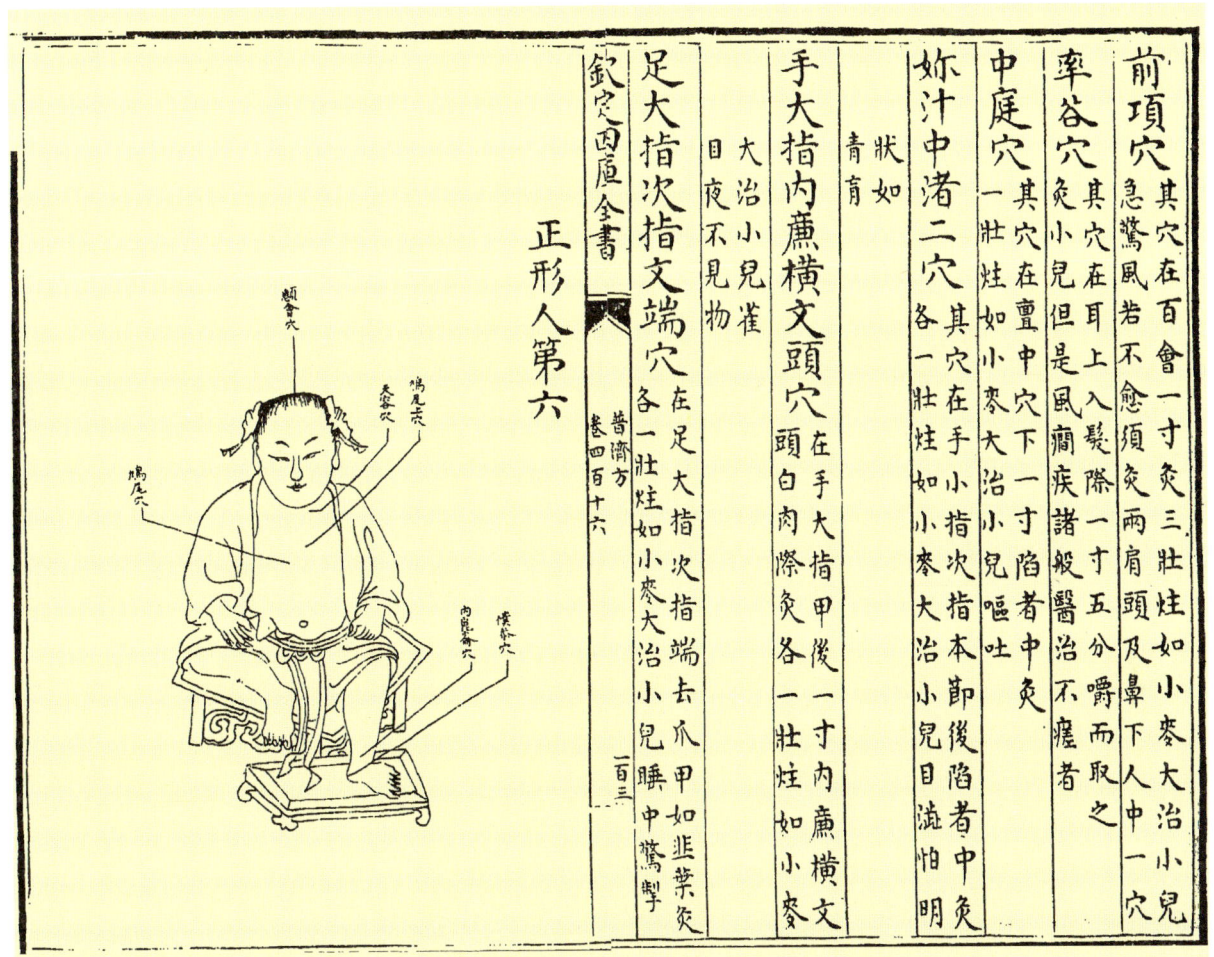

前顶穴 其穴在百会一寸，灸三壮，炷如小麦大。治小儿急惊风，若不愈，须灸两肩头，及鼻下人中一穴。

率谷穴 其穴在耳上入发际一寸五分，嚼而取之。灸小儿，但是风痫疾，诸般医治不瘥者。

中庭穴 其穴在膻中穴下一寸陷者中，灸一壮，炷如小麦大。治小儿呕吐。

奶汁中渚二穴 其穴在手小指次指本节后陷者中，灸各一壮，炷如小麦大。治小儿目涩怕明，状如青盲。

手大指内廉横文头穴 在手大指甲后一寸，内廉横文头白肉际，灸各一壮，炷如小麦大。治小儿雀目，夜不见物。

足大指次指文端穴 在足大指次指端去爪甲如韭叶，灸各一壮，炷如小麦大。治小儿睡中惊掣。

正形人第六（图见上）

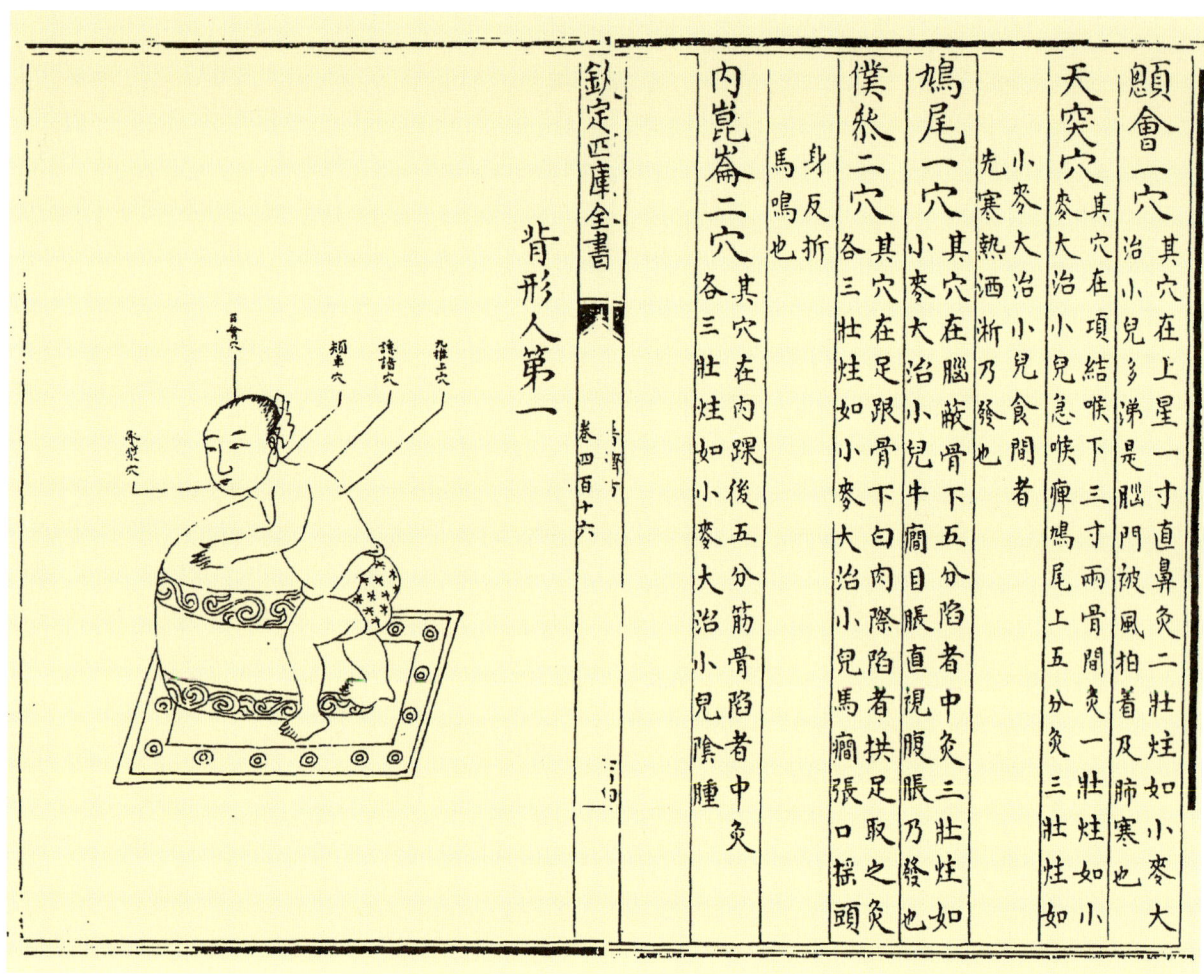

囟会一穴　其穴在上星一寸，直鼻灸二壮，炷如小麦大。治小儿多涕，是脑门被风拍着及肺寒也。

天突穴　其穴在项结喉下三寸两骨间，灸一壮，炷如小麦大。治小儿急喉痹，鸠尾上五分，灸三壮。炷如小麦大，治小儿食痫者，先寒热洒渐乃发也。

鸠尾一穴　其穴在胸①蔽骨下五分陷者中，灸三壮，炷如小麦大。治小儿牛痫，目胀直视，腹胀乃发也。

仆参二穴　其穴在足跟骨下白肉际陷者中，拱足取之，灸各三壮，炷如小麦大。治小儿马痫，张口摇头，身反折马鸣也。

内昆仑二穴　其穴在内踝后五分筋骨陷者中，灸各三壮，炷如小麦大。治小儿阴肿。

背形人第一（图见上）

---

①胸：原作"脑"，据《针灸资生经》卷一改。

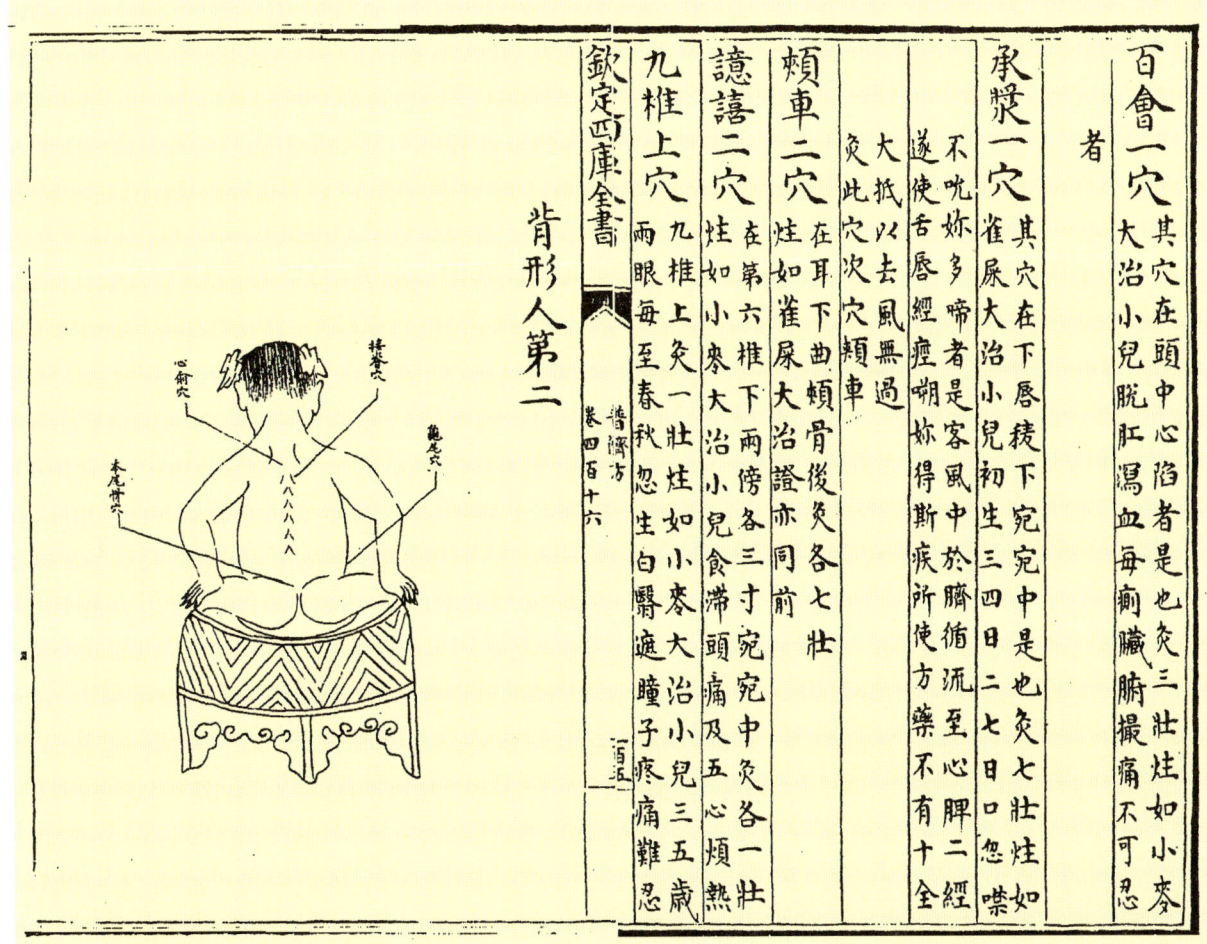

百会一穴 其穴在头中心陷者是也,灸三壮,炷如小麦大。治小儿脱肛泻血,每厕脏腑摄痛不可忍者。

承浆一穴 其穴在下唇棱下宛宛中是也,灸七壮,炷如雀屎大。治小儿初生三四日,二七日口忽噤不吮奶、多啼者,是客风中于脐,循流至心脾二经,遂使舌强唇经痉㖞,奶得斯疾,所使方药,不有十全,大抵以去风无过,灸此穴,次穴颊车。

颊车二穴 在耳下曲颊骨后,灸各七壮,炷如雀屎大。治证亦同前。

噫嘻二穴 在第六椎下两旁各三寸宛宛中,灸各一壮,炷如小麦大。治小儿食滞头痛及五心烦热者。

九椎上穴 九椎上灸一壮,炷如小麦大。治小儿三五岁,两眼每至春秋忽生白翳遮瞳子,疼痛难忍。

背形人第二（图见上）

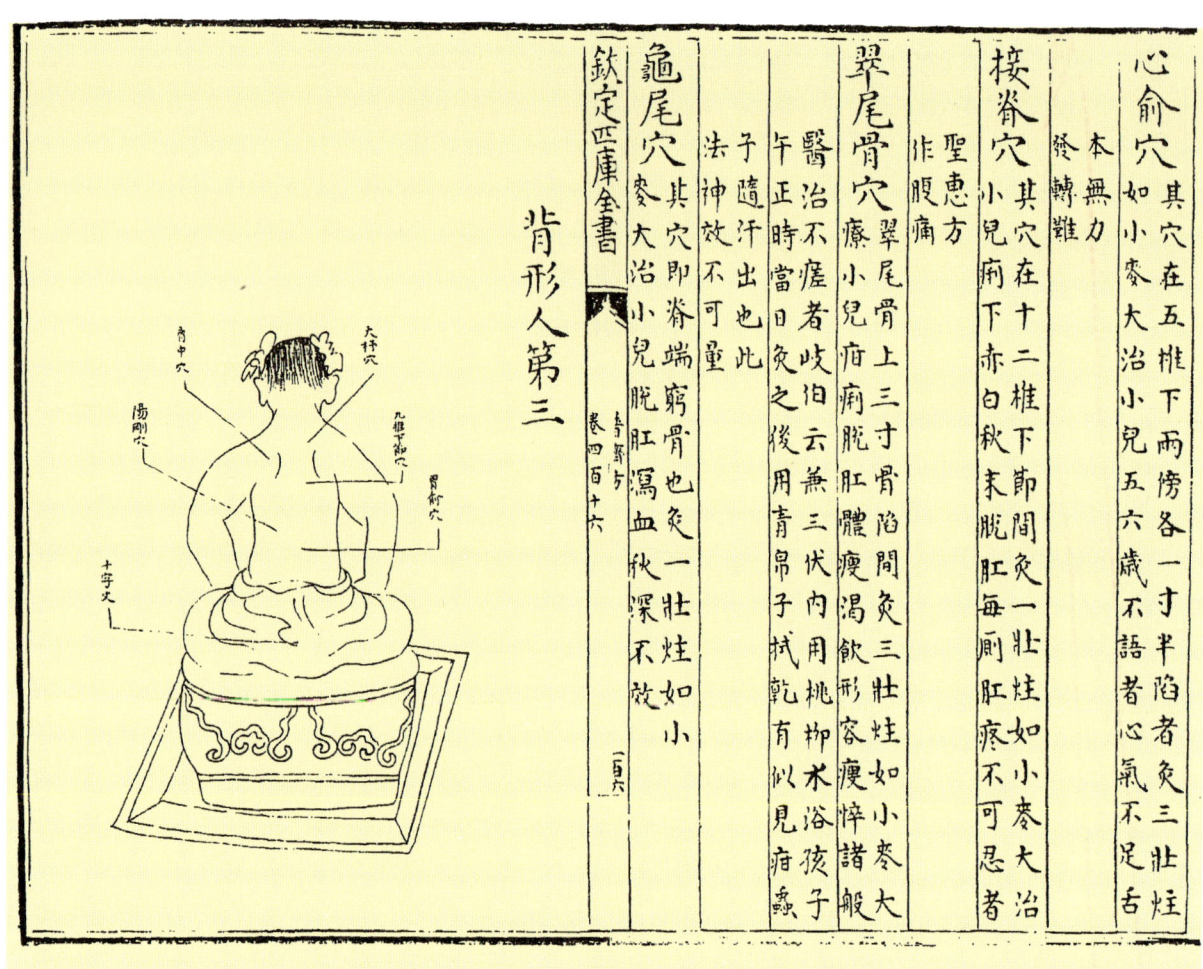

心俞穴 其穴在五椎下两旁各一寸半陷者中，灸三壮，炷如小麦大。治小儿五六岁不语者，心气不足，舌本无力，发声转难。

接脊穴 其穴在十二椎下节间，灸一壮，炷如小麦大。治小儿痢下赤白，秋末脱肛，每厕肛疼不可忍者。《圣惠方》作腹痛。

翠尾骨穴 翠尾骨上三寸骨陷间，灸三壮，炷如小麦大。疗小儿疳痢脱肛，体瘦渴饮，形容瘦悴，诸般医治不瘥者。岐伯云：兼三伏内，用桃柳水浴孩子，午正时当日灸之，后用青帛子拭干，有似见疳虫子随汗出也，此法神效不可量。

龟尾穴 其穴即脊端穷骨也，灸一壮，炷如小麦大。治小儿脱肛泻血，秋深不效。

背形人第三（图见上）

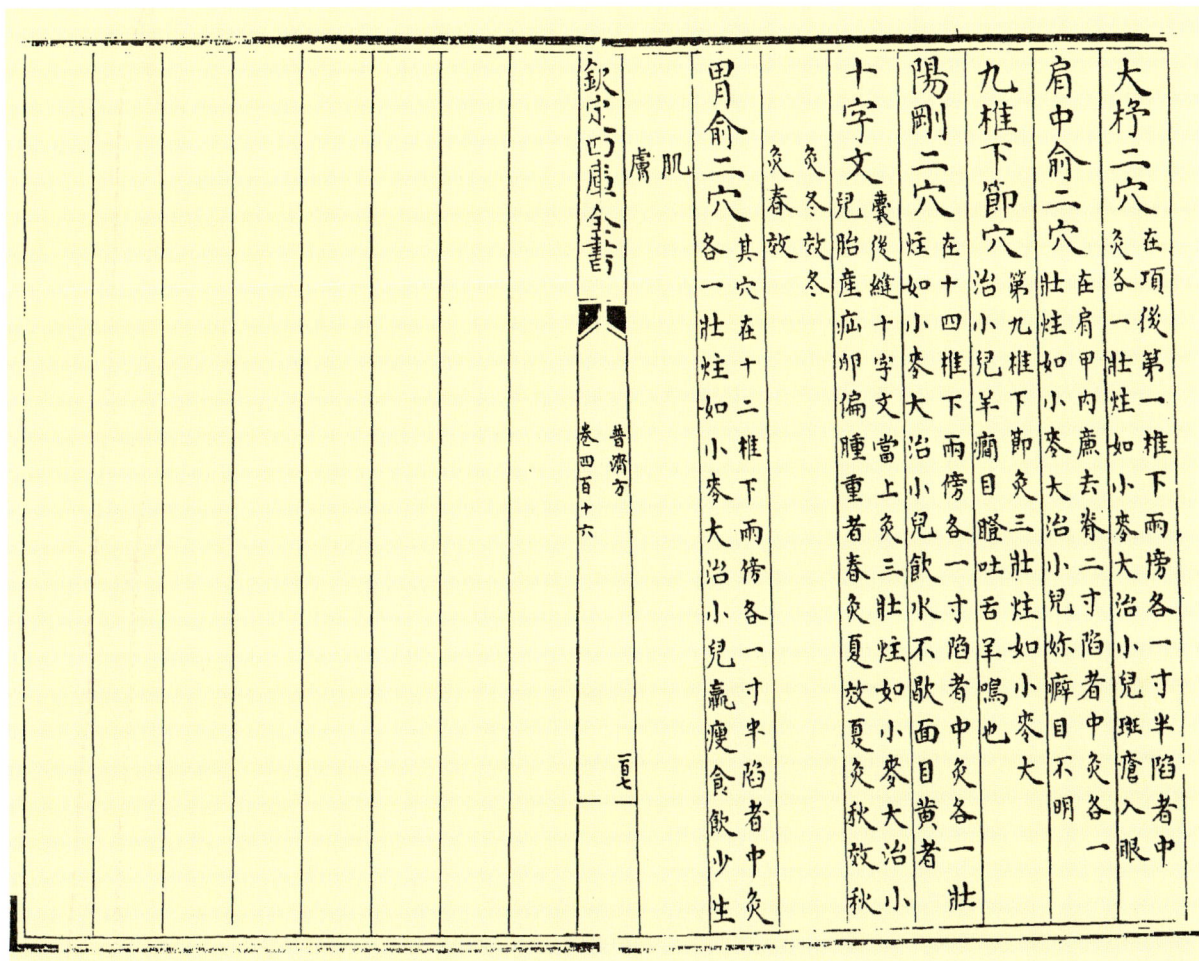

大杼二穴 在项后第一椎下，两旁各一寸半陷者中，灸各一壮，炷如小麦大。治小儿斑疮入眼。

肩中俞二穴 在肩甲内廉，去脊二寸陷者中，灸各一壮，炷如小麦大。治小儿奶癣目不明。

九椎下节穴 第九椎下节，灸三壮，炷如小麦大。治小儿羊痫，目瞪吐舌羊鸣也。

阳刚二穴 在十四椎下两旁，各一寸陷中，灸各一壮，炷如小麦大。治小儿饮水不歇，面目黄者。

十字文 囊后缝十字文当上，灸三壮，炷如小麦大。治小儿胎产疝，卵偏肿重者，春灸夏效，夏灸秋效，秋灸冬效，冬灸春效。

胃俞二穴 其穴在十二椎下两旁各一寸半陷者中，灸各一壮，炷如小麦大。治小儿羸瘦，食饮少，生饥肤。

《全婴方》灸法

凡点灸法，皆须平直四肢，无使倾倒。灸时，孔穴不正，无益于事。若卧则卧灸，立点则立灸，坐点则坐灸，反此则不得其穴矣。

凡灸，若雾、风雪、猛雨、炎暑、雷电、虹霓，暂时且停，候晴明再灸。灸时，不可太饥太饱，见一切不祥之事。

凡新生男女，七日以上，周岁已还，不过七壮，如雀粪大。头面、手足、胸前诸穴，不可灸。有疾不过七壮，背不过七壮。

又云：小儿艾炷如小麦许，但三五壮而止。

又云：夫病至极甚，服药无效者，可以求疗尺寸之法。古者，以人中指第二节，内度两横文为一寸，其间有手短身长者，是以不可一概论也。今人不辨长短，但以灸之，多不应效。通真子云：身手平等者，以中指第二节为一寸，身长手短者，大拇指第一节为一寸，宜依此行，取患者男左女右手为一寸，即无碍矣。

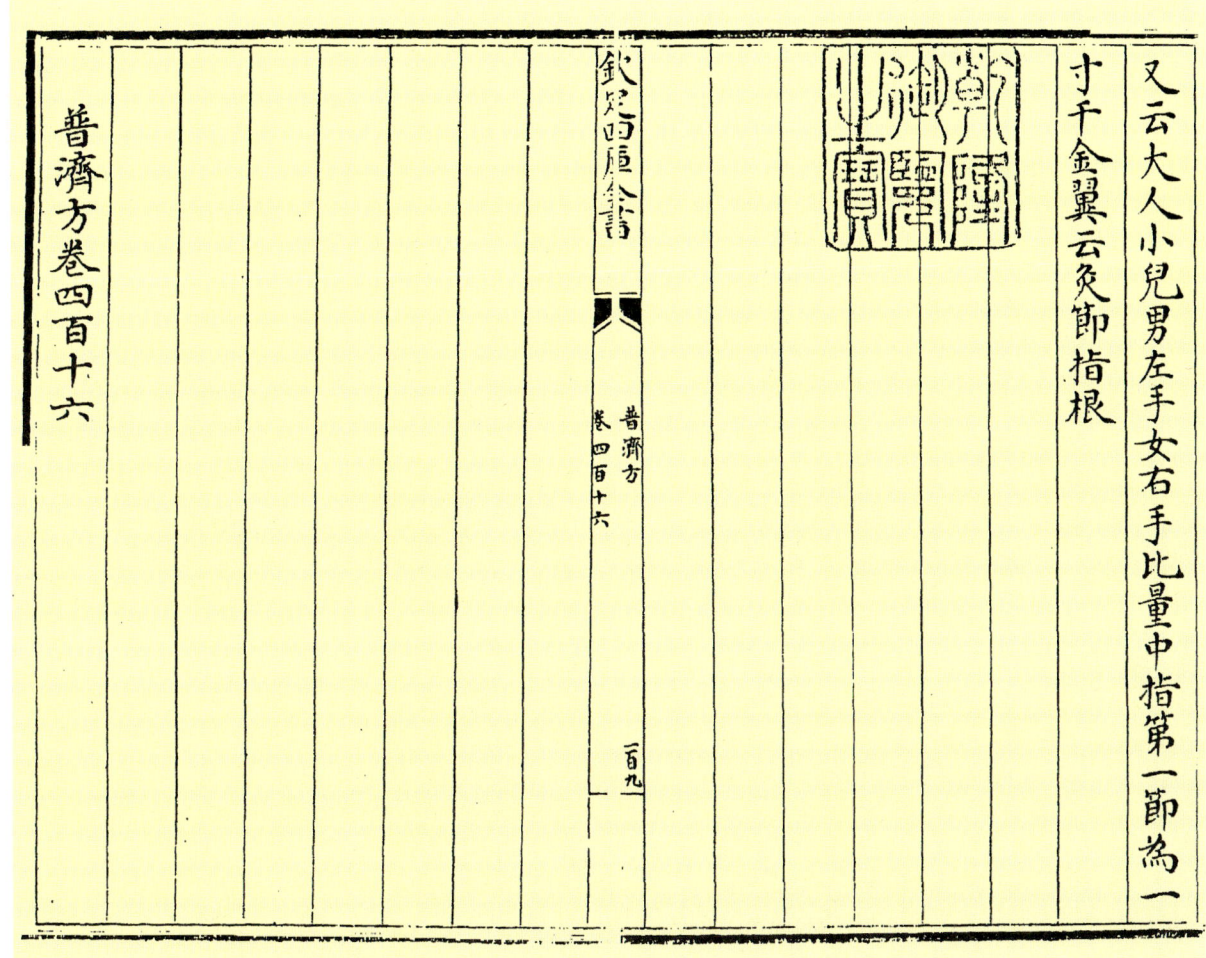

又云：大人小兒男左手女右手，比量中指第一節為一寸。《千金翼》云：灸節指根。

《普济方》卷四百十七 针灸门

明·周王 朱橚 撰

诸风

凡诸百邪之病，源起多途，其有种种形相，示表癫邪之端，而见其病，或有默默而不声，或复多言而愣说，或歌或哭，或吟或笑，或眠坐沟渠，噉食粪秽，或裸形露体，或昼夜游走，或嗔骂无度，或是蛊蛊精灵，手乱目急，如斯种类。癫狂之人，今针灸与夫方药，并主治之。凡占风之家，亦以疯为鬼断。扁鹊云：百邪所病者，针有十三穴也。凡针之体，先从鬼宫起，次针鬼信，便至鬼垒，又至鬼心，未必须并针，止五六穴，即可知矣。若是邪蛊之精，便自言说论其由来去，验有实，立得精灵，未必须尽其命，求去与之。男从左起针，女从右起针，若数处不言，便遍穴针也，依诀而行。针灸等处，并备主之，仍须依掌诀捻目治之，万不失一。黄帝掌诀，别是术家秘要，缚鬼禁劫，五岳四渎，山精鬼魅，并悉禁之，有目在人两手中十指节间，第一针人中，名鬼宫，从左边下针，右边出；第二针手大指爪甲下，名鬼信，入肉三分；第三针足大趾爪甲下，名鬼垒，入肉二分；第四针掌后横文，名鬼心，入半寸，即太渊穴也；第五针外踝下白肉际，足太阳名鬼路，火针七锃，锃三下，即申脉穴也；第六针大椎，上入发际一寸，名鬼枕，火针七锃，锃三下；第七针耳前发际宛宛中，耳垂下五分，名鬼床，火针七锃，锃三下；第八针承浆，名鬼市，从左出右；第九针手横文上三寸两筋间，名鬼路，即劳宫穴也；第十针直鼻上入发际一寸，名鬼堂，火针七锃，锃三下，即上星穴也；第十一针阴下缝，灸三壮，女人即玉门头，名鬼藏；第十二针尺泽横文外头，接白肉际，名鬼巨，火针七锃，锃三下，此即曲池穴；第十三针舌头一寸，当舌下缝刺贯出舌上，名鬼封，仍以一板横口吻安针头，令舌不得动。已前若是手足皆相对，针两穴，若是孤穴，即单针之。

岐伯曰：中风大法有四，一曰偏枯，二

曰风痱，三曰风懿，四曰风痹。夫诸急卒病，多是风。初得轻微，人所不悟，宜速与续命汤，依腧穴灸之。夫风者，百病之长。岐伯所言四者，说其最重也。

《经验方》云：凡觉心中愦乱，神思不怡，或兼手足麻木，此是风将发之候，不问是风与气，宜速灸百会、风池、大椎、肩井、曲池、间使、足三里七穴，两边依次序自上及下灸之。如灸稍迟，气塞涎上，或失音将欲绝者，便可依此次序灸之。艾炷如苍耳大，灸三壮，足三里灸五壮，轮日以次灸之，至随年壮乃止。大凡每遇春秋二时，可于此七穴时复灸之，以泄风气，如体中素有风气者，尤须留意此灸法，可保无虞。此法能灸卒死，医书云：凡民风发强忍怕痛不肯灸，忽然卒死者，是何病？谓入藏故也，有患风病者不可不知此灸法。又云：先贤论曰，风中脉则口眼㖞邪，风中腑则肢体废，中脏则性命危。凡治中风，古方虽用续命、防风等药，然此只可扶助疾病，若要救危急、收全功，必须火艾灼灸为良。又云：凡㖞向左者，谓左边脉中风而慴，不能复言。若不求师即治，宿夕而死，即觉，便灸肺俞及膈俞、肝俞数十壮，急服续命汤可救。若涎唾出不收者，即灸当立与汤池也。诸阳受风亦恍惚妄言，与肺病相似，然若缓，可经久而死。

治肝中风者，其人但踞坐，不得低头，绕两目连额上，色微有青者，肝风之证，若唇色青、面黄尚可治。肝俞急灸百壮，服续命汤。诗曰：

> 肝家踞怒不低头，左胁偏疼筋急搜；
> 额目唇青为可疗，目黄目白使人愁。

治心中风者，其人但得偃卧，不得倾侧，闷乱冒绝汗出者，心风之证。若唇正赤，尚可治。心俞急灸百壮，服续命汤。诗曰：

> 心风偃卧热而瘖，唇赤其身有汗青；
> 白黑青黄唇上见，停停时悚扁医惊。

治脾中风者，其人但踞坐而腹满身通黄，吐涎汗出者尚可治。脾俞急灸百壮，服续命汤。诗曰：

    脾中风兮肌肉瞤，踞而腹满吐涎酸；

    唇并肢体通黄疾，手足眸青疗已难。

治肾中风者，其人踞坐而腰痛，视胁左右，未有黄色，如饼粢大者尚可治。肾俞急灸百壮，服续命汤。诗曰：

    肾中踞而腰脊疼，面浮耳黑贼风生；

    胁无黄迹能痊愈，直发泥容旦暮倾。

治胃中风者，腹满䐜胀，隔塞不通，张口喘急，额上多汗，孙地仙所谓新食竟取为胃是也。或曰风中诸脏，不关诸府，是亦一说。然胃为水谷之海，五脏皆取气于胃，故并存之。

胃俞急灸百壮，服续命汤。诗曰：

胃病根源饮食来，抬肩喘息气难开；
口张额汗腹中满，浮诊双开脉大哉。

治大肠中风者，卧而肠鸣不止。大肠俞灸百壮，可服续命汤。

治中风眼戴上，及不能语者，第二椎上及第五椎上，灸各十壮，齐下火炷如半枣核大，立瘥。

治中风半身不遂。《资生经》云：黄帝问于岐伯曰：中风半身不遂，如何灸？答曰：凡未中风，一两月前，或三五月前，非时足胫上忽酸重顽痹，良久乃解，此将中风之候。急灸三里、绝骨四处，三壮，后用葱、薄荷、桃柳叶煎汤淋洗，以驱逐风气于疮口出。灸疮，春较秋灸，秋较春灸，常令两脚有疮为妙。

治饮食不节，酒色过度，忽中风言语謇涩，半身不遂，宜七处齐下火，各三壮。风在左灸右，右灸左。穴：百会、耳前发际、肩井、风市、三里、绝骨、曲池，七穴神效，不能具录，依法灸，无不愈。

治风中府，手足不随，其状觉手足或麻或痛，良久乃已，此将中府之候，病左灸右，病右灸左，因循失灸废者。灸疮，春较秋灸，秋较春灸，取尽风气集效。穴：百会、曲鬓一作发际、肩髃、曲池、风市、足三里、绝骨。

治风中藏，气塞涎上不语极危者，下火立效，其状，觉心中愦乱，神思不怡，或手足麻，此将中藏之候，不问风与气，但依次自上及下各灸五壮，日别灸随年壮。凡遇春秋，常灸以泄风气，素有风人，可保无虞，此能灸暴卒。穴：百会、风池、大椎、肩井、曲池、间使、足三里。

《集效方》云：治风莫如续命、防风、排风汤之类，此可扶助疾病，若救危急，必火艾为良，此论亦当。

《资生经》云：范子默自壬午年五月间，口眼㖞斜，灸听会等三穴即正，右手足麻无力，灸百会、发际等七穴得愈。癸未年八月间，气塞涎上，不语，金虎丹加腻粉服至四丸半，气不通，涎不下，药从鼻中出，魂魄飞扬，如坠江湖中，顷欲绝，灸百会、风池等左右共十二穴，气遂通，吐几一碗许，继又下十余行，伏枕半月余遂平，尔后，不觉意思少异于常，心中愦乱，即便灸百会、风池等穴立效。《本事方》云：十二穴者，谓听会、颊车、地仓、百会、肩髃、曲池、风市、足三里、绝骨、发际、大椎、风池也，依而用之立效。

凡气塞涎上不能语，心中风候也，巢氏《病源》常论之，古方虽谓，但得偃卧闷绝汗出者，心中风之候，恐未尽也。范公灸得气通，盖灸百会之力，其吐几一碗，下十行者，岂服金虎丹加腻粉所致耶？

治大患风者，先补后泻，少可患，以经取之。穴：风池。

治中风支满，短气不食，食不消，吐血，目不明，闭塞。穴：肝俞。

治偏枯不能行，大风暴不知人，卧惊，视如见星。穴：阴跷。

治卒中风不识人。穴：临泣。

治风面浮肿颜黑，厥气上冲，腹胀，大便下重瘈惊，膝股胻肿转筋，目眩头痛。穴：解溪。

治中风喜恐，悲笑不休，手痹。穴：劳宫。

治中风肘挛，实则心暴痛，虚则心烦惕惕，风头耳后痛，烦心，足不收失履，口眼㖞僻，头项瘈痛，牙车急。穴：内关、完骨。

治心中风，语悲泣。穴：心俞。

治风痫中风，角弓反张，或多哭，言，发即天时，盛即吐沫，心惊，烦健忘。穴：百会。

治狂易大风。穴：昆仑。

治风腲腿脚不随，灸巨虚上廉二穴，各灸三壮。

治大风默默不知所痛，视如见星。穴：照海。

治大风默默不知所痛，悲伤不乐。穴：天井。

治青风心风。穴：百会。

治偏风热风。穴：肩髃。

治肝风占喉，其口不能言。穴：鼻下人中、大椎、肝俞，灸五十壮，余处随年壮眼暗人灸之得明，二三百壮良。

治心风寒。穴：心俞，灸各五壮。

治心风。穴：心俞两边各一寸二分，灸各五七壮。

治心风，食胀满，食不消化，吐血酸痛，四肢羸露，不欲食饮，鼻血，目眩眈眈不明，肩头胁下痛，小便急。穴：肝俞二穴，灸二三百壮，瘥即止，一云灸心俞。

治卒中，恶风，心闷烦毒欲死。穴：足大指下横文，急灸，随年壮，立愈。

内踝筋急不能行者，内踝上，急灸四十壮。

外踝筋急不能行者，外踝上，急灸三十壮，立愈。

眼戴精上插，自两眦后，灸二七壮。

不能语，第三椎上，灸百壮。

不识人，季肋头，灸七壮。

眼反口噤，腹中切痛，阴囊下第一横理，灸十四壮，灸卒死，亦良。

治大风卒风，缓急诸风，卒发动不自觉知，或心腹胀满，或半身不遂，或口噤不言，涎唾自出，目闭耳聋，或举身冷直，或烦闷恍惚，喜怒无节，或唇青口白，戴眼，角弓反张，始觉发动。穴：神庭，灸七壮、次曲差、次上关、次下关、次颊车、次廉泉、次囟会、次本神、次天柱、次陶道、次风门、次心俞、次肝俞、次肾俞、次膀胱俞、次曲池、次肩髃、次支沟、次合谷、次间使、次阳陵泉、次阳辅、次昆仑以上各七壮。

治风。穴：上星灸二百壮，前项二百四十壮，百会二百壮，脑户、风府各三百壮。

治大风。穴：百会，灸七百壮。

治百种风。

脑后项大椎平处，两相量二寸三分，须取病人指寸量两相，各灸百壮，得瘥。

治风耳鸣，从耳后量八分半里许有孔，灸一切风得瘥，狂者亦瘥，两耳门前后各百壮。

治卒病恶风欲死，不能语，及肉痹不知人。第五椎名曰藏俞，灸百五十壮，三百壮便愈。

治风，腹中雷鸣，肠澼泄利，食不消化，小腹绞痛，腰脊疼僵，或大小便难，不能饮食。穴：大肠俞，灸百壮，三日一报。

治风。穴：液门，灸五十壮。

治风，身重心烦，足胫疼。穴：绝骨，灸百壮。

治恶风邪气泣出，喜忘。穴：百会、天府、曲池、列缺。

治风入腹中。穴：涌泉。

治耳中风生。穴：商阳。

治大风目痛及目外眦痛。穴：临泣。

治面黑湿风。穴：关冲。

治风从头至足，面目赤。穴：解溪。

治风寒热。穴：液门。

治手中风热。穴：内关。

治头身风热。穴：间使。

治身风寒。穴：后溪。

治胸中寒如风，壮及治头眩两颊痛。穴：侠溪。

治肺寒。穴：肺俞，灸百壮。

治肾寒。穴：肾俞，灸百壮。

治大风逆气多寒。穴：大横。

王氏云：乡里有人，忽觉心腹中热甚，急投药铺说其状，铺家以为此中风之候，与治风药而风不作中心藏之。至夷陵，见一太守，中夏忽患热甚，不免以水洒地，设簟卧其上，令人扇之，次日忽中风，数日而殂，人皆咎其卧冰簟而用扇也。暨到澧阳，见一老妇人，夏中亦患热，夜卧厅上，次日中风，遇其子预合得小续命汤服，更召医调理，数日愈。始知人之中风，心腹中多大热而后作，而小续命汤，不可不服也。王令患风，医以青州白丸子、排风汤、续命汤、四物汤、黄芪建中汤、术附汤、嘉禾散合为一处，同和分数服，每服水一碗，枣三枚、生姜五片，同煎至七分，去滓温服，自后与人服皆效。周户传三汤四散子，用四君子、排风、续命汤，嘉禾急风正气匀气散，一切风疾，无不瘥。○又云：凡中风用续命排风等汤，神精丹茵芋酒更加，灸必愈。

治热风，两乳头各灸一七壮，足外踝后一寸各灸三壮，顶中旋毛灸一七壮。

治风，头耳后痛烦心，及足不收失履，口㖞僻，头项摇瘈痛，牙车急。穴：完骨。

治风身热。穴：后溪。

治风，十指筋挛不行屈伸，两手踝骨上，各灸一七壮。

治中风，手足不随，穴：百会、肩髃、听会、曲池、三里、悬钟、风市等七穴，左治右，右治左，以取尽风气轻安为度。

治绕踝风，刺曲池二穴。如绕外踝痛，兼刺丝络二穴；如绕内踝痛，兼刺大都二穴，针入三分；如腔前痛，兼刺行间二穴，针入六分。

中风不语

治脾风占候，声不出，或上下手，当灸手十指头，次灸人中，次大椎，次两耳门前脉，去耳门上下行一寸是，次两大指节上下，各七壮。

治脾风，穴：脾俞，脊两边灸各五十壮，凡人脾俞无定所，随四季月应病，即灸藏俞，是脾穴，此法甚妙。

治脾风者，总忽为八风猥腿风，半身不遂，失音不语者，穴百会，灸五百壮，次本神，次承浆，次风府，次肩髃，次心俞，次手五里，次手髓孔，次手少阳，次足五里，次足髓孔，次足阳明，各灸五百壮。

治中风，失喑不能言语，缓纵不随，及风痱不能语，手足不随，卒病欲死，不能语，肺中风不能言。穴：天窗，先灸五十壮息火，百会仍移灸五十壮毕，天窗还灸五十壮，若发先灸百会，则风气不得泄，内攻五脏喜闭状，仍失音也，所以先灸天窗，次百会佳，一灸五十壮，悉泄火势，复灸之。视病轻重，重者，一处三百壮大效，凡中风服药益剧者，但是风穴，悉皆灸三壮，无不愈，神良，决定勿疑，不至心者勿浪为灸。

巢氏云：脾脉络胃夹咽，连舌本，散舌下，心之别，脉系舌本。心脾受风邪，故舌强不语。三阳之经并络入额颊，夹于口，诸阳为风寒所客，则筋急，故口噤不得开。

治卒中风口噤不得开，

机关《千金翼》名颊车二穴，各灸五壮即得语，又灸随年壮，僻者逐僻左右灸。

治卒中风口㖞，苇筒长五寸，以一头刺耳孔中，四畔以面密塞，勿令泄气，一头内大豆一颗，并艾烧令燃，灸七壮，瘥。右灸左，左灸右。《千金》不传，耳病亦灸之。

治中风口㖞，手交脉灸三壮，左灸右，右灸左，炷如鼠屎形，横安两头下火。

治口㖞。穴：刺承泣。

治风中脉，口眼㖞斜，若久不治，亦传入脏，慎不可忽。穴：听会、颊车、地仓。

《经验方》云：自崇宁壬午年五月间，忽口眼㖞斜，灸听会等三穴即正，后右手足麻木无力，灸百会、发际等七穴得愈。癸未年八月间，气塞涎上不能语，取金虎丹加腻粉服至四十丸半。气不通，涎不下，药从鼻中出，魂魄飞扬，如坠江湖中，顷刻欲绝，灸百会、风池等，左右共十二穴，气遂通，吐涎几一碗许，继又下十余行，伏枕半月余，遂平复。方觉意思惺快，每遇心中愦乱，即灸百会、风池等穴，无不立效。固知灸有神圣之功，非药所能及也，甲申十月既望，正思识。

治风中喝。穴：列缺二穴，别走阳明者，灸三壮，患左灸右，患右灸左。

治风失音不语。穴：合谷，各灸三壮。

治不能言。穴：通里。

治中风口喎僻，口吻口横纹间灸，觉大热便去艾即愈，勿尽艾，则大过，若口左僻灸右吻，右僻灸左吻，又手中指节上灸一炷。

治口喎斜，耳垂下麦粒大，艾灸三壮，左灸右，右灸左。

治风寒之气客于脏间，滞而不能发，故喑不能言，及喉痱失声，皆风邪所为也，入脏皆能杀人。穴：百会，灸百壮，针入三分，补之。

治中风卒失声，声嘶不出。穴：大椎旁一寸五分，又刺其下，停针之。

治风痱不能语，手足不遂。度病者，手小指内岐间，至指端为度，以置脐上直望心下，以丹注度上端毕，又作两度，续所注上合其下，开其上，取其本，度横置其开上，令三合其壮，如倒作某字形，男度左，女度右，手嫌不分了，故上丹注三处，同时起火灸之，各一百壮愈。

治中风口噤，牙关不开，刺水沟针入四分，次针颊车，令人侧卧，张口取之，针入四分，得气即泻。

治中风不能语，第二椎或第五椎上，灸五十壮。

治风入脏，使人喑哑，卒口眼相引，牙车急，舌不转，喎僻者，口吻边横纹赤白际，逐左右灸，随年壮报之，至三日不瘥，更报之。

治中风，气塞涎上，不语昏危者。穴：百会、风池、大椎、肩井、曲池、间使、三里等七穴。左治右，右治左，以取尽风气，精神为度。其病并依穴针灸或有不愈者，一则不中穴；二则虽中穴，刺之不及其分；三则虽及其分，气不至出针；四则虽气至，不明补泻。故其病或有随针而卒者，一则不知刺禁，假令刺中心即死之类是也；二则不明脉候，假令下痢，其脉忽大者，死不可刺之。凡针灸者，先须详审脉候，观察病证，然后知其刺禁，辨其经络、穴道远近，气候息数，深浅分寸，然后知其病刺之，获时而愈矣。不可一途而取，不可一理而推。

治中风失音，刺任脉天突一穴，在结喉下一寸宛宛中，阴维之会，针入五分；次针手少阴经神门二穴，在掌后兑骨之端陷中，针入三分；次针手少阳经支沟二穴，在腕后三寸两骨之间陷中，针入三分；次针足少阴经涌泉二穴，在足心屈足卷指宛宛中，针入五分；如舌急不语，刺喑门一穴，在后顶中央入发际五分宛宛中，仰头取之，针入二分。如舌缓不语，刺风府一穴，在顶发际上一寸大筋内宛宛中，针入三分。

偏风

治偏风口㖞，手腕无力，半身不遂，咳嗽掌中热，口噤不开。穴：列缺。

治偏风口目㖞，牙车急。穴：下关。

治偏风口面㖞，颈项痛，不得顾，小便赤黄，喉痹，颊肿。穴：完骨。

治偏风口㖞面肿。穴：承浆。

治偏风口㖞。穴：冲阳、地仓。

治偏风口㖞，面痒浮肿，风动叶叶状如虫行，或唇肿痛。穴：迎香。

治冷风湿痹，风疹，偏风半身不遂，腰胯痛不得转。穴：环跳。

治偏风不遂，热风瘾疹，手臂挛急，捉物不得，挽弓不开，臂细无力，筋骨酸疼，又治手不得向头。穴：肩髃若灸偏风，可七七壮，不宜多。

治偏风半身不遂，刺风疹疼痛冷缓，捉物不得，挽弓不开，屈身难，隐脉风，臂肘细无力。穴：曲池。

治偏风半身不遂。穴：阳陵泉、环跳、曲池。

治大风偏枯，半身不遂。穴：照海。

治偏风，腰腿手足不仁。穴：上廉。

治半身不遂。穴：下昆仑、委中。

治偏风。穴：地仓、承山、上廉、下廉。

治手足偏枯。穴：阴蹻。

治猥腿，半身不遂，失音。穴：灸百会。

半身不遂，男女皆有此患，但男尤忌左，女忌右尔。若得此疾后，风药不宜暂阙，常令身上灸疮可也，最忌房室，或能如道释修养，方能保其无他。若灸，则当先百会、囟会，次风池、肩髃、曲池、合谷、环跳、风市、三里、绝骨，不必拘旧经，病左灸右病，右灸左之说，但按酸疼处灸之。若两边灸亦佳，但当自上而下灸之。

治偏枯，手足不能伸。穴：刺委中。

《试效方》云：陕师郭巨济病偏枯，二指着足底不能伸，迎先师于京师治之，至则以长针刺委中，深至骨而不知痛，出血三升，其色如墨，又且缪，刺之如是者六七刺，服药三月，病良愈。

治偏风，宜针下项七处，灸亦得。穴：风池、肩髃、曲池、支沟、五枢、阳陵泉、巨虚、下廉。

治风，腰脚不随，不能跪起。

穴：上髎、环跳、阳陵泉、巨虚、下廉。

风劳

治风劳气咳嗽，胸中郁郁，身热目眩。穴：大杼。

治风劳食气。穴：大椎。

治风劳，呕逆上气，胸背痛，喘气卧不安。穴：风门。

治风劳，腰脊痛。穴：膀胱俞。

治风劳，惊恐吐血，肘臂痛，嗜卧，四肢不得动。穴：五里。

治风劳，臂肘不仁。穴：附分。

治风劳失精，身体极痛，泄水下痢脓血，阴肿骱痛。穴：曲泉。

治风劳腰痛。穴：膀胱俞、关元俞。

治风劳痹逆，狂邪，膝冷，手节挛缩，身瘾疹，腹胀少气，头重风劳。穴：伏兔，灸脑户五壮，针三分，补之。

治风劳发背痈疽，用麻绳一条，蜡过从手中指第二节，量至心坎骨截断，须直伸臂折过，自前项下取中，缠至后心相对合齐闭口，量两吻阔狭以此为则，对灸七壮，神效。

风痉

治风痉。穴：颅囟。

治风痉口噤牙疼，颊肿恶寒，舌强不能言。穴：大迎。

治寒热风痉，脊强反折，瘛疭。穴：哑门。

治癫疾风痉，牙龈肿，善惊。穴：天冲。

治热痉引骨痛。穴：脾俞、膀胱俞。

治瘛疭沫出，寒热，痉引骨痛。穴：上关。

治寒热痉反折。穴：肾俞、中膂俞、长强。

治筋寒热痉，筋急手相引。穴：肝俞。

治痉上气失音不能言。穴：鱼际。

治反折。穴：腰俞。

治角弓反张。穴：百会。

治脊强反折。穴：上窌、腰俞。

风眩

治风眩项痛，头强寒热。穴：完骨。

治卒不识人，风眩鼻塞。穴：当阳、临泣。

治风眩。穴：后顶、玉枕、颔厌。

治风眩惊手卷《甲乙》手卷作手腕痛，泄风汗出腰项急。穴：阳谷。

治风眩头痛，呕吐心烦，穴：承光。

治坐如在舟车中。穴：申脉。

治风头眩。穴：神庭、上星、囟会。

治风眩。穴：天牖、前顶。

治头目风眩。穴：攒竹。

王氏云：《千金方》载徐嗣之言曰：风眩之病，起于心气不足，胸上蓄热，实痰与热相感而动风，风心相乱则闷瞀，故谓之风眩瞀。大人曰癫，小儿曰痫，则是风眩癫痫，本一疾也。不知后人何为析而三之，予因分为三门，且从为之辞，以释世医之疑云。

治醉酒风热发，两目眩痛，及治不能饮，烦备呕吐。穴：率谷。

治风眩。穴：天柱。

治风眩，心中恍惚不定，以绳横度口至两边，即得口寸数，便以其绳一头，度鼻尽其两边两孔间，得鼻寸数，中屈之取半合，于口之全度中屈之，先觅头上回发，当回发灸之，以度四边左右前后，当绳端灸之前，以面为正，并依年壮多少，一年凡三灸，皆须疮瘥又灸，壮数如前，若数处回发，则灸其近当鼻者，或回发近额一宜灸。

治诸风眩晕。穴：囟会，灸七壮，真头痛者，其痛上穿风府，陷入于泥丸宫，不可以药愈，夕发旦死，旦发夕死，盖头中人之根，气死绝也。

风痹

治惊悸瘈疭，风痹，臂肘痛，捉物不得。穴：天井。

治风痹，手臂不举，肩中热痛。穴：肩贞。

治风痹肘挛，手臂不举。穴：尺泽。

治寒热风痹，项痛肩背急，头痛。穴：消泺。

治风痹膝内痛，引膑不可屈伸，喉咽痛。穴：膝关。

治痿厥风痹，头重颔痛，髀枢股骱痛，瘰疬，风痹不仁，时有寒热，四肢不举。穴：附阳。

治风痹不仁。穴：阳辅、阳关。

治风痹。穴：委中。又穴：少海。

治风湿痹。穴：委中、下廉。

治冷风湿痹及治卒病肉痹，不知人。穴：环跳。

治周身痹大风。穴：膈俞二穴，各灸二壮。

岐伯曰：中风大法有四，四曰风痹。巢氏曰：风寒湿三气合而为痹，风多者为风痹，风痹之状，肌肤尽痛而复手足不随也。治当以此求之，速与续命汤依俞穴灸之。

风痫

治癫风不识人，羊鸣。穴：神庭。

治风痫，青风心风，角弓反张，羊鸣多哭，言语不择，发时即死，吐沫，心热闷，头风多睡，心烦惊悸，无心力，忘前失后，食无味，头重，饮酒面赤，鼻塞，及疗登高而歌，弃衣而走，角弓反张，羊鸣吐舌。穴：百会。

治风痫，中风角弓反张，或多哭，言语不择，发即无时，盛即吐沫，心烦惊悸。穴：百会。

治风痫目戴上不识人。穴：神庭、丝竹空。

治心中烦闷，热风风痫，浪言或作鸟声，不能食，无心力。穴：巨关。

治肌肤痛，耳聋，风痫。穴：会宗。

治风痫。穴：脊中、涌泉。

治风痫。穴：前顶。

治风痫热痛，可泻而后补。穴：上脘。

治风痫癫邪。穴：脊俞。

治风痫。穴：涌泉、神聪、强间。

治痫病，羊鸣吐舌。穴：天井。

治马痫，张口摇头，马鸣欲反折。穴：项风府、脐中，灸三壮。

治牛痫，目正直视，腹胀。穴：鸠尾骨、大椎各灸三壮。

治羊痫，喜扬目吐舌。穴：大椎，灸三壮。

治猪痫，喜吐沫。穴：完骨两旁各一寸，灸七壮。

治犬痫，手屈拳挛。穴：两手心、足太阳、肋户，各灸一壮。

治鸡痫，摇头反折，喜惊自摇。穴：足诸阳，灸各三壮。

治风痫。穴：神庭、脊俞。

徐嗣曰：风眩之病，起于心气不足，胸上蓄热，实痰热相感而动风，风心相乱则闷瞀，故谓之风眩瞀，大人曰癫，小儿曰痫，此方为治，万无不愈。困急时，但度灸穴，使大针针之，无不瘥者，初得针竟便灸最良。余业此以来，三十余年，所救活者，数千百人，病此而死不逢嗣故也。续命汤，主眩发烦闷无知，口沫出血，体角弓目反上，口噤不得言，竹沥一升二合，生地黄汁一升，龙齿末、生姜、防风、麻黄去节各四两，防己、附子炮三两，石膏十两，桂二两，右十味，水一斗，煮取三升，分三服，有气加附子一两，紫苏五合，橘皮一两。其论风眩癫痫甚有理，故并其方附于此。更有意此汤，详见《千金方》。但小儿痫，非心气不足尔。《千金》有风、食、惊痫三种，《本事》有阴阳痫、慢脾风三证，慢脾即言食痫，宜醒脾冲人参散。古方有三痫丸，治小儿百二十种惊痫，荆芥穗一两，矾一两半，生半枯为末，面糊丸，黍米大，朱砂衣，姜汤下二十九。吾谓慢惊用来复丹，急惊三痫丸，食痫醒脾丸可也。

治癫疾马痫。穴：金门、仆参。

治目五般痫，头痛鼻塞。穴：眉冲。

治风痫，热病，心风，惊悸，霍乱，吐痢，伏梁，气壮如覆杯。穴：上脘一穴、三里二穴。

凡灸痫病，当先下使虚，乃乘虚而灸之，未尝有实而灸者，气逼前后不通杀人。若身体不甚热，心腹不胀满，便可灸之。若壮热满者，须先下后灸。

癫痫

治卒暴痫眩，足不任身。穴：天柱。

治痫发，瘈疭狂走不得卧，心中烦。穴：攒竹、小海、后顶、强间。

治风癫痫疾，涎沫狂烦满。穴：丝竹空、通谷。

治癫痫，阴囊下谷道正门当中门，灸随年壮。

治癫，羊痫吐舌，羊鸣戾颈。穴：天井、小海。

治癫疾，亙善惊羊鸣。穴：悬厘、束骨。

治惊痫，狂走癫疾。穴：筋缩、曲骨、阴谷、行间。

治热痫，惊而有所见。穴：列缺。

治失笑无时，癫痫，语不识尊卑，乍喜乍哭，牙关不开。穴：水沟。

治发痫悲泣。穴：心俞。

治惊痫狂走，癫疾，脊急强，目转上垂。穴：筋缩。

治癫痫。穴：仆参、金门。

治风癫痫邪。穴：脊中。

治大人小儿五痫。穴：神门。

治肿气风痫癫风，不识人，羊鸣，角弓反张，披发而上歌下哭，多学人语，惊悸不安寝。穴：神庭。

治癫痫，吐舌沫出，羊鸣。穴：少海。

治癫痫。穴：肺俞、仆参。

治狂痫风痫，吐血。穴：胃脘，灸百壮，不针。

治狂痫不识人，癫眩乱。穴：百会，灸九壮。

《难经疏》云：狂病之后，不爱眠卧，不消饮食，自言贤智，歌乐行走，此是阳气盛之所为。故经言：重阳者狂，今世以此为癫病，谬矣。癫病发即僵仆倒地，故有癫蹶之言，阴气大盛，故不得行立而倒也。今世以为痫病者，误也。其剖析癫狂之病，晓然如此，而人终不信，岂亦传习之误，难以改欤？

凡发狂则欲走，或自高贵称神圣，皆须备诸火灸之，乃得求瘥，悲泣呻吟，此则为邪，非狂也，自依邪方治法。

治惊风癫痫，痓病发搐，神昏不语。穴：百会，灸七壮，至七七壮，量轻重，加减艾壮数。又两足外踝下赤白肉际陷中，金门穴，灸七壮，至七七壮。

癫疾

治癫疾，烦心悲泣，穴：解溪。

治癫疾头重，穴：哑门。

治癫疾，头面浮肿，齿龋，穴：完骨。

治头痛癫疾，风痉，牙龈肿，善惊，穴：天冲。

治癫疾，脊强，穴：筋缩。

治癫疾，穴：申脉、后溪、前谷。

治癫疾，呕逆吐舌，穴：骨肉门。

治癫疾吐沫，穴：本神、兑端。

治癫疾寒痛，穴：飞扬。

治寒热癫疾，穴：承山、昆仑。

治癫疾，手不可上，手臂不得上[1]头，穴：尺泽。

治癫疾，穴：解溪、阳跷。

治癫疾呕，穴：神庭、上星、百会、听会、听宫、偏历、攒竹、身本、筑宾、阳溪、后顶、强间、脑户、络却、玉枕。

治癫疾呕沫，寒热痉互引，

---

[1] 上：原作"尚"，据《针灸甲乙经》卷十第二下改。

穴：兑端、龈交、承浆、大迎、丝竹空、囟会、天柱、商丘。

治寒热凄厥，鼓颔癫痉口喋，穴：承浆、大迎。

治癫疾膝气，穴：臑会、申脉。

治癫疾，手臂不得上头，穴：尺泽、然谷。

治癫疾多言，耳鸣口僻，穴：偏历。

治癫疾，互引善惊，羊鸣，穴：悬厘、束骨。

治癫疾，大瘦头痛，穴：脑腔、束骨。

治头痛癫疾，互引数惊，穴：天冲。

治心中愦愦，数欠癫，心下悸恐，咽中澹澹，穴：通谷。

治寒热癫仆，穴：风池、听会、复溜。

治癫疾，僵仆狂疟，穴：完骨。

治癫疾，穴：曲池。

治狂癫，穴：灸胃脘，或灸巨阳。

王氏云：有人患痫疾，发则僵仆在地，久之方苏，予意其用心所致，为灸百会，又疑是痰厥致僵仆，为灸中脘，其疾稍减，未除根也。后阅脉诀后，通真子有爱养小儿，谨护风池之说，人来觅灸痫疾，必为之按风池穴，皆应手酸疼，使灸之而愈。小儿痫悲，加可灸此。

治卒癫疾，两乳头灸三壮，足大指本丛毛中灸七壮，足小指本节灸七壮。

治狂癫痫疾，穴：足少阳，灸随年壮。

治癫：

背第二椎及下穷骨两处，以绳度中折绳端一处，是脊骨上也，凡三处毕，复断绳，作三折，令各等而参合，如某字以一角注中央，灸下二角，侠脊两边，凡五处，各一百壮，削竹皮为度，胜于绳。足大指上聚毛中又灸七壮，阴囊下缝又灸二七壮，两乳头又灸三壮，督脉又灸三十壮，三报，天窗又灸至三百壮灶惟小作，百会又灸至三百壮，耳上发际又灸各五壮。

惊痫

治惊痫戴目，上不识人，穴：囟会。

治惊痫，破心吐血，穴：巨骨。

治心惊痫发，状如鸟鸣，破心吐血，中气闷不喜闻人语，心痛腹胀，穴：鸠尾。

治惊痫吐舌沫出，穴：少冲。

治惊痫癫狂，身寒热，头痛目眩，穴：束骨。

治惊痫狂走，痫病多言，脊强两目转上，及目瞪，穴：筋缩。

治狂邪惊痫，及惊狂走，穴：承命，灸三十壮。

治狂癫惊风，厥逆心烦，穴：巨阳，灸五十壮。

治惊痫，穴：行间。

治惊风，穴：完骨。

风癫狂 附论

黄帝问曰：人生而病癫疾者，安所得之？岐伯对曰：此得之在腹中，时其母有所数大惊也，气上而不下，精气并居，故令子发为癫疾。病在诸阳脉，且寒且热，诸分且寒且热，名曰狂[1]，刺之虚脉视分尽热病已止。病癫初发，岁一发不治，月一发不治。四五日一发，名曰癫疾。刺诸分，其脉尤寒者，以针补之，病已止。癫疾始生，不先乐，头重直视，举目赤，其作极，已而烦心，候之于颜，取手太阳、阳明、太阴，血变而癫疾始发，而反强因而脊痛，候之足太阳、阳明、太阴、手太阳，变血而已。癫疾始作，而引口啼呼者，候之手阳明、太阳。右强者攻其左，左强者，攻其右，血变而止。治癫疾者，常与之居，察其所当，取之处病至视之有过者，即泻之，置其血于瓠壶之中，至其发时，血独动矣。不动灸穷骨二十壮。穷骨者，尾骶也。筋癫疾者，身拳挛急脉大，刺项大经之本。呕多涎沫气下泄，不疗。癫疾者，暴仆，四肢脉皆胀，而从满脉尽刺之出血。不满，侠顶灸太阳，又灸带脉于腰相去三寸。诸分肉本腧，呕多涎沫，气泄不疗。

法

---

[1] 狂：原作"往"，据《素问·长刺节论》改。

治癫狂吐舌，穴：飞扬、太乙、滑肉门。

治风狂，先以钱五枚内头髻中，以器盛之水新布覆之，横大口于上，乃矜庄呼视其人，其人必欲起走，慎勿听，因取水一喷之，一呵视，三次。乃热拭去水，指弹额上，近发际间，欲愈乎？真人必不肯答，如此二七弹，乃答。仗针刺鼻下人中，近孔内侧空，停针，刺两耳根前宛宛动脉中，停针，又刺鼻直上入发际一寸，横刺，又刺鼻直上醒悟乃止。

治狂易多言不休，穴：风府、昆仑、束骨。

治风癫，两乳头灸各三壮，又大指甲后聚毛中，灸各七壮。

治狂仆，穴：温溜、液门、京骨。

治笑若狂，穴：神门、阳谷。

治风热喜怒，心中悲喜，思慕歔欷，喜笑不止，穴：劳宫、大陵。

治癫疾，吐舌鼓颔，狂言见鬼，穴：温溜、仆参。

治癫发如狂，面皮敦敦者不治，及疗癫狂，穴：长强。
治狂走欲自杀，及目注视，穴：风府、肺俞。
治惊痫，狂走癫疾，穴：筋缩、曲骨、阴谷、行间。
治狂走瘈疭，恍惚不乐，穴：络却、听会、身柱。
治痫发瘈疭，狂走不得卧，穴：攒竹、小海、后顶、强间。
治狂妄行走，登高而歌，弃衣而走，穴：冲阳、丰隆。
治狂，易多言不休，目上反，穴：天柱、临泣。
治狂言，穴：支正、鱼际、合谷、少海、曲池、腕骨。
治狂言非常，穴：下廉、丘墟。
治狂，易妄言怒骂，穴：巨阙、筑宾。
治吐舌戾颈妄言，穴：阳溪、阳谷。
治惊狂喜悲，面赤目黄，喑不言，穴：间使。
治惊痫狂走，癫疾，脊急强，目转上垂，穴：筋缩。
治癫疾强走，穴：阳谷、身柱、脑空、京骨。
治狂走欲自杀，目反妄视，穴：风府。
治癫狂，穴：束骨。
治卒狂，穴：光明。

治尸厥癫邪，神狂鬼魅，穴：攒竹。

治久狂，登高而歌，弃衣而走，穴：冲阳。

治卒狂，胸中澹澹，恶风寒，呕吐怵惕，寒中少气，掌热腋肿，肘挛，及疗卒狂惊悸，穴：间使。

治小腹热欲走，穴：胃俞。

治发狂，吐涎沫，穴：丝竹空。

治癫疾狂走，心烦吐舌，穴：大杼。

治癫疾狂走，穴：阳谷。

治心中风，狂走发痫，语悲泣，心胸闷乱，烦满，汗不出，结积寒热，呕吐不下食，咳唾血，穴：心俞。

治狂易，穴：完骨。

治发狂不识人，惊悸少气，穴：巨阙。

治发狂，穴：曲泉、膏肓。

治身热狂悲哭，穴：神门。

治寒厥惊狂，穴：阳交。

治目眩发狂，呕吐涎沫，烦不得顾，穴：少海。

治风虚狂惕，穴：支正。

治狂言不乐，穴：大陵。

治妄言左右顾，瘰疬目眩，穴：阳谷。

治狂言，喜笑见鬼，穴：阳溪。

治癫痫狂言见鬼，穴：仆参。

治癫疾多言，穴：偏历。

治癫疾吐涎，狂言见鬼，又治癫痫吐舌，鼓颔狂言，穴：温溜。

治狂言，穴：下廉。

治癫疾狂言，又治小儿癫病吐舌，穴：筑宾。

治卒面肿，烦心狂言，穴：公孙。

治狂言口僻，穴：太渊。

治惊悸妄言，穴：液门。

治吐舌戾颈妄言，不得左右顾，瘰疬，头痛目痛，穴：阳谷。

治痫病多言，穴：筋缩。

治癫痫狂歌不择言，穴：鸠尾。

治鬼邪魅及癫狂，语不择尊卑，灸上唇里面中央肉絃上一壮，炷如小麦，又用钢刀决断更佳。

治语不识尊卑，穴：水沟。

治妄言，穴：液门。

治狂言恍惚，穴：天枢，灸百壮。

治狂邪发无常，披头大唤欲杀人，不避水火，及狂言妄语，惊恐歌哭，穴：间使，灸三十壮。

治狂癫鬼语，穴：足太阳，灸四十壮。

治狂癫惊走风恍惚，嗔喜骂笑歌哭鬼语，穴：脑户、风池、手阳明、太阳、太阴、足阳明、阳跷、少阳、少阴、阴跷、足跟，悉灸，皆随年壮。

治狂走刺人或欲自死，骂詈不息，称神鬼语，灸口吻头赤白际一壮，又两肘内屈中五壮，又背胛中间三壮，报灸之。仓公法，神效。

治卒狂言鬼语，以甑带急合缚①两手大指，便灸左右胁下，对屈肋头两处，火俱起各七壮，须臾，鬼自道姓名乞去，徐徐问之，乃解其手。

治卒狂鬼语，针其足大拇指爪甲下，入少许，即止。

治邪病语不止，及诸杂候，穴：人中。凡人中恶，先掐鼻下是也。

治邪鬼妄言，穴：悬命，灸十四壮。

治肺中风狂言狂邪鬼语，穴：天窗、伏兔。

治悲泣鬼语，穴：天府、慈门。

王氏云：有四人妄语异常，且欲打人，病数月矣，予意其是心疾，为灸百会，百会治心疾故也。又疑是鬼邪，用秦承祖灸鬼邪法，并两手大拇指，用软帛绳，急缚定当肉甲相接处，灸七壮，四处皆着火，而后愈。更有二贵子，亦有此患，有医僧亦为灸此穴愈。

---

① 甑带急合缚：带，原作"大"；缚，原作"联"；据《针灸资生经》卷四改。

治狂走癫疾，穴：项后二寸，灸百壮。

治狂走疢，穴：玉枕上三寸，灸百壮，一法项后一寸，灸百壮。

治狂走惊痫，穴：河口，灸五十壮。

治狂走癫疾，穴：大幽，灸百壮。

治狂走癫痫，穴：季肋端，灸三十壮。

治狂走喜怒悲泣，穴：巨阙，灸随年壮。

治狂走惊恍惚，穴：足阳明，灸三十壮。

治狂走易骂，穴：百会，灸随年壮。

治狂走，穴：筋缩。

治邪病大唤骂走远，穴：三里。

治狂走癫，厥如死人，穴：足大指聚毛中，灸九壮。

治狂走易气，穴：灸绝骨。凡鬼语狂走，当依法灸之。若伤寒鬼语癫狂，惟宜用四物汤加黄芪等，分七八钱重作一服，水一碗，煎七分，服滓即用水一碗，煎半碗，连服尝用之，屡神效，故附著于此。

治卒发癫狂病，阴茎上宛宛中，灸三壮，得小便通则愈，阴囊下缝，灸二七壮。

治狂风骂挝打人，灸热阳风，灸口两吻边燕口处，赤白际各一壮，又阴囊缝三十壮，仍勿近前中狠核，恐害阳气也。

癫邪

治神邪鬼魅，穴：灸间使，又穴攒竹。

治狐魅神邪，及癫狂病，医治不瘥者，并两手大指，用软丝绳急缚，灸三壮，艾炷著四处，半在甲上，半在肉上，四处尽烧，一处不齐烧，疾不愈，神效。小儿胎痫，奶痫，依此灸一壮，炷如麦。

治狂言见鬼，穴：阳溪、仆参、温溜。

治狂邪鬼语，穴：天窗灸九壮，或伏兔百壮。

治悲泣鬼语，穴：天府灸五十壮。

治悲泣邪语，鬼忙歌哭，穴：慈门，灸五十壮。

治卒中邪魅，恍惚振噤，

灸鼻下人中，及两手足大指爪甲本节，令艾炷半在爪上，半在肉上，各七壮，不止十四壮，炷如雀屎。

治风邪，穴：间使，灸随年壮；承浆又灸七壮；心俞又灸七壮；三里又灸七壮。

治鬼魅，灸入发一寸百壮，间使、手心，又各灸五十壮。

治狐魅，合手大指缚指，合灸，又间使三七壮，当狐鸣即瘥。

治邪病卧瞑瞑，不自知，穴：风府。

治邪病鬼癫，四肢肿，穴：囟上。

治邪病，四肢肿痛诸杂候，穴：尺泽。

治狂痫哭泣，穴：手逆，炷艾三十壮。

癫痫瘈疭

治瘈疭，里急腰腹相引痛，穴：命门。

治瘈疭气实胁满，穴：大杼。

治瘈疭不仁，穴：屋翳。

治瘈疭，穴：阳谷，又穴曲泽，又穴少泽。

治瘈疭，脚酸，穴：承筋。

治瘛疭癫疾，穴：少泽、曲池。

治癫疾瘛疭，怒欲杀人，身热狂走，谵言见鬼，穴：身柱。

治癫瘛，穴：商丘。

治痫发瘛疭，狂走，穴：攒竹、少海、后顶、强间。

治痫瘛，口闭不开，穴：昆仑。

治惊瘛，穴：阳溪、天井。

治瘛疭而惊，穴：解溪。

治瘛疭沫出，寒热，痉引骨痛，穴：上关。

治瘛疭，引脐腹短气，穴：巨阙、照海。

治骨酸，眩狂，瘛疭，口噤，喉鸣沫出，喑不能言，穴：脑户、听会、听宫、风府、翳风。

治脊强反折，瘛疭，癫疾头痛，穴：五处、身柱、委中、委阳、昆仑。

治狂走瘛疭，恍惚不乐，穴：络却、听会、身柱。

治寒热风痉，脊强反折，瘛疭，癫疾头重，穴：哑门。

治头风，目眩瘛疭，目戴上不识人，穴：五处。

治瘛疭口㖞，穴：巨髎。

治瘛疭口沫出，目眩，牙车不开，口噤，穴：上关。

治臂痛瘛疭，咳嗽，颈项急不可顾，穴：少泽。

治瘛疭，穴：跗阳、天井。

治惊风瘛疭五指掣，穴：腕骨。

治癫病瘛疭，身热目眩项急，卧不安，穴：大椎。

治癫痫瘛疭，穴：阳跷，昼发者灸二七壮；阴跷，夜发者，灸二七壮。

风疹

治风疹臂肘腕善动摇，穴：曲泽。

治热风瘾疹及刺风风虚，穴：肩髃。

治风瘾疹，举体痒如虫行，搔之成疮，穴：曲池，随年壮灸。

治风疹，穴：涌泉、环跳。

治刺风疹热风冷痹，穴：下昆仑。

治刺风疹疼痛，穴：曲池。

治瘾疹，穴：伏兔。

治大小人遍身风疹，穴：合谷、曲池。

《资生经》云：人有风疹，多必眼暗，先攻其风，其暗自瘥。然则人之目暗，亦有多因风疹而得者，风疹可不先治乎？

治风热赤疹，痒搔之，逐手作疮。以一条艾蒿长者，以两手极意寻之，着壁立，两手并蒿竿拓着壁，伸十指当中指头，以大艾炷灸蒿竿上，令蒿竿断即止灸，十十瘥，瘥后重发，更依法灸，永瘥。

治瘾疹，穴：曲池，灸随年壮。

治头痛瘾疹，穴：曲池二穴，各灸年壮，发即灸之，神良。○又两手约指中理左右，及手足指两虎口中，各灸随年壮，一云各灸三壮。

历节风

治历节汗出，穴：后顶、飞扬、涌泉、颔厌。

治历节风，足指不得屈伸，头目眩，逆气，穴：飞扬。

《资生经》云：麝香丸尤治白虎历节诸风，疼痛游走无定，状如虫行，昼静夜剧。许叔微在歙川，有一贵家妇人，遍身走注疼痛，至夜则发，如虫啮其肌，多作鬼邪治。王氏曰：此正历节病也，三服愈。

治体痛痒如虫啮，搔之皮便脱作疮，穴：曲池，灸七壮，又随年壮。王氏云：良方服治癞药半月，两膝眼灸二七壮。丞相长安公，医人无数麻风恶疾。《千金》诸方药甚多，或效或不效，惟兼丝叶细末，地暴米糊丸，梧子大，日二三服，每服四五十丸，茶汤下，调药末服，尤效速。只难服尔。病去后，亦宜服，屡施与人神效。若更灸曲池、合谷、三里、绝骨等穴，尤佳。予与人按此等穴，皆酸疼故也。

《普济方》卷四百十七

《普济方》卷四百十八　针灸门

明·周王　朱橚　撰

伤寒

　　治热病，先腰胫酸，喜渴数饮，身清，清则项痛而寒且酸，足热，不欲言，头痛颠颠然，先取涌泉及太阳井荥，热中少气厥寒，灸之热去，灸涌泉三壮，烦心不嗜食，灸涌泉热去，四逆喘气，偏风身汗出而清，皆取侠溪。

　　治温病身热五日以上，汗不出，刺太泉留针一时取针，若未满五日者，禁针。

　　凡好太息，不嗜食，多寒，热汗出，病至则喜呕，呕已乃衰，即取公孙井俞，实则肠中切痛，厥头而睡，起烦心狂，多饮，不嗜卧，虚则鼓胀，腹中气大满，热痛不嗜食，霍乱，公孙主之。

　　治热病烦心，足寒清，多汗，

先取然谷，后取太溪皆先补之。《资生经》云：凡温病可针刺五十九穴，又身之穴六百五十有五，其三十六穴，灸之为害，七十九穴，刺之为灾。

治温病，穴：颞颥。

灸阴毒伤寒法，其状不躁，不渴，唇青，腰皆重，咽喉及目睛痛，心腹烦疼，舌缩面青，吃噫气喘，呕逆冷汗，向暗不语，以生葱约十余茎，去根粗皮，颠倒纸卷，径阔二寸，勿令紧，欲通气，以快刀切，每一饼子高半寸，安在脐心，用熨斗火熨葱，软易之，不过十余次，患人即苏，后服正气药。

灸结胸伤寒法，其状胸满短气，按之即痛，或吐逆满闷，或大便不通，诸药不能救者。以巴豆七粒和皮，肥黄连七寸，去须，同捣烂作一丸，安在脐心上，以手按之，稍实，捻艾皂子大于药上灸。甚者，不过三五壮立愈，续用补药一二日，若病半月，微有气皆疗。

治气虚阳脱,体冷无脉,气患欲绝,不省人事及伤寒阴厥,百药不效,葱熨法。以葱用索缠如盏许大,切去根及叶,惟存白,长二寸许,如大饼馅,先以火燴,一面令通热艾,勿令灼人,及以热处,搭病人脐连脐下,其上,以熨斗满贮火熨之,令葱饼中热气,熨入肌肉中,须预作三四饼,一饼坏不可熨,又易一饼。良久,病人当渐醒,手足温,有汗则瘥,更服四逆汤辈,温其内,万万无忧。王氏云:予伯兄病伤寒,冥冥不知人七八日,四体坚冷如石,药不可复入,用此法遂瘥,集贤校理胡全夫,用此拯人之危,不可胜数。

初得病,或先头痛身寒热,或涩涩欲守火,或腰背强直,面目如饮酒状,此伤寒初得一二日,但烈火灸心下三处,穴:巨阙、上脘、胃脘,各灸五十壮,大人可五十壮,小儿可三壮,亦随其年灸之,大小以意斟量。

治伤寒若病者，三四日以上，宜先灸胃上二十壮，又灸颞颥二穴，又灸风池二穴，又灸太冲三十壮，神验。又灸肝腧百壮，余处各三十壮。又以绳度鼻正，上尽发际，中屈绳断去半，便从发际入发中，灸绳头，名曰天聪。

《资生经》云：凡伤寒惟阴证可灸，余皆当针。故《千金方》惟云，刺取。而《素问》亦云病甚者，为五十九刺，所以泻诸阳、胸中、胃中、四肢、五脏之热也。若温病身热五日以上，汗不出，可刺太泉，未满五日，禁针。然而《千金》于头痛身寒热病，乃灸巨阙、上中脘三处。岂亦是阴证耶？其状盖云或涩涩欲守火是也，医者当辨之。

治热病，卒心中懊恼，数欠频伸，悲恐，目眩头痛，面赤而热，心悸肘臂臑痛，实则肢肿，虚则不能言。若咽喉痹，少气遗溺，穴：通里。

疗天行伤寒，穴：中脘。

治伤寒嗜卧，怠惰不欲动摇，身常湿，不能食，穴：膈俞。

治热病烦满，上气心痛，痰冷少气，悲恐善一作喜惊及掌热，胸痛，口热咽酸，乍寒乍热，手挛不伸，引眼痛，穴：少冲。

治伤寒余疾，皮肤干燥，穴：曲池。

治热病先不乐数日，穴：通里。

治热病，振栗，鼓颔，腹满，阴痿色不变，穴：鱼际、阳谷。

治气隔喜呕，鼓颔不得汗，穴：尺泽。

治头身热赤，振栗，腰中四肢淫泺，欲呕，穴：肾俞。

治气热身热，喘寒热口干，身热喘息，目急痛，善惊，穴：三间。

治热病，寒栗，鼓颔，腹满，阴痿色不变，穴：鱼际。

治热病烦心，心闷汗不出，掌中热，心痛，身热如火，舌本痛，穴：中冲、少冲、关冲、劳宫、大陵、阳溪、天窌、间使。

治热病，烦心喜哕，胸中澹澹，喜动而热，穴：间使。

治烦心喜呕，穴：巨阙。

治伤寒温病身热，烦心口干，穴：曲泽。

治热病先腰胫酸，喜渴数饮食，身热项强痛，振寒，寒热，颈项肿，实则肘挛头眩痛，虚则生疣，小者如疥，穴：支正、少海。

治振寒颈项痛，穴：天井。

治热病侠脊痛，穴：委中。

治伤寒颈项强，目瞑多噎，鼻衄出清涕，穴：风门。

王氏云：阴毒沉困，药饵难为功，但灸脐中三百壮，艾如半枣，手足不暖，不可治也，或心迷耳聋叫不应，因食冷得疾者，予以理中汤，救数人矣。若复渴，则煎五苓散与服，或煎人参汤服，皆效。又云：伤寒多从风寒得之，始表中风，寒入里，则不消矣，未有温覆，而不消也。

治伤寒结胸，穴：支沟、间使、行间。

治伤寒在表，发热恶寒，头项痛，腰脊强无汗，尺寸俱浮，穴：合谷。

治伤寒，饮水过多，腹胀气喘，心下痛不可忍，穴：中脘、气海。

治伤寒，少腹上有气冲者，穴：天枢、气冲、三里、三阴交。

治伤寒手足逆冷，穴：大都、内庭、太溪、行间。

治伤寒交汗不出，穴：风池、侠溪、鱼际、经渠、内庭。

治伤寒胸中热不已，穴：大杼、风门、中府、缺盆。

治伤寒胃中热不已，穴：中脘、三里、上廉、下廉、气冲。

治伤寒四肢热不已，穴：云门、肩髃、委中、腰俞。

治急食不通，并伤寒水结，穴：三间、合谷、承山。

治阴证伤寒，四肢厥冷，腹痛吐利，身强烦躁自汗，脉沉细，或面赤，凡三阴中寒皆灸之，穴：陷谷，灸三七壮，体温脉通汗出效，不尔，再灸加艾倍之。

治卒得食病似伤寒，其人但欲卧，七日不疗，杀人。

右按其脊两边，当有陷处，正灸陷处两头各七壮，则愈。

治伤寒始得一二日，右便可灸顶三壮，又灸大椎三壮，各加至五炷益良，用之验。大椎平肩针齐，高大者是也，仍不得侵项分取之则非也，上接项骨，下肩齐，在椎骨节上是，余穴尽在节下。凡灸刺不得失之毫厘，今崔氏不定高下，是以言之，出《黄帝针灸经》。

治断温病，令不相染着及治时气瘴疫，右用蜜艾灸病人床四角各一壮，不得令知之，佳也。

治阴毒伤寒灸法，用干艾叶捣熟去灰，作艾炷，灸脐下一寸三分，名气海，二寸丹田，三寸关元，五十壮至三百壮，以手足渐温，人事稍苏为可治。

治阴证伤寒灸法，于脐下一寸半气海穴灸一七壮，小作艾炷于脐下，以盐填实，灸七壮立效，二寸丹田，三寸关元，皆可灸。

治热病后发豌豆疮，灸两手腕砚子骨灸上三壮，男左女右。

治伤寒热盛烦呕，穴：大椎。

治热病偏头痛，引目外眦，穴：悬厘、鸠尾。

治时气病起，诸复劳灸法。男初觉，便灸阴三七壮。若已疾，甚至百壮即愈，眼无妨，阴道疮复常。

治伤寒热甚五十九刺，五十九刺者，为头上五行，以克越诸阳之热也。穴：大杼、膺俞、缺盆、背俞，此八者以泻胸中之热也。气冲、三里、巨虚、上下廉，此八者，以泻胃中热也。云门、髃骨、委中、脑空，此八者，以泻四肢热也。脏俞傍五，此十者，以泻脏之热也。凡此五十九穴者，背之左右，故病甚者，当刺之。凡刺之法，吸则纳针，得气则泻，勿令迟缓，起似发机。

故《针经》曰：热者疾之。

刺热病汗不出，夫伤寒热病汗不出者，荣卫不交，阴阳不和，故汗不出，当刺结雪穴通其经脉，和其阴阳，令汗得出。手阳明有商阳、合谷；手太阳有腕骨、阳谷；足少阳有侠溪；足阳明有厉兑；手厥阴有劳宫。凡此七穴，皆刺热病汗不出，随经辨脉，调其阴阳，和其荣卫，令得汗出。又十二经之荣，皆治身热，为主身热皆南方火，故经曰：荣主身热，皆可刺也。

刺伤寒结胸痞气，伤寒下后结胸痞气者，皆足三阴之终，手三阴之始，胸中结痞，过在足少阴肾、手厥阴包络，刺两经之井原，以泻胸中之气，心中结痞；过在足太阴脾、手少阴心，刺两经之井原，以泻心中之气，胃中结痞；过在足厥阴肝、手太阴肺，刺两经之井原，以泻胃中之气，或上脘、中脘，下应痞结而泻。

治伤寒三阳头痛法。伤寒三阳头痛，何法刺之？答曰：手之三阳，足之三阳，皆会于头者，谓诸阳之会，其受邪伏留而不去，故曰，三阳头痛，视其色脉，知在何经而取之。如脉浮而头痛，过在手足太阳，刺穴：腕骨、京骨。如脉浮而长，过在手足阳明，刺穴：合谷、冲阳。如脉浮而弦，过在手足少阳，刺穴：阳池、丘墟、风府、风池。已上数穴，刺三阳之头痛法也。

治伤寒三阴腹痛法。伤寒邪在三阴内，不得交通，故为腹痛，手足之经，皆会于腹，随经取之。如脉弦而腹痛，过在足厥阴肝、手太阴肺，刺穴：太冲、大陵、太渊。如脉沉而腹痛，过在足少阴肾、手厥阴心胞，刺穴：太溪、大陵。如脉细沉而腹痛，过在足太阴脾、手少阴心，刺穴：太白、神门、三阴交。已上数穴，刺三阴腹痛之法也。

灸少阴原救脉法。治伤寒阴病脉欲绝，当灸太溪穴。太溪者，足少阴肾之原，少阴病属水，阴气太盛，阳①气不得营，故泻阴补阳，阴毒伤寒，体沉四肢俱重，腹痛脉微迟，当灸气海，或关元，脉属少阴，故同法泻阴补阳也。

辨伤寒药附针灸法。伤寒经与表合，针与药自汗，逐漏不止，刺风府、风池，却与桂枝汤。伤寒经与里合，灸太溪七壮，与通脉四逆汤，此太阳、少阴表里之法，故表可针太阳也，里可灸少阴也。

伤寒刺期门。太阳病头痛眩冒，心下痞者，刺肺俞、肝俞，不可发汗，发汗则谵语不止，当刺期门穴。头痛目眩，太阳经病，可发汗，心下痞满，邪传里也，不可发汗，刺

---

①阳：原作"阴"，据《灵枢·脉度》改。

肺俞夺其邪气。二穴皆在阳经也，是高下之刺也，妄发其汗，内亡津液，传属阳明，故谵语不止，未太实者，当泻肝经，刺期门，恐传于脾胃也。

伤寒腹满谵语，寸口脉浮而紧，此肝乘脾也，名曰：从刺期门。腹满谵语，太阴阳明经也，脉浮而紧，肝脉也，故夫乘妻名曰从，当刺期门。

伤寒发热，啬啬恶寒，大渴饮水，其腹必满，自汗出，小便利，肝乘肺也，名曰横刺期门。发热，啬啬恶寒者，肺病也；大渴者，上焦有热也；自汗者，表虚也；小便利者，里和也，妻来乘夫，名曰横，当刺期门。

灸伤寒咳逆法。《十便良方》云：有患霍乱吐痢者，垂困，忽发咳逆，半月之间，遂至困，始有人云，有灸咳逆法，凡伤寒及患疾得咳逆，皆为恶候，投药皆不效者，灸之必愈。予遂令灸之，火至，咳逆已定。其法，乳下一指许，正与乳相直骨间陷中，妇人即屈乳头度之，乳头齐处是穴。艾炷如小豆许，灸三壮，男灸左，女灸右，只一处，火到当即瘥，若不瘥，则多不救矣。

治脉微细不见，二时无脉者，以圆利针，刺足少阴经复溜二穴，在内踝上二寸陷中，针至骨顺针往下刺之，候回阳脉生大，乃出针。

治伤寒饮水过多，腹胀气喘，穴：中脘。

治热病身痹，洒淅振寒，季胁支满痛，穴：刺陷谷，足先寒上至膝，乃出针。

治伤寒气热身，热喘，穴：三间。

治伤寒过经不解，刺足厥阴经期门二穴，使经不传。凡治伤寒，辨其足三阴三阳经，审而刺之。仲景伤寒传足经不传手经，此之谓也。

伤寒头痛

治伤寒，寒热头痛，哕衄肩不举，穴：温溜。

治热病头痛，身热引目外眦而急，烦满汗不出，引颔齿面赤皮痛，穴：悬颅。

治热病偏头痛，引目外眦，穴：悬厘。

治振寒，小指不用，头痛，穴：少泽。

治身热头痛，进退往来，穴：神道、关元。

治头痛食不下，穴：三焦俞。

治热病，先头重项痛，烦闷，身心热，热甚则腰痛不可俯仰，又热病满闷不得卧，身重骨痛不相知，穴：太白。

治伤寒身热头痛哕逆，肩不得举，穴：温溜。

治头痛，穴：鱼际、液门、中渚、通里。

治头痛，穴：天池。

治头眩痛，穴：支正。

治头痛颠颠然，穴：通泉。

治头痛汗不出，穴：鱼际。

《资生经》云：治伤寒头痛药多矣，惟浓煎五苓散服，必效，不必针灸。予屡与人，皆效故也。

治头痛，穴：风池。

伤寒寒热

治热病，先腰胫酸，喜渴，身热，项强，振寒寒热，颈项肿，实则肘挛，虚则生疣痂，穴：少海、支正。

治伤寒温病，身热烦心，口干，心胆善惊，手清，逆气呕唾，肘瘲善摇，头颜青，汗不过眉，穴：曲泽。

治气热身喘，寒热，口干，喘息口急痛，善惊，穴：三间。

治寒热项适历，耳鸣无闻，引缺盆肩中热痛，麻木不举，穴：肩贞。

治伤寒余热不尽，穴：曲池。

治寒热好呕，穴：商丘。

治寒热皮肉骨痛，少气不得卧，穴：中府、膈俞。又云：膈俞主嗜卧怠惰不欲动摇，身常热，不能饮食。

治寒热凄索，气上不得卧，穴：支满、肩井、关冲。

治寒热掌中热，穴：列缺。

治伤寒振寒，颈项痛，穴：天井。

治振寒而欠，穴：冲阳。

治身热恶寒，穴：后溪。

治伤寒热盛烦呕，穴：大椎。

寒热

治骨寒热，汗注不止，穴：复溜。

治寒热解散，淫泺颈酸，四肢肿痛，少气难言，穴：至阳。

治身解寒淫泺，胻酸不能久立，穴：光明。

治寒热风痉，脊强反折，穴：哑门。

治洒淅寒热，穴：陶道、神堂、风池。

治洒淅畏寒，厥逆，穴：阴郄。

治洒淅恶风寒，虚热，舌黄身热，头痛咳嗽，汗不出，痹走胸背，痛不得息，穴：鱼际。

治发寒热，穴：浮白。

治头重身热，穴：肾俞。

治身热头重，胁痛不得转侧，穴：颅囟。

治身热，穴：太白、阳纲。

治身体烦热，穴：曲差。

治劳疾羸瘦，体热，穴：脑空。

治寒热胸膈满，穴：天池。

治乍寒乍热，穴：少冲。

治寒热喘满，穴：肺俞。

治寒热，穴：神道、少海。

治振寒，穴：胆俞。

治洒淅振寒，穴：临泣。

治虚热洒淅，毛竖恶风，舌上黄，身热咳嗽喘，痹走胸背，不得息，头痛甚，汗不出，热烦心，少气不足，穴：鱼际。

治寒热骨痛，穴：膈俞。

治身寒热，穴：天突。

治身寒热，引项强急，穴：脑空。

治寒热，穴：飞扬、光明。

治脏腑积聚，心腹满，腰背痛，饮食不消，吐逆，寒热往来，小便不利，羸瘦少气，穴：三焦俞，随年壮，又胃脘穴灸百壮及至千壮止。

治四肢寒热，腰疼不得俯仰，身黄，腹满，食呕，舌根直，穴：脾俞并椎三穴，各灸七壮。

治盗汗，寒热恶寒，穴：肺俞随年壮，针五分、阴都百壮。

治多汗寒热，穴：玉枕，五十壮。

治三焦寒热，穴：小肠俞，灸随年壮。

治膀胱三焦津液下，大小肠寒热，赤泄，洞痢，腰脊痛，小便不利，妇人带下，穴：三焦俞，灸五十壮。

治身体腰脊如解及治寒热，先灸项大椎，以年为壮数，次灸腰骨尾窍骨也，以年为壮数。视背椎陷者灸之，举背肩上陷者灸之，髃二穴也。两季胁之间灸之，章门穴也。外踝上绝骨之端灸之，阳辅穴也。足小指次指间灸之，侠溪穴也。缺盆骨上，切之坚痛如筋者，灸之，经阙其名。腨下陷脉灸之，承筋穴也。外踝后灸之，昆仑穴也。膺中陷骨间灸之，天突穴也。掌束骨下灸之，阳池穴也。脐下三寸灸之，关元穴也。毛际动脉灸之，气冲穴也。膝下三寸分间灸之，三里穴也。足阳明跗上动脉灸之，冲阳穴也。巅上一寸灸之，五会穴也。

治身体腰脊如解，穴：涌泉。

伤寒热气

治腹痛而热，穴：行间

治腹中热，穴：中极

治五脏热及身体热，脉弦急，灸第十四椎与脐相当，五十壮，老少增损之，若虚寒至百壮，横间三寸灸之。

治身热腹痛，穴：气冲。

治腹中热渴，穴：刺中脘穴，亦不可容易针。

治腹中大热不安，穴：气冲。

治寒热入腹，穴：关元。
治久冷，穴：天枢，灸百壮。
治腹寒，穴：阴陵泉、三阴交。
治腹中寒热，穴：隐白。
疗热风冷痹，穴：下廉。
治寒热，穴：哑门。
治寒热亦主下部寒热，穴：飞扬。
治乍寒乍热，穴：少冲。
治但是积冷虚乏之病，穴：关元。
治脏腑久积冷气，心腹胀满，穴：三里。
治久积冷气，绕脐切痛，时上冲心，穴：天枢。
治冷气，穴：中极，又穴漏谷、会阳。
治六腑气寒，不嗜食，穴：下脘。
治冷气上冲心，穴：气海。
治腹中寒，冷气胀满，穴：隐白。
治上气冷发，腹中雷鸣，穴：太冲。
治结气寒冷，穴：太仓，灸百壮。

治脐下绞痛，流入阴中，发作无时，此冷气也，穴：关元，灸百壮。

治心下寒，穴：商丘。

治心寒冷气上，穴：鸠尾、少冲、商丘、龙颔，灸百壮。

治寒厥惊狂，穴：阳交。

治腹寒气满，穴：冲门。

《资生经》云：五劳六极，复生七伤，变生七气，积聚坚牢如杯，留在腹内，心痛烦冤，不能饮食，时来时去，发作无常。寒气为病，则吐逆心满；热气为病，则恍惚闷乱，长如眩冒，又复失精，宜服和剂局方七气汤。若冷气忽作，药灸不及，只用火针，微刺诸穴与疼处，须臾即定，神效。

治胃中热，穴：三里，灸三十壮。

治三焦膀胱肾中热气，穴：水道，灸随年壮。

身寒痹

治身常湿，穴：膈俞。

治身湿，穴：丰隆。

治身湿，摇时时寒，穴：曲池、列缺。

治卒痹病，引膑下节，穴：曲泉。

治膝股重，穴：合阳。

治身湿痹不能行，穴：漏谷。

治湿痹不肿，髀筋急，项颈痛，穴：悬钟。

治髀枢痛，膝胫骨摇，酸痹不仁，筋缩，诸节酸折，穴：绝骨。

治身痹，洒淅振寒，穴：临泣。

治骨痹烦满，穴：商丘。

治身体不仁，先取京骨[1]，后取中封、绝骨，皆泻之。

治痿厥，身体不仁，少气湿重胅肿，穴：中封。

治缓纵痿痹，腨肠疼冷不仁，穴：风市。

治寒气在分肉间，痛苦痹不仁，穴：中渎。

治膝外廉痛不可屈伸，胫痹不仁，穴：阳关。

[1] 京骨：原作"筋骨"，据《针灸甲乙经》卷十第四改。

治酸痹不仁，身重，穴：绝骨。

治冷风湿痹，穴：环跳。

治湿痹，穴：条口。

治风湿痹，穴：委中。

治寒湿内伤，穴：下髎。

治偏风热风，冷痹不遂，风湿痹，穴：下廉，灸疮瘥，冷痹即已。

治痹走胸背，穴：鱼际。

治冷痹，胫膝疼，腰脚挛急，足冷气上，不能久立，有时厌厌嗜卧，手足沉重，日觉羸瘦，名复连病，令人极无情，况常愁不乐，健忘，嗔喜，有如此候，即当灸之。穴灸悬钟、绝骨，随年壮，一灸即愈，不得再灸也。若年月久更发，依法更灸，若意便欲多者，七日外，更七壮。

《资生经》曰：《虚损论》云疾之所起，生自五劳，五劳既用，二脏先损，心肾受邪，即生六极。一曰气极，气极令人内虚，五脏不足，外受邪气，多寒湿痹。又曰五劳六极七伤，七气积聚，变为病者，甚则令人得大缓急，湿痹不仁，偏枯筋缩，四肢拘挛，令人无子。

治骨痹，举节不用而痛，汗注烦心，取三阴之经补之；厥痹者，厥气上攻腹，取阳之络；视主病者，泻阳补阴经也，穴：会阴、太渊、消泺、照海。

治足大指损伤，下车挫地，适臂指端伤，为筋痹，穴：解溪。

治痹胫①重，足跗不收，跟痛，穴：巨虚、下廉。

治胫疼，足缓失履，湿痹，足不能久立，穴：条口。

治膝寒，痹不仁，痿不屈伸，穴：髀关。

治肤痛痿痹，穴：外丘。

治髀痹，引膝股外廉痛，不仁，筋急，穴：阳陵泉。

治腰胁相引痛，髀筋瘛，胫痛不可屈伸，痹不仁，穴：环跳。

治风寒从足小指起，脉痹上下，带胸胁痛无常处，穴：至阴。

---

①胫：原作"经"，据《针灸甲乙经》卷十第一下改。

治足下热，胫痛不能久立，湿痹不能行，穴：三阴交。

治胸痹引背时寒，穴：间使。○治痹心痹，穴：天井。

治胸痹心痛，不得息，痛无常处，穴：临泣。

治胸痹心痛，穴：膻中，忌针。○治胸痹满痛，穴：期门

自汗

治多汗，穴：玉枕。○治汗出，穴：膈俞。

治多汗，四肢不举，少力，穴：横文灸五十壮，长平灸五十壮[1]。

治头项痛，历节汗出，穴：飞扬、涌泉、颔厌、后顶。

治疟多汗，穴：昆仑。○治湿疟汗出，穴：然谷。

治骨寒热，汗注不止，穴：复溜。

治心痛汗出，穴：大敦。○治汗出，穴：缺盆。

治风汗出，穴：中府。

治汗出而寒，穴：少商。

---

[1] 长平灸五十壮：《千金翼方》卷二十八第七作"在夹脐相去七寸"。

治汗出，穴：冲阳。

治热病烦心，心闷，先手臂身热，瘛疭唇口聚，鼻张，目下，汗出如珠，穴：列缺、曲池。

治汗出寒热，穴：攒竹、正营、上脘、缺盆、中府。

治汗出衄血不止，穴：承浆。

治汗出而呕痉，穴：百会。

治热病汗出，目厥足清，又治汗不出，厥手足清，穴：大都。

治寒热无所，汗出不止，风逆，四肢肿，穴：复溜。

治热病烦心，足寒清，多汗，先取然谷，后取太溪，大指间动脉皆先补之。

治汗出，穴：列缺、肺俞、心俞。

治多汗疟病，穴：噫嘻，五十壮。

汗不出

治胸满短气不得汗，背针补手太阴，令汗出。

治疟寒汗不出，穴：少泽、复溜、昆仑。

治风疟，汗不出，穴：偏历。
治疟寒热，汗不出，穴：少泽。
治痃疟寒热，汗不出，穴：上星。
治头痛汗不出，穴：哑门。
治心中烦满，汗不出，穴：心俞、曲差。
治洒淅寒热，脊强汗不出，穴：陶道。
治振寒汗不出，穴：胆俞。
治头痛如破，身热如火，汗不出，穴：命门。
治身热汗不出，穴：上脘。
治汗不出，穴：至阴、鱼际、曲泉、侠溪、中膂俞。
治风汗不出，穴：偏历。
治手足烦热，汗不出转筋，穴：窍阴。
治汗不出，穴：命门、肺俞。
治汗不出过肩，穴：曲泽。
治汗不出不过眉，穴：曲泽。
治汗不出，穴：鱼际。

治热病汗不出，腹中积癖，默默嗜卧，四肢怠惰，不欲动，身常湿，不能食，食则心痛，周痹身皆痛，穴：膈俞。

伤寒无汗

疗热病汗不出，手足逆冷，腹满善呕，目眩烦心，四肢肿，穴：大都。

治热病三日以往，汗不出，怵惕。又云及主热病，烦满欲呕哕，胸胁不可反侧，咳满溺赤，小便血衄不止，呕吐血，气逆，噫不止，嗌中痛食不下，善渴，口中烂，掌中热，欲呕，穴：劳宫。

治臂厥热痛，汗不出，穴：孔最。皆灸刺之，此穴可出汗。

治热病汗不出，穴：经渠、阳池、阳谷、合谷、前谷、内庭、后溪、腕骨、支沟、厉兑、冲阳、解溪。

治热病汗不出，穴：中冲。

治烦满汗不出，穴：命门、膀胱俞、上脘、曲池、上星、陶道、天柱、上窌、悬厘、风池。

治下部寒热，汗不出，体重，穴：飞扬。

治汗不出，悽厥恶寒，穴：玉枕、大杼、肝俞、心俞、膈俞、陶道。

治腹足清，寒热，汗不出，穴：光明。

治身热头痛，穴：曲泉。

治头痛，不甚出汗，穴：鱼际。

治气膈善呕，鼓寒不得汗，烦心身痛，穴：尺泽。

治热病，先不乐，头痛面热无汗，穴：液门、中渚、通里。

治伤寒温病，善摇头，颜清，汗不过眉，穴：曲泽。

治热病汗不出，取其经血立愈，穴：委中。

治热病汗不出，穴：孔最可灸三壮，即汗出。

治热病汗不出，穴：陷谷、厉兑、膈俞、中渚①、大都、支沟、阳谷、腕骨、前谷。

治热病烦满，汗不出，穴：悬颅。

治热病汗不出，头偏痛，烦心不欲食，穴：悬厘。

治热病汗不出，穴：噫嘻。

①渚：原作"清"，据穴位名改。

治伤寒，汗不出，脊强，穴：大杼。

治热病汗不出，暴痹喘逆，心痛呕吐，穴：经渠。

治热病汗不出，穴：商阳。

治热病汗不出，掌热，身如火，心痛，烦满，舌强，头痛如破，穴：中冲。

治热病汗不出，默默嗜卧，溺黄，消痹，大便难，穴：太溪。

治温病汗不出，目眩，苦头痛，穴：风池。

治热病汗不出，臂挛腋肿，善笑不休，心悬若饥，喜悲泣惊恐，目赤，小便如血，呕逆，狂言不乐，穴：大陵。

治热病汗不出，卒狂，虚则痿痹，坐不能起，实则足胻热，膝痛，身体不仁，善啮颊，穴：光明。

治热病汗不出，胸满颈痛，四肢不举，腋下肿，上气，胸中有声，喉渴，穴：天池。

治热病汗不出，穴：噫嘻、天髎、风池、上星。

治热病汗不出，而苦呕烦心，穴：承光。

治热病汗不出，穴：天柱、风池、商阳、关冲。

治热病，胸中澹澹，腹满暴痛，恍惚不知人，手清小腹满，瘿疭，心疝满不得息，穴：巨阙。

治热病汗不出，胁痛不得息，颈颔肿，寒热，耳聋无所闻，穴：阳谷。

治热病汗不出，善噫，腹胀满，胃气谵言，穴：解溪。

伤寒呕哕

治伤寒烦心，善呕，心腹胀噫，烦热，膈中不利，穴：巨阙。

治热病烦心，善呕，胸中澹澹，穴：间使。

治伤寒，寒热头痛，呕衄，穴：温溜。

治汗出而呕，痉，穴：百会。

治寒热好呕，穴：商丘。

治伤寒热盛，烦呕，穴：大椎。

治头身热赤欲呕，穴：肾俞。

治热病烦满呕哕，穴：劳宫。

治伤寒逆气呕吐，穴：曲泽。

治伤寒呕逆，噫哕，膈中气闭塞，穴：温溜灸腋下聚毛下，附肋宛宛中，五十壮。

治伤寒呕逆，若气自腹中起，筑咽喉，逆气连属不能出或至数十声上下不得喘息，此由寒伤胃脘，肾气先虚，逆气上乘于胃，与气相伴，不止者难治，谓之哕。穴：灸中脘、关元百壮，未止，灸肾俞百壮，宜茱萸丸。必用方论云：哕者，俗云咳逆也，针灸者，当以此求之。

疟论 附论

治疟病，灸刺法论曰：足太阳疟，令人腰痛头重，寒从背起，先寒后热，热止汗出难以，刺郄中出血。足少阳疟，令人身体解㑊，寒不甚，热不甚，恶人见人，心惕惕然，多汗，刺足少阳。足阳明疟，令人洒淅寒甚，久乃热，热去汗出，喜见日光火气乃快然，刺足阳明跗上。足太阴疟，令人不乐，好太息，不嗜食，多寒热，汗出病至，则呕，呕已乃衰，即取之。足少阴疟，令人吐呕甚，又寒热，热多寒少，欲闭户而处，其病难已定。厥阴疟，令人腰痛，小腹满。小便不利，如癃状，非癃也，数小便。意恐惧，气不足，腹中悒悒，刺足厥阴。

治温疟寒疟，疗疟久不愈，穴：噫嘻。

治温疟痎疟，穴：腰俞、中脘。

治痎疟，穴：膈俞、命门、太溪。

治暴疟，穴：阴跷。

治寒疟，穴：上廉。

治疟寒热，唇口干，身热喘，目急痛，穴：三间。

治疟发寒热，头重烦心，穴：至阴。

治寒热痎疟，穴：液门、合谷、陷谷、天池。

治发寒热，疟久不愈，目视䀮䀮，穴：偏历。

治痎疟久不愈，穴：大椎。

治痎疟久不愈者，烦满少气，悲恐畏人，臂酸掌热，手握不伸，穴：少府。

治痎疟寒热洒淅，穴：陶道。

治寒热痎疟，腰腹相引痛，穴：命门。

治疟日西发又云治疟日发，穴：足临泣。

治久疟，穴：太溪、照海、中渚。

治久疟振寒及腋下肿，穴：丘墟。

治疟，穴：陷谷。

治痎疟色苍苍，振寒，小腹肿，食怏怏，绕脐痛，足逆冷，不嗜食，身体不仁，太息，穴：中封。

治痎疟寒热，目眩头痛，暴得耳聋，穴：液门。

治痎疟头痛烦闷，穴：腕骨。

治寒热痎疟口干，穴：商阳。

治温疟，穴：噫嘻、中脘、白环俞。

治寒热疟，穴：上髎、偏历。

治寒疟，唇焦口干，气喘，穴：三间。

治痎疟寒热，穴：脾俞。

《资生经》云：有人患久疟，诸药不效，或教之以灸脾俞即愈。更一人亦久患疟闻之，亦灸此穴而愈。盖疟多因饮食得之，故灸脾俞多效。

治寒疟不嗜食，穴：内庭、厉兑、公孙。

治疟寒热，喜惊不欲食，穴：京骨。

治疟心烦，甚欲得饮食冷，恶寒则欲处温中，咽干不嗜食，穴：神门。

治身寒热疟病，心下烦满，气逆，穴：合谷、阳溪、后溪、阳池、阴都。

治寒疟，穴：天枢。

治寒疟呕沫，善笑纵唇口，穴：列缺。

治痎疟振寒，腹满烦心，善哕唾味，唇干，引饮不下，膨膨，手挛指痛，寒栗鼓颔，喉鸣，穴：少商。

治疟寒热，胸背拘急，胸满膨膨，穴：经渠。

治温疟痎疟，穴：大椎、腰俞。

治疟，头项强不可俯仰，头痛振寒，穴：大杼。

治痎疟，穴：前谷、风池、神道。

治痎疟振寒，热汗不出，穴：上星。

治风疟汗不出，穴：偏历。

治疟寒汗不出，穴：少泽、复溜、昆仑。

治疟先寒，洒淅甚久而热，热去汗出，穴：冲阳。

治疟多汗，又云，主疟多汗，腰痛不可俯仰，目如脱，项似拔，穴：然谷、昆仑。

治疟寒热，穴：列缺又云：主疟甚热、后溪、少泽、前谷。

治疟咳逆，心闷不得卧，寒热，穴：太泉、太溪、经渠。

治乍寒乍热疟，穴：大陵、腕骨、阳谷、少冲。

治疟多寒少热，又治疟闷呕甚，热多寒少，欲闭户而处，寒厥足热，穴：大钟。

治寒疟腹痛，穴：商丘。

治疟背振寒，项痛，引肘掖腰痛小腹痛，四肢不举，穴：小海。

治疟振寒，热盛狂言，穴：天枢。

治疟甚苦寒，咳呕沫，穴：阳溪。

治疟不嗜食，恶寒，穴：厉兑、内庭。

治疟振寒，寒栗鼓颔，穴：小商。

治痎疟热，穴：商丘、神庭、上星、百会、完骨。

风池、神道、液门、前谷、光明、至阴、大杼。

治疟身热，穴：阴都、小海、商阳、三间、中渚。

治疟甚热，穴：列缺。

治疟足痛，穴：侠溪。

治疟胁痛不得息，穴：阳谷。

治疟从脚胻起，穴：冲阳、束骨。

治狂疟头眩，痛痉反折，穴：飞扬。

治疟面赤肿，穴：温溜。

治疟食时发，心痛悲伤不乐，穴：天井。

治疟病，穴：天府。

治风疟，穴：噫嘻、支正、小海。

治痎疟少气，穴：三里、陷谷、侠溪、飞扬。

王氏云：夫疟皆生于风，夏伤于暑，秋为痎疟。《素问》云：痎犹老也，亦瘦也。杨上善云：二日一发为痎。其说与《素问》《千金》异。疟有数名，先寒后热曰寒疟；先热后寒曰温疟；热而不寒曰瘅疟；多寒曰壮疟；久不瘥曰劳疟；久不断曰老疟；时行后变成疟，曰瘴疟；病结为癥瘕曰疟母；以致肝、肺、脾、肾、心、胃亦皆有疟。或每日发，或间日发，或作稍益晚，或作日益早，《素问》《千金》等方，论之详矣。治疟之方甚多，惟小金丹最佳。予尝以与人，皆效。然人岂得皆有此药哉？此灸之所以不可废也，乡居人用旱莲草搥碎，宜用手掌大四指阔也，当两胁中，以古文钱压之，系之以故帛，未久即起泡，谓之天灸，尚能愈疟，况于灸乎，故详著之。

治诸疟而脉不见者，刺十指间出血，乃看两舌下有紫肿红筋，亦须针去血，效，血去必已，先视身之赤如小豆者，尽取之。

治肝疟，穴：刺足厥阴见血。

治心疟，穴：刺手少阴。

治脾疟，穴：刺足太阴。

治肺疟，穴：刺手太阴、阳明。

治胃疟，穴：刺足阳明、太阴横脉出血。

治肾疟，穴：刺足少阴、太阳。

治五脏疟，尺泽二穴，各灸三壮，发时灸。

凡灸疟者，必先问其病之所未发者，先灸之，从头项发者，于未发前，预灸大椎尖头，渐灸过时止；从腰脊发者，灸肾俞百壮；从手臂发者，灸三间，又灸上星及大椎，至发时令满百壮。灸艾炷如黍米粒，若觉小异，即灸百会三壮。若后更发，又七壮，极难愈者，不过三灸。以足踏地，以线围足一匝，中折从大椎向百会灸线头三七壮，炷如小豆。○又灸风池二穴三壮。又正头仰卧，以线量两乳间，中屈从乳向下灸度，随年壮，男左女右。

治痎疟，穴：上星主之，灸七壮，先取噫嘻，后取天牖、风池。疟日西而发者，临泣主之，灸七壮。

治疟，实则腰背痛，虚则鼽衄，穴：飞扬，灸七壮。

治疟多汗，腰痛不可俯仰，目如脱，项如拔，穴：昆仑，灸三壮。○又大开口，度上下唇，以绳度心头，灸此度下头百壮。又灸脊中央五十壮，遇发时灸二十壮。

治热多寒少，又云，疟闷呕甚，欲闭户而处，寒厥足热，穴：太溪。

治疟，穴：刺足少阴血出愈。

治疟寒热，穴：合谷、阳池、侠溪、京骨。

治疟病，医不能救者，以绳量病人脚，围绕足跟及五指匝讫，截断绳不用，量得绳，置项上，著反向背上，当绳头处，中脊骨上灸，三十壮则定候，看复恶寒，急灸三十壮则定，此至过发一炊久候之，虽饥，不与食尽日，此法神验，男左足，女右足。

治瘴疟服药后，穴：灸大椎三四十壮，无不断。若先寒者，将欲寒者，预前以炭灰安床下，令背暖，并灸龟甲末一方寸匕，暖酒和服，至发时，令得三服被覆，过时无不断，此是陶氏法。比欲寒时但以火灸其背，亦愈即瘥者，纵发亦轻，效验。

治疟疾，从手发者，灸三间，三年痎疟欲发，惨惨则下火。○从腰发者，灸肾俞百壮。

治疟疾久不愈者，不问男女，于大椎中第一骨节尽处，先针后灸三七壮，立效。或灸第三骨节亦可。

治疟疾，穴：灸大椎、百会，各随年壮。

黄疸

治黄疸，穴：脾俞、胃脘、太溪。

治黄疸足寒热，善渴及舌纵烦满，穴：然谷。

治黄疸热中喜渴，穴：太冲。

治身黄，时有微热，不嗜食，少气，身体重，膝内廉内踝前痛，穴：中封、五里。

治黄疸，腹满不能食，穴：脊中。

治黄疸喜欠，不下食，胁下满，欲吐，身重不欲动，穴：脾俞。

治黄疸目黄，穴：劳宫。

治目黄振寒，穴：中脘、大陵。

治黄疸，穴：脾俞。

疗腰身黄，胀满，腹肚泻痢，身重，四肢不收，黄疸，邪气积聚，腹痛寒热，穴：脾俞。

疗身黄羸瘦，穴：章门。

治马黄黄疸等病，穴：黄门穴从鼻头直入发际，度取通绳分为三断绳，取一分入发际，当绳头针是穴。

治马黄黄疸，上龈里穴，正当人中及唇，针三次。

治马黄黄疸，四时等病，上腭穴，入里边，在上缝赤白脉是，针三次。

治黄疸，舌下穴，侠舌两边针。

治马黄黄疸，寒暑瘟疫，唇里穴，正当承浆里边，逼齿龈，针三次。

治四时寒暑所苦，疸气温病，穴：颞颥，针灸。

治马黄黄疸，疫通身，并黄语，音已不转者，侠人中穴，火针。

治马黄急疫，侠承浆穴。

治马黄黄疸急疫等病，穴：巨阙穴，七壮。

治马黄黄疸，穴：上脘，灸七壮。

治马黄黄疸，男阴缝穴，拔阴反向上灸，若女人玉门是穴，男女针灸无怪。

治头中百病，马黄黄疸，穴：风府，针之。

治马黄黄疸，热府穴在第二节下两旁，相去各一寸五分。

治马黄黄疸，寒暑诸毒，穴：心俞、肝俞、脾俞、肾俞、脚后跟穴，在白肉后际，针灸随便。

治黄疸，通治百毒，穴：肺俞灸。

治马黄，黄疸寒暑疫毒，耳中穴，在耳门孔上横梁是。针灸之。

治马黄黄疸，温疫，颊里穴，从口吻边入住对颊里，去口一寸，针颊两边同法。

治马黄黄疸，臂石子头还取病人手，自捉臂从腕中太渊纹向上一尺接白肉际，灸七壮。

治黄疸，钱孔穴，度乳至脐中屈筋头骨是，灸百壮。

治马黄瘟疫，穴：太冲，针灸随便。

治伤胞身黄，穴：章门。

治三十穴黄点确应用俞穴处，穴：肝俞、心俞、脾俞、肺俞、肾俞、胆俞、小肠俞、胃俞、大肠俞、膀胱俞、风门、百会、接脊一穴在背当中心、天窗、明堂、神庭、风府、风池、玉枕、承浆、太阳、鸠尾、巨阙、上脘、中脘、下脘、胃脘、阴倍二穴，在胃两旁各一寸半，章门、手太阳、手阳明、劳宫、三里、上廉、下廉、承山、绝骨、足阳明、太冲、伏兔、气海、丹田、关元、曲骨、魂舍、玉泉。

治黄疸，穴：手太阳，灸随年壮。

《资生经》云：五苓散治疸病发渴立效，瘀热在里，身黄

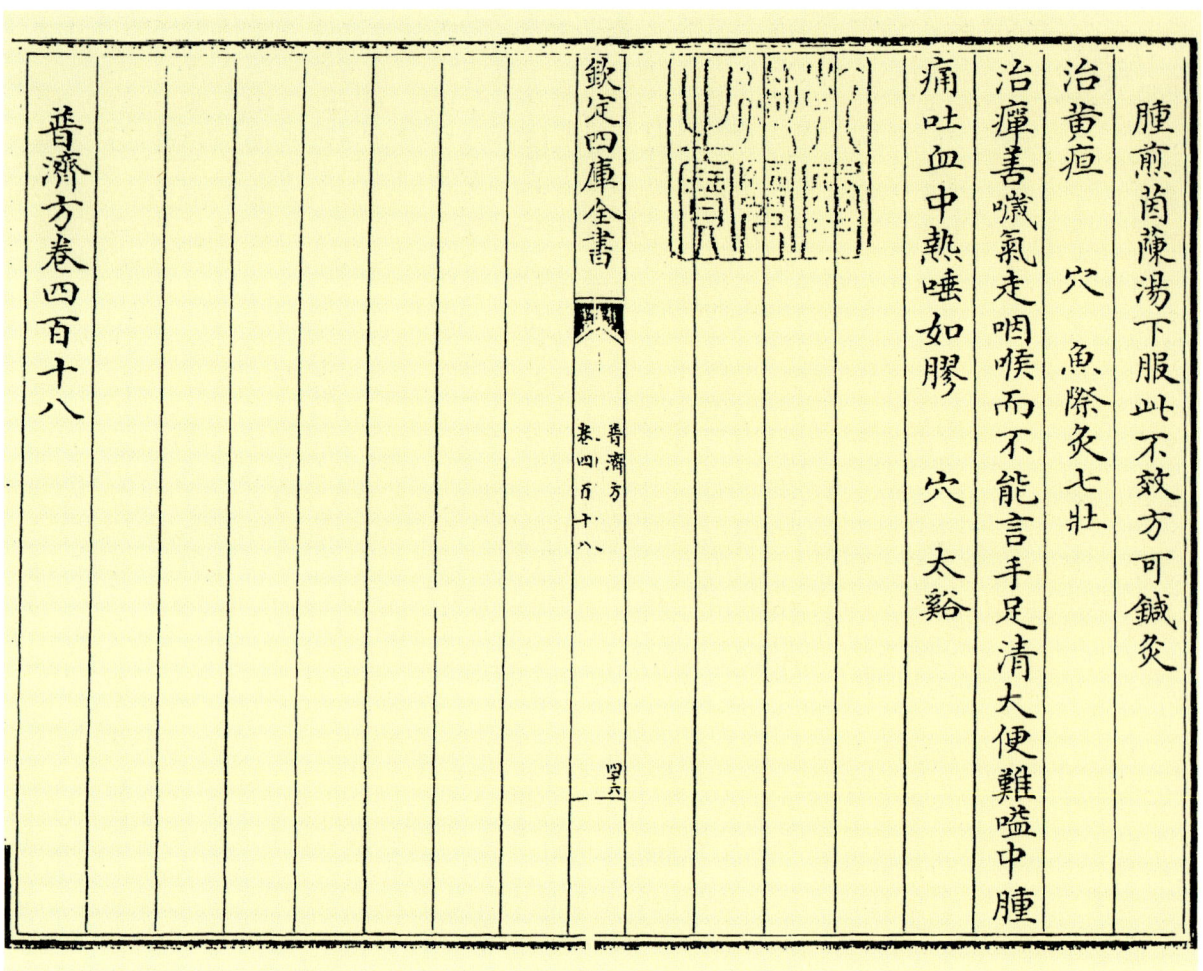

肿，煎茵陈汤下，服此不效。方可针灸。

治黄疸，穴：鱼际，灸七壮。

治瘅善哕，气走咽喉而不能言，手足清，大便难，嗌中肿痛，吐血，口中热唾如胶，穴：太溪。

《普济方》卷四百十八

《普济方》卷四百十九 针灸门

明·周王　朱橚　撰

头风

疗头风，穴：百会、脑空、天柱。

疗头风，目眩，狂乱风痫，左主如花，右主如果，穴：神聪。

疗头风热痛，头肿风痫，穴：前顶。

疗风眩目晄晄，额颅上痛，穴：后顶。

疗头风目眩，穴：上星。

治头风目眩，面赤肿，穴：前顶。

治头风，穴：下廉、五处、神庭。

治风头眩，善呕烦满，穴：神庭。

治风眩头痛，穴：天牖、风门、昆仑、关元、关冲。

治风眩，颜清，引颔痛，穴：上星。

治风头眩，头痛颜清，穴：囟会。

治风头耳后痛，烦心，穴：完骨。

治痿厥风,头重痛,穴:跗阳。

治胸中寒如风状,头眩两颊痛,穴:侠溪。

治风头痛,穴:肾俞、攒竹、承光、丝竹空、瘈脉、和髎。

治头眩风闷,穴:五处。

治风头热,穴:合谷、五处。

疗头风面肿,目眩,项强不得转,穴:天牖。

治头风生白屑,多睡,穴:囟会,针佳,以油盐揩发根,头风永除。

治头风肿痒,穴:肩井针。

疗头目眩痛,穴:通里、百会。

疗头眩,穴:阳谷。

王氏云:论头痛本于大寒,内至骨髓,则头风者,亦本于风寒入脑耶。《本氏方》论妇人患头风者,十居其半,或者妇人无巾以御风寒焉耳,男子间有患之者,非头上少发,必其囟会前顶之发秃也,欲灸头风,先宜囟会、百会、前顶等穴，其头风连目痛者，当灸上星、神聪、后顶等穴。予尝自灸，验效，教人灸之亦验云。

治头风，灸后顶穴，在百会后一寸五分，强间穴前一寸五分，灸五壮，兼治癫疾，并摇头口㖞者，风瘙身体瘾疹，灸曲池二穴。《甲乙经》云：穴在肘外辅骨，屈肘曲骨之中，手阳明脉之所入也，各灸三壮。

治头风面肿，项强不得回顾，刺手少阳经天牖二穴，在颈筋缺盆上，天容后，天柱前，完骨下，发际上，针入五分，留七呼，不宜补，亦不宜泻。只若灸之，面肿眼合，取足太阳经譩譆二穴，在背俞部第三行，肩髆内廉，侠第一穴椎下，两傍相去各三寸，正坐取之，足太阳脉之所发也，针入六分，留三呼，泻五吸，后针天牖、风池，其病即瘥，若不先针譩譆，即难瘳其疾也。此皆久病流注之法，今举此为例，学者宜须审详。

治头风面虚肿，穴：上星。

治目黄头肿，穴：脑户。

头痛

治风眩头痛，呕吐心烦，穴：解溪、承光。

治头痛振寒，汗不出，穴：胆俞。

治头痛振寒，穴：大杼。

治头痛风寒汗不出，穴：哑门。

治头痛，穴：合谷、天池、丝竹空、四白、天冲、三焦俞、风池。

治寒热头痛，进退痎疟，恍惚悲愁，健忘惊悸，穴：神道。

治厥逆头痛，胸满不得息，穴：阳溪。

治厥头痛，面浮肿，风逆四肢肿身湿，穴：丰隆。

治头重鼻塞，风寒从足小指起，脉痹上下带胸胁痛无常，转筋寒热，汗不出，烦心，穴：至阴。

治头痛振寒，目黄胁痛，穴：青灵。

治脑旋目晕，头痛不可忍，烦心呕吐涎沫，发无时，项强不可顾，穴：强间。

治头痛肩急，穴：昆仑。

治头痛颈项急，不得顾，目眩，穴：风府。

治头项痛，穴：曲池。

疗身热头痛，不可反侧，穴：颅息。

疗头痛甚，汗不出，穴：鱼际。

疗头痛，穴：脑户。

疗头目眩痛，穴：百会、通里。

疗头痛如破，身热如火，穴：命门、中冲。

疗寒热头痛，善哕，衄血，肩不举，穴：温溜。

疗醉后酒风发，头重皮肤，两角眩痛，穴：率谷。

治头痛，穴：天柱、陶道、大杼、孔最、后溪亦作本神。

治头重痛，穴：脑户、脑空、通天。

治头痛如破，目痛如脱，喘逆烦满，呕吐汗出，穴：大陵、头维。

治头痛如锥刺,不可动,穴:窍阴、强间。

治头痛寒热,汗不出,恶寒,穴:目窗、中渚、完骨、命门、丰隆、太白、外丘、通谷、京骨、临泣、小海、承筋、阳陵泉。

治寒热头痛,喘渴,目大可视,穴:神庭、水沟。

治寒热痹,头痛,穴:消泺。

治头痛,穴:五处。

治头痛筋挛,骨重少气,哕噫满,时惊,不嗜卧,咳嗽烦冤,其脉举之则弦,按之石坚,气不足,而内著其气,逆而上行,谓之肾厥,宜灸关元百壮,服玉真丸。

治头痛连齿,时发时止,连年不已,此由风寒留于骨髓,髓以脑为主,脑逆,故头痛,齿亦痛,穴:曲鬓七壮,左痛灸右,右痛灸左,宜白附子散。

治头痛头风,耳后痛,脑空等,穴:小海、完骨。

治癫疾头痛,穴:天冲。

《素问》尝论：有数岁头痛不已者，大寒内至骨髓，髓以脑为主，脑逆，故头痛，齿亦痛，名曰厥逆头痛。亦有肾厥，肝厥头痛者，如《本事方》所谓，下虚者，肾虚也，肾厥则头痛；上虚者，肝虚也，肝厥则头晕是也，皆可随证治之。若真头痛，则朝发夕死，夕发朝死矣，人而患此亦未知，要之亦有所自来，其在根本不固也。若欲着艾，须先百会、囟会等穴，而丹田、气海等穴，尤所当灸，以补养之，毋使至于此极也。

治风眩，偏头痛，穴：前顶。

治风痰头痛，穴：丰隆。

治头风目眩无所见，偏头痛引目外眦急，耳鸣，好嚏，颈痛，穴：颔厌。

治头偏痛，引目外眦，穴：悬厘。

治头偏痛，穴：后顶。

治头半寒痛，头眩目痛，穴：玉枕。

治头项偏痛，穴：正营。

治热病烦满，汗不出，头偏痛，引目外眦赤，身热齿痛，穴：悬颅。

治头偏痛，烦心不欲食，穴：悬厘。

治偏正头痛，穴：丝竹空、风池、合谷。

治眉攒头痛不可忍者，穴：解溪。

治头眩痛，穴：昆仑、解溪、曲泉、飞扬、前谷、少泽、通里。

脑痛

治脑旋《资生经》，穴：强间。

治头旋脑痛，头风，脑重目如脱，项如拔，项强痛不得顾，穴：天柱。

治脑风疼不可忍，穴：玉枕。

治脑风头痛恶风寒，穴：承灵。

治脑风头痛不可忍，目眩心悸，发即为癫风，引目眇，穴：脑空。

治脑风头痛，穴：上廉。

治脑两角强痛，穴：率谷。

疗头风脑疼，穴：哑门。

疗脑疼，穴：风池。

治脑风，穴：小海。

治口鼻出血不止，名脑衄，穴：上星，灸五十壮。

治脑热疼甚，穴：囟会、强间。

王氏云：患脑热疼，甚则自床投下，以脑拄地，或得冷水，粗得而疼，终不已，服诸药不效，人教灸囟会而愈。热疼且可灸，况冷疼乎？凡脑痛、脑旋、脑泻，先宜灸囟会、而强间等穴，盖其次也。

头旋

治忽头旋《资生经》，穴：目窗。

治头旋脑重，穴：天柱。

治头旋耳鸣，穴：络却。

治坐如在船车中，穴：申脉。

王氏云：随母赴任，为江风所吹，自觉头摇动，如坐舟车上，如是半年，乃大吐痰，遍服痰药，并灸头风诸穴，方愈。

治头风摇动，灸脑后玉枕中间，七壮。

治失枕头重如石，穴：玉枕。○治头重，穴：百会。

治头重眩运，穴：陶道。○治脑重鼻塞，头目眩疼，穴：百会。

治头重，穴：率谷，又穴至阴，又穴肾俞。

治头重痛，穴：跗阳、脑户。○治头重不能起，灸脑户下一寸半。

治头重风劳，穴：脑户，灸五壮。

头肿

治头肿《资生经》，穴：脑户。

疗头风热痛，头肿极，即以三棱针刺之绕寸已下，其头痛肿立瘥，穴：前顶。

疗头风头肿，皮肿面虚，鼻塞头痛，穴：上星。

治头皮肿，生白屑，穴：囟会。

治顶痛，穴：曲差。

治头面肿，穴：公孙。

治头面气肿，穴：完骨。

颈项强

治颈项肿寒《资生经》，穴：腕骨、阳谷。

治颈肿寒热，穴：丘墟。○治寒热颈痛瘰疬，穴：大迎。

治项痛，穴：窍阴、消泺。○治项肿不可俯仰，颊肿引耳后，穴：完骨。

治颈项强不可俯仰，穴：大杼、京骨。

治颈项不得顾，穴：肩井、魄户。

治颈项痛，穴：完骨、颔厌。

治颈项强痛，穴：本神。

治痎疟，颈项痛不得顾，穴：风池。

治颈项转侧难，穴：通天。

治颈项强不得顾，穴：颊车、大椎、气舍、脑空。

治颈项筋急不得顾，穴：天柱。

治项气闷肿，食不下，穴：人迎。

治颈项痛，恶风寒，穴：后顶、外丘。

治颈项急不得顾，穴：龂交、风府。

治颈项强，穴：臂臑、强间。

治项强急痛不可顾，穴：少泽、前谷、后溪、阳谷、完骨、昆仑、小海、攒竹。

治项如拔，不可左右顾，穴：消泺、本神、通天、强间、风府、哑门、天柱、风池、龂交、天冲、陶道、外丘、通谷、玉枕。

疗项如拔，穴：强间，又穴天柱。

治颈肿，项痛不可顾，穴：天容、前谷、角孙、腕骨、支正。

治颈项痛肿不能言，穴：天容。

治颈项疼，历节汗出，穴：飞扬、涌泉、颔厌、后顶。

治颈项拄满，穴：角孙。

治颈项瘫肿不能言，及瘿，肩不举，穴：浮白。

疗心烦满，汗不出，头项痛，身热目视不明，穴：曲差。

治头痛重，暂起僵仆，穴：通天。○治项强不得顾，穴：哑门。

治项痛，穴：玉枕、完骨。○疗头痛，及项急不可倾侧。

疗胁痛，颈肿寒热。

疗身寒热，颈肿，喉中鸣翕翕，胸中气鲠鲠，穴：天突。

疗颈项及肩背痛，穴：天井。

疗颈项强不得顾，引牙齿痛，口噤不能言，穴：曲鬓。

面肿

治面恶风寒，颊肿痛《资生经》，穴：巨髎。

治头风面虚肿，穴：上星、天牖。

治目眩面肿及治面赤暴肿，穴：囟会。

治面赤肿，穴：前顶。

治头面浮肿，痛引目外眦上赤痛，穴：目窗。

治头面浮肿，穴：完骨。

治面肿唇动，状如虫行，穴：水沟。风水四肿，针此穴，出水尽顿愈。

治面痒肿，穴：迎香。

治风壅面浮肿，目不得闭，唇吻睏动不止，穴：人迎，针之顿愈。

治面浮肿，唇吻不收，暗不能言，口噤不开，穴：合谷。

治面虚肿，穴：温溜。

治面肿，穴：丰隆、承浆、阳交。

治寒疟面肿足胻寒，穴：厉兑。

治面目浮肿，穴：陷谷。

治饮酒面赤，穴：大腧。

治头风面赤，穴：解溪。

治面赤肿头痛，穴：脑户。

疗面浮肿，穴：厉兑。

疗面肿，穴：水沟、天牖。

疗头面虚肿，穴：陷谷。

治肺风面赤，目视䀮䀮，项强不得顾，面肿皮软，脑疼，穴：风池。

治面赤肿，穴：上星、囟会、前顶、脑户、风池。

治卒面肿，穴：陷谷、上星、囟会、前顶、公孙。

治面肿，穴：陷谷、阳陵泉、天枢、中府、解溪。

有人因入水得水肿，四肢皆肿，面亦肿，人为灸水分并气海，翌朝视其面如削矣，盖水肿亦可灸水分云。

面痛

治面赤颊中痛《资生经》，穴：攒竹、龈交、玉枕。

治颞颥痛，颔颅痛，面赤，穴：中渚。

治面皮赤痛，穴：悬厘。

治面赤热，穴：肾俞、内关。

治面皮热，穴：天窗、天突。

治面赤目黄，穴：脑户。

治面肤赤痛，穴：悬颅。○治面苍黑，穴：行间。

治面赤，穴：支沟、间使、液门。

治面赤，穴：解溪。○疗冷病面黑，穴：气海。

治面黑，穴：关冲。○疗面黄黑，穴：肾俞。

治目眩面肿，穴：囟会。

治目眩，面赤肿，小儿顶肿，穴：前顶。

目痛

治目瞳子痛痒《资生经》，穴：阳白。

治下眦痛，穴：太冲。

治目急痛赤，穴：太冲、阳谷、昆仑。

治目赤肿痛，穴：曲泉。

治目痛赤，穴：阳溪、阳谷。

治目外眦赤痛，逆寒泪出，目痒，穴：侠溪。

治目眦伤，穴：三间。

治目痛不能视，先取噫嘻，后取天牖、风池。

穴：风池、脑户、玉枕、风府、上星。

治目痛视如见星，穴：照海。

治目如脱，穴：天柱、陶道、昆仑。

治目痛如脱，穴：大陵、头维。

治目急痛，穴：前谷、三间。

治头目痛，目睄，穴：阳白。

治头面浮肿，痛引目外眦上赤痛，忽头旋目䀮䀮视不明，穴：目窗。

治目睛痛，不能远视，穴：上星、脑户。

治目痛不能视，目痛如脱，穴：玉枕。

疗头风目如脱，穴：天柱。

疗目痛，穴：心俞、阴跷。

疗头眩眼痛，穴：飞扬、阳谷。

疗目内眥系急痛，失枕头重，项痛，风眩目痛，头寒多汗，耳聋鼻塞，穴：玉枕。

治目痛僻戾，目不明，穴：四白。

治目痛不明，穴：龈交。

治眼痛，穴：下廉。

治眼痛不可忍，刺足少阳经风池二穴，手阳明合谷二穴，立愈。

治目痛，穴：前谷。

治风痒赤痛，穴：人中、鼻柱，灸二壮。

治头目痛，穴：通里、百会、后顶。

治目如拔，穴：昆仑。

治头重目眩，穴：陶道。

治目瞑视，穴：天柱。

治头风目瞑，脑风头痛，穴：脑空。

治头眩目瞑，远视䀮䀮，穴：天府。

治目瞑，身汗出，穴：承浆。目微涩痛，或两傍生小米珠，频去其睫自愈，不必针灸。

治目不得闭，穴：大迎。

治目眩，远视䀮䀮，穴：目窗。

治双目眗眗，穴：偏历。

夫眼生倒睫拳毛者，两目紧急皮缩之所致也，盖内有热，致阴气外行，当去其内热并火邪，眼皮缓，则眼毛立出，翳膜亦退。

用手法攀出内睑向外，刺以三棱针出血，以左手爪甲迎其针锋立愈。

治目眶岁久赤烂，俗呼为瞎是也，当以三棱针，刺目眶外，以泻热立愈。

治双目眗眗少气，灸五里，右取左，左取右。

治干劳邪气眼赤，灸当阳二穴，百壮。

治目急痛，不可远视，灸当阳。

治伤寒目瞑，穴：风门。

目上视

治目反上视，若赤痛从内眦始《资生经》，穴：申脉。

治目系急，目上插，穴：阳白、上星、本神、大都、曲泉、侠溪、三间、前谷、攒竹、玉枕。

治目上插，憎风寒，穴：丝竹空、前顶。

治目上视不识人，穴：神庭、囟会。

治目上视，穴：肝俞。○疗目转上及目瞪上垂，穴：筋缩。

治目瞤动与项口相引，《甲乙》云：目瞤动，与头口参相引，㖞僻，口不能言，穴：承泣。

治口㖞面赤，目黄，眼瞤动不止，颔肿齿痛，穴：颧髎。

治眼瞤动不止，目不得闭，穴：地仓。

治眼睑瞤动，穴：攒竹。

治眼目不明，泪出，目眩瞖肿痒，远视䀮䀮，昏夜无见，目瞤动，穴：刺承泣。

治眼戴睛，上插眼，反戴眼。

目泪出

治目泪出《资生经》，穴：液门、前谷、后溪、腕骨、神庭、百会、天柱、风池、心俞、天牖。

治目泪多眵矇，穴：肝俞。

治泪出目痒，穴：侠溪。○治目泪出，穴：承泣。

治目泪出，穴：行间、神庭。○治多泪，穴：临泣。

治目泪眵，汗出眦赤痒，痛生白翳，穴：龈交。

治目泪出，欠气多，穴：风池。○治气眼冷泪，穴：睛明。

治目睭冷泪，穴：承泣。○治风泪出，穴：头维。

治目泪生翳，穴：腕骨。

疗目泣出，穴：行间、鱼际。

治目远视不明，恶风，目泪出，憎寒，头痛目眩瞢，内眦赤痛，远视䀮䀮无见，眦痒痛，淫肤白翳，穴：睛明。

治目泪出，穴：行间。

治目痛泪出甚者如脱，穴：前谷。

目眩

治头重，目眩，善惊，引鼽衄，颈项痛，目䀮䀮《资生经》，穴：通谷。

治目眩，穴：神庭、上关、涌泉、噫嘻。

束骨、鱼际、大都。

治目眩，颈项强急，胸胁相引不得转侧，穴：本神。

治头目眩，穴：飞扬、肺俞。

治目眩循眉痛，穴：肺俞。

治目眩，头痛目赤，视物䀮䀮，风痫，目戴上不识人，眼睫毛倒，发狂吐涎沫，发即无时，穴：丝竹空。

治目眩，远视䀮䀮，穴：天府。

治目眩头痛，穴：支正、三焦俞。

治目眩，穴：风池。

治身热目眩，穴：风门。

治头风目眩，泪出，穴：神庭。

治目眩睛痛，不能远视，穴：上星。

治头风目眩戴上，穴：前顶、五处。

治目眩鼻塞，目生白翳，穴：临泣。

治头痛目眩，眼白翳，微风目瞤动不息，穴：四白。

治风赤眼头痛，目眩涩，穴：前谷。

治头痛，目眩身热，肥肉动，穴：束骨。

治目眩淫淫，穴：前谷。

治头痛目眩，穴：四白、涌泉、大杼。

治头目风眩，眉头痛，鼽衄，目䀮䀮无远见，穴：攒竹。

治头目眩，穴：囟会。

岐伯灸头旋目眩，及偏头痛不可忍，牵引䀮䀮，不能远视，灸两眼小眦上发际各一壮。立瘥。

治酒醉风热发，两目眩痛，穴：率谷。

治目眩，穴：大都。

治目眩瞑，穴：承浆、前顶、天柱、脑空、目窗。

治目眩目如脱，又云疟多汗，目如脱，项如拔，穴：天柱、陶道、昆仑。

治目不欲视，太息，穴：大敦。

治头痛目不可视，穴：水沟、神庭。

治目眩，穴：承泣。

治目眩疼，穴：后顶。

治头目眩疼，穴：通里、百会。

治目眩，穴：临泣、中渚。

治目眩，穴：颔厌。○治目眩，枕骨头颅痛，恶寒，穴：临泣。

治头痛颈项急，目眩，穴：风府。

目不明

治目䀮䀮《资生经》，穴：肾俞、偏历、后顶。

治目䀮䀮，视物不明，眼中赤痛及睑睛动，又云，三度以细棱针刺之，目大明，穴：攒竹。

治目视不明，穴：养老、合谷、曲差。

治寒热，目视不明，穴：眉中俞。

治目不明，穴：风池、五处。

治眼昏，头旋，目䀮䀮远视不明，又云，三度刺目不明，穴：目窗。

治起则目䀮䀮，穴：复溜、肝俞。

治偏痛，目视物不明，穴：头维。

治目不明，穴：三里。人年三十以下不灸三里，令气上冲目。又云：令气上眼暗，盖三里气下也。

疗目无所视，偏头痛，引目外眦急，穴：颔厌。

疗目䀮䀮，穴：攒竹、肾俞、昆仑。

疗目不明，恶风寒，头目眩痛，穴：后顶。

疗目生白翳，气短唾血，目上视，多怒，狂衄，目䀮䀮，穴：肝俞。

疗目黄，远视䀮䀮，穴：胁堂。

治目不明，穴：天牖。

治目眩，目不明，目如脱，穴：天柱、陶道、昆仑。

治目不明，泪出目眩瞀，瞳子痒，远视䀮䀮，昏夜无见，穴：承泣。

治目瞳子痛痒，远视䀮䀮，昏夜无见，穴：承泣、阳白。

治目䀮䀮不明，恶风寒，穴：肾俞、胃俞、心俞、百会、内关、复溜、涌泉、腕骨、中渚、攒竹、睛明、委中、昆仑、天柱、本神、大杼、颔厌、通谷、曲泉、后顶、丝竹空。

治目痛不能视，穴：风池。

治肝虚目不明，穴：肝俞，二百壮，小儿斟酌可灸一二十壮。

《资生经》云：成人丧明之由，生食五辛，积热食饮，刺头出血过多，极目远视，夜读注书，久处烟火，博弈不休，日没后，读书饮酒不已，热食面食，抄写多年，雕镂细作，泣泪过多，房室不节，数向日月转看，月下读书，夜视星月，极目瞻视山川草木一十八件。又有驰骋田猎，冒涉风霜，迎风追兽，日夜不息者，并是伤目之由也。其读书博弈等过度患目者，名肝劳。若欲治之，非三年闭目不视，不可得瘥，徒自泻肝及作诸治，终是无效。又云：读书之苦，伤肝损目。诚然，晋范宁尝苦目痛，就张湛求方，湛戏之曰：云云损①读书，一减思虑；二专内视；三简②外观；四日早起；五一更早眠；六凡六物煎，以神火下以气血蕴于胸中；七日然后纳诸方寸修之，一时近能数其目睫，远视尺棰之余。长服不已，洞见墙壁之外，非但明目，乃亦延年。审如是而行之，非可

---

① 损：原作"指"，据《针灸资生经》卷六改。
② 简：原作"间"，据《针灸资生经》卷六改。

谓之嘲戏，实奇方也，以其劝解人有理，姑备载之，以示后人。

治眼暗，大椎数节第十，当脊中安灸二百壮，以多为佳最验。又云，人年三十以上，若不灸三里，令气上冲目。

《千金》云：读书博弈等过度患目者，名肝劳。若欲治之，非三年闭目不视不可得瘥，徒自泻肝，及作诸治，终是无效，则是目者不可使之劳也。古人盖有养之法，如彭真人龟年，尝患目疾，不计昼夜，瞪目注视以去昏暗，闭之少顷，依法再行，积久而视秋毫。徐真人甲，尝患目疾，暗室正坐，运睛旋还八十数，闭目集神，再运如数而神光自现，壮如金轮，永除昏暗。施真人自记歌亦云：运睛除目暗，此见《抱朴子》，皆养之之法也。若用药，则地黄丸、羊肝丸等，与连翘、当归、芍药、黄连等分为末，以雪水煎浓汁，乘热频洗之最佳。

治癫风引目眇，穴：脑空。

目翳膜

治目翳，穴：至阴。

治目翳，瞳子不见，视不明了，穴：丘墟。

治目眦烂有翳，又治目赤有翳，穴：后溪。

治目中白翳，穴：前谷、京骨。

治目反白，白翳从内眦始，穴：京骨。

治目泪出多眵䁾，内眦赤痛痒，生白肤翳，穴：肝俞、上星、风池、睛明、龈交、承泣、四白、巨窌、瞳子窌。

治目生白膜，穴：承光。

治目生白膜多泪，又治目眩生白翳，穴：临泣。

治攀睛，翳膜覆瞳子，恶风泪出，目内眦痒，小儿雀目，疳眼，大人气眼冷泪，瞇目，视物不明，大眦胬肉侵睛，及治肤翳白膜覆瞳子，眼暗雀目疼，穴：睛明。

治白翳覆瞳子，穴：巨髎。

治白翳肤覆瞳子，穴：少泽。

治目中翳膜，穴：丘墟、瞳子髎。

治目眩生翳膜，穴：中渚。

治目生白翳，穴：临泣、腕骨、龂交、肝俞、四白、关冲、前谷。

治睫目䀮䀮，穴：上关、偏历。

治目生白翳，眼眦赤筋，缺盆中引痛，穴：太渊。

治目风赤烂有翳，穴：阳溪。

治目生肤翳，穴：角孙。

疗目翳䀮䀮，穴：至阴。

疗目不明，生白翳，穴：合谷。

张仲文疗风眼，卒生翳膜，两目痛不可忍，灸手中指本节头节间尖上，三壮，炷如麦，左灸右，右灸左。

治目中白翳，穴：前谷。

治白膜覆珠子无所见，穴：解溪。

治目卒生翳，灸大指节横尖，三壮，左灸右，右灸左。

疗目生白翳，穴：肝俞、解溪。

治涩目，穴：水沟。

王氏曰：予游学会稽，绝早观书，辰牌方食久之，患目涩，倦游而归，舍遗以盐精，数次揩目而疾除。盐精且尔，则青盐之能治目故也。古方盖用青盐揩牙，因搁在手洗目而明矣，盐精乃盐食地下之精英。

目赤

治目内眦赤痛《资生经》，穴：悬厘。

治眼赤痛，穴：攒竹。

治目内眦赤痛，气发耳塞，目不明，穴：风池。

治目赤，穴：昆仑、太渊、阳溪。

治目外眦赤，目眩，穴：侠溪。

治目赤涩暴痛，穴：液门。

治目赤支满，穴：内关。

治目赤，穴：目窗、大陵。

治目内眦赤痛痒，穴：上星、肝俞。

治目赤肿痛，穴：申脉、太冲、曲泉、阳溪。

治目眦赤烂，穴：束骨、京骨。

疗风赤眼，穴：前谷。

治目赤痛，从目眦起，穴：阴跷。

治目赤，穴：睛明、后溪、目窗、瞳子髎。

治肝劳，邪气赤眼，穴：当阳，灸百壮。

治目痒赤，灸人中。

治目黄，穴：脑户、胆俞、意舍、阳纲。

治目黄振寒，穴：大陵、中脘。

治黄疸目黄，穴：劳宫。

治目青而呕，穴：期门。

治目中白睛青，穴：太泉。

治目黄，穴：青灵。

治目赤黄，穴：颧髎、内关。

治眦烂赤，穴：束骨。

青盲

治青盲无所见《资生经》，穴：商阳、巨髎、上关、瞳子髎、络却、承光。

治目青，穴：太泉、期门。

治青风内障，目无所见，穴：络却。

治青盲目无见，远视䀮䀮，白翳覆瞳子，穴：巨髎。

治青盲目无见，远视䀮䀮，目中翳膜，头痛，目外眦赤痛，穴：瞳子髎。

治目青盲，穴：商阳，左灸右，右灸左。

治疳眼，穴：睛明。

治热病瘥后，食五辛多患眼暗，雀目冷泪，穴：肝俞。

耳鸣

治耳鸣聋《资生经》，穴：上关、下关、四白、百会、颅息、翳风、耳门、颔厌、天窗、阳溪、关冲、液门、中渚。

治耳聋嘈嘈若蝉鸣，穴：天容、听会、听宫、中渚。

治颔痛引耳嘈嘈，耳鸣无所闻，穴：腕骨、阳谷、肩贞、窍阴、侠溪。

治耳鸣，穴：前谷、后溪、偏历、大陵。

治耳中聋鸣，刺一分，留一呼，灸三壮，左取右，右取左，如食顷，穴：偏历、大陵、商阳。

治耳鸣耳聋，穴：百会。

治头旋耳鸣，穴：络却。

治耳鸣嘈嘈无所闻，穴：浮白。

治耳中嘈嘈，穴：和髎。

治耳中如蝉鸣，穴：上关。

治耳中如蝉声，穴：耳门。

治耳鸣蝉声，穴：听会、听宫。

治头风耳鸣，穴：瘈脉。

治耳鸣，穴：偏历、阳溪、商阳、络却、腕骨、前谷。

治耳鸣，穴：颔厌。

治耳鸣无闻，穴：肩贞。

人之耳鸣，医者皆以为肾虚所致，是则然矣。然亦有因气而得者，用心而得者，不可一概论也。若欲无此患，盖亦不使肾至于虚，且不使气不用心可也。或微微耳鸣，只用葱管置其耳中，令气透，自不鸣矣。

耳痛

治耳痛《资生经》，穴：上关、下关、四白、百会、颅息、翳风、耳门、曲池、颔厌、天窗、阳溪、关冲、液门、中渚。

治耳前痛，穴：少商。

治耳痛，穴：曲池。

治风，耳后痛，穴：瘛脉、完骨。

耳聋

治耳暴聋《资生经》，穴：天牖、四渎。

治耳浑浑淳淳，声无所闻，穴：外关、会宗。

治耳中风聋鸣，穴：商阳。

治耳不聪，暴聋，穴：天牖。

治耳鸣耳聋，状如蝉声，穴：上关。

治耳鸣耳聋，穴：商阳、阳谷、百会。

治耳聋，穴：束骨、翳风、上关、后溪、颅囟。

治耳塞，穴：风池。

治耳聋肾虚，穴：肾俞。

治耳聋，耳中如蝉声，无所闻，穴：听会。

治耳聋，如物倾塞所闻，耳中嘈嘈，穴：听宫。

治耳鸣聋无所闻，穴：外关、天窗。

治卒耳不闻人语，穴：窍阴。

治耳暴聋，穴：三阳络、液门。

治暴气耳，穴：四渎。

治头痛耳聋，两颞颥痛，穴：中渚。

治耳聋，穴：会宗。

治颊颔肿，耳聋，胸痛不可转侧，无常处，耳鸣聋，穴：侠溪。

治耳聋嘈嘈无所闻，穴：浮白。

治耳聋，穴：玉枕。

治耳鸣聋，穴：耳门、翳风、脑空。

治耳淳淳浑浑无所闻，穴：听会、外关、苇筒灸耳病见中风不语。

治耳聋，穴：肩贞。刺足少阴。

治耳暴聋，穴：天牖。耳聋有因气得者，快则通，伤寒用衣被拥塞得者，病去渐愈。乡人劚耳草取汁，用新罗百草煮粥食亦验云。

治耳病，作泥饼子厚半分，覆耳上四边，勿泄气，以箸刺泥饼，作一小孔，以艾灸百壮。候耳中痛不可忍，即侧耳倒倾黄水出尽即愈。若泥干，数易之。○又截箭䇹二寸内耳中，以面拥四畔，勿令泄气，灸䇹筒上七壮。○又捣豉作饼，填耳内，以地黄长五寸，削一头，令尖纳耳中，与豉饼底齐，上着荷叶盖之，剜一孔，如箸头，透饼于上，灸三壮。

治耳聋耳鸣，刺手少阳经翳风二穴，次针足少阳经听会二穴。

聤耳

治聤耳有脓汁出《资生经》，穴：下关。

治耳塞，穴：风池。

治耳如物塞，穴：听宫。

治聤耳脓出，穴：上关，日灸三壮，至二百壮。

治耳有脓汁出，生疮窒耳，聤耳，耳鸣如蝉声，重听无所闻，穴：耳门。

鼻塞不利

治鼻窒，喘息不利，鼻喎僻，多涕，鼽衄有疮《资生经》，穴：风府、曲差、上星、迎香、素髎、水沟、龈交、通天、禾髎。

主鼻窒，喘息不通，穴：承灵。

主鼻不利，涕黄，穴：前谷、厉兑、京骨。

治息肉不利，穴：龈交。

治不知香臭，穴：天柱。

治鼻闻焦臭，穴：中脘。

疗头疼鼻塞，穴：眉冲。

疗鼻塞，穴：玉枕、百会、明堂、当阳、临泣。

疗鼻息不闻香臭，穴：迎香。

疗鼻不得息，穴：风府。

疗鼻塞不闻香臭，穴：天牖，又穴囟会若是鼻塞，灸囟会，日七壮，至四日渐退，五日顿愈、上星、百会、承光。

治鼻塞闷，穴：通天、临泣。

治鼻塞不通，穴：步廊。

治目眩鼻塞，穴：临泣。

治鼻塞不利，穴：前谷、龈交。

治鼻衄息不利，穴：承灵。

治鼻塞，息肉不消，多涕成疮，穴：素髎。

《铜人》云：素髎穴，诸方阙治疗法，《千金》治鼻塞息肉不消，多涕生疮。而今之《千金》只云"主鼻喎僻多涕，鼽衄有疮"，又云"主鼻窒喘息不利"，与此文稍异，岂古今本不同耶?

治恶风鼻不利，穴：厉兑。

主不知香臭，穴：水沟。

鼻有息肉

治鼻中息肉不利，鼻头额颔中痛，鼻中有疮，穴：龈交。

治厉鼻，穴：脑空。

治鼻息肉，穴：上星，灸二百壮，又灸颊上星两旁，相去各百壮。

治鼻有息肉，不闻香臭，衄血，穴：迎香。

治鼻中息肉蚀疮，穴：龈交。

治息肉不消，多涕成疮，穴：素髎。

治鼻中息肉，穴：囟会，灸七壮，又通天，灸七壮，左臭灸右，右臭灸左，左右臭皆灸之。曾用此法，灸数人，皆于鼻中去臭积一块，如朽骨臭不可言，去此全愈。

鼻涕出

疗头风多鼻涕，鼻塞，穴：明堂。

疗鼻窒口僻，鼻多清涕，出不可止，鼽衄有疮，穴：禾窌。

疗鼻衄多涕，穴：昆仑。

疗鼻衄不止，鼻垂清涕，穴：风门。

治鼻洞涕生疮，穴：禾髎。

治鼻鼽出清涕，穴：风门。

治口㖞，鼻生清涕，穴：通天、承光。

治头风目眩，鼻出清涕，目出泪，穴：神庭。

治鼻鼽清涕出，穴：通谷、神庭、攒竹、迎香、风门、合谷、至阴。

治鼻㖞僻多涕，穴：曲差。

治多嚏，穴：风门。

主鼻不收涕，不知香臭，穴：天牖、水沟。

主涕黄，穴：前谷、厉兑、京骨。　　治多涕，穴：素髎。

治鼻中干，鼻衄等凡二十二病，穴：绝骨，皆灸五十壮。

王氏云：母氏久病鼻干，有冷气，问诸医者，医者亦不晓。但云"病去日愈"，既而病去，亦不愈也，后因灸绝骨而渐愈矣。予亦尝患此，偶绝骨微疼而着艾，鼻干亦失去。初不知是灸绝骨之力，后阅《千金方》有此证，始知鼻干之去，因绝骨也。若鼻涕多，宜灸囟会、前顶，大人小儿之病，初无以异焉耳。

治时时嚏不止，穴：风门、五处。

疗好嚏，穴：颔厌。

鼻痛

主鼻管疽发为疠鼻，穴：脑空、窍阴。

治涎出鼻中痛，穴：复溜。

治面风寒，鼻颔上肿，壅痛，穴：巨髎。

治鼻中酸，穴：肝俞。

治额颔中痛，穴：龈交。

疗鼻准上肿痈痛，穴：巨髎。

疗鬼击鼻出血，穴：人中、水分、阴交。

鼻衄

治鼻鼽，穴：神庭。○治鼻衄有疮，穴：曲差。

治鼻衄，窒喘息不通，穴：承灵、风池、风门、噫嘻、后溪。

治头热鼽衄，穴：中脘又云：中脘主鼻间焦臭、三间、偏历、厉兑、承筋、京骨、昆仑、承山、飞扬、隐白。

治鼻中衄血不止，淋沥，穴：京骨、申脉。

主衄血呕血，穴：郄门。

治衄血剧不止，穴：隐白。

治衄不止，穴：涌泉。

主鼻不得息，及衄不止，穴：水沟、天牖。

主衄血不止，穴：天府，针四分。

治鼻衄，穴：上髎、后溪、风府。

治诸阳热气盛，衄血不止，穴：痖门。

治衄血头重，穴：通天。

治衄血不止，穴：禾髎、兑端、劳宫。

治衄血，穴：曲泉、隐白、噫嘻、阴郄、迎香。

治衄血，穴：偏历、合谷、二间、昆仑、通谷。

治衄血喘呼，小腹痛，攻咽喉，穴：曲泉。

疗衄血不止，穴：太溪、隐白、风门、兑端、脑空。

疗衄血有疮，穴：禾髎。

疗鼽衄，穴：攒竹。

治鼻出血不止，名脑衄，穴：上星灸五十壮。

徐德占教衄者，急灸项后发际两筋间宛宛中三壮，立定。盖血自出入脑，注鼻中，常人以绵勒颈后，尚可止衄、止血，灸决效无疑。

治脑衄，穴：上星，灸五十壮。

王氏云：母忽患鼻衄，急取药服，凡平昔与人服有效者，皆不效。因阅《集效方》云"口鼻出血不止，名脑衄，灸上星五十壮"，尚疑头上不宜多灸，只灸七壮而止，皆复作，再灸十四壮而愈。有人鼻常出脓血，后以予效灸囟会亦愈，则知囟会、上星皆治鼻衄云。

治鼻衄，穴：绝骨。

治衄血，穴：前谷。

治温疟，肩背痛，目眩鼻衄，喘逆腹胀，肩髆内廉，痛不可俯仰，穴：噫嘻。

治鼻鼽，穴：风门。

治衄时痒痒不止，灸足大指节，横理三毛中，十壮，剧者百壮，衄不止，灸之瘥。并治阴卵肿，又灸风府一穴四壮，不止，又灸或涌泉二穴，各百壮。又以弓张弦向上，病人仰卧枕弦放，四体如常卧法。

治衄而下蚵，血流，取足太阳，大衄蚵，取手太阳，不已，刺腕骨下，不已，取膕中出血。

治鼻衄不止，穴：合谷、内庭、哑门。

治鼻衄漏血不止，项后发际两筋间陷者中，三壮。又云：灸发际一穴，五七壮，麦粒大。

治卒鼻衄，灸手大指端骨，七壮，随血左右。

治脉浮大，鼻中燥，如此必去血，鼻衄。灸两臂中脉取止，取臂脉法，以鼻嗅臂，点其鼻所着处是穴，两臂皆尔。

口缓

治唇吻不收《资生经》，穴：合谷、水沟。

治失欠颊车蹉，背第五椎一日灸二七壮，满三日未瘥，灸气冲二百壮。胸前喉下甲骨中是，亦名气堂，又灸三阴交，百壮，三报之。

治数欠频伸，穴：通里。

治口失欠，下牙齿痛，穴：下关、大迎、翳风。

治喜频伸数欠，恶闻人音，穴：内庭。

治数欠，穴：漏谷。

治数欠不得息，穴：太渊。

治数欠，穴：经渠。

治目泪出，欠气多，穴：风池。

治口缓不收，不能言，穴：地仓、大迎。

治失欠，穴：翳风、通谷。

治舌缓，穴：风府，又穴哑门。

治口闭，穴：昆仑。

治不能言，穴：翳风。

治失欠，穴：完骨。

治数欠，穴：通里二穴。《甲乙经》云：手少阴络在腕后一寸，足手太阳，各灸五壮，炷如半枣核大。又灸足内踝上三寸宛宛中，或三寸五分，百壮，三报，此三阴交穴也。

口瘖哑

治瘖《资生经》，穴：合谷、水沟。

治不能言，穴：承泣、地仓、大迎、鱼际、通里。

治瘖不能言，穴：脑户。

疗失音，穴：孔最、哑门。

疗瘖不能言，穴：风府、承浆。

治失音，穴：听宫。

疗暴喑不能言，穴：翳风、通里。

疗失音，穴：颊车。

治失音不能言，穴：阴郄。

治喑不能言，穴：间使、合谷。

治暴喑气哽，又云暴喑咽肿，食不下，喉鸣，穴：天鼎。

治暴喑不能言，口噤，穴：灵道、天突、天窗。

治暴哑，穴：支沟、通谷、三阳络。

治牙关不开，口噤不语，失音，牙关痛，颔颊肿，穴：颊车。

治言语不正，穴：日月。

治舌下肿难言，舌㿔涎出，穴：廉泉、然谷、阴谷。

治舌缓，喑不能言，舌急语难，穴：风府。

治暴喑不能言，穴：支沟、天窗、扶突、曲鬓、灵道。

治舌卷不能言，穴：复溜

治不能言，穴：通里。

治颈，上气失喑不能言，舌急，穴：鱼际。

治颈项强，舌缓不能言，失音不能言，舌急，穴：哑门，哑门一名舌本，一名舌厌，督脉阳维之会，入系舌本，则是穴也。其舌本所系软，凡舌缓不能言者，宜治此。

治舌下肿难言，纵言，涎出，咳嗽上气，喘息呕沫，口噤舌根急缩，下食难，穴：廉泉。廉泉一名舌本，盖舌之根本也，故能治舌下肿难言，舌纵涎出，根急缩诸病，与《千金方》所疗略同。凡有此等疾者，宜针灸此穴。

治舌强不能言，穴：大迎。

口眼㖞

治口㖞僻，不能言《资生经》，穴：承泣、四白、巨髎、上关、大迎、颧髎、强间、风池、迎香、水沟、素髎。

治口僻痛，恶风寒，不可嚼，穴：颊车、颧髎。

治口不能禁水浆，喎僻，穴：水沟、龂交。

治风头，耳后痛，烦心，足失履，口喎僻，穴：完骨。

治偏风口目喎，穴：上关、下关。

治口喎鼻多清涕，风眩头痛，穴：承光。

治口喎鼻多清涕衄血头重，穴：通天。

治口面喎，穴：完骨、列缺。

治口眼喎斜，失欠脱颔，口噤不开食，不能言，颊肿牙车痛，穴：翳风。

治偏风口喎，穴：承浆。

治瘾疹口喎，穴：巨髎。

治口喎眼睏动，穴：颧髎。

治口眼喎斜，目睏面叶叶动，牵口眼，目视瞒瞒，冷泪眼眦赤痛，穴：承泣。

治偏风口喎，目不得闭，失音不语，饮食不收，水浆漏落，眼睏动不止，病左治右，右治左，穴：地仓、承浆。艾如粗钗脚大，若大口转喎，却灸七壮始愈。

治口㖞，四肢逆冷，嗌干，烦渴，瞋不欲视，目泪出，太息，穴：行间。

治失欠口㖞，食饮善呕，暴哑不能言，穴：通谷。

治口㖞，穴：温溜、偏历、二间、内庭。

治偏风口眼㖞，肘肿齿龋痛，寒热，穴：冲阳。

治口僻，穴：和髎。

治口㖞，穴：列缺、地仓。

治口僻面风寒，鼻准上肿痈痛，招摇视瞻，瘈疭，穴：巨髎。

治僻风口㖞，失音不言，不得饮水，食漏落，脉𥄫动，穴：地仓、大迎。

治风中脉口眼㖞斜，其状㖞向右者，谓左边脉中风而缓，宜灸左㖞左灸右，炷如麦粒，各二七壮，频灸取尽风气，穴：听会、颊车、地仓，各二穴。

治喜啮颊，穴：光明、临泣。

治自啮颊唇，穴：京骨、阳谷。

治口疮，舌下肿难言，舌纵涎出，舌根急缩，穴：廉泉，灸三壮，次针涌泉二穴。

治口中齿痛，恶寒颔肿，穴：商阳。

治口僻，穴：偏历。

治口齿痛，穴：温溜。

治口舌生疮，失欠，颊车蹉，及治咽喉肿痛，灸背第五椎，一日二七壮，满三日未瘥。灸气冲二百壮。胸前喉下甲骨中，是亦名气堂。又灸足内踝上三寸宛宛中前，或三寸五分，百壮，二报，此三阴交穴也。

口舌干苦

治口舌干食饮不下《资生经》，穴：胆俞、商阳、小肠俞。

治口热，口干，口烂，穴：劳宫、少泽、三间、太冲。

治咽干口热，唾如胶，穴：少泽、太溪。

治口干，穴：曲泽、章门。

治舌卷口干，穴：少阴。

治口苦嗌干，介介然，穴：阳陵泉。

治舌卷口干，心烦闷，穴：关冲。

治身热，烦渴口干，穴：曲泽。

治口干，穴：三间、肺俞、不容、章门、商阳、窍阴、兑端。

治口苦舌干，又治食不下，口舌干，穴：胆俞。

治舌干，穴：复溜、大钟、尺泽。

治唇干，涎出不觉，穴：下廉。

治口中热，穴：少冲、大钟。

治口干，穴：肝俞、少泽、曲泽。

治大人小儿，口中腥臭，胸胁肢满，又主老小口中肿腥臭，及疗小儿龈烂臭，穴：劳宫。

治口热咽酸，穴：少冲。

治口干，穴：曲泽。

口齿疳疮

治口齿疳蚀生疮《资生经》，穴：承浆。

治牙龈肿，穴：天冲。

治齿龈肿，小儿疳湿疮，穴：角孙。

《史记》：齐大夫病龋齿，太仓公灸其左太阳阳明脉，即为苦参汤，日漱三升，出入五六日，病已。得之风，及卧开口食而不漱。

治牙车急，穴：完骨。

治牙车痛，穴：翳风。

治牙车脱，穴：下关。

治牙关不开，穴：水沟、上关、颊车。

治牙车引急头重痛，耳中嘈嘈，颔颊肿，穴：和髎。

治牙车脱臼，相离三寸，及治牙车急痛，不得嚼食，穴：听会。

唇颊肿痛

治唇吻不收《资生经》，穴：合谷。

治紧唇不能开合，灸虎口，男左女右。

疗唇口干，穴：三间。

治唇干涎出，穴：下廉。

治喜啮颊，穴：光明、足临泣。

治颊肿痛，穴：巨髎、天窗。

治自啮唇，穴：京骨、阳谷。○治颔痛，穴：腕骨。

治唇肿痛，穴：迎香。○治牙痛唇吻急强，穴：正营。

治唇吻强，穴：上关、兑端。○治唇吻瞤动，穴：大迎。

治唇肿，穴：膺窗、太冲。○治颊肿，穴：完骨。

治颔颊肿，穴：侠溪、和髎、颊车。

治颔颊肿，引牙车不开，急痛，口噤不能言，穴：曲鬓。

治颊颔肿，穴：大迎。○治脱颔颊肿，穴：翳风。

治颈项肿，寒热，穴：腕骨、阳谷。

治颔肿，穴：支正。○治腮颔肿，穴：少商。

治颊颔肿瘰疬，穴：手三里。

治颐颔肿，齿痛恶寒，肩背急，相引缺盆痛，目青盲，穴：商阳，灸三壮，右取左，左取右，食顷立已。

治颊肿痛，穴：天窗。

治颊痛，穴：攒竹。

治颈颔拄满，穴：角孙。

治胸膈满闷，颈下肿，善啮颊，穴：足临泣。

治面肿唇动，叶叶肺风，状如虫行及治不能言，口噤不开，穴：水沟。

《资生经》云：孝袭与称武德中出镇潞州，甄权以新撰《明堂》示予。时有刺史成君绰，患颈肿如数升，喉中闭塞，水粒不下，三日矣。余屈权救之，针其右手次指之端，如食顷，气息即通，明日饮啖如故。按《铜人》云"少商穴在手大指端内侧，去爪甲角如韭叶"，成君绰，腮颔肿大如升，甄权针之立愈，病状少异，功效实同。但李云"次指端"，《铜人》云"大指端"未知其孰是。果针少商，当在大指端也，姑两存之，以俟识者。

舌强

治舌强，穴：中冲。

治舌纵，穴：然谷。

治舌纵涎下，烦逆溺难，小腹急引阴痛，股内廉痛，穴：阴谷。

治舌下急，穴：天突。

治口痛啮舌，穴：解溪。

治侠舌缝脉青，穴：天突。

治舌上黄身热，穴：鱼际。

治舌强，穴：窍阴。

疗吐舌戾颈，小儿吐舌，舌强嗍奶不得，穴：阳谷。

疗吐舌，穴：滑肉门、少海、温溜。

治舌强，穴：大迎。

治吐舌，穴：曲鬓、太一。

治舌卷，穴：关冲。

治吐舌，穴：阳溪、二间、飞扬、温溜。

治舌强，穴：哑门。

治舌急，穴：风府。

治舌纵，穴：阴谷。

治舌本出血，穴：扶突、大钟、窍阴。

治舌干胁痛，穴：尺泽。

治舌本痛，穴：中冲。

治舌缓涎下，烦闷，取足少阴。

治重舌，刺舌注以铍针

治重舌，穴：行间，灸随年壮。

治重舌极证，右用指去爪，先从舌下筋上擦至根，渐深深擦入，如此三次。又用指蘸水，取项后燕窠，小坑中筋膜，自上赶下至小窟，深深擦入，亦三次。小儿若饮乳胜前，则病去矣。

治舌上出血如簪孔者，以钱掩脐下，灸钱下际五十壮。

治舌卒肿满口，嗌干，如吹猪胞，气息不得通，须臾不治杀人，急以指刮破舌两边，去汁即愈，亦可鈹刀决两边破之，以疮膏敷之。

治舌卒肿，刺舌下两边，大脉血出，勿使刺着舌下中央，脉血出不止杀人，如上治不愈，或血出数升，则烧铁篦令赤，熨疮数过，以绝血也。

牙疼

治齿痛恶寒，穴：曲池、大迎、颧髎、听会。

治牙齿痛不能言，穴：浮白。

治上牙齿痛，穴：阳谷、正营。

治下牙齿痛，穴：四渎、阳谷、液门、商阳、二间。

治牙齿不能嚼，穴：颊车、角孙。

治风齿疼痛，外踝上，高骨前交脉灸三壮或七壮验。又以线，量手中指下掌后横文，折为四分，量横文后，当臂中灸二壮，愈，随左右。

王氏云：有老妇人，旧患牙疼，人皆教将两手掌交叉，以中指头尽处为穴，灸七壮，永不疼。恐是外关穴也，穴：在手少阳去腕后二寸陷中。泉司梢子妻，旧亦患牙，人为灸手外踝穴近前些，子妻遂永不疼。但不知所谓外踝上者，指足外踝耶？手外踝耶？识者当辨之。

治牙车痛，穴：翳风。

治牙痛颊颔肿，穴：大迎。

治颊颔肿，引牙车不得开，穴：曲鬓。

治牙齿痛，唇吻急强，齿龋痛，穴：正营。

治齿痛，穴：阳溪、悬颅、手三里。

治齿痛恶寒，穴：商阳。

治齿龈痛，穴：兑端。

治牙痛，穴：厥阴俞。

治寒热齿龈肿，风眩，颈项痛，穴：小海。

治风牙疼，牙车不开，口噤，嚼物鸣，穴：上关。

灸牙疼法，随左右所患肩尖，微近后骨缝中，小举臂取之，当骨解陷中，灸五壮。

王氏云：予亲灸数人皆愈，灸毕，项大痛，良久乃定，永不发。予亲病齿痛，百方治不验，用此法瘥。又辛师旧患伤寒方愈，食青梅，既而牙疼甚，有道人为之灸屈手大指本节后陷者中，灸三壮，初灸觉病牙痒，再灸觉牙有声，三壮疼止。今二十年矣，后阳溪穴也。又云：治齿痛，手阳明脉入齿缝中，左疼灸右，右灸左。

治牙齿疼《危氏方》。灸两手中指背，第一节前有陷处，七壮，下火立愈。

治牙疼，穴：合谷。

治蛀牙方，凡蛀牙疼，必须出之，若无妙手，其疼不可忍也，无问上下，但随左右于牙关龈车骨尖相时近里，以指捻之，觉痛处是穴。以艾火灸七壮，疮敛，蛀牙自落，其验如神。又火灸脂索如锥，以纳虫孔中，便缘脂出。

治牙疼，针内庭二穴，如虫食疼者，敷药而愈。又分男左女右，在肩头上穴口中，灸转三遭，左疼灸右，右疼灸左。

治唇吻强，齿龈痛，穴：兑端。

治骨槽风，于痛处耳中梗上灸。

治齿病，灸肩髃七壮，随灸左右。又法，灸耳垂下牙疼骨上三壮，未效加壮数。

治牙齿疼痛。先以稻藁心，量中指中节，若手长，却将手掌下量及臂上两段，以艾灸之七五壮，若左边牙疼灸右边，右边牙疼灸左边。

治齿痛，不恶清饮，取足阳明；恶清饮，取手阳明。

齿龋

疗齿牙不嚼物，龋痛肿《资生经》，穴：角孙。

疗齿龋，穴：耳门。

治齿龋痛，穴：三间、阳谷、冲阳、内庭、厉兑、四渎、液门、上关。

治齿龋痛，穴：三间、大迎、正营。

治齿龋痛，又治齿寒脑风头痛，穴：少海。

治齿龋，穴：合谷、偏历、三阳络、耳门。

治齿龋，穴：完骨。

治齿龈痛，唇吻强上，穴：兑端、目窗、正营、耳门。

治齿龋，穴：厉兑、三间、冲阳、偏历、小海、合谷、内庭、复溜。

治齿龋，穴：曲鬓。

疗牙齿龋痛，穴：下关、大迎、翳风、完骨。

《传》曰：唇亡齿寒。谓前齿，非牙也。《说文》云：龋，齿蠹也。谓齿蠹而痛也，其不因龋蠹而痛者，盖风寒入脑髓尔。《素问》谓大寒至骨髓，故头痛齿亦痛，当以此治之。

治齿龋，穴：曲鬓、冲阳。

治上齿龋肿，穴：目窗。

治上齿龋痛，恶寒，穴：正营。

治齿痛恶清，穴：三间。

齿噤

治咳逆上气，喘息呕沫，齿噤《资生经》，穴：天容、廉泉、魄户、气舍、噫嘻、扶突。

治口噤不能言，穴：曲鬓。

治口噤，穴：天窗、翳风。

治口噤舌根缩，穴：廉泉。

治口噤不开，穴：合谷、列缺、颊车、禾髎。

治风痉口噤，穴：大迎。

治口噤不开，暴哑不能言，穴：支沟。

治僻噤，穴：外关、内庭、三里、商丘、大泉。

治口噤不开，引鼻中，穴：龂交、三间、大迎、翳风。

治唇吻不收，喑不能言，口噤不开，穴：合谷、水沟。

治口噤不开，穴：曲鬓、商丘。

疗面风口不开，口生疮，又治口噤，穴：承浆。

疗龂噤，穴：廉泉。○疗口噤鼓颔，穴：兑端。

疗口噤不开，穴：翳风。○疗口不可开及尸厥，穴：素髎。

咽喉肿痛

治咽喉痛《资生经》，穴：风府。○治咽痛食不下，穴：胆俞。

治喉嗌痛，穴：风府、天窗、劳宫。

治嗌痛，穴：中渚、支沟、内庭。

治咽中痛，不可纳食，穴：涌泉、大钟。

治咽中如扼，穴：间使。○治咽喉痛，穴：膝关。

治喉痛，穴：天窗。○治咽喉肿，穴：泉突。

治嗌偏肿不可咽，穴：前谷、照海、中封。

治喉肿，穴：中封。

治嗌内肿，气走咽喉，不能言，穴：然谷、太溪。

治咽喉痈肿，穴：大迎。

治咽肿，穴：太溪、中渚。

治喉痹咽痈肿，水浆不下，穴：璇玑。

治咽外肿，寒厥，背痛不能上下，穴：液门。

治咽内肿，穴：然谷。

治咽肿，穴：水突、气舍。

治喉中生疮，不得下食，穴：天突。

治颔肿如升，喉中闭塞，水粒不下，穴：少商，以三棱针，刺微出血，泄诸阳脏热，次针阳谷二穴而愈。

治喉肿，胸胁支满，穴：尺泽，灸百壮。

治喉肿厥逆，五脏所苦，鼓胀，灸承满，各五十壮，老人加之，小儿随年壮。

治咽肿难言，穴：天柱。

治男子妇人，咽闭肿痛不能言者，

刺少商穴出血立愈。如不愈，以温白汤，口中含漱，是以热导热也。

咽喉鸣

主喉鸣，暴忤气哽《资生经》，穴：扶突、天突、太溪。

主喉中鸣，穴：少商、太冲、经渠。

治喉中焦干，穴：鱼际。○治喉中如水鸡声，穴：天突、扶突。

治喉中作声，穴：天髎。

治喉鸣，穴：大钟、大包。

治喉中鸣翁翁，穴：天突。

疗喉鸣，穴：阳陵泉、天池、亶中。

主呼吸短气，咽中如息肉状，穴：液门、四渎。

主嗌中有气如息肉状，穴：蠡沟、少府。

主嗌内肿，气走咽喉，穴：然谷、太溪。

治咽喉偻引项挛不收，穴：风池。

治咽冷声破，穴：天枢，灸五十壮。

咽喉干

治咽喉干《资生经》，穴：极泉、太渊、偏历、太冲、天突。

治喉干燥，寒栗鼓颔，咳引尻痛，溺出呕血，穴：鱼际。

治喉干烦渴，穴：行间。

治咽干不嗜食，穴：神门。

治嗌干，四肢惰善悲不乐，穴：照海。

治咽酸，穴：少冲。

治咽干，穴：少泽、太溪。

主嗌干，穴：复溜、照海、太冲、中封。

喉痹

治喉痹胁中暴逆《资生经》。先取冲脉，后取三里、云门，各泻之。又刺手小指端出血，立已。

治喉痹不能言，穴：三里、温溜、曲池、中渚、丰隆。

治喉痹，穴：神门、合谷、风池。

治喉痹颈项肿，不可俯仰，颊肿引项后，穴：完骨、天牖、前谷。

治喉痹咽肿，水浆不下，穴：璇玑、鸠尾。

治喉痹哽噎，咽肿不得消，食饮不下，穴：天鼎、气舍、膈俞。

治喉痹哽咽寒热，穴：涌泉、然谷。

治喉痹胸满塞，寒，穴：中府、阳交。

治喉痹哽咽寒热，穴：天容、缺盆、大杼、膈俞、云门、尺泽、二间、厉兑、涌泉、然谷。

治喉痹咽如哽，穴：三间、阳溪。

治喉痹咽干急，穴：天突。

治喉痹嗌干，穴：大陵、偏历。

治喉痹舌卷口干，穴：关冲、窍阴、少泽。

治喉痹，穴：阳辅、阳交、厉兑、下廉、然谷、经渠、完骨、膈俞、缺盆、气舍、云门、阳溪、合谷、温溜、中府、浮白。

治喉痹烦满，穴：大杼。

治喉痹寒热，咽中如鲠，穴：天容。

治喉痹咽肿不得食，饮食不下，喉鸣，穴：天鼎。

治颔肿喉痹，穴：前谷。

治喉痹颔肿，肩背痛振寒，穴：二间。

治喉痹不能言，穴：曲池。

治喉痹，舌强口干，肘不举，穴：窍阴。

治喉痹，舌强口干，心烦，穴：少泽。

治喉痹，口干身热，头痛短气，胸胁痛，穴：大陵。

疗寒热喉痹，穴：浮白。

疗喉痹，穴：膈俞、经渠。

疗喉痹咽如有物伤，忍振寒，又治喉痹咽肿，多卧善睡，穴：二间。

治喉痹气逆，咳嗽口中涎唾，灸肺俞七壮，亦可随年壮，至百壮。

治急喉闭缠喉风，灸三里穴，二七壮，三七壮。有人尝苦喉痹，虽水亦不能下咽，灸三里而愈。又随肿一边，于大指外边指甲上与根齐,针之,不问男女左右,只用人家常使针,血出即效。如大段危急,两大指都针尤妙。

治喉痹,以砭针刺肿处,出血立效。

治咽喉病,刺手小指爪文中出三豆大许血,逐左右刺,皆须慎酒面毒物。

治咽喉诸症,及毒气归心等项恶症并皆治之,无有不效。第一穴风府穴,脑后入发际一寸,针入四分,穴高主晕,恐伤人,不可不知,须令人扶护乃针。第二穴少商穴,在手大指表虎口一边,指甲与根齐,离爪如韭叶许,针入二分,病甚则入五分。第三穴合谷穴,治口撮,治牙关不开,则阳灵穴,应针各刺,一刺出血,入二分,关窍即闭,又有一症潮热者,有作寒者,于合谷穴用针左转发寒,右转发热。第四穴是上星穴,在顶前入发际一寸,治颊肿及缠喉风等症。又气急者实热,针足三里,虚热灸足三里，以手约膝，取中指稍尽处是穴。根脚咽喉常发者，耳垂珠下半寸近腮骨灸七壮，二七尤妙。及灸足三里穴，在膝下三寸骱骨外。

治喉痹，穴：丰隆、涌泉、关冲。如病甚，以小三棱针，藏于笔头中，诳以点药于喉中痹上，急刺之，则有紫血顿出，效，如不藏针，恐患人难以刺之。

治喉痹及毒气，穴：尺泽，灸百壮。

《普济方》卷四百十九

《普济方》卷四百二十　针灸门

明·周王　朱橚　撰

心气

治心气乱《资生经》，穴：心俞。

治中风心烦，惊悸健忘，穴：百会。

治健忘，穴：神道、幽门、列缺、膏肓俞。

主恶风邪气，泣出喜忘，穴：百会、天府、曲池、列缺。

主健忘，穴：刺足少阴。

主心忪少力，穴：大横，灸五十壮。

疗无心力，穴：百会、巨阙。

疗心中闷，穴：上脘。

治失志，穴：委阳。

疗神气不足，失志，穴：中冲。

主失志，穴：内关。

主心中愦愦，穴：通谷。

疗心中气闷，不喜闻人语，穴：鸠尾。

治无心力，忘前失后，穴：百会。

王氏云：予旧患心气，凡思虑过多，心下怔忪，或至自悲感慨，必灸百会，则以百会有治无心力，忘前失后证故也兼服镇心丹。

心痛

凡心实者，则心中暴痛，虚则心烦，惕然亦不能动，失智《资生经》，穴：内关。

治卒心痛汗出，穴：大敦，刺出血立已。

治心痛，穴：心俞、膻中、通谷、巨阙、太仓、神府、郄门、曲泽、大陵。

治心痛气短，穴：期门、长强、天突、侠白、中冲。

治心痛膨膨然，心烦乱闷，少气不足以息，穴：尺泽。

治心悬，少气不足以息，穴：然谷。

治心闷痛，上气牵引小肠，穴：巨阙，灸二十七壮。

治心痛如悬，穴：肾俞、复溜、大陵、云门。

治心悬如饥，穴：间使。

治心痛如锥刺，甚者，手足寒至节不息者死《保命集》。

穴：支沟、太溪、然谷。

治心痛色苍苍然，如死灰状，终日不得太息，穴：行间。

治心寒胀满不得食，息喷唾血，厥心痛，善哕，心疝太息，穴：鸠尾。

治胸痹心痛，不得反侧，及不得息，痛无常处，穴：临泣。

治心痛难俯仰，及治心寒心疝冲胃，死不知人，穴：中脘。

治痛抢心，穴：腹结、行间。

治卒痛烦心，心中懊憹，数欠频伸，心下悸悲，穴：通里。

治心痛悲恐相引瘛疭，穴：灵道。

治心痛上抢心，不欲食，及身肿，穴：建里。

治心痛而呕，穴：章门。

治心痛肺胀，胃气上逆，穴：太泉。

治心寒胀满不得食，穴：鸠尾。

治暴泄，心痛腹胀，心痛尤甚《保命集》，穴：大都、太白。

治心痛有三虫，多涎不得反侧，穴：上脘。

治心痛，喜噫酸，穴：不容、期门。

治心痛而寒，穴：少冲。

治心下有寒痛，又治痹虚令人病不乐，好太息，穴：商丘。

治胸痹心痛，穴：天井、临泣、膻中或灸百壮。

治胸痹心痛，心腹诸病心痛，穴：膻中、天井，灸太仓、肝俞。

治心腹胸满，痞痛，灸肝俞。

治心痛，穴：中脘。

治心痛，穴：建里。

治心痛周痹，穴：膈俞。

治心痛周痹，痛无常处，穴：临泣。

治心痹，穴：鱼际。

王氏云：尝侍亲疾，累日不食，因得心脾疼，发则攻心腹，后心痛亦应之，至不可忍，则与儿女别。以药饮之，疼反甚，若灸，则遍身不胜灸矣。不免令儿女以火针微刺之，不拘心腹，须臾痛定，即欲起矣，神哉！

治心痛悲恐相引，瘈疭肘挛，暴喑不能言，穴：灵道。

治心痛干呕烦满，穴：侠白。

治心痛干呕，穴：极泉。

治心痛唾血，振寒咽干，狂言口僻，穴：太渊。

治心痛烦满，舌强，穴：阴郄、中冲

治心痛，穴：厥阴俞、神门

治面赤心烦痛，穴：龈交。

治心胸痛，穴：天井。

治心痛不可忍，及不得卧，穴：下脘。

治心如悬下痛，穴：外陵。

治心痛不可忍，穴：上脘、大陵。

治喘息心痛，穴：章门。

治心下痛，不欲饮食，及心痛有涎，穴：建里、涌泉。

治凡心痛有数种，冷痛，蛔虫心痛，蛊毒，霍乱不识人，及治心痛，蛊毒，穴：巨阙。

治心匿不能食，反胃，霍乱心痛，穴：中脘。

治心痛，穴：曲泽、督俞、膈俞。

治心痛不嗜食，穴：涌泉。

治卒心痛，穴：少冲。

治寒热心痛，背相引痛，胸满闷，咳嗽不得息，烦心多涎，穴：心俞。

治心痛不可忍，呕血烦心，穴：巨阙。

疗卒心痛不可忍，吐冷酸水，及无脏气，灸足大指次指内横文中各一壮，炷如小麦，立愈。

治心懊恢微痛，烦逆，穴：心俞，灸百壮。

治心痛如锥刀刺，气结，穴：膈俞，灸七壮。

治心痛冷气上，穴：龙颔，灸百壮。

治心痛恶气上胁急痛，穴：通谷，灸五十壮。

治心痛暴绞，急绝欲死，穴：神府，灸百壮，在鸠尾正心有忌。

治心暴痛恶气，穴：巨阙，灸百壮。

治心痛坚急气结，穴：太仓，灸百壮。

治心痛，灸臂腕横文三七壮，又灸两虎口白肉际七壮。

治肾心痛，先取京骨昆仑，发针，不已，取然谷。

治胃心痛，取大都、太白。

治脾心痛，取然谷、太溪。

治肝心痛，色苍苍然如死灰状，终日不得休息《保命集》。取行间、太冲。

治肝心痛，取鱼际、太渊。

治心痛不可按，烦心，穴：巨阙。

主心痛有三虫，多涎不得反侧《危氏方》，穴：上脘。

主心痛身寒，难以俯仰，心疝冲胃，死不知人，穴：中脘。

主心痛如锥针刺，穴：然谷、太溪。

主心腹中卒痛，穴：石门。

主心痛，穴：阴郄、行间。

治卒心痛多惊，喑不得语，咽中如鲠，穴：间使。

治心痛善惊，穴：曲泽。

治心痛衄血呕哕，惊恐畏人，神气不足，穴：郄门。

治心痛胸胁支满，咳嗽，膺胛臂内廉痛，穴：天泉。

治久疟咳逆，心痛如锥刺，手足寒至节，喘息者死，穴：太溪。

心痛内九种，乃心脾痛，非真心痛。如真心痛，则朝发夕死，夕发朝死。如《难经疏》所载是已。然此疾亦有所自产，论尝谓产后心痛。若误以为有所伤疗之，则虚极而心络寒甚，传心之经则变为真心痛，此一说也。巫臣以夏姬之故，怨子反曰：余必使汝疲于奔命以死。子反于是一岁也七奔命，遂遇心疾而卒。则又因用心而成疾矣，然则如之何？平居当养其心，使之和平，疾自不作，其次当服镇心丹之类，补养可也，若疾将作而针灸，亦可以为次矣。

治心腹冷痛。王氏玉抱肚法，针砂四两，炒俟烟出，入矾半两，硼砂、粉霜各半钱，新水拌匀，微湿，以皮纸贴安怀中，候热发，置脐中、气海、石门、关元，大补本元，或置其他冷处，汗出立瘥。予自用验，此药燥则不热，再以新水拌再热，可用十余次，如药力尽却，曝干，再入矾等，依旧热。舍弟叔浩传一方，只用针，砂泥矾，功效亦同，岂以硼砂粉霜，价不廉而不用耶？

王氏云：予旧患心痹，发则痛不可忍，急用瓦片置炭火中，烧令通红，取出投米醋中，漉出，以纸三二重裹之，置疼处，稍止，冷即再易。耆旧所传也。后阅《千金方》有云"凡心腹冷痛，熬盐一半斤熨，或熬蚕砂烧石砖蒸熨，取其里温暖止，或蒸土亦能治"。始知予家所用，盖出《千金方》也。它日心痛甚，急灸中脘数壮，觉小腹两边有冷气，自下而上，至灸处即散，此灸之功也。《本事方》载王思和论心怂，非心怂也，胃之大络，名曰大里。络胸膈两乳，虚而有痰则动，更须臾发一阵，是其证也。审若是，又宜灸建里矣，但不若中脘为要穴云。

治心疼及治小儿心疼，足大拇指中节上，灸三壮即止，男左女右，其有蛔虫钻心疼甚，医者不明其症，但服此药大相远也。

如是虫痛，作时面必青黑，仰身扑手，闷乱欲绝止，而口吐清水者是也。

治心痛，足心乱文中，以麦粒大艾炷，灸三壮，男左女右，每遇痛盛时灸。

治真心痛，论手足青至节，心痛甚者，旦发夕死，夕发旦死。疗心痛及已死《保命集》。右高其枕，拄其膝，欲令腹皮蹙揉，灸其脐上三寸胃脘，有顷，其人患痛短气，欲令人举手者，小举手间痛瘥缓则已。

治蛔心痛，以手按其坚持之，勿令得移，以大针刺之，后久持之，虫不动乃出针，心下不事刺中有成聚，不可取于输，肠中有虫蛔咬，皆不取以小针。

治心痛引腰脊欲呕，及不得息《保命集》。刺足少阴，不已，取手少阴。

治心痛腹胀，啬啬然大便不利《保命集》。刺足太阴。

治心痛引小腹满，上下无常处，便溺难《保命集》。刺足厥阴。

治心痛，但气不足以息《保命集》。刺手太阴。

治泻热厥心痛《保命集》，穴：太溪，灸三壮，或五七壮。

治泻热厥痛《保命集》，穴：昆仑，灸三壮，或五七壮。

治心痛与背相引，善恐，如从后触其心，伛偻者，肾心痛也《保命集》。先刺京骨、昆仑，不已，刺合谷。

治心痛卧，若徒居间动作，痛益甚者，其色不变，此肺心痛也《保命集》。刺鱼际、太渊，宣通灵气行，无所碍滞则病愈。

治卒心痛不可忍。刺任脉上脘，针入八分，先补后泻之。其穴下针，令患人觉针下气行如滚鸡子，入腹为度。次针气海二穴，足少阴涌泉二穴。无积者，刺之如食顷而已，有积者，先饮利药，后刺之立愈。如不已，刺间使二穴，针支沟二穴，次针三里二穴。如灸冷心痛，燔针斜任脉巨阙穴，如五脏气相干心痛者，刺之无不愈。有小肠气痃癖，膀胱气胁痛等疾，皆痛至心，宜审谛，不可执一而刺之。如汗出，刺大敦出血，立已。

治腹有逆气，上攻心腹胀满，上抢心痛不得息，气冲腰痛不得俯仰，穴：气冲，各灸七壮，如大麦，禁针，次针三里二穴而愈。

治心痛周痹，穴：膈俞、临泣。

治心痛短气，手掌烦热，或啼哭骂詈，悲思愁虑，面赤身热，其脉实大而数。春当刺中冲，夏刺劳宫，季夏刺大陵，皆补之；秋刺间使，冬刺曲泽，皆泻之。又当灸巨阙五十壮，背第五椎百壮。

治心疝暴痛。取足太阴。

治卒心痛《肘后方》。手中央长指端，灸三壮。又横度病人口，折之以度心厌下度头，灸三壮。

治心疝激痛难忍《肘后方》。巨阙及左右一寸，并灸百壮，又以绳度颈，及度脊，如之令正相对，凡灸六处。

治卒心腹满痛《肘后方》。乳下一寸灸七壮，又两手大拇指肉边爪后第一纹头，各灸一壮，又两指中央长指爪下，各灸一壮，愈。

治心痹疼痛不可忍，足大拇指甲头，当中肉甲之间，男左女右，灸五壮，艾炷如麦粒大。《经验方》云：景齐芳自创，一日婢病此，同官郭鲁望传是法，立愈。

治心腹痛呕逆，中脘，灸三百壮。

治心腹绞刺，痛不可忍，阴郄二穴，灸三百壮。

心恍惚

治悲愁恍惚《资生经》，穴：心俞、天井、神道。

治狂惊恍惚，灸足阳明。

治狂癫恍惚，灸脑户。

治狂言恍惚，灸天枢。

治卒中邪魅，恍惚，左手[①]关后尺中阴实者，肾实也，恍惚健忘，目视眈眈，耳聋，怅怅善鸣，刺足少阴至阴。

治恍惚不知人，穴：巨阙。

疗少力忘前失后，心神恍惚，穴：百会。

---

①手：原作"斗"，据《针灸资生经》卷四改。

疗心恍惚，穴：阴都。

心惊悸

治心痛善惊《资生经》，穴：曲泽。○治悲恐，穴：灵道。

治暴惊，穴：下廉。○治心痹悲恐，穴：鱼际。

治悲恐善惊，穴：少冲。○治心风惊悸，穴：上脘。

治悲恐畏人，穴：少府。○治惊悸少气，穴：神门、蠡沟、巨阙。

治大惊乱痛，穴：梁丘。○治多惊，穴：阴郄、间使、二间、厉兑。

疗惊悸，穴：间使。○治惊恐，穴：五里。

治善惊恐，穴：京骨、大钟、大陵。

治惊悸，穴：百会、神道、天井、液门。

治善恐，穴：通谷、章门。

治癫疾风，牙肿善惊恐，穴：天冲。

治风虚惊恐狂荡，又疗惊恐悲愁，穴：支正。

治惊恐畏人，穴：郄门。

治惊悸不得安寝，穴：神庭。

治脑头风痛，目瞑心悸，穴：脑空。

主吐舌戾颈，善惊，穴：三间、合谷、厉兑。

主心下澹澹善惊，穴：曲泽、大陵。

主心下悸，又疗悲恐畏人，穴：通里。

主心下惕，恐人将捕之，穴：然谷、阳陵泉。

主惊恐畏人，神气不足，穴：大钟、郄门。

主善惊，穴：大巨。○主多卧好惊，穴：厉兑。

主惊不得卧，穴：气海、阴交、大巨。

主善惊妄言面赤，穴：液门。

主数噫，恐悸，气不足，穴：少府。

主数噫，恐悸，气不足，穴：神门。

主惊悸少气，穴：巨阙。

主卧惊视如见鬼，穴：阴蹻。

主瘈疭而惊，穴：解溪。

主太息烦满，少气悲惊，穴：少冲。

治心痛数惊，心悲不乐，穴：行间。○主气惊心痛，穴：手少阴。

疗悲恐，畏人善惊，穴：少冲。○疗惊不安寝，穴：神庭。

疗善惊，穴：曲泽。○疗大惊，穴：梁丘。

疗多悲恐惊悸，穴：风府。○疗心惊悸，神气耗散，穴：鸠尾。

治惊怖，恐心忪少力，穴：大横，灸五十壮。○治惊悸，穴：上脘。

治惊悸，穴：天井。○治善惊，穴：厉兑。

治悸坐不安，穴：彧中。

心喜笑

主笑若狂《资生经》，穴：神门、阳谷。

主喜笑不止，穴：劳宫、大陵。

主喜笑，穴：列缺。○治喜笑不休，穴：大陵。

治狂言，喜笑见鬼，穴：阳溪。

治失笑无时节，穴：水沟。

治喜怒，穴：复溜。

疗心悲怒，穴：鱼际。○疗多怒，穴：肝俞。○主怒欲杀人，穴：身柱。

心忧悲

主心悲《资生经》，穴：漏谷。○治心悲，穴：商丘。

治悲恐，穴：灵道。○治恍惚悲愁，穴：神道。

主悲愁恍惚，悲伤不乐，穴：天井、心俞、神道。

主大风默默不知所痛，悲伤不乐，又疗惊悸悲伤，穴：天井。

治大风逆气，多寒善悲，穴：大横。

治善悲不乐，穴：照海。

治太息善悲，小腹热，欲走，多唾，言语不正，四肢不收，穴：日月。

治悲恐善惊，穴：少冲。

疗惊恐悲愁，穴：支正。

治烦满少气，悲恐畏人，掌热腹胁挛急，胸痛，手倦不伸，穴：少府。

治悲笑，穴：劳宫。

治善悲泣，穴：心俞、神门、解溪、大陵。

主善悲，穴：间使。○主悸悲，穴：通理。○主心悲，穴：行间、劳宫。

主泣出，穴：百会。○治忧心，穴：绝骨。○治乍哭，穴：水沟。

王氏云：母氏久病，忽泣涕不可禁，知是心病也，灸百会而愈。予凡遇忧愁凄怆，亦必灸此，有此疾者，不可不之信也。

治泣出而惊，穴：后溪。

心烦闷

治疟心烦甚，欲得饮冷，恶寒则欲处温中，咽干不嗜食，心痛，数噫，恐悸，少气不足，手臂寒，喘逆，身热，狂悲哭，呕血遗溺《资生经》，穴：神门。

治澹热，呕逆上气，穴：中府。

治澹虚，穴：三阳络，灸各十三壮。

叹息

主太息烦满，少气悲惊《资生经》，穴：少冲。

主不得太息，穴：行间。

凡好太息，不嗜食，多寒热，汗出，病至则喜呕，呕已乃衰，穴：取公孙、井俞。

实则肠中切痛，厥头面肿，起烦心狂，多饮不嗜卧，虚则鼓胀，腹中气满，热痛不嗜食，霍乱，公孙主之。

治太息善悲，穴：日月、商丘。○治太息，穴：行间。

疗胸胁痛，善太息，胸①满膨膨，穴：丘墟。

嗜卧

治多睡《资生经》，穴：囟会、百会。

治嗜卧，穴：阴跷、膈俞。○治好独卧，穴：肾俞。

治多卧喜睡，穴：二间、三间。

治多睡善惊，穴：厉兑。

治四肢烦热，嗜卧怠惰，四肢不欲动，穴：三阳络。

治嗜卧身欲动，穴：三阳络。

①胸：原作"脑"，据《太平圣惠方》卷九十九改。

治嗜卧，穴：五里、太溪、大钟、照海、二间。

治伤寒喘卧，穴：膈俞。○治喜寐，穴：厉兑、大敦。

治嗜卧，穴：天井。

王氏云：《千金》谓食多身瘦，名曰食晦，先取脾俞，后取季胁。又曰，凡身重不得食，无味卧，皆针胃脘太仓，服建中汤、平胃丸，令人嗜卧，与夫食罢则脾困，欲卧纵，不言针，岂可不灸乎？予与人灸中脘、膏肓，遂皆不困，故言及之。

不卧

治惊悸不得安寝《资生经》，穴：神庭。

治不得卧，穴：气冲、章门

治大喘不得卧，穴：期门。

治咳嗽烦怒不得卧，穴：太渊。

治腰脊冷痛，不得卧，穴：白环俞。

治不得卧，穴：隐白、天府、阴陵泉。

治风痫惊悸，不得安寝，穴：神庭。

治不可卧，穴：太渊、肺俞、上脘、条口、隐白。

治卧伸缩回转不得，穴：噫嘻、环跳。

治卧不安，穴：大椎。○治惊不得卧，穴：气海、阴交、大巨。

治不得卧，穴：公孙。○治不得卧，穴：攒竹。

王氏云：人不得卧，亦有因心气使然，宜服俞山人镇心丹，此药以酸枣仁微炒过，则令人得睡故也。《指迷》云：若头痛筋挛，惊不嗜卧，谓之肾厥头痛，宜灸关元百壮，服玉真丸。

梦魇

治魇梦及治喜魇梦《资生经》，穴：商丘。

治夜梦颠倒，面青黄无颜色，穴：天牖。

善魇寐，关后尺中阴绝者，无肾脉也，若是逆冷，上抢胸痛，梦入水见鬼，喜魇寐，黑色来掩人。

上刺足太阳。

凡魇死不得着灯火照，亦不得近前急唤，多杀人，但痛咬其足跟，及又灸足大指中边，并多唾其面即愈。又灸足大指聚毛中，三七壮即效。《千金翼》云：凡魇不觉，灸两足大指聚毛中，三寸。

王氏云：有妇人夜多魇，盖因少年侍亲疾，用心所致也，后服定志丸，遂不常魇，灸固不可废药，亦不可不服也。

治卒魇方，以甑带缚其肘后，男左女右，用力绞之，又缚其脚乃急问其故，约敕解之，令一人坐头旁，一人于户内呼病人姓名，坐人应曰"诺在"，便苏。

腹满

治腹满便难《资生经》，穴：大钟。

治腹满及治小儿不食，穴：陷谷、悬钟。

治腹中满，痿厥少气，穴：阴市。

治腹胀积聚，穴：大阴郄。

治寒气腹满，腹中积聚痛，穴：冲门。

治腹满喜呕，穴：隐白。

治腹满，穴：三里、行间、曲泉。

治腹中满向向然，不便，心下有寒痛，穴：商丘。

治腹鸣强欠，心悲气逆，腹肿满急，穴：漏谷。

治伤食腹满，穴：期门。

治结积留饮癖，穴：通谷。

治心坚满，穴：石关。

治心满，气逆，肠鸣，穴：阴都。

治心腹鸣，穴：听宫。

治腹寒气满，穴：冲门。

治腹满喜呕，烦热闷乱，吐逆目眩，及治热病汗不出，手足逆冷，穴：大都。

治心腹胀满，穴：厉兑、漏谷。

治腹暴满，穴：昆仑。

治腹大满，穴：太白。

治腹满，穴：三里、噫嘻。

治心下胀满，伤饱，食不化，霍乱吐泄不自知，心痛，穴：中脘。

治心腹诸病心痛，灸太仓。

治心腹痞痛，灸肝俞。

治心胀满，穴：胆俞。

治腹满，穴：府舍。

治大腹有水，穴：四满。

治胸腹满，穴：神空。

治腹满，穴：鱼际。

治腹满疝疾，穴：石门。

治腹肿不能食，穴：水分。

治腹满虚胀，穴：意舍。

王氏云：人有心腹满胀者，予每多以厚朴与之，令每服细锉七八钱重，幼小量减，用生姜七片，水一小碗，煎至七分，滓再煎服，不过五六服，胀满脱去。针灸之效，未必如此速也，因识于此。

治腹满，灸绝骨。

治小腹积聚坚如石，小腹满，穴：中极。

治小腹满，穴：肝俞。○治腹大满喜噫，穴：陷谷。

治羸瘦，恐惧气不足，腹中悒悒，穴：太冲。

治腹满痛不得息，穴：气冲。○治腹满，穴：悬钟。

胸满

治胸满气短，不得汗《资生经》。皆针补手太阴以出汗。

治胸腹满，穴：神堂。○治胸满肠鸣，穴：三间。

治胸中满，穴：曲池、人迎、神道、章门、中府、临泣、天池、璇玑、俞府。

治胸满不得息，穴：天容、阳溪。

治胸满肿，穴：阳交。

治胸满咳逆，穴：鸠尾。

治胸满吸呼胸膺痛，穴：大泉。

治胸中淡淡，穴：巨阙、间使。

治胸下积气，穴：梁门。

治胸中热，息喷，胁下气上，穴：期门、缺盆。

治胸中暴逆，穴：云门。

治胸中寒脉代，时不可止，寸口小，腹胀上抢心，咳唾有血，穴：然谷。

治胸中郁郁，穴：大杼、心俞。

治胸胁满，穴：期门。

疗胸满腹鸣，穴：三间。

疗胸中气满如塞，胸痹心痛，穴：膻中。

疗胸下满闷，穴：乳根。

治胸满，穴：阳交、临泣。

治胸满，穴：俞府。

疗胸满膨膨，穴：委阳。

治胸满痛，胸胁肢满，穴：璇玑。

治胸中气满，喘咳肢肿，穴：商阳。

治胸中噎闷，穴：膈门。

治胸满不得息，咳逆，穴：阳溪、神封。

治胸中气满，伛偻如龟，腰强头目眩，令人失颜色，穴：肺俞。

治胸中暴满，不得卧，喘息，穴：辄筋。

治胸满肢肿，穴：膈俞。

治胸胁肢满，穴：胃俞。

治胸满腹满，穴：漏谷、神堂。

治胸胁肢满，噎塞，食不下，呕吐食还出，穴：中庭。

治胸烦满，气上冲心，喉痹，咳嗽喘不得息，胸胁短气，肩痛不得举臂，穴：云门。

治胸中有气，穴：天池。

治胸中烦满，穴：曲池。

治胸胁满，引胸背痛，不得转侧，穴：胸乡。

治胸胁满，不得俯仰，食不下，咳唾稠脓，穴：周荣。

治胸胁肢满，咳逆，喘不能食，穴：彧中。

治胸胁肢满，咳逆，喘不得息，呕吐，胸满不嗜食，穴：神藏。

治胸胁肢满，喘逆上气，胸背急不得息，不知食味，穴：气户。

治胸胁肢满，膈间雷鸣，常有水声，穴：食窦。

治胸胁肢满痛引胸，不得息，咳逆呕吐，胸满不嗜食，穴：灵墟。

治胸胁肢满，鼻塞不通呼吸，少气喘息，不得举臂，穴：步廊。

治胸胁肢满，穴：章门。

治胸胁胀满，穴：外丘。

治胸胁肢满，咳逆上气，多唾浊沫脓血，穴：库房。

治胸胁肢满，寒热汗不出，穴：侠溪。

疗胸胁彻背痛，穴：云门。

疗胸胁满痛引胸，穴：华盖。

治胸胁肢满，穴：紫宫、中庭、涌泉、通谷、章门、曲泉、膈俞、期门、食窦、陷谷、石门。

治胸胁肢拄满，穴：胃俞、三里、紫宫、华盖、中庭、神藏、灵墟、侠溪、步廊、商阳、上廉、气户、周荣、上脘、劳宫、涌泉。

阳陵泉。

治胁痛不得卧，胸满呕无所出，穴：胆俞、章门。

治咳而胸满，阳气逆上满胸，穴：天容、前谷。

治胸满，穴：肺俞、巨阙。○治胸胁支满，穴：大泉。

治胸中烦闷，穴：天髎。○疗两胁满，穴：肝俞。

疗胸满，穴：浮白。○疗胸腹两胁满，穴：库房。

治寒热，胸膈烦满，头重，四肢不举，腋下肿，上气，胸中有声，喉鸣，穴：天池。

治胸满短气，胸胁痛肿，穴：膺窗。

治胸背痛，穴：魂门。○治胸下积气，穴：梁门。

治胸胁支满，头目痛肿，穴：陷谷，刺出血，立已。

治胸满，心腹积聚痞痛，穴：肝俞，灸百壮。

腹胀

治腹胀《资生经》，穴：膈俞。

治腹中气胀引脊痛，食饮多而身羸瘦，穴：大肠俞、脾俞。

治寒中腹胀，穴：中极。

治心下坚，积聚冷胀，穴：上脘。

治腹胀逆息，又主腹中寒，冷气胀喘，穴：隐白。

治腹胀喘振栗，穴：尺泽。

治腹胀气冲胸，穴：天枢。

治腹胀不通，大便坚，忧思损伤，气积聚腹中甚痛，作脓肿，往来上下，穴：中脘。

治腹中胀肿，穴：太溪。

治寒热腹胀，穴：京门。

治腹胀满，不得息，穴：三里、章门、京门、厉兑、内庭、阴谷、络却、昆仑、商丘、阴陵泉。

治腹中大热不安，腹有大气，暴腹胀，脐下坚满癃淫泺，穴：气冲。

治腹大坚不得息，胀痹满，小腹尤大，穴：期门。

治腹胀，心腹满，穴：巨阙、上脘。

治心下胀满而痛，上气，穴：五里。

治腹胀食不化，鼓胀，腹中气大满，穴：公孙、太白。

治腹中胀不嗜食，胁下满，腹中盛水胀逆，不得卧，穴：阴陵泉。

治大肠有热，肠鸣腹胀，胀侠脐痛，食不化，喘不能久立，穴：灸巨虚、上廉。

治胸喘息胀，穴：大钟。

治胁下胀，穴：关元、期门、少商。

治腹胀坚硬，水肿肢满，穴：石门。

治腹胀，穴：解溪、血海、商丘。

治心腹胀满，呕则食无所出，口苦舌干，咽痛食不下，穴：胆俞。

治腹胀，穴：膈俞、噫嘻、中膂俞。

治腹胀引胸背痛，食饮倍多，身渐羸瘦，黄疸，善欠，胁满泄痢，体重四肢不收，痃癖，腹痛不嗜食，穴：脾俞。

治胃寒，腹胀不嗜食，羸瘦，肠鸣腹痛，胸胁肢满，脊痛筋挛，穴：胃俞。
治肠鸣腹胀，水谷不化，腹痛欲泄注，目眩头痛，吐逆，饮食不下，穴：三焦俞。
治腹膨胀，穴：肾俞。
治心腹胀满，穴：三里、悬钟。
治腹胀绕脐切痛，大小便不利，洞泄，食不化，脊强不得仰俯，穴：大肠俞。
治腹胀下痢，穴：中髎。
治腹胀满，大便泄痢，小便赤色，身热目黄，穴：阳纲。
治身热烦满，腹胀食不化，呕吐泄脓血，穴：太白。
治腹满虚胀，大便滑泄，背痛恶风寒，食饮不下，呕吐，消渴，目黄，穴：意舍。
治腹虚胀，水肿，食饮不下，恶寒，背脊不得俯仰，穴：胃仓。
治腹胀食不下，穴：中府。
治胀满气如水肿状，小腹坚如石，穴：膀胱募，灸百壮。

治腹胀满不得息，小便黄，男如蛊，女如妊娠，穴：阴谷。

治肠鸣腹胀，上喘气逆，食饮不下，肩息唾血，穴：承满。

治腹胀满，穴：大敦。

治脾病身肿四肢不举，腹胀肠鸣，溏泄食不化，穴：三阴交。

治腹胀鸣满不得卧，呕吐食不下，暴泄，穴：隐白。

治腹中有寒热起，气喘衄血不止，腹中胀逆，胫寒热不得卧，气中热暴泄，膈中呕吐，不欲食，穴：隐白。

治腹胀，穴：上脘。

治腹胀胁腹满，穴：膈俞灸百壮，三报。

治肺风气痿绝，四肢满胀，喘逆胸满灸肺俞各二壮。

治胀满水肿，穴：脾俞灸随年壮，三报。

治腹中气胀，引脊痛，饮食多，身羸瘦，名曰食晦，先取脾俞，后取季筋。

治脏腑积聚，胀满，瘦，不能饮食，吐逆，寒热往来，小便不利，少气，穴：三焦俞，灸随年壮。

治胀满雷鸣酒沸，穴：大肠俞灸百壮，三报。

治腹满气寒冷，穴：胃脘灸百壮，三报。

治腹胀满，绕脐结痛坚，不能食《危氏方》，穴：中守灸百壮。

治胀满瘕聚，滞下疼《危氏方》，穴：气海灸百壮，忌针。

治胀满肾冷，瘕聚泄，穴：天枢灸百壮。

治腹胀暴，按之不下，刺任脉中脘、气海二穴。次针足阳明经三里二穴。

治小腹胀满，痛引阴中，穴：水道。

治腹中膨胀不消，灸大肠俞四十九壮。

治脾胃虚弱，心腹胀满，不思饮食，肠鸣腹痛，食不化，刺三里、三阴交。

凡刺腹痛诸俞穴，须针三里穴，下气良。

治腹胀肠鸣，气上冲胸，不能久立，腹中痛濯濯，冬日重感于寒则泄，当脐而痛，肠胃间游气切痛，食不化，不嗜食，心肿一作重，侠脐急，穴：天枢。

治寒中伤饱，食饮不化，五脏䐜胀，心腹胸胁反满，脉虚则生百病，穴：上脘。

治心腹诸病，坚满烦痛，忧思结气，寒冷霍乱，心痛，吐下食不消，肠鸣泄痢，穴：太仓、血脘，灸百壮。

治寒气入腹，穴：关元。

治五脏游气，穴：阴交。

治腹中热，喜渴涎出，是蛔也，刺中脘，久持之，以手聚而按之。

治腹满，痛不得息，穴：气冲。

治肺胀，气抢胁下热痛，穴：阴都灸随年壮。

治肺胀胁满，呕吐上气等病，灸大椎并两乳上第三肋间，各止九壮。

心腹坚大

治腹胃不调，复痛不能食，小便赤，腹坚硬，癖块，脉厥厥动《资生经》，穴：下脘。

治腹坚大，不嗜食，振寒，穴：冲阳。

治腹坚硬，穴：期门。

治心下坚胀，穴：次髎。

治腹坚硬，穴：石门。〇治心下大坚，穴：肓门。

治腹坚如鼓，穴：水分。

治腹坚硬，穴：阴陵泉、地机、下脘。

治腹坚急，穴：志室。

治心下坚，积聚，冷热腹胀，穴：上脘。

治大疝腹坚，穴：丘墟。

治坚结积聚，穴：膀胱俞。

治腹大胀，穴：期门。

治腹大不嗜食，穴：冲阳。

治腹大下肿，又主厥气，上拄腹大，穴：解溪。

治腹坚大，穴：天枢。

治腹满坚块不能食，胃气不足，反胃，胸胁腹积气，穴：三里。

治腹痛，胃胀坚硬，穴：分水。

治心坚满积如盘，穴：石关。

治小腹肿，穴：委中。

治小腹积聚，坚大如盘，腹胀食饮不消，穴：胃脘、三焦俞。

小腹胀满

治小腹胀满，烦渴，癀疝，偏枯，四肢不举《资生经》，穴：大巨。

治小腹胀满，小便淋涩不通，癀疝，小腹痛，穴：京骨。

治小腹胀，穴：然谷。

治小腹胀满，呕沫吐涎，喜喘，穴：幽门。

治小腹肿，穴：京门、蠡沟、中封。

治小腹坚急，穴：胞肓。

治小腹满，引阴中痛，腰背强急，膀胱有寒，三焦结热，小便不利，穴：水道。

治小腹痛，中热，喜寐，小便不利，小腹胀满虚乏，穴：大敦，灸小肠俞，随年壮。

治五脏虚劳，小腹弦急胀热。灸肾俞五十壮，老小损之，若虚冷可百壮。

治小腹坚肿，穴：委中。

《铜人》云：小肠俞治小便赤涩淋沥，小腹痛。《千金》亦云：治小腹胀满。此治小腹胀痛要穴也，若其不效，方灸其他穴云。

治小腹热，欲走太息，穴：日月、大横。

鼓胀

治腹坚如鼓，小腹肿鸣，胃虚胀不嗜食，绕脐痛冲不息《资生经》，穴：水分。

治腹虚胀如鼓，穴：公孙、神阙。

治鼓胀并水肿，穴：中封，灸二百壮。

治腹中雷鸣，腹胀如鼓，四肢肿十分病，穴：复溜。

治身黄羸瘦，四肢怠惰，腹胀如鼓，两胁积气如卵石，穴：章门。

治鼓胀，穴：中封、四满。

治腹鼓胀，腹中气大满，穴：太白、公孙。

治水胀，小腹皮敦敦然，穴：阴交、石门。

治鼓胀肠鸣，穴：水分。

水肿

黄帝治水之俞，五十七处，尻上行，行五，谓肾俞五十七穴，积阴之所聚也，水所从出入也。尻上五行行五者，此肾俞，故水病下为浮肿大腹，上为喘呼不得卧者，标本不病，故肺为喘呼。肾为逆不得卧。分为相输俱受者，水气之所留也。伏兔上二行行五者，此肾之冲也，三阴之所交结于脚也，踝上各一行，行六者，此肾脉之下行也，名曰太冲，凡五十七穴者，肾脏之阴络，水之所容也。

治水道肿《资生经》。足第二指上一寸，灸随年壮，又两手大指缝头，灸七壮。

治虚劳浮肿，并水气满身效，穴：太冲灸百壮。又灸肾俞。

治头目痈肿，穴：陷谷、列缺。

治头面肿，穴：阳陵泉、公孙。

治头气浮肿，穴：完骨、巨髎。

治头目痈肿，留饮，胸胁肢满及水肿，穴：陷谷刺出血立已。

治面浮肿，穴：天枢、丰隆、厉兑、陷谷、冲阳

治面浮肿，穴：中府、间使、合谷。

治风，面水浮肿，颜黑，穴：解溪。

治肩肿不得顾，穴：气舍。

治水腹胀皮肿，穴：三里。○治腹肿，穴：曲泉。

治寒热，腹偏肿，穴：阴谷。

治大腹肿胀，脐腹悒悒，穴：大敦。

治水腹，水气行皮中，小腹皮敦敦然，小便黄，气满，穴：阴交、石门。

治身肿皮痛，不可近水，穴：屋翳。

治身胀逆息不得卧，风汗，身肿，喘息多喘，穴：天府。

治身肿重，穴：关门。

治水气遍身肿，穴：水沟，若是水气，唯得针此，若针余穴，水尽即死。

治水肿，穴：胃仓。○治水气，穴：缺盆。

治身体肿，皮肤痛不可拉衣，淫泺，瘕疭不仁，穴：屋翳。

治身肿，穴：肾俞。○治腹胀身肿，穴：三里。

治身肿鼓胀，肠鸣如流水声，穴：神阙。

治水肿，穴：中极、石门。

治大腹有水，穴：四满。

治腹肿脊强，四肢伤惰，穴：章门。

治男子如蛊，女子如妊娠，五指端尽痛，足不得践地，穴：涌泉、阴谷。

治水肿，穴：三里。

治水分病，穴：复溜。

治水肿不嗜食，穴：维道。

治丈夫溏泄，腹胁胀，水肿腹坚，不嗜食，小便不利，穴：地机。

治腹中寒，不嗜食，膈下满，水肿腹坚，喘逆不得卧，腰脐难俯仰，穴：阴陵泉。

治面目浮肿及水病善噫肠鸣腹痛，穴：陷谷。

治腹肿不能食，及疗水病，腹肿绕脐痛，冲胸不得息，并水气浮肿，鼓胀肠鸣如雷声，时上冲心，及胃虚胀，穴：分水灸七壮，若是水病，灸大良。《三因方》云：可灸三阴交穴及风门穴。《明堂经》云：灸二壮，主小便不利，身肿足瘘。

治水病胀满，穴：曲骨。

治水肿腹胀，食饮不下，恶寒，穴：胃仓。

治水肿，人中尽满唇，反死，穴：水沟。

治身润，石水身肿，穴：章门。

治小腹满石水，穴：关元。

治大腹石水，穴：四满、然谷。

治大气石水，穴：气冲。

治四肢肿湿，穴：丰隆。

治汗出四肢肿，穴：列缺。

治四肢肿，穴：复溜。

王氏曰：水肿，惟得针水沟，若针余穴，水尽即死，此《明堂》《铜人》所戒也。庸医多为人针水分，杀人多矣。若其他穴，亦有针得瘥者，特幸焉耳，不可为法也。或用药，则禹余粮丸为第一，予屡见人服验，故书于此。然灸水分，则取为要穴也。有里医为李生治水肿，以药饮之，久之不效。以受其延待之勤，一日忽然灸水分与气海穴，翌早观面如削矣，信乎？水分之能治水肿也。《明堂》固云"若是水肿，灸大良。盖以此穴，能分水不使妄行斯可耳"，但不知《明堂》又云"针四分者，岂治其他病"，当针四分耶？

治百病水肿，穴：肾俞，灸百壮，胃仓，灸随年壮。

治水肿，穴：陷谷，灸随年壮。

治水肿上下，穴：阴交，灸百壮。

治水肿胀，穴：曲骨，灸百壮。

治风逆，四肢肿，穴：丰隆、复溜。

治大腹，穴：阴市，灸随年壮。

治人中满唇肿，及水肿大水，穴：脐中、石门各灸百壮、分水、上廉各灸随年壮。

治水肿不得卧，穴：阴陵泉，灸百壮。

治石水，穴：灸然谷、气冲、四满、章门。

治水肿，腹满不能食，坚硬，穴：水分灸七壮、至四百壮止。此穴忌针，针水尽即死。

治水肿大，脐平，穴：灸脐中。腹无纹理者，不治。

治水胀腹大，及水胀水气行皮中，穴：石门。

治石水肿痛，引胁下胀，头眩痛，身尽热，穴：关元。

治石水，穴：刺气冲。

治石水，穴：章门、然谷。

治水病，穴：天泉。○治风水膝肿，穴：巨虚、上廉。

治面浮肿，穴：上星，先取噫嘻，后取天牖、风池。

治风水面浮肿，穴：冲阳。

治胀满水肿，灸脾俞，随年壮，三报。

治卒肿满，身面皆洪大，灸足内踝下白肉际，三壮。

治气兼水身面肿，灸丹田三壮，女子禁灸。

治水肿如鼓，用大蒜切作钱，安脐心，次用甘遂为末，同作艾炷灸蒜上，热即易之，每日频灸，其水自下，忌一切毒物，并盐一年。

治五水灸法，青水灸肝井、赤水灸心荣、黄水灸脾俞、白水灸肺经、黑水灸肾合。

脾疼

治脾水虚，令人不乐，穴：商丘。○治脾病身重，穴：阴交。

王氏云：灸患脾疼，服治脾药，反膨胀，不得已。依着城方，用面裹火炮蓬莪茂末，水与酒醋煎服，立愈。已而告人，亦曰，高良姜末米饮调服，亦作效。后郑教授传一方云，草果、延胡索、五苓脂，并没药酒，调三两钱，一似手拈却草果子、五苓脂四味等分为末，此亦平稳药也，有此疾者，宜服之。或不吐不泻，心中疼，甚日轻夜重者，用干盐梅并茶服，神效。若灸者，宜上脘、中脘、下脘、脾俞、三阴交等穴。

治疝癖，脾中急痛，循胁上下抢心，腹满聚积厥气两乳，穴：府舍。

胃疼

治胃气逆，穴：鱼际。

治胃胀不调，胃虚不嗜食，穴：水分。

治胃脘暴痛，穴：膈俞。

治肠胃不调，腹痛，穴：下脘。

治胃寒胀，穴：肾俞。

治胃中寒，穴：胃俞。

治胃虚胀，穴：水分。

治胃中寒，心腹胀满，胃气不足，恶闻食臭，肠鸣腹痛，食不化，穴：三里。

治胃热不嗜食，穴：下廉、悬钟。○治胃中弱，食不下，穴：心俞。

治胃气上逆，喘血，穴：太渊。

治胃补胃，穴：胃俞，灸百壮。

治胃寒不能食，食多身瘦，肠鸣腹满，胃胀胃热，穴：三里，灸三十壮。

反胃

治食饮不化，入腹还出，穴：先取下脘，后取三里泻之。

治食饮不化，入腹还出，穴：章门。

治膈寒，食不下，呕逆，吐食，不得出，穴：中庭、中府。

治吐食，穴：胃俞。

治胸胁肢满，心下满，食不下，呕逆，吐食，还出，穴：中庭。

治胃气不足，反胃，穴：三里。

治吐食不留住，穴：意舍。

治吐逆，食不住，穴：胃俞，灸百壮。

治呕逆不得下食，今日食，明日吐，穴：膈俞，灸百壮。

王氏云：有人久患反胃，予与镇灵丹服之，更令服七气汤，遂立能食，若加以炷艾，尤为佳也。老妇人患反胃，饮食至晚即吐出，见其气绕脐而转，予为点水分、气海，并侠脐边两穴。他妇只灸水分、气海即愈，神效。

治反胃食即噎气。灸两乳下各一寸以瘥为期。又脐上一寸一十壮。又内踝下二指稍斜向前穴三壮一云一指，中脘一穴，在脐上四寸，足三里穴在膝下三寸，各灸七壮或九壮，其效尤甚。

食不下

治饮食不下，腹中雷鸣，穴：魂门。

治吐逆，饮食不下，穴：三焦俞。

治饮食不下，穴：胃仓、意舍、膈关。

治呕吐筋挛，食不下，穴：胃俞。

治食不下，喜饮，穴：大肠俞、周荣。

治膈气食不下，穴：中庭、中府。

治饮食不下，穴：肠膈、期门、少商、劳宫。

治胃弱，食饮不下，穴：心俞。

治膈寒，食不下，腹胁满，胃弱食少，嗜卧，怠惰不欲动，身温不能食，又云主吐食，穴：膈俞。

治食不下，腹中雷鸣，大小便下黄水，穴：阳纲。

治饮食不下，穴：紫宫、中庭、胆俞。

治谷不化，穴：三里、大肠俞、三阴交、下脘、三焦俞、悬枢、梁门。

治食不化，穴：天枢、志室、肾俞。

治寒中食不化，穴：腹哀。

治水谷不消，腹胀腰痛，吐逆，穴：三焦俞。

治食不化，穴：腹哀、太白。

治不欲食，入不化，穴：石门。

治食不化，不嗜食，侠脐痛，穴：天枢、厉兑、内庭。

治食不化，穴：章门。

治寒中伤饱，食饮不化，穴：上脘、中脘。

治胸胁满食不下，穴：中庭。○治小腹积聚，坚大如盘，胃胀食不消，穴：胃脘、三焦俞。

治食不下，穴：志室。○治食不化，穴：太白、公孙。

治食不下，穴：中府、胃仓、承满、鱼际、周荣。

治食不化，穴：中脘、三阴交。

不能食

治脑痛不能食《资生经》，穴：然谷 治不能食，穴：丰隆。

治饥不能食，穴：中极。○治呕吐筋挛，食不下，不能食，穴：维道。

治三焦有水气，不能食，穴：维道。

治不欲食，谷入不化，穴：石门。

治醉酒风，热发不能饮食，呕吐，穴：率谷。

治不能食，腹中气满，吃食无味，穴：少商。

治不能食，穴：水分。

治烦满吐食，腹胀不能食，穴：胃俞。

治胃中寒，气不能食，胸胁满，身瘦，不能食，胸满，膈上逆气闷热，穴：大肠俞，灸二七壮，小儿减之。

治腹满不能食，胃气不足，反胃不能饮食，肠癖，脏腑积聚及饮食不消，寒热，穴：三里。

治不能食，胸中满，膈上逆气闷热，灸心俞二七壮，小儿减之。

不嗜食

治不嗜食《资生经》。刺然谷多见血，使人立饥。

治食不化，不嗜食，侠脐急，穴：天枢、厉兑、内庭。

治身黄有微热，不嗜食，穴：中封。

治饮食不化，入腹还出，热中不嗜食，若吞而闻食臭，伤饱，身黄，酸疼羸瘦，穴：章门。

治上气呕吐，肢满不嗜食，穴：肺俞。

治腹痛不嗜食，穴：胃俞、脾俞。

治不嗜食，穴：地机、阴陵泉、水分、幽门、小肠俞。

治大腑气寒，不嗜食，穴：下脘。

治胃热不嗜食，穴：下廉、悬钟。

治病饥不欲食，穴：三阴交。

治腹满，中焦客热不嗜食，心腹胀满，胃热不嗜食，穴：悬钟。

治不嗜食，穴：阳纲。

治胃虚胀不嗜食，穴：水分。

《资生经》云：不嗜食有数端，有三焦客热不嗜食，有胃热不嗜食，有胃寒不嗜食，有六腑气寒不嗜食，固随症用药治之。而针灸者，亦当知补泻之法可也。《史记》：杨虚侯病甚，众医皆以为蹷，太仓公诊脉，以为脾根。在右胁下大如覆杯，令人喘逆气，不能食。病得之内，即以火齐，粥且饮，是日气下，即令更服丸药，出入六日，病已。然则人之不能食，亦有患脾而得者，概曰，胃有寒热，不可也。

扁鹊治心风腹胀满，食不消化，四肢羸露，不欲食，穴：灸心俞、肝俞。

治心痛不嗜食，穴：曲泉。

治心痛不嗜食，通身浮肿，男子如蛊，女子如妊娠，五指端尽痛，足①不得地，宜灸针。《千金》云：忽忽喜忘，身体腰脊如解，大便难，小便不利，足中清至膝，咽中痛，不可纳食，喑不能言，衄不止，穴：涌泉。

治食多，身瘦，泄痢，体重，四肢不收，腹痛不嗜食，穴：脾俞。

治胃寒，腹胀不嗜食，羸瘦，穴：胃俞。

食气

治食气恶闻食臭，穴：三里。

治食气，穴：大杼。

治吃食无味，穴：百会、少商。

治身重不得食，食无味，心下虚满，时时欲下，喜卧，穴：针胃脘、太仓。又服建中汤及平胃丸良。

食多

治食饮多身瘦，穴：脾俞。

治食多身瘦，穴：肾俞。

治胃中寒胀，食多身瘦，穴：胃俞、肾俞。

---

①足：原作"腹"，据《针灸资生经》卷三改。

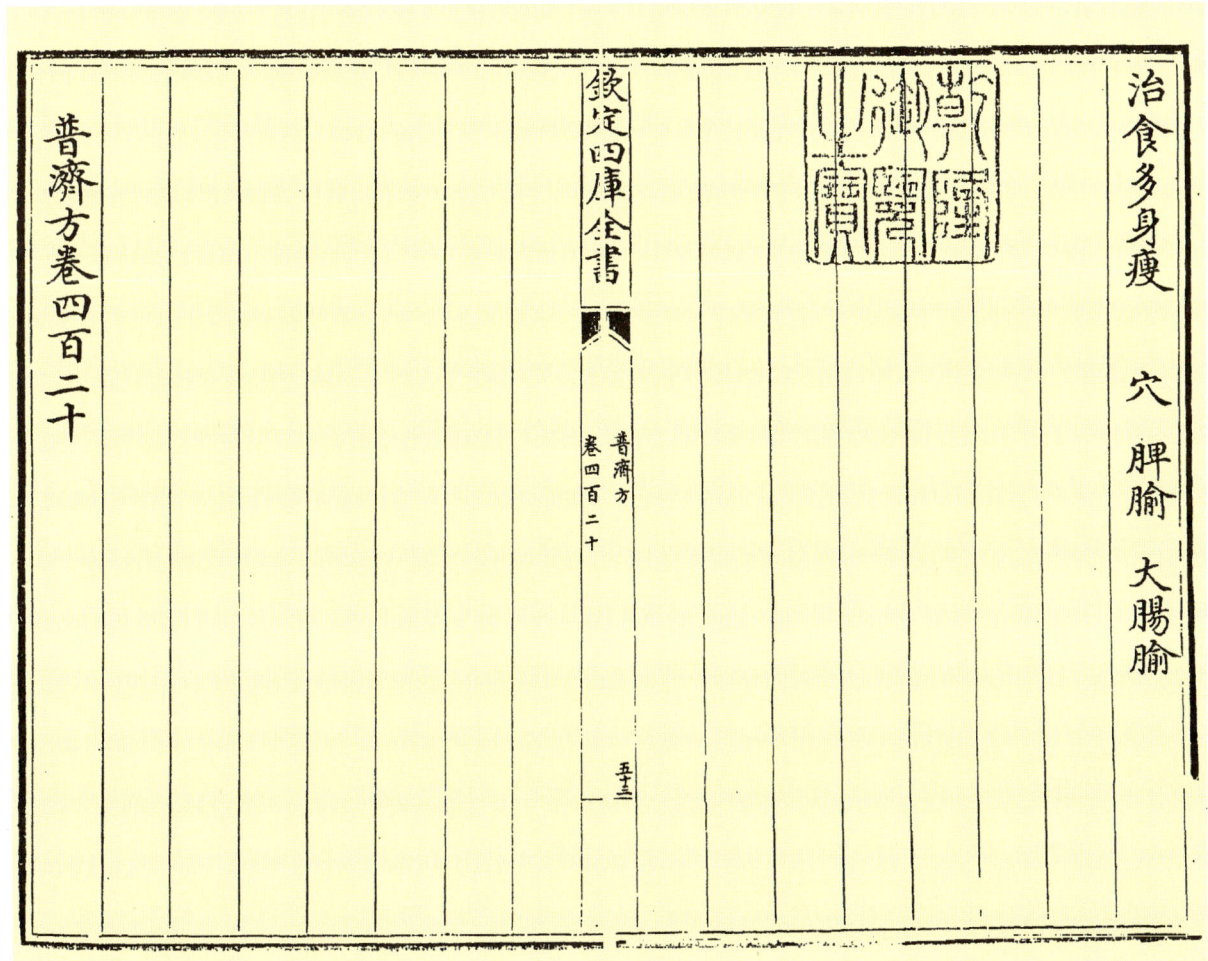

治食多身瘦,穴:脾俞、大肠俞。

《普济方》卷四百二十

《普济方》卷四百二十一 针灸门

明·周王 朱橚 撰

虚损

治脏腑虚乏，下元冷惫等疾《资生经》，穴：灸丹田。人有常言，七七之数，是旁太岁压本命。六十有一，是太岁压本命。人值此年，多有不能避者，是固然矣。然传不云，吉人吉其凶者乎？尝观《素问》以六八之数，为精髓竭之年，是当节其欲矣。《千金》云：年五十者，一月一泄，要之四十八便当依此。《千金》载《素女论》：年六十者。闭精勿泄，是欲当绝矣。宜节不知节，宜绝不能绝，坐此而丧生，盖自取之，岂岁之罪哉。人无罪，岁则虽有孽，犹可违矣。所谓吉其凶者如此，虽不灸丹田可也。丹田可灸七七壮，或百五五壮。

治阳气虚惫，失精绝子，灸中极。中极一名气原，盖气之原也，人之阳气虚惫者，可不灸此以实其气耶。按：《难经》云：丹田，一名大中极，言丹田取人之身上下四旁最为中间也，故名为极。此亦曰中极，其去丹田只一寸，虽未居丹田之最中，然去中不远矣。

治胃寒，心腹胀满，胃气不足，恶闻食臭，肠鸣腹痛，食不能化。秦承祖云：诸疾皆治。华佗云：疗五劳羸瘦，七伤虚乏，胸中瘀血，乳痈。《明堂》云：人年三十以上，若不灸三里，令人气上冲目。《千金》云：治阴气不足，小腹坚，热病汗不出，口苦壮热，身反折，口噤，腰痛不可忍，胃气不足，久泄痢，食不化，胁下拄满，不能久立，狂言狂歌妄笑，恐怒大骂，霍乱遗尿，失气阳厥，凄凄恶寒，穴：三里。

凡此等疾，皆刺灸之，多至五百壮，少至二三百壮。《资生经》云，《小品》云：四肢但去风邪，不宜多灸，七壮至七七壮止，不得过随年壮数。故《铜人》于三里穴，止云灸三壮，针五分而已。《明堂上经》乃曰：日灸七壮，止百壮，亦未为多也。至《千金方》则云：多至五百壮，少至二三百壮，何其多也？要之，日灸七壮，或灸炷甚小，可至二七壮，数日灸至七七壮止，灸疮至干，则又报灸之，似合也。

"若要安丹田，三里不曾干"之说可也。必如《千金》之壮数，恐犯《小品》之所戒也。予曰：有脚气疾，遇春则足稍肿，夏中尤甚，至冬肿渐消。偶夏间依《素问注》所说穴之所在，以温针微刺之，翌日肿消，其神效有如此者，缪刺且尔，况于灸乎？有此疾者，不可不知，此不止治足肿，诸疾[1]皆治之。

治久冷伤惫脏腑，泄利不止，中风不省人事等疾，穴：灸神阙。王氏曰：旧传有人年老而颜如童子者，盖每岁以鼠粪灸脐中一壮故也。予尝患溏利，一夕灸三七壮，则数日不如厕，连数夕灸，则数夕不如厕。足见经言主泄利不止之验也。又予年逾壮，觉左手足无力，偶灸此穴而愈。后见同官说，中风人多灸此穴，或百壮，或三五百壮皆愈。而经不言主中风，何也。

治脏气虚惫，真气不足，一切气疾，久不瘥者，灸气海。人身有四海，气海、血海、照海、髓海，是也。而气海为第

---

[1]疾：原脱，据《针灸资生经》卷三补。

一，气海者，元气之海也。人以元气为本，元气不损，虽疾不害，一伤元气，无疾而死也。宜频灸此穴，以壮元阳，若必待疾作而后灸，恐失之晚也。

治男子脏气虚惫，真气不足，一切气疾久不瘥，不思饮食，全无气力。燔针，针任脉气海一穴，针入五分可，灸百壮。次以毫针，针足阳明经三里二穴。

治虚劳喘嗽，灸脊骨从上第五椎下间，神庭穴，百壮。

治虚劳羸瘦，肾虚，水脏久冷，小便浊出精，阴中痛，五劳七伤，虚惫，足寒如冰，身肿如水，穴：肾俞。《难经疏》云：夹脊骨有二穴，在左为肾俞，在右为命门。言命门者，性命之根本也，其穴与脐平。凡灸肾俞者，在平处立，以杖子约量至脐，又以此杖子当背脊骨上量之，知是与平处也，然后相去各寸半取其穴，则是肾俞穴也。更以手按其陷中，而后灸之，则不失穴所在矣。凡灸以随年壮，灸固有功，亦在人涵养之如何尔。人当爱护丹田，吾既列方论之详矣，而妻妾之戏害，未之及也。君子偕老之序曰：夫人淫乱，失事君子之道，故陈人君之德，服饰之盛，宜与君子偕老也。宜偕老而不至偕老，夫人之罪多矣。故诗人以是刺之，意可见矣。至于士大夫志得意满，不期骄而骄，至侍妾数十人，少亦三五辈，淫言亵语，不绝于耳，不能自克，而淫纵其欲者，多矣。为内子者，恬不之怪。人有问者，则曰：自母言之，则为贤母，自我言之，未免为妒妇人也。人或以此多之，其夫亦以为贤而不妒，孰知其不妒，乃其所以祸之欤。虽然二南之化，至以无妒忌而言此，岂求异于诗人耶？是不然，古人十日一御，妾媵彼其不妒者，盖使媵妾为补十日一御之数尔。不妒则同，所以不妒则异。吾故表而出之，以为夫妇之戒，非求异于诗也。

治失精五脏虚竭，但是虚乏冷极，皆宜灸，穴：曲骨，灸五十壮。

治骨髓冷疼，穴：上廉，灸七十壮。

《难经疏》八会曰：府会中脘，治腑之病；脏会章门，脏病治此；筋会阳陵泉，筋病治此；髓会绝骨，髓病治此；血会膈俞，血病治此；骨会大杼禁灸，骨病治此；脉会太渊，脉病治此；气会膻中，气病治此。然则骨髓有病，当先大杼、后绝骨，而后上廉可也。

治膀胱三焦津液减少，大小肠寒热，或三焦寒热，穴：小肠俞，灸五十壮。

治三焦膀胱肾中热气，穴：水道，灸随年壮。

治羸瘦虚损，梦中失精，上气咳逆，发狂健忘等疾，穴：膏肓俞。

膏肓无所不疗，而古人不能求其穴，是以晋景公有疾，秦医曰缓者视之曰：在肓之上，膏之下，攻之不可，达之不及，药不至焉，不可为也。晋侯以为良医，而孙真人乃笑其拙，为不能寻其穴而灸之也，若李子豫之赤龙丹，又能治其膏肓，五音上下之鬼，无待于灸也。是缓非特拙于不能灸，亦无杀鬼药矣，其亦技止于此哉。

治五脏虚劳，小腹弦急胀热，及五脏瘤冷，肾风虚寒，失精，小便浊难，穴：灸肾俞五十壮，老小损之。若虚冷者，可至百壮，横三间寸灸之。

治虚劳，阴中疼痛，溺血，泄精，穴：灸列缺五十壮。又灸横骨五十壮。又云，治五脏虚竭。又灸大赫三十壮。

治虚劳失精，筋挛阴缩入腹，相引痛，穴：灸中封五十壮。

治颜色焦枯，劳气失精，肩臂痛不得上头，穴：灸肩髃，百壮。

治失精筋挛，阴缩入腹，相引痛，穴：灸承满，各五十壮，大人加之，小儿随年壮，此二穴。喉肿厥逆，五脏所苦，鼓胀并主之。

治虚劳腰脊冷疼，溺多白浊，穴：灸脾募百壮。又灸三焦俞百壮。又灸章门百壮。

治怯劳伤等疾，先以蜡打线一条，于患人头匝转以两眉心为则，截断，用铜钱一个，穿上套于颈上，取咽喉为中，转钱向背，钱眼中正穴用墨点，却以蜡闭门，合口横纹为则寸截断，分中墨点两旁是穴，灸二七壮。须以病人两脚取齐，以蜡线从脚后跟围过，至两脚大拇指截断，以钱一文，穿上，亦行套于颈上，取咽喉为中，转钱向背脊钱眼，取中。

治诸虚劳，少腹坚，绞痛难忍，及阴缩困笃欲死，及阴阳易，疗丈夫得妇人阴易之病，若伤房室者，穴：灸阴头，百壮皆愈。又男初觉，便灸阴，三七壮，若已病，甚至百壮即愈，灸眼无妨，阴道创复如常。

治脑虚冷脑䘌，风寒入脑，久远头疼等疾，穴：灸囟会。王氏云：年逾壮，常寒夜观书，每觉脑冷，饮酒过量，脑亦疼甚，后因灸此穴而愈。有兵士患鼻䘌不已，教令灸此穴即愈。有人久患头风，亦令灸此穴即愈。又云：主鼻塞不闻香臭等疾而已，故予书此，以补其治疗之阙。然以脑户不宜针，观之囟会，亦不宜针。《针经》止云八岁以下不宜针，恐未尽也。

治饮食不泄,心腹膨胀,面色萎黄,世谓之脾肾病者,穴:宜灸中脘。

《资生经》云:诸葛亮夙兴夜寐,罚至二十皆亲览,而所啖食不至数升,司马仲达知其将死。既而亮卒,仲达追之,杨仪反旗鸣鼓,若将拒焉,仲达乃退不敢逼。百姓为之谚曰:死诸葛走生仲达。仲达闻之曰:吾能料生,不能料死故也。其曰料生,盖料其事多,而食不如前,其死宜也。食不如前,仲达且知孔明之死。今人饮食减少,是胃气将绝,不可久生矣。方且常服金石,使愈难克化,服峻补药,使脾胃反热,愈不能食。初不知灸中脘等穴,以壮脾胃,亦惑之甚也。《难经》云:四藏以胃气为本。《释旨》云:言主脏,皆以胃气为本,胃者,水谷之府。人须养胃气为生也,然则欲全生者,宜灸胃脘。

肾虚

治肾虚水脏久冷《资生经》,穴:肾俞。

治肾虚消渴,穴:中膂①俞。

治肾气,穴:阳跷。

---

① 膂:原作"肾",据《针灸资生经》卷三改。

治小肠气不足，面无颜色，穴：下廉。

治小肠①气、㿉癖气，发时腹痛如刀刺，不可忍者，并妇人本脏气血癖走注刺痛，或坐卧不得，或小便不通，不思饮食一云治寒疝，有肠气发牵通大肾大痛，肿硬如石。于左右脚下第二指。第一节曲纹中，灸十壮。

《资生经》云：治小肠气方甚多，未必皆效，耆成方夺命散，良方仓猝散，皆已试之效者。有一兵患小肠气，依此方灸足第二指下纹五壮略效，而再发，恐壮数未多也。予尝以镇灵丹十粒与之，早晚服五粒而愈。灸固胜于药，若灸不得穴，不如药相当者见效之速，且灸且药，方为当尔。近传一粒圣散，用干全蝎七个，缩砂仁二七枚，炒茴香一钱，为末，分三服，热酒调下，和滓空心服。此疾是小肠受热，蕴积不散，久不能愈，服此立效。虽未试用，以其说有理，故附于此。有士人年少觅灸梦遗，为照肾俞酸疼令其灸而愈。则不拘老少，肾皆虚也。古人云：百病皆生于心，又曰，百病皆生于肾，心

①肠：原脱，据《针灸资生经》卷三补。

劳生百病，人皆知之矣，肾虚亦生百病，人未知也。盖天一生水，地二生火，肾水不上升，则心火不下降，兹病所由生也，人不可不养心可不爱护肾乎！

劳瘵

治丈夫五劳七伤六极，腰痛，大便难，小便淋沥，腹胀下利食泄《资生经》，穴：中髎。

治五劳羸瘦，七伤虚乏《明堂》云：五劳虚乏，四肢羸瘦，穴：三里。

治五劳七伤，穴：肩井。

治五劳七伤，温疟痃疟瘅背膊急，胫风劳食气，穴：大椎。

治寒热喘满，虚烦口干，传尸，骨蒸劳，肺痿咳嗽，穴：肺俞。

治虚劳肺痿，劳损萎黄，五尸走注，项强及疗劳损虚乏，穴：魄户。

治五劳，四肢力弱虚乏，秦承祖法，穴：支正。

治劳损虚乏不得睡，穴：噫嘻。

治背痛身热，穴：下焦俞。

治但是虚乏冷极，穴：曲泉。

治冷病面黑，肌体羸，四肢力弱，小腹气积，贲豚腹弱，胸荡欲死不知人，五脏气逆上攻，穴：气海。

治羸瘦虚损，梦中失精，无所疗，穴：膏肓俞。

治虚劳羸瘦，耳聋肾虚，水脏久冷，腰疼，心腹膨胀，胁满引小腹痛，目视䀮䀮，少气溺血，水溲浊出精，阴痛五劳七伤，虚惫，脚膝拘急，好独卧，足如水，头重身热，振栗，腰中四肢淫泺，洞泄，食不化，身肿如水。又疗身寒热，食多身羸瘦，面黄黑，目视䀮䀮，及女人久积冷气成劳，穴：肾俞。

治劳疾羸瘦体热，颈项强，穴：脑空。

治伤饱，身黄羸瘦，穴：章门。

治食不为肌肤，穴：漏谷。

治日见羸瘦，穴：下脘。

治羸瘦，穴：下脘、胃俞、脾俞、下廉。

治久劳法其状，手足心热，多盗汗，精神困顿，骨节疼寒，咳嗽渐吐脓血，肌瘦面黄，减食少力。

令身正直，用草一根，男左女右，自脚中指尖，量过心下，向上至曲瞅大横纹处截断。却将此草，自鼻尖量从头正中，须分开头心发，贴肉量至脊，以草尽处，用墨点记。别用草一条，令病人自捻合口量阔狭截断。却将此草于墨点上平折两头尽处量穴。灸时随年多灸一壮，如年三十，则当灸三十一壮，屡效。

羸瘦固瘵疾，自寒热等症，宜随症医治。若素来清癯者，非有疾也。惟疾后瘦甚，久不复常，谓之形脱。与夫平昔充肥忽尔羸瘦，饮食减少者，或有他疾乘之，则难救疗，须辨之早而着艾可也。然仲景论六极，必曰：精极令人气少无力，渐渐内虚，身无泽润，翕翕羸瘦，眼无精光。且云，八味肾气瘥六极，而瘥五劳则是八味丸所当服仲景常服或常服去附子加五味子，而肾俞等穴，尤所当灸也。

治腹中气胀，引脊痛，食多身羸瘦，名曰食晦，先取脾俞，后取季肋，穴：脾俞、大肠俞。

治五脏六腑心腹满，腰背痛，饮食吐逆，寒热往来，小便不利，羸瘦少气，穴：三焦俞，灸随年壮。

治劳瘵，癸亥夜更六神皆聚之时，解去上体衣服，于腰下两旁微陷处，谓之腰眼，直身平立，用笔点定。然后上床合面而卧，每灼小艾炷七壮，虫或吐出，或泻下即安。又法，膏肓、肺俞穴，每穴各灸九壮，乃依前虫醉日，各穴俞多灸为妙。后百日忌煎煿生冷热物毒食，仍戒房事，避风寒，减喜怒，安心静处，养息若一日，犹觉未瘥，于初穴上再灸。

治传尸伏连殗殜，骨蒸痃癖，鬼气恶寒，或如疟状，宜灸大椎上一穴，又灸大椎两旁近下少许，对椎节间各相去一寸五分二穴。又灸两胁下二穴，名章门。又灸当心脊骨上两旁，各相去一寸二穴，以上七穴，日别灸，皆取正午时灸，各七壮，满百壮渐瘥，至五百壮，病除。

治骨蒸痃癖。灸两肩①井二穴，若人面热带赤色者，

---

① 肩：原作"背"，据《圣济总录》卷一九三改。

灸之即瘥。取穴之法：坐以手三指，从髀骨镈，向项筋上擦之中指下节是也；上廉二穴在膝外下三寸是，一云，三里下三寸是；下廉二穴，在上廉下三寸是；当心脊骨上平立，以物拄地，当心点起，回量脊上点即是穴，以上七穴，灸之如前法。

治骨蒸痃癖。令患者于板上平身正立，以杖拄板向上，度当脐点，杖记之；又回杖点之脊中；又令患人合口两吻当中折之，以折处点灸；又两乳一大肋间二穴，总六穴灸之，并如前法。凡量皆取病者男左女右，无名指中节屈之为寸，又法：取男左女右，手中指以从指本量至指端，仍将此度于脚跌上系鞋处，横纹当胫面上，量一度是穴。

治传尸殗殜，喜魇梦，穴：商丘二穴，灸七壮，瘥乃止；厉兑二穴，灸一壮；章门二穴，灸三壮。以上六穴，商丘疗多卧，厉兑疗嗜卧怠惰，章门疗贲豚气胀。

治二十种骨蒸。崔知悌曰：骨蒸病者，亦名传尸，亦谓殗殜，亦称伏连，亦曰无辜。丈夫以精为根，女人以血为本，无问老少，多染此疾。凡取四花穴，以稻秆心量口缝如何阔，断其长多少，以如此长裁纸四方，当中剪小孔，别用长稻踏脚下，前取脚大指为止，后取脚曲䐐横纹中为止，断了却还在结喉下，垂向背后，看秆止处，以前小孔纸，当中安分为四花，盖灸纸四角也。又一医传一法，先横量口吻取长短，以所量草，数背上三椎骨下直量至草尽处，两头笔点，再量中指长短为准，却将量中指草，横直量两头，用笔圈四角，为圈者是穴，不圈不是穴，可灸七七壮止。王氏云：三十日灸活十三人，前后瘥者数逾二百，非止单攻骨蒸，别灸疗气疗风，或瘴或劳，或邪或癖，病状既广，灸活者不可具录。灸后，宜服治劳地黄丸良。

《卫生宝鉴》方云：昔按察副使奥屯周卿子，年二十三岁，至元戊寅三月间，病发热，肌肉消瘦，四肢困倦，嗜卧盗汗，大便溏多肠鸣，不思饮食。舌无味，懒于语言，时来时去，约半载余。请予治之。诊其脉浮数，按先无力，正应王叔和浮脉歌云"脏中积冷荣中热，欲得生精要补虚"。灸中脘，乃胃之纪也，引清气上行肥腠理；又灸气海穴，乃生发元气，滋荣百脉，长养肌肉；又灸三里，乃胃之合穴，亦助胃气，散上热使下达于阴分；以甘寒之剂泻热火，佐以甘温，养其中气；又食粳米羊肉之类，固其胃气；戒以慎言语，节饮食，惩忿窒欲，病气日减，数月气得平复，迨二年肥盛倍常。或者曰：世医治虚劳病，多用苦寒之剂，君用甘寒之药，羊肉治发热，人皆忌之，食羊肉粳米之类，请详析之。予曰：《内经》有云"火位之主，其泻以甘"。《藏气法时论》曰"心苦缓，急食酸以收之，甘以泻之"，泻热补气，非甘寒不可。若以苦寒，以泻其土，使脾土愈虚，火邪愈盛。又云"形不足者，温之以气，精不足者，补之以味，劳者温之，损者益之"，《十剂》云"补可以去弱"，人参羊肉之属是也。先师亦云"人参能补气虚，羊肉能补血虚"，虚损之病，食羊肉之类，何不可之有哉？

治五劳七伤，及山岚瘴气，背膊烦重，心痛注忤气羸，食不生肌肤，寒热邪，颈项弱，面色黑黄，精神昏倦，积年淋沥，积癖鬼气，传尸骨蒸等疾。

穴：胃俞二穴，灸七壮，或至一百壮，量病轻重加灸；又穴肾俞二穴，灸七七壮，病深者，日灸七壮，至百壮住；又章门二穴，可灸七壮，日灸渐至七七壮，同前法；又太冲二穴，灸五壮，渐加日灸如前法。凡膏肓二穴，令病人曲背伸两臂著膝，令直手大指抵齐膝，以物拄肘勿令臂动，从膊骨上角摩捺至膊骨下头，其间当有四肋三间，灸中间，依转膊骨之里，去膊骨额侧指许，摩臋肉之表肋间灸处，自觉牵引胸肩中，灸两膊骨肉各一处，五百壮，多至千壮，气下如水。若有停痰宿水，必有所下也，灸法无所不治。若病困，即令侧卧，挽臂令前取穴，或正坐伸臂，令人挽之使两臂骨相远，不尔，髆骨覆穴即难取也，其穴近五椎，相望求之。又肝俞二穴，在第六椎下两傍，各一寸五分，日灸七壮，病深者至百壮住；又神堂穴，在第五椎下两傍各三寸陷中，正坐取穴，灸七壮，至七七壮。同前法。以上七名，总四穴，若不能遍灸，当取紧者灸之。其紧者，即膏肓、胃俞、章门、肾俞、太冲是也。若能依次第灸之，各满百壮尤妙。凡量穴，不拘病人肥瘦长短，取病人男左女右，手中指度两横纹为寸，是为同身寸也。凡灸皆取正午时佳，若夜起空腹，即伤人气，又令人血虚，若日晚食后灸，即病气难除。若至卒病风气，即不在此例。

梦遗失精

治虚劳尿精梦泄《资生经》。灸七椎两傍各三十壮、曲泉百壮。

治虚劳白浊泄精，穴：脾俞、三焦俞、肾俞。

章门，各百壮。

治梦遗失精小便浊，穴：肾俞，灸百壮。

治梦泄精及治失精阴缩，穴：中封，灸百壮。

治男子梦与女人交，泄精，穴：三阴交，灸五十壮。

治阴痛，溺血精出，穴：列缺，灸五十壮。

治失精，五脏虚怯，穴：曲骨端，灸五十壮。

治失精，阴缩茎痛，穴：大赫，灸三十壮。

治失精，膝胫痛冷，穴：曲泉，灸百壮。

治腰脊冷疼，溺浊，穴：脾募，灸百壮。

治白浊漏精，灸大椎骨龟尾骨，并中间共三穴，以绳量大椎至龟尾骨，折中取中间穴。

治精不足，穴：太冲、中封、地机。

治失精及小便不利，穴：中极、蠡沟、漏谷、承扶、至阴。

治失精，小便淋沥，穴：志室。

治失精溢，骱酸不能立，足一寒一热，穴：然谷。

治溺难，白浊，寒疝小腹肿，穴：行间。

治溺血，便浊出精，穴：肾俞。

治梦失精，穴：膏肓俞。

治失精，穴：至阴、曲泉、中极。

治下肿失精，穴：志室。

治虚劳尿精泄精，穴：阳陵泉、阴陵泉，随年壮，或十椎或十九椎旁，三十壮。

治失精及耳聋，腰痛，食少，穴：京门，灸五十壮，又十四椎百壮。

治失精，穴：中极。

治泄精，灸三阴交，七壮。一云，各二十一壮，梦断百日，复五十壮，一年无复有泄。

《资生经》云：五脏论曰"心有三孔，藏精汁三合"，则人之遗漏，其因于心乎？心动则遗漏从之。而欲免此患，要养其心，使不动可也。其次则邪念或起，必须早养之。至游居士云"不愁念起，只恐觉迟"是也。服药针灸，斯为下矣，然犹愈于不为也。

消渴

治烦中渴《资生经》，穴：商丘。○治消渴，身热面目黄，穴：意舍。

治消渴嗜饮，穴：然谷。○治饮渴，穴：隐白。

治苦渴食不下，穴：劳宫。

治寒热渴，穴：曲池。

治嗌干善渴，穴：兑端。

治肾虚消渴，汗不出，腰脊不得俯仰，腹胀胁痛，穴：中膂俞、意舍。

治舌纵，烦满消渴，穴：然谷。

治消渴，饮水无度，穴：水沟。

治消渴，穴：阳纲。

治消渴嗜饮，穴：承浆、意舍、关冲、然谷。

治消渴饮病，兼身体疼痛，穴：隐白。

治消渴，咽喉干，灸胃脘下俞三穴，各百壮，穴：在背第八椎下，横三寸间，寸灸之。又灸胸堂五十壮，足太阳五十壮。

治消渴口干，不可忍者，灸小肠俞百壮。

治消渴咳逆，灸手厥阴，随年壮。

治消渴，口干烦闷，灸足厥阴百壮，又灸阳池十壮。

治消渴，小便数，灸两手小指头，及两足小指头，并灸项椎佳；又灸背上脾俞下四寸，当侠脊梁，灸之两处，随年壮；又灸肾俞三处；又灸腰目在肾俞下三寸，亦侠脊骨两傍各一寸半左右，以指按取关元一处；又两傍各二寸二处；阴市二处，在膝上当伏兔上行三寸，临膝取之，或三二列灸相去一寸。名曰肾系者《黄帝经》云：伏兔下一寸。曲泉、阴谷、阴陵泉、复溜，此诸穴断小便最佳，不损阳气，亦云治遗溺也。太溪、中封、然谷、太白、大都、跌阳、行间、大敦、隐白、涌泉，凡此诸穴，各一百壮。腹背两脚，凡四十七处，其肾俞、腰目、关元、水道，此可灸三十壮，五日一报之，各得一百五十壮佳。涌泉一处，可灸十壮，大敦、隐白、行间，此处可灸三壮；余者悉七壮，皆五日一报之，满三灸止。若灸诸阴而不愈，宜灸诸阳，在脚表，并灸肺俞募，按注孔穴壮数，如灸阴寒法。

治男子妇人血结胸，面赤大燥，口干消渴，胸中疼痛不可忍者，刺足厥阴经之期门二穴，次针任脉关元一穴。若妊娠，不得刺关元穴，若刺之，胎死不出，子母俱亡，切须慎之。

王氏云：凡消渴经百日以上，不得灸刺，灸刺则于疮上漏脓不歇，遂致痈疽羸瘦而死。亦忌误针，若误针，大疮；所饮之水，皆于疮中变成脓水而出。若水出不止者，必死，慎之慎之。初得患者，如方刺之。

咳逆上气

治咳逆上气，喘息呕沫《资生经》，穴：天容。

治肺寒热，呼吸不得卧，咳逆上气，呕沫，喘气相追逐，穴：魄户、中府。

治咳逆上气，喘暴不能言，穴：天突、华盖。

治咳逆上气，不得息，穴：俞府、神藏。

治咳逆上气，喘，掌中热，穴：经渠。

治咳逆上气，咽中鸣喘，及咽喉鸣喝喘息，穴：扶突。

治咳逆喘，又主卒咳逆逆气，穴：曲泽出血立已。

治咳逆上气，心烦，穴：紫宫、玉堂、太溪。

治咳逆上气，涎出多喘，穴：彧中、石门。

治咳逆上气，呼吸多喘，浊沫脓血，穴：库房、中府、周荣、尺泽。

治咳逆上气，瘤瘿，喉痹咽肿，颈项强，穴：气舍。

治咳逆上气，咽喉壅，呼吸少气，喘息不得，穴：水突。

治逆气喘吐，心痛瘤结，胸中烦闷，穴：厥阴俞。

治背膊痛，咳逆上气。呕吐烦满，穴：魄户。

治咳多喘，上气，咽引喘息，喉如水鸡鸣，穴：扶突。

治上气咳逆，穴：库房、屋翳、膏肓俞。

治吐逆上气，穴：太溪、中府。

治咳逆上气，胸中喧，喉中如水鸡声，胸中气鲠鲠，穴：天突。

治一切气，及疗五脏气逆上攻，穴：气海。

治咳嗽上气，数欠，穴：经渠。

治逆气数咳，穴：幽门。

治短气，心痹，悲怒逆气，狂惕，胃气逆，穴：鱼际。

治呕吐上气，心痛身肿，穴：建里。

治逆气呕逆，牙痛，瘤结胸满，穴：厥阴俞。

治身寒热，咳逆上气，呕吐血，穴：石门。

治胸胁满，逆上气，呼吸不得息，穴：库房。

治咳逆上气，穴：建里。

治喘逆上气，穴：气户。凡上气，多有服吐药得瘥，亦有针灸得除，总宜深体悟之。

治上气，咳嗽短气，气满食不下，穴：肺募灸五十壮。

治上气，咳逆短气，风劳百病，穴：肩井灸二百壮。

治上气咳逆，胸背痛，穴：风门，灸百壮。

治上气，咳逆短气，胸满恶冷痰，穴：肺俞灸五十壮。

治上气，气闭咳逆，咽冷声破，喉肿痛，穴：天突灸五十壮。

治上气胸满，短气咳逆，穴：云门，灸五十壮。

治上气咳逆，胸痹背痛，穴：胸堂，灸百壮，不针。

治上气咳逆，穴：膻中，灸五十壮又云灸三壮。

治上气咳逆，胸满短气，牵背痛，穴：巨阙、期门，灸各五十壮。

治逆气，虚劳寒损，忧患，筋骨挛痛，心中咳逆，泄注，腹满，喉痹，颈项强，肠痔，逆气，痔血，阴急，鼻衄，骨痛，大小便涩，鼻干，烦满，狂走，易气，凡二十二病，穴：绝骨，灸五十壮。

治上气冷发，腹中雷鸣转叫，呕逆不食，穴：太冲，灸不限壮数，从痛至不痛，不痛至痛止。

治上气厥逆，穴：胸堂，灸百壮。

治呕吐上气，穴：尺泽，灸七壮。

治上气，穴：肩俞。

治上气喘不得息，穴：天府。

治上气喉鸣，阳气大逆，上满于胸中，擎肩喘息，穴：天池、天容。

治大气逆上，喘鸣，坐伏不得息，穴：天容。

治上气胸痛，穴：廉泉。

治呕逆上气，穴：风门。

治上气呕吐，肢满脊强，寒热不嗜食，汗不出，穴：肺俞。

治上气，穴：玉堂。

治上气冲心，穴：云门。

治上气呕吐，肠中大热，不得安卧，腹有逆气，上攻心腹。治胀满淫泺，穴：气冲。

治呕逆，气上胸胁，彻背痛，穴：云门。

治咳嗽上气，穴：天突、膻中、天池、解溪、肩中俞。

治不能食，胸中满，膈上逆气闷热，穴：心俞灸二七壮，小儿减之。

治咳逆上气，喘息呕沫，齿噤，穴：天容、廉泉、魄户、气舍、噫嘻、扶突。

治咳逆上气，喘逆，卧不安席，咳胁积聚，穴：期门。

治逆气腹中雷鸣，相遂食不化，穴：天仓，灸七壮。

治上气，穴：三里二穴，各灸三壮。《外台秘要》云：人年三十以上，若不灸三里穴，令人气上，两眼昏暗，三里所以下气也。

治热劳上气喘满，腰背强痛，穴：刺肺俞二穴，针入五分，留七呼，可灸百壮即止。

治咳逆上气《资生经》，穴：魄户、气舍、噫嘻、期门。

少气

治喘呼少气《资生经》，穴：然谷。

治脏气不足，穴：上廉。

治胃气不足，穴：三里。治膀胱气，穴：少府。

治脏气虚惫，真气不足，一切气疾灸不瘥者，皆灸之，穴：气海。

治少气，穴：少冲、步廊、间使、肾俞、大钟。

治少气难言，穴：至阴。

治少气不足，穴：神门。

治短气，穴：小肠俞、鱼际、大陵、肝俞。

治胸满短气，穴：膺窗。○治癫疾短气，穴：行间。

治胸满短气，不得汗，穴：手太阴，皆针，补以出汗。

治短气，穴：涌泉。

治短气不得息，不能言，穴：亶中、华盖。

治下不得通，呼吸少气喘息，穴：步廊、安都。

治大气不得息，穴：大包。

治咳嗽少气，喘息呕沫，噤齿，穴：廉泉。

治短气不安，穴：风门。

治短气不息，穴：肝俞。

治腹胀少气，穴：三里、伏兔。

治短气，穴：肩井，灸二百壮。

治短气不得语，穴：天井灸百壮、大椎或灸随年壮、肺俞、肝俞、尺泽或灸各百壮、第四指交脉上或灸七壮，或手十指头各十壮。

治少年房室多，短气，穴：鸠尾头，灸五十壮，又盐灸脐孔中，二七壮。

治乏气，穴：第五椎下，灸随年壮。

治短气，穴：灸巨阙。

治短气，穴：云门、风门、热府、肺募、巨阙、期门。

治少气，穴：巨阙、解溪、然谷、尺泽。

治少气，穴：巨阙。

治心腹满，吐逆短气，痰闷食难下，不消，穴：胆俞。

治心痛如锥刀刺，气结，穴：鬲俞，灸七壮。

治气结，穴：太仓，灸百壮。

治结聚留饮，穴：通谷。

治腹诸病，坚满烦痛，忧结结气，寒冷霍乱，心痛吐下，食不消，肠鸣泄痢，穴：太仓，灸百壮。

治结气囊里，针药所不及，穴：肓募，灸随年壮。

治五脏六腑，心腹满，腰背痛，饮食吐逆，寒热往来，小便不利，羸瘦少气，穴：三焦俞，灸随年壮。

治卒乏气，气不复降，肩息，穴：右度手拇指，折度心下，灸三壮。

治寒中少气，穴：间使。

咳逆

治咳逆《资生经》，穴：然谷、天泉、陷谷、胸堂、章门、曲泉、天突、云门、肺俞、临泣、风门、行间。

治咳逆不止，穴：维道。

治咳逆寒热发，穴：大陵。

治咳逆喘，穴：大陵、少商。

治咳逆胸满，喘不得息，穴：太渊，

治咳逆多吐，穴：三里。

治肺系急，咳辄胸痛，穴：中府。

治咳而胸满，穴：前谷。

治善咳，穴：经渠、行间。

治咳，干呕烦满，穴：侠白。

治咳面赤面热，穴：支沟。

治咳唾噫善，咳无所出，穴：三里、太白、章门、孔最、天泉、太溪、行间、俞府、神封、腹结、少商。

治咳逆，穴：浮白。

治咳引两胁，急痛不得息，转侧难，撅胁下与脊相引而反折目上视，目眩循眉头痛，惊狂衄衂，起则目眛眛，目生白翳，咳引胸中痛，寒疝，小腹痛，唾血短气，及治咳逆两胁满闷，穴：肝俞。

治咳引尻痛，穴：鱼际。

治胁痛，咳逆不得息，穴：窍阴。

治咳逆疝积，胸满不得喘息，穴：浮白。

治咳逆烦心，不得卧，穴：太渊。

治咳逆，乳下一指许，正与浮白相直骨间陷中，妇人即屈乳头度之，乳头齐处是穴。炷如小豆许，灸三壮，男左女右，只一处，火到肌即瘥。《良方》云：族中有霍乱吐利，垂困忽咳逆，遂至危殆，与邸客陈中裕，病伤寒咳逆气已不属，皆一灸而愈。云凡伤寒及久病，得咳逆皆为恶候，投药不效者，灸之必瘥。若不瘥，则多不救。

王氏云：咳病有十，曰风咳、寒咳、肢咳、胆咳、厥阴咳，与五脏咳。《千金》载其刺法详矣。而伤寒为恶症，施秘监尊人，患伤寒咳甚，医告技穷，施捡《灸经》法，于结喉下灸三壮即瘥，盖天突穴也，神哉！

治一切咳逆不止《济生拔粹方》。男左女右，乳下黑尽处，一韭叶许，灸三壮，甚者二七壮。

治咳而胸满，咳喘及逆气，穴：灸曲泽，出血立已。

贲豚气

治贲豚腹肿《资生经》，穴：章门，灸百壮。

治贲豚又云卒厥逆上气，气攻两胁，心下痛满，奄奄欲死，此为贲豚气走气，作汤浸两手足，频易之，穴：气海、期门、关元各灸百壮。

治贲豚抢心，不得息，穴：中极，灸五十壮。

治贲豚上下，腹中与腰相引痛，穴：中府，灸百壮。

治贲豚，穴：期门、阴交、石门。

治贲豚上下，穴：四满，灸二七壮。

治贲豚腹肿，穴：章门。

治贲豚气上，腹胀痛茎肿，先引腰，后引小腹腰宽，小腹坚痛，下引阴中，不得小便，两丸蹇，穴：石门。

治贲豚上，腹胀肩痛，引阴中不得小便，两丸蹇，穴：阴交。

治贲豚上气，穴：章门、石门、阴交。

治贲豚上下，穴：期门。

治贲豚胀疝，穴：天枢。

治贲豚，卵上入引卵缩茎痛，穴：归来。

治气疝烦呕，面肿贲豚，穴：天枢。

治心中烦，贲豚气胀满，不能食，穴：上脘①。

治贲豚气胀不能食，穴：巨阙。

治因读书得贲豚气，上攻伏梁，心下状如覆杯，寒癖结气，穴：中脘。

治小腹贲豚，穴：归来。

治贲豚抢心，甚则不得息，恍惚尸厥，穴：中极。

治贲豚寒气入小腹，时欲呕，溺血便泄不止，穴：关元。

治贲豚腹坚，穴：气海。

① "穴：上脘"：原脱，据体例及《针灸资生经》卷四补。

治贲豚，穴：期门。

治贲豚上下引脊痛，穴：气海。

治伏梁气，状如覆杯，穴：上脘。

治伏梁气，穴：中脘。

治息贲肺之积曰息贲，在胁之下，大如杯，穴：期门、缺盆、鸠尾。

膀胱气

治膀胱气，癖疝瘕气，膀胱气痛状如雷声，积气《资生经》，穴：章门。

岐伯治膀胱气攻冲两胁时，脐下鸣，阴卵入腹，灸脐下六寸，两傍各寸六分，三七壮。

治膀胱气攻两胁，及膀胱冷，灸之如肾虚法，穴：五枢。

治膀胱三焦津液少，大小肠寒热，或三焦寒热，穴：灸小肠俞，五十壮。

治三焦膀胱寒热，灸水道，随年壮。

治小腹满，引阴中痛，腰背及膀胱有寒，三焦结热，小便不利，穴：水道。

《千金》云：气冲主癫。《明堂》云：气冲疗疝。是㿗疝，即癫也，《必用》云：治水癫，偏大上下不足，疼不可忍，俗呼为膀胱气，是膀胱气，即癫疝也。然太仓公诊命妇人云疝气客于膀胱，难于前后，泄血溺赤，亦不可便认膀胱气，为疝气云。

腹痛

治腹胀胃脘暴痛，及腹积聚，肌肉痛《资生经》，穴：膈俞、阴谷。

治腹中积聚，时切痛，穴：商曲。

治寒气满，腹中积痛，癖，淫泺，穴：冲门。

治腹癖切痛，穴：四满。

治腹中尽痛，穴：天枢、外陵。

治腹痛喘暴满，穴：昆仑。

治腹厥痛，穴：复溜。

治腹中满，暴痛汗出，穴：巨阙、上脘、石门、阴蹻。

治腹中相引痛，穴：太溪。

治胸痛如刺，腹若刀切痛，穴：丰隆。

治腹皮痛搔痒，穴：鸠尾。

治腹切痛，穴：肓俞。

治身热腹痛，穴：气冲。

治腹中热痛，穴：中极。

治腹痛而热，上注心，心下满，穴：行间。

治腹肿不能食，肠坚腹痛，胃胀不调，坚硬，穴：分水。

治腹肿，穴：大杼。

治寒热腹痛，雷鸣气逆，心痛，穴：肾俞。

治腹强急不得食，腹痛如刀刺，两胁积气膨膨，穴：不容。

治腹疠刺痛，穴：上脘。

治腹痛，穴：太白、温溜、三里、陷谷。

治大便脓血，寒中，食不化，腹中痛，穴：腹哀。

治腹痛，食不下，穴：鱼际。

治大腹寒疝，大便燥，腹切痛，穴：肓俞。

治腹胁气胀，穴：地机。

治腹痛心如悬，下引脐腹痛，穴：外陵。

治腹痛，六腑之气寒，谷不转，不嗜食，小便赤，腹坚硬，癖块，脐上厥气动，日渐瘦，穴：下脘。

治腹痛不嗜食，穴：脾俞。

治腹痛欲泄，穴：三焦俞。

治腹痛，穴：膀胱俞。

治腹痛，穴：胃俞。

治腹中甚痛作脓，穴：中脘。

治腹有逆气，上攻心腹胀满，上抢心腹，不得息，气冲腰痛不得俯仰，穴：气冲灸七壮，炷如大麦，禁针。次针三里二穴而愈。

治小腹疝气游行五脏，腹中切痛《资生经》，穴：气海。

小腹痛

治小腹偏痛，呕逆嗜卧《资生经》，穴：阴跷。

治小腹痛，积聚坚如石，小便不利，失精绝子，面黑，穴：中极。

治小腹痛，穴：肾俞、复溜、中封、承筋、承山、大敦、阴包。

治小腹坚痛，下引阴中，穴：石门、商丘。

治小腹拘急痛，穴：石门、水分。

治风入腹中小腹痛，穴：涌泉。

治小腹热而偏痛，穴：太溪。

治小腹痛，穴：肝俞、小肠俞、蠡沟、照海、下廉、丘墟、中都。

治腰引小腹痛，穴：太冲。

治小腹痛，穴：五枢。

治小腹疝气痛，穴：脐中。

治小脐痛，穴：复溜、中封、肾俞、承筋、大敦。

治小腹热而偏痛，穴：关元、委中、照海、太溪。

治小腹疼痛不可忍者，穴：刺任脉关元一穴，次针足阳明经三里二穴

脐痛

治脐下块如覆杯《资生经》，穴：中极。

治脐下疗痛，小便涩赤，不觉遗沥，小便处痛状如散火，溺血，暴疝痛，脐下结血，状如覆杯，转不得，穴：关元。

治脐下疗痛，穴：阴交。

治绕脐痛，穴：中封、水分、神阙。

治痛引脐中，穴：曲泉。

王氏云：旧苦脐中痛则欲溏泻，常以手中指按之少止，或正泻下，亦按之则不痛，它日灸脐中，遂不痛矣，及又尝痢不已，灸之则止。

治凡脐痛者，灸神阙。

治气游走夹脐急，穴：关门。

治脐下厥气动，穴：下脘。

治脐下冷气上冲心，血结成块状，如覆杯，小便赤涩，穴：气海。

治绕脐腹痛，上抢心腹，寒热泄利，咳逆，穴：腹结。

治夹脐切痛，时上冲心，烦满，呕吐霍乱，冷气脐痛，冬感寒脐痛，穴：天枢。

治心如悬，下引脐腹痛，穴：外陵。

治夹脐腹痛，穴：上廉。

治脐下切痛，穴：照海。

治水肿，绕脐痛，穴：水分。

治绕脐搅痛，穴：天枢，灸百壮。

治脐下绞痛，穴：关元，灸百壮。

治疝绕脐，穴：脐中、石门。

治疝绕脐痛，穴：脐中、石门、天枢。

治脐中积聚气，穴：蠡沟。

治男子元脏发动，脐下痛不可忍，穴：刺任脉气海一穴，次针足太阴经、三阴交二穴，立愈。

膺痛

治胸胁满膺痛，穴：玉堂。

治胸膺骨疼，穴：玉堂、紫空。

治乳肿贲膺，穴：太溪。

胸胁痛

治胸胁相引，不得倾侧《资生经》，穴：本神、颅息。

治胸胁切痛，穴：太白。

治胸胁痛，穴：阳辅。

治胸胁痛无常处，腰胁相引急痛，穴：环跳、至阴。

治胸胁中痛，穴：大包。

治胸痛如刺，穴：丰隆、丘墟。

治胸胁心痛，穴：期门，灸随年壮。

治胸下满痛，穴：乳根、膻中，灸百壮。

治胸痹心痛，穴：天井。

治胸膺痛，穴：太渊。

治胸中痛，穴：肺俞、云门、中府、隐白、期门、魂门、大陵。

治胸痛口热，胸中痛引腰背，心下呕逆，面无滋润，穴：上关，灸随年壮，少冲。

治胸背急，胸中膨膨，穴：经渠、丘墟。

治胸满痛，乳肿贲膺，咳逆上气，喉中作声，穴：太溪。

治咳引胸痛，穴：肝俞。

治胸痛，穴：少冲、中府。

治胸胁肢满，痛引胸中，咳逆上气，喘不能言，穴：华盖。

治胸满不得喘息，胸膺骨疼，呕吐寒痰，上气烦心，穴：玉堂。

治胸中引痛，及心下烦闷，逆气里急，及肢满不嗜食，并数咳健忘，穴：幽门。

治厥逆，胸痛如刺，腹切痛，气刺不可忍，穴：丰隆。

治胸痹逆气，寒厥善哕呕，饮水咳嗽，烦怒不得卧，穴：太渊。

治胸痹引背时寒，穴：间使。

治胸胁肢满不得息，穴：临泣。

治痹走及背不得息，穴：鱼际。

治胸满背痛，穴：浮白。

治胸中痛，穴：俞府。

治胸痹心痛不得息，痛无常处，穴：临泣。

治胸痛，穴：廉泉、中府。

治胸胁不能转及胸胁满，穴：胆俞。

治胸胁满痛不得息，穴：丘墟。

治胸胁小腹痛，穴：下廉。

治胸胁痛，穴：大包。

治胁肢急痛，穴：支沟。

治胁急痛，穴：肝俞、脾俞、志室。

治胁肢急痛，穴：支沟。○治胁下坚痛，穴：中脘、蠡沟。

治胁痛不得息，穴：腕骨、阳谷。

治胁痛不得卧，胸满喘无所出，穴：胆俞、章门。

治胁痛咳逆，穴：窍阴。

治短气，胁痛心烦，穴：尺泽。

治胁下胀，穴：关元、期门、少商。

治胁下满痛，穴：极泉。

治胁痛，穴：膈俞、中膂俞、窍阴、阳谷、颔厌。

治两胁急痛，穴：肝俞。

治胁下痛不得息，穴：腕骨。

治胁满引小腹痛，穴：肾俞。

治食泄，腹胁痛满，拄夹脐腹痛，食不化，喘不能行，穴：上廉。

治腹胁痛连脊，手足厥冷，穴：太溪。

疗胸彻背痛，穴：云门。○治胁膈痛，穴：三里。

疗胸痛，穴：华盖。○治胸中澹病，穴：束骨灸随年壮。

治胁卒痛如打出《肘后方》。以绳横度两乳中间，屈绳从乳，横度以趋痛胁下，灸绳下屈处三十壮，便愈。

治两胁引痛，穴：肾俞。

治胸痹，灸胸堂。

治胸下满痛，膺肿，穴：乳根。

治胸胁痛不可忍，穴：刺期门针入四分，次针章门针入六分，可灸七壮，至七七壮，行间、丘墟、涌泉。

膈痛

疗膈气《资生经》，穴：承满、乳根。

疗胸膈闷，咳嗽气短，喉鸣，穴：亶中。

疗膈痛，穴：膈俞。○疗胸膈气满，穴：商阳。

疗胸膈满闷，穴：临泣足临泣。○疗胸中膈，气聚痛好吐，穴：厥阴灸随年壮。

治膈中不利，穴：隐白、巨阙。○治膈中气，穴：膈俞灸随年壮。

治胸膈烦满，穴：天池。○治膈气呕吐涎沫，穴：亶中。

治膈胃寒痰，穴：率谷、膈俞。

治气哽，穴：扶突。○疗气硬，穴：天突。

疗噎，穴：章门。○治胸胁支满噎塞，穴：中庭。

治食噎不下，胸喘息胀，穴：太冲。

治胸中气噎，穴：关冲、天突。

治胸中如塞及聚气成干噎，穴：膻中。

治膈气不下食，噎病，穴：乳根。

疗久癃，背气满闷，胸中气噎，穴：噫嘻。

疗善噎，穴：神堂、中府。

治膈中不利，穴：巨阙。

治五噎。黄帝问岐伯曰：凡人患噎疾，百味珍馔不能食者，灸何穴而立得其愈？岐伯答曰：夫人噎病有五般，一曰气噎；二曰忧噎；三曰食噎；四曰劳噎；五曰思噎，此皆由阴阳不和，三焦隔绝，津液不利，故令气隔不调，成噎疾。

治气噎，灸膻中；○治忧噎，灸心俞；

治食噎，灸乳根；○治劳噎，灸膈俞；

治思噎，灸天府。

治五噎，黄瘅，醋心多唾，呕吐不止。刺任脉天突一穴，在结喉下一寸宛宛中，阴维任脉之会，针入五分，留三呼，得气即泻。次针足少阴经通谷二穴，在中脘穴两傍，同身寸之相去各五分，用长针针入八分，左捻针，能进饮食，右捻针，能运脾胃。许氏云：此穴一针四效，凡下针后良久，先脾磨食，觉针动为效；次破病根，肠中作声为二效；次觉流入膀胱为三效；然后觉气流行入腰后肾堂间，为四效矣。

治五膈气喘息不止，刺任脉中脘一穴，一为太仓，胃之募也。经云：腑会太仓。在上脘穴下一寸，兼脐上蔽骨下当中是也，手太阳明所生，任脉之会，上纪者，中脘也。用毫针针入八分，次针足厥阴经期门二穴。凡刺须按部诸俞穴，气虚入内息大七八口，入丹田，闭气刺之。

治结气胸中膈气，扁鹊曰：第四椎下两傍各一寸半，名厥阴俞，灸随年壮。

背痛

治胸背急及胸中膨膨《资生经》，穴：经渠、丘墟。

治胸痛引颈一作引领，又治背痛引头，穴：附分。

治脊强，背尻骨重，穴：昆仑。

治背恶寒痛，脊强难俯仰，穴：膈关、秩边、京骨。

治背痛恶寒，脊强俯仰难，食饮不下，呕哕多涎唾，胸噎闷，穴：膈俞。

治胸背痛，恶风寒，食不下呕吐，及胸胁胀满，穴：意舍。

治背膊痛，胸中瘀血，肩背不得屈伸而痛，穴：巨骨。

治背膊痛，穴：魄户。○治背脊强急，穴：神堂。

治胸背急，穴：气户。○治气注背膊拘急，穴：大椎。

治胸背拘急，穴：承筋。○治胸背相引痛，穴：不容。

治胸背拘急，胸满膨膨，穴：经渠。

治痹走胸背痛，穴：鱼际。

治背痹闷，肩膊间急痛，背气不能引顾，咳逆上喘，穴：魄户。

治背中气上下行，脊背腹痛，穴：胃俞。

治背痛俯仰不得，穴：志室。

治背痛，穴：巨阙灸、胸堂灸。

治背偻如龟背，时生被客风拍着脊骨，达于髓所致，穴：肺俞、心俞、膈俞各灸三壮。

治温疟、寒疟、病疟，背闷气满，腹胀气眩，及胸中痛引腰背，穴：噫嘻①。

治胸背寒栗，穴：列缺。

治胸胁彻背痛，穴：云门。

王氏云：背疼，因作劳所致，技艺之人，与士女刻苦者，多有此患士之书学，女之针指，皆刻苦而成背痛。色劳者亦患之，晋之景公是也，惟膏肓为要穴。予尝于膏肓之侧，去脊骨四寸半，隐隐微痛，按之则痛甚，谩以小艾灸三壮即不疼。他日复连肩上疼，却灸肩疼处愈。方知《千金方》之

---

① "穴：噫嘻"：原脱，据体例及《针灸资生经》卷五补。

论是穴犹信云。予每遇热膏肓穴，所多出汗数年矣，因灸而愈。

治肩背痛及手不上头，灸肩外头，近后以手按之宛宛凹处，灸七壮便愈，此是劳家病，宜检风条中。

肩背酸痛

治肩背不举《资生经》，穴：浮白。

疗肩背连胸痛，不可俯仰，穴：神堂。

治肩背急，引缺盆痛，穴：商阳。

治温疟背肩痛，穴：噫嘻。

治肩背痛，穴：中府。

治肩背急，穴：附分。

治肩背痛，胸腹满，洒淅寒热，脊背急，穴：神堂。

治肩背急，腰脊强不得俯仰，穴：三焦俞。

治肩背颈项痛，穴：涌泉。

治肩背痛，穴：天髎、缺盆、神道、大杼、天突、水道、巨骨。

治肩背寒痉，肩胛内廉痛，穴：膈俞、噫嘻。

京门、尺泽。

治肩痛，穴：肝俞。

治肩痛周痹，气注肩膊，拘急痛闷，穴：曲垣。

治肩背热痛，而寒肘，又疗肩痛发寒热，引项强，穴：肩外俞。

治颈项不得顾，肩膊闷，两手不得向头，或因扑伤，穴：肩井。

治肩痛不能举，穴：云门、秉风。

治肩中热痛，穴：肩贞。

治肩胛痛，穴：天宗。

治肩痛，引项不得顾，穴：天窗。

治膊胛小指痛，穴：前谷。

治肩欲折，穴：养老。

治肩不举，不能带衣，穴：青灵。

疗肩重不举，穴：肩髃。

治肩痛欲折，穴：养老、天柱。

治肩痛不可屈伸，穴：天井。

治肩重痛不举，穴：曲池、天髎。
治肩中痛不能摇动，穴：巨骨。
治肩胛痛，而寒至肘，穴：肩外俞。
治肩腋前痛与胸相引，穴：前腋。
治肩臑痛，穴：后溪。
治肩肘痛引颈项急，寒热，缺盆中痛，汗不出，胸中烦闷，穴：天髎。
治厥逆肩臂不举，穴：章门。
治肩重不能举臂肘，穴：肩髃。
治肩不得屈伸，穴：巨骨。
治肩引胸臂急，穴：居髎。
治寒热肩肿，引胛中痛，臂酸无力，穴：臑俞。
疗肩臂酸重，穴：支沟。
治肩臂酸重，穴：关冲。
治肩臂疼，穴：腕①骨。
治肩重臂痛，穴：天宗。
治肩背寒栗，少气不足以息，寒厥，交两手而惊，凡实则

①腕：原作"脘"，据《针灸资生经》卷五改。

肩背热，汗出，四肢暴肿，虚则肩寒栗，气不足以息，穴：列缺。

治颈项及肩背痛，穴：天井。

治腰背痛，灸三焦俞。

治背膊急，穴：大椎。

治背痛身热，穴：下焦俞。

治肩肿不得顾，穴：气舍。

王氏云：肩背酸疼，诸家针灸之论详矣。当随病症针灸之，或背上先疼，遂牵引肩上疼者，乃是膏肓为患。《千金》《外台》固云"按之自觉牵引于肩中"是也。当灸膏肓俞，则肩背自不疼矣。予尝患肩背痛已，灸膏肓俞，肩背痛犹未已，遂灸肩井三壮而愈，以此知虽灸膏肓，而他处亦有可灸云。

肩痹痛

治肩痛痿痹不仁，不能屈伸，肩肉麻木《资生经》，穴：天井。

治肩胛周痹，穴：曲垣。

治肩中热痛，头不可顾，穴：肩贞、肩髃、关冲。

治肩重痛不举，穴：曲池、天窌。

治肩不举，不得带衣，穴：清冷泉、阳谷。

治肘痛引肩，不屈伸，穴：天井。

治肩痹，穴：肩外俞。

王氏云：两肩头冷痛，尤不可忽。予屡见将中风人臂骨脱臼，不与肩相连接，多有治不愈者。要之才觉肩上冷疼，必先灸肩髃等穴，毋使至于此极可也。予中年每遇寒月，肩上多冷，常以手心抚摩之，夜卧则多以被拥之，仅能不冷，后灸肩髃方免此患。盖肩髃系两手之安否，环跳系两足之安否，不可不灸也。

臂痛

治肘臂偏细《资生经》，穴：曲池。

治臂细无力酸疼，臂冷而痛，穴：肩髃。

澹寮方云：唐甄权以母病与弟立言习医，隋开皇初为秘书正字。后除鲁州刺史。库狄钦苦患风，手不得引，诸医莫能疗。权曰：但将弓箭上垛，一针可以射矣，针其肩髃一穴，应时而愈。唐贞观中，一百三岁，太宗幸其家，视其饮食，访以药性，因授朝散大夫，赐几杖衣服。其修撰脉经针法《明堂铜人图》一卷，至今行用焉《唐史》。

治臂肿痛，屈伸难，穴：间使。

治肩重不举，臂痛，穴：肩窌。

治肩中热，指臂痛，穴：扁骨即肩髃

治臂肿，穴：乳根。○治臂内廉痛，穴：太渊。

治腰引小腹痛，肩引胸臂挛急，手不得举至肩背，穴：居髎。

治臂痛不得举，穴：臂臑、肘髎。

治臂痛，穴：听宫。

治臂厥痛，穴：孔最可针。

治臂腕外侧痛不举，穴：阳谷。

治臂不得举，穴：液门、前谷。

治因折伤，手腕捉物不得，肩臂痛不举，穴：阳池。

治臂肘厥冷，穴：极泉。

治臑从肩臂不举，不得带衣，穴：清冷泉。

治肩欲折，臂如拔，臂痛不能自上下，穴：养老。

治臂酸无力，穴：臑俞。
治厥逆肩背不举，穴：章门。
治肩臂不能屈伸而痛，穴：巨骨。
治臂痛不得举，气肿茎痛，穴：臑会。
治手臂挛急，穴：肩髃。
治风痹手臂不举，穴：尺泽、肩贞。
治痿臂，穴：尺泽。○治臂不举，穴：阳谷。
治臂痛，穴：天宗、五里。
治臂急，穴：后溪。
治臂不伸，穴：窍阴、腕骨。
治臂不仁，穴：附分。
治臂不举，穴：巨骨、前谷。
治臂不及头，穴：尺泽、关冲、外关、窍阴。
治臂挛急，手不能举，穴：前腋。
治臂挛，颜色焦枯，劳气失精，肩臂痛不得上头，穴：肩髃百壮、少海、神门。
治臂痛手痛，穴：液门。
治臂痛，穴：肩髃、天宗、阳谷。

治臂重痛肘挛，穴：前谷、后溪、阳谷。

治臂内廉痛，穴：太渊、经渠。

治臂腕急，腕外侧痛，腕如拔，穴：腕骨、曲池、前谷、阳谷。

治肩臂痛，穴：腕骨、天宗。○治手臂身热，穴：列缺。

治肩膊疼痛不可忍，刺足少阳经肩井穴，手阳明经肩髃穴，次曲池穴。得气先泻后补之，灸亦大良，可三壮。

治臂细无力，手不得向头，穴：臂臑、肩髃。

治臂痛，穴：少海、乳根、听宫。

治肘臂酸疼，穴：中渚、孔最、支正、肘髎。

治臂痿不仁，穴：天井、外关、曲池。

腋痛

治胸满，缺盆中及腋下肿，马刀，阳痿善啮唇，天牖中肿，淫泺胻酸，目眩，枕骨合颅痛，洒淅振寒《资生经》，穴：足临泣。

治腋拘挛，暴脉急引胁痛，穴：噫嘻。

治股腋挛急，穴：少府。

治肘腋肿，小腹痛，穴：少海。

治肩臂酸重，胁腋痛，四肢不举，穴：支沟。

治肘挛，腋胁下痛，四肢不举，穴：少海。

治腋下肿，穴：天池、胆俞、委阳、阳辅。

治掌中热，腋肿肘挛，穴：间使。

治腋下肿，穴：地五会、阳辅、申脉、委阳、天池、临泣、侠溪。

治肘挛腋肿，穴：大陵。

治腋下肿，胸中满，穴：临泣。

治腋下肿，痿厥，坐不能起，髀枢中痛，目生翳膜，腿骱酸，转筋卒疝，小腹坚，寒热颈肿，穴：丘墟。

治胁腋肿，寒热颈肿，穴：丘墟、阳跷。

治腋肿，穴：承筋。

王氏云：腋下肿痛，最不可忍。予屡见患疮疖人，腋下或发疮至于不可救，可不早治之乎？

治腋臭出《海上方》，右先以煤炭擦之，却洗去，有黑点处，乃孔也，以艾灸之去根。

肘痛

治肘挛《资生经》，穴：前谷、后溪、阳谷、鱼际、灵道。

治肘挛腋肿，拄满，穴：大陵。○治腋挛，穴：中膂俞噫嘻。

治肘中痛，穴：曲池。

治肘节痹，臂酸重，腋急痛，肘难屈伸，穴：曲池、腕骨、臑会、支沟、肘髎。

治肘痛，穴：中冲。

治肘疼不能自带衣，穴：关冲。

治肘内廉痛，穴：间使。

治肘痛时寒，穴：曲池、三里、关冲、中渚、阳谷、尺泽。

治肘寒，穴：肩外俞。

治臂肘外后廉痛，穴：天宗。○治肩肘痛，穴：天髎。

治肘节风痹，臂痛不可举，屈伸挛急，臂酸重，麻痹不仁，穴：肘髎。

治肘挛支满，穴：鱼际。

治肘挛，穴：灵道、尺泽、少海。

治惊掣肘臂不举，穴：支正、内关、阳溪。

治臂肘厥寒，穴：极泉。

治手臂肘挛不伸，穴：窍阴、手三里。

治臂肘不仁，穴：附分。

治偏枯，臂肘不得屈伸，穴：腕骨。

治臂肘挛急，穴：后溪。

治臂肘痛，穴：五里、天井、下廉。

治肘中痛，穴：冲阳、曲池。

治肘挛支满，喉中焦干渴，颈上气，穴：鱼际。

治肘臂酸重，屈伸难，穴：偏历、三里。

治肘酸痛，穴：中渚。

治肘痛，穴：太渊。

治肘痛屈伸难，手不得举，偏风半身不遂，捉物不得，挽弓不得开，肘臂偏细，穴：曲池。

疗肘臂厥痛，屈伸难，手不及头足，不握物，指尽痛，穴：孔最。

疗肘臂挛，难屈伸，手不握，十指尽痛，穴：支正。

疗肘臂酸重，不可屈伸，麻痹不仁，穴：肘髎。

疗肘痛引肩，不可屈伸，颈项及肩背痛，臂痿不仁，穴：天井。

疗肘痛不能上下，穴：液门。

治肘痛，穴：列缺。《甲乙经》云：五里在肘上三寸大脉中。《玉篇》说：肘臂节也，此臂之下节也。宓子贱使吏书而掣其肘，盖其臂节，当以此求之。

治肘挛柱满，穴：鱼际、灵道。

脚膝痛

治膝不得屈伸，取其经血立愈《资生经》，穴：委中。

治脚膝拘急，足寒如冰，穴：肾俞。

治筋骨挛痛，穴：灸绝骨。

治膝中痛不仁，难跪起，穴：犊鼻。

疗膝寒不仁，痹痿不屈伸，穴：髀关。

疗胫痛冷痹，膝痛不能屈伸，穴：梁丘。

疗腿膝连膝胫麻痹，屈伸难，膝胫连腰痛，筋挛急，足不收履，坐不能起，穴：悬钟。

疗足寒胫酸，屈伸难，穴：蠡沟。

疗脚胫酸痛，屈伸难，不能久立。甄权云：主大气不足，偏风腲腿不相随，穴：巨虚。

疗胫麻膝痛，穴：风市。

疗四肢肿满腿膝酸痛，穴：三里。

疗膝内廉痛，小便不利，身重，足痿不能行，穴：三阴交。

疗腿膝胫痿，脚挛不得伸，癫病狂走，自啮，膝胫寒，穴：京骨。

疗腿膝胫酸，穴：附阳。

疗脚酸膝重，穴：承山。

疗膝股内外廉痛不仁，屈伸难，穴：阳陵泉。

治两膝挛痛，引胁拘急，𤸷𤸷，或青，或焦，或枯，或𤶊如腐木，穴：风市。

治膝胫骨摇，酸痹不仁，穴：绝骨。

治膝寒不仁，痿痹不得屈伸，穴：髀关。

治痿痹坐不能起，膝胫酸痹不仁，手足偏小，坐不能久，穴：光明。

治膝内廉痛引膑，不可屈伸，穴：膝关。　治膝不可屈伸，穴：曲泉。

治筋挛，膝不得屈伸，不可行，穴：曲泉、梁丘、阳关。

治膝股肿胻酸，转筋，穴：解溪、条口、丘墟、太白。

治风水膝肿，穴：上廉。○治膝肿，少气身重，膝肿内踝前痛，穴：中封。

治膝股胻肿，穴：解溪。○治脚后廉急不可前却，穴：复溜。

治脚胫急痛，脚胫酸，脚及跟痛，穴：承山、承筋。

治脚如结，踝如裂，穴：昆仑。

治脚挛，穴：京骨、承山、承筋、商丘。

治拘急，穴：膀胱俞。

治腨外廉[1]骨痛，穴：附阳。

膝痛

治膝胻酸痛《资生经》，穴：三里。

---

[1] 廉：原脱，据《针灸甲乙经》卷十第二下补。

治喉痹面肿，寒痹，膝胻不收，穴：阳交。

治膝胻寒酸痛，足缓履不收，湿痹足下热，穴：条口。

治膝痛如锥，不得屈伸，穴：阴谷。

治脚膝无力，穴：膀胱俞。

治膝肢痛，穴：合阳。

治腰膝拘挛，穴：阴交。

治膝寒不仁，痿厥，股内筋络急，穴：髀关。

治脚膝伸屈不得，冷脚不仁，偏风半身不遂，脚冷无血色，穴：梁丘。

治膝外痛不可屈伸，风痹不仁，穴：阳关。

治膝中痛不仁，难跪起，膝膑痛肿，不溃可治，溃者不治，穴：犊鼻。

治膝股内痛，穴：三阴交。

治膝胫内廉痛，穴：信交。

治膝内痛，穴：曲泉。

治心腹胀满，胃热不嗜食，膝胻痛筋挛，足不收履，坐不能久，穴：悬钟。

治膝冷痛不已，穴：膝眼。

疗膝冷，穴：伏兔。

疗腿膝酸痹，穴：丰隆。

治膝外廉痛，穴：侠溪、阳关。

主膝内廉痛，引膑不可屈伸，连腹引喉痛，穴：膝关。

治膝肿，内踝前痛，穴：中封。

治膝内踝前痛，穴：太冲。

治膝中痛不仁，穴：犊鼻。

治膝痛，胫热不能行，手足偏小，膝胫酸痹不仁，穴：光明。

疗膝痿痛，穴：三里。

疗膝酸，穴：风市。

疗膝重，穴：承山。

王氏云：有弟行一二里路，膝必酸痛不可行，须坐定以手抚摩之，而后能行，后因多服附子而愈。予冬月膝亦酸疼，灸犊鼻而愈。以此见药与灸不可偏废也，若灸膝关，三里亦得，但按其穴酸痛即是受病处，灸之不拘。

腰脚疼

治腰脚肿痛，久瘤宿疹，亦皆立已《资生经》，穴：委中刺出血。

治腰下至足不仁,穴:次髎。

疗脚如冷水,穴:阴市。

疗脚足不仁,穴:膀胱俞。

治腰背痛,脚腨重,战栗不能立,脚气膝下肿,穴:承山。

治腰痛不能举体。足骱寒不能久立。坐如在舟车中,穴:申脉。

治腰尻痛,足腨痛不能履地,穴:昆仑。

疗腰疼,偏风半身不遂,脚肿不得履地,穴:昆仑。

疗脚痛不可举,下重脚痿,穴:仆参。

疗腰痛不可俯仰,足痹痛,屈伸难,穴:地机。

疗冷痹,脚胫麻,腿膝酸痛,尻重起坐难,穴:风市。

疗脚腨酸疼,不能久立,腰膝重起坐难,筋挛急不可屈伸,穴:承山。

张仲文疗腰重不可转,起坐难,及冷痹脚筋挛不可屈伸,灸曲䐐两交头左右,脚四处各三壮。每灸一脚二火齐下,烧才到肉,初觉痛,便使二人两边齐吹至火灭。午时着艾,至人定亥时,行动肺腑,一两回,或脏腑转如雷声立愈,神效。

治腰腿手足不仁，穴：上廉。

治腰溶溶如坐水中，膝下暴肿筋挛，诸节尽痛无常处，腋肿，瘘马刀，喉痹，膝骱酸，风痹不仁，穴：阳辅。

治腰膝拘挛，穴：阴交。

治患脚，穴：环跳、阳陵泉、巨虚、下廉、阳辅。

治患风，腰脚不随，不得脚起，穴：上髎、环跳、阳陵泉、巨虚、下廉大理赵卿，针二穴即得跪起。

治冷痹胫膝疼，脚足挛急，足冷气上不能久立，手足沉重，日觉羸瘦，此名复连病，宜灸，即愈得跪起，穴：悬钟、下廉。

治足踒躃不能行，穴：地仓、太泉。

腰痛附论

腰痛之病，皆本于肾，盖肾病者俞在腰脊也。诸经各有腰痛不同，当随症治之。

凡腰痛引项脊，尻背如重状者，病在足太阳脉也。刺其郄中正经出血，春毋见血委中穴也。

腰痛加以针刺其病不可俯仰，不可以顾者，刺少阳成骨之端出血，夏毋见血。成骨在膝外廉之骨独起者。腰痛不可以顾顾，如有见善悲者，病在阳明，于䯒前骨痏上下刺之出血，秋毋见血。三里穴也。腰痛引脊内廉者，属少阴，刺内踝上二痏，春毋见血，出血太多，则不可复复溜穴也。腰痛腰中如张弓弩弦者，属厥阴，刺腨踵鱼腹之外，循之累累然，乃刺之蠡沟穴也。腰痛引肩目䀮䀮然，时遗溲者，病在解脉，刺膝筋内分肉间，郄之外廉出血，血变而止。亦太阳之郄也。腰痛如引带，常如折腰状，善恐者，亦解脉病也，刺郄中结络如黍粟，刺之血射，以见黑血而止委中穴也。腰痛如以小锥居其中，怫然肿者，病在同阴之脉，刺绝骨之端，为三痏阳辅穴也。腰痛上怫然肿者，属太阳之脉，刺腨下去地一尺所承山穴也。腰痛不可以俯仰，仰则恐仆，得之举重伤腰，冲络绝血归之，次郄阳筋之间，上郄数寸衡居，为三痏委阳穴也。腰痛上累累然出汗，汗干令人欲饮，饮已欲走者，属会阴之脉，刺蹻上郄下五寸横居，视其甚者出血承筋穴也。腰痛上怫然，甚则悲与恐者，病属飞扬之脉也，刺内踝上五寸，少阴之前与阴维之会复溜及曲蓥穴。腰痛，痛引膺，目䀮䀮然，甚则反折，舌不能言者，病在倡阳之脉，内踝上大筋前，太阴后，上踝二寸所交信穴也。腰痛而热，热甚生烦，腰下如有横木居其中，甚则遗溲者，病在散脉，刺膝前骨肉分间络外廉束脉三痏地机穴也。腰痛不可以咳，咳则筋缩急者，病在肉里之脉，刺太阳外少阳绝骨之后为二痏分肉穴也。腰痛脊而痛至头，汎汎然，目䀮䀮欲僵仆，刺郄中出血。腰痛上寒，刺足太阳阳明；上热，刺足厥阴；中热而喘，刺足少阴，刺郄中出血。腰痛上寒不可顾，刺足少阳；大便难，刺足少阴；小腹满，刺足厥阴；如折不可俯仰，不可举，刺足太阳；痛引小腹，腰痛不可以仰，刺腰尻交者，两踝胛上。以月死生为痏数，发针立已，左取右，右取左，此治腰痛之法也。众穴之外，又有遗法者，附之于后。

治腰引小腹痛，穴：居髎。

治腰痛恶寒，小腹坚急，癃闭重不得，小便涩利，腰背卒痛，穴：胞肓。

治腰痛不能俯仰，小便赤涩，腰尻重不能举，穴：秩边。

治腰重不能举体，穴：委中。○治腰髋疼，脚膝不遂，穴：白环俞。

治因扑伤腰髋疼，穴：肩井。

治腰髋疼脊强，不得展，穴：腰俞。

治腰腹相引痛，穴：命门。○治腰强痛，穴：肺俞。

治腰痛，穴：阴陵泉、大肠俞。

治腰痛不得转侧，穴：下髎。

治腰如坐水中，穴：阳辅。

治腰痛大便难，穴：涌泉。

治腰痛不得俯仰，寒热肿胀引背不得息，穴：京门。

疗腰痛肩寒，穴：肝俞。

疗腰痛，穴：肝俞、气海俞、中膂俞。

疗风劳腰痛，穴：关元俞、膀胱俞。

疗恶气，腰背卒痛。又云，腰痛不可忍，俯仰难，恶寒，小便涩，穴：胞肓。

疗腰痛不可俯仰，转侧难，穴：肾俞。

疗腰尻重，不欲起，俯仰难，恶闻人声，穴：昆仑。

治腰尻重起难，穴：风市。

疗腰痛不能久立，腰以下至足不仁，坐起难，腰脊急强，不可俯仰，腰肿如石，难举动，穴：腰俞。

治四肢寒热，腰疼不得俯仰，身黄腹满，食呕，舌根直，灸第十一椎上及右左各一寸五分三处，各七壮。

治腰痛，穴：腰俞、膀胱俞、长强、气冲、上髎、下髎、居髎。

主腰痛不可顾，穴：三里、阴市、阳辅、蠡沟。

治腰痛如锤居中，肿痛不可咳，咳则筋缩急，诸节痛上下无常寒热，穴：阳辅。

治腰痛不能举，穴：申脉、太冲、阳跷。

治腰痛不可俯仰，又治腰痛得俯不得仰，穴：委阳、殷门、太白、阴陵泉、行间。

治腰痛得俯不得仰，穴：委阳、殷门。

治腰如折，穴：束骨、飞阳、承筋。

治腰痛大便难，穴：涌泉。

治腰痛不可久立，穴：京门。

治腰痛不得俯仰，穴：气冲。

治腰背痛，穴：宜灸次膝腰勾画中青赤络脉出血，便瘥。

治腰痛不得俯仰者，令患人正立，以竹拄地度至脐，断竹乃以度背脊，灸竹上头处，随年壮，灸讫，藏竹勿令人得知。

治腰痛。灸脚跟上横纹中白肉际，十壮良；又灸足巨阳七壮；又灸腰目窌七壮，尻上约左右是；又灸八髎及外踝上骨约中。

治腰卒痛，灸穷骨上一寸七壮，左右一寸，各七壮。

治腰脊痛，灸小肠俞，五十壮。

治腰背痛，灸三焦俞，随年壮。

王氏云：有妇人久病而腰甚疼，腰眼既灸，医以针置火令热，谬刺痛处，初不深入，既而痛止，则知火不负人之说犹信云。

昔许知可因淮南大水，忽腹中如水吼，调治得愈。自此腰痛不可屈伸。思之此必肾经感水气而得，灸肾俞三七壮，服鹿茸丸。王氏云：予谓腰痛不可屈伸，灸肾俞自效，不服鹿茸亦可。

王氏云：舍弟腰痛，出入甚难，予用大针微微频刺肾俞，则步履如故。初不知也，屡有人腰背伛偻，来觅点灸，予意其是筋病使然，为点阳陵泉。令归，灸即愈，筋会阳陵泉也。然则腰疼，又不可专泥肾俞，不灸其他穴也。

治腰伛偻引项筋，无力不收，穴：风池。

治腰强，穴：肺俞。

治腰如折，腨如结，耳聋，恶寒风，目眩项不可顾，目内眦赤烂，穴：肺俞。

治腰脊挛痛，穴：白环俞。

治腰痛不得反侧，穴：章门。

治腰痛不得已者，灸白环俞二穴，又灸腰目窌七壮。

治腰痛控睪，小腹及股卒俛不得仰，刺气冲。

治忽然气滞，腰痛不可俯仰，刺足太阳络神道二穴，次针足厥阴经行间二穴。

治久虚人腰痛，刺而复发者，腰重不能举体，取经血而愈，刺足太阳经委中二穴。

治凡腰痛，刺之不已者，刺八髎而愈。

治腰背俱疼不可忍，刺足少阳经风池二穴，次针手阳明经合谷二穴，次针足太阳经昆仑二穴。

治肾虚腰痛久不已，刺足少阳经肩井二穴，次针足太阳经肾俞二穴。

治腰脊内引痛不得屈伸，近上痛者，刺手阳明经合谷二穴。

治腰脊内引痛，不得屈伸，近下痛者，刺足太阳经昆仑二穴。

刺足少阴经复溜穴。

治脊强反折，刺督脉哑门二穴，应时立愈。

治腰胯疼痛，不得转侧，刺足少阳经环跳二穴，次针丘墟二穴。

治闪着腰疼，错出气腰疼，及本脏气虚，刺任脉气海二穴，以圆利针，刺肥人针入一寸，瘦人针入五分，三补三泻，令人觉脐上或脐下满腹生痛停针，候二十五息，左手重按其穴，右手进针三息，又停针候二十五息，依前进针，令人觉从外肾热气上入小腹满肚，出针神效。

治腰疼寸步难移者。端正齐足立地，以杖子一条，当前就地量至肚脐住，以杖子量至脊背后，杖尽住，当脊两边约一寸三处，齐灸，每处三下，除根也。

治反腰有血痛，腰者，犹如反腰，灸腰眼中，七壮。

治腰痛不可俯仰转侧，身寒热，食倍多，身羸瘦，面黄黑，目眈眈，及治丈夫妇人积冷气劳病，穴：肾俞。

治腰痛不可俯仰，夹脊膂痛上下按之应者，从项后至此穴，皆灸之立愈也，穴：中膂俞。

澹寮方云：徐熙字秋夫，不知何郡人，时为射阳令，少善医方，名闻海内，尝夜闻有鬼呻吟声，甚凄苦。秋夫曰：汝是鬼，何所泣？答曰：我姓解名斯，家在东阳，患腰痛而死，虽为鬼，而疼痛不可忍，闻君善术，愿相救济。秋夫曰：汝是鬼而无形，云何可治？鬼曰：君但缚刍为人，索孔穴针之。秋夫如其言，为针腰眼四处，又针肩井二处，设祭而埋之。明旦，一人来谢曰：蒙君医疗，复为设祭，除饥解痛，感惠实甚。忽然不见，当代称其通灵。长子道度，次子叔向，皆精其术焉。

治腰尻引小腹痛，遗尿不禁，穴：阴包。

治腰如冷水，穴：阴市。

治腰尻肿，腨跟肿，穴：昆仑。

治腹疾腰痛，膀胱寒澼饮，注下，灸下极俞随年壮。

腰脊痛

治腰痛夹脊至头，汎汎然，凡腰脚重痛，于此刺出血，久瘤宿疹，亦皆立已《资生经》，穴：委中。

治腰脊痛，穴：大钟。

治腰脊疝痛，穴：小肠俞、中膂俞、白环俞。

治腰脊痛恶寒，腰下至足不仁，穴：次髎、胞肓、承筋。

治腰脊痛引腹，穴：合阳。

治腰脊尻臀股，阴寒痛，穴：扶承。

治腰脊相引如解，及腰痛大便难，穴：涌泉。

治腰痛脊急，穴：志室、京门

治腰脊急强，穴：脾俞、小肠俞、膀胱俞、腰俞、神道、脊中、长强、大杼、膈关、水分。

疗腰髋疼，腰脊强不得转，穴：腰俞。

治腰脊挛痛，大小便不利，百病髋疼不遂，腰中冷不识眠睡，又云，治腰脊急强不能俯仰，起坐难，手足不仁，小便黄，腰尻重，穴：白环俞。

疗腰脊痛，急食不消，腹坚急，穴：志室、胞肓。

疗脊急强，腰至足酸重，穴：膀胱俞。

疗腰脊急强，逆气上攻，时噎，穴：神堂。

治腰脊强痛，穴：大钟。

治腰脊强痛，饮食不消，腹坚，穴：志室。

治腰脊不得俯仰，腰痛不可俯仰，夹脊膂痛，上下按之应者，从项后至此穴，皆灸之立愈，穴：京骨、中膂俞。

治腰脊内引，痛不得俯仰起坐，目䀮䀮，善怒多言，舌干涎自出，足痿不收履，骱寒不自温，穴：复溜。

治筋挛骱酸，髀枢痛，颈项强，腰不可俯仰，穴：京骨。

治腰脚脊沉沉然，遗溺，腰重不能举体，风痹，髀枢痛，刺出血，久痼痢疾皆愈。又云：热病汗不出，足热，逆满，膝不得屈伸，取其经血立愈，穴：委中。

治腰脊强，引腹痛，阴股热，膝骱酸重，履步难，穴：合谷。

治腰脊相引如解，及疗腰脊尻臀腹冷难，穴：扶承。

治腰脊不可俯仰举，体恶血注之股外肿，穴：阴门。

治腰脊痛不得转，穴：章门、次髎。

治腰脊强，不得屈伸，穴：悬枢。

治肩背急，腰脊强，不得俯仰，穴：三焦俞。

治腰脊痛，穴：膀胱俞。

治腰脊挛痛，大小便不利，腰髋疼，脚膝不遂，湿留腰脊，冷疼不得俯仰，又治劳损风虚，穴：白环俞。

《史记》太仓公告宋建曰：君有病，往四五日君腰胁痛，不可俯仰，又不得小溲，不亟治，病即入濡肾，及其未舍五脏。急治之病方今舍肾濡，此所谓肾痹也。宋建曰：建故有腰脊痛，往四五日弄石不得起，即复置之，暮腰脊痛不得溺，至今不愈。建病得之好持重，即为柔汤使服之，十八日而病愈。然则腰脊伤持重得病而入肾，灸肾俞可也。

治腰清脊强，四肢懈堕，善怒咳嗽，气郁郁不得息，厥逆，肩不可举，马刀，强身眴，穴：章门。

治背恶寒痛，脊强，难以俯仰，穴：膈关、秩边、京骨。

治腰背不便，筋挛痹缩，虚热闭塞，灸第二十一椎两边相去各一寸半，灸随年壮。

脊痛

治脊强反折，瘛疭癫疾《资生经》，穴：五处、身柱、委中、委阳、昆仑。

治脊强，穴：膈关。

治脊强，背尻骨重，穴：昆仑。

治脊痉反折，穴：京门、石关。

治脊内廉痛，穴：阴谷。

治脊急强，穴：至阳。

治脊强不能俯仰，穴：章门、膈俞、胃仓、大肠俞。

治脊痛，穴：胃俞。

治腹中气胀引脊痛，食多身瘦，名曰食晦。先取脾俞，后取季胁，穴：脾俞、大肠俞。

疗脊急强，穴：膀胱俞。

治赤白洞利，腰脊痛，穴：小肠俞，五十壮。

治贲气上下，引腰脊痛，穴：气海。

治肾虚消渴，腰脊不得俯仰，夹脊膂痛，上下按之应者，从项后至此穴，灸之立愈，穴：中膂。

骨疼

疗骨疼《资生经》，穴：膈俞、紫虚、玉堂。

治引骨疼，穴：上关。○治骨痛，穴：绝骨五十壮。

治骨痹烦闷，穴：商丘。○治皮肉骨痛，穴：膈俞。

治骨痛，穴：太白。○治骨寒热，穴：复溜。

治骨髓冷痛，穴：上廉，七十一壮。

骨会大杼禁灸，骨病治此。髓会绝骨，髓病治此。病在骨髓，秦越人以为司命无奈之何，则骨髓有病亦惫矣。《八十一难经疏》云：骨俞大杼，骨病治此；髓会绝骨，髓病治此。是尚有针灸法也，可不针灸乎？但《明堂上经》云：大杼禁灸。而《铜人》云：可灸七壮。《明堂下经》云：可灸五壮。《素问》诸经既同，唯《明堂》独异，灸之可也。

况《明堂经》固云：禁穴许灸三壮乎。艾炷若小，一二七壮亦可，更灸上廉、绝骨等穴尤佳。

腠理痛

治肩背急，风冷客于腠，颈项强痛不得顾《资生经》，穴：附分。

治肩腠寒栗，重衣不得温，穴：阳白。

治腠中痛，穴：肝俞。

治背腠寒，穴：次髎。

治腰下至足不仁，背寒，小便赤淋，心下坚胀，穴：次髎①。

《史记》扁鹊之言曰：疾居腠理，汤熨之所及也；在血脉，针石之所及也；在肠胃，酒醪之所及也；其在髓，虽司命无奈之何也。夫疾之在骨髓，盖始于居腠理也，使居腠理而能治。虽非圣人之治于无病，亦如贤者治将病也。齐桓公乃以医为好利，欲治不疾以为功，而卒至于不可救。不特齐侯为然，人皆然也。吾故于扁鹊之言即腠理之不治，以戒之，亦使医者，当治人于将病焉耳。

肠痛

---

① 穴：次髎：原脱，据体例及《针灸资生经》卷三补。

治肠痛《资生经》，穴：太白。

治肠痛，穴：陷谷。

治肠切痛，穴：商丘。

治肠中疼，呕逆上气，心痛身肿，穴：建里。

治肠中大热，穴：气冲。

肠痛亦多端，若疼甚者，乃肠痈，急宜服内补十全散等药，其他宜随症灸之。有老妪，大肠中常若里急后重，甚苦，自言"我必无瘥日"。此奇疾也，为按其大肠俞甚疼，令妇灸之而愈。

治肠痈为病，小肠重，小便数似淋，或绕脐生疮，或脓从脐出，大便出脓血，穴：屈两肘正，灸肘头锐骨各百壮，则下脓血立瘥。

《普济方》卷四百二十二 针灸门

明·周王 朱橚 撰

喘

治咳喘暴满《资生经》，穴：昆仑。○治气喘，穴：三间。

治喘逆，穴：神门、譩嘻。○治喘咳，穴：不容。

治咳喘肢肿，胸膈气满，喘急，穴：商阳。○治胸胀喘息，穴：大钟。

治大喘不得卧，穴：期门。

治咳逆上喘，呕吐，胸满不得食，穴：俞府。

治咳逆喘不能食，穴：彧中。

治逆气喘不得息，穴：天府。

治咳逆喘不得息，穴：云门、人迎、神藏。

治喘逆上气，穴：气户。

治喘息不得举臂，穴：步廊。

治喘，穴：足临泣。

治喘气相追逐，穴：魄户、中府。○治喘暴，穴：华盖、天突。

治喘不得息，穴：俞府、神藏。

治喘息呕沫，穴：天容。○治咳喘，穴：曲泽。

治咳逆上喘，穴：魄户。○治喘不得息，穴：浮白。

治掌中热生，嗽逆上气，喘数欠，热病汗不出，暴痺喘逆，心痛欲呕，穴：经渠。

治喘逆，穴：中府、魄户、胁堂。

治咳逆上喘喉鸣，穴：璇玑。

治喘逆卧不安席，咳，胁下积聚，穴：期门。

治咳逆气喘，穴：天突。

治肺喘，穴：肺俞。

治喘息急，穴：解溪。

治呼吸喘，穴：彧中。

治气逆喘鸣，穴：天容。

治喘息不能行，穴：上廉。

治喘，穴：经渠。

治喘，穴：大陵。

治喘不得息，穴：天府。

治喘息，穴：廉泉。

治喘，穴：鱼际。

王氏云：有贵人久患喘，夜卧不得而起行，夏月亦衣夹背心。予知是膏肓病也，令灸膏肓而愈。亦有暴喘者，予知是痰为害。便令细锉厚朴七八钱重，以姜七片，水一小碗，煎七分，服滓再煎服，不过数服，愈。若不因痰而喘者，当灸肺俞。凡有喘与哮者，按肺俞无不酸疼，皆为疗刺肺俞，令灸而愈。亦有只疗刺不灸而愈者，此刺有深浅也。舍弟登山为雨所搏，一夕气闷数不救。见昆弟必泣，有欲别之意。予疑其心悲，为刺百会不效，按其肺俞云，其疼如锥刺，以火针微刺之，即愈。因此与人治哮喘，只疗肺俞，不疗他穴，惟按肺俞不疼酸者，然后点其他穴也。

治大肠有热，肠鸣腹满，夹脐痛，食不化，喘不能久立，穴：灸巨虚、上廉。

治喘逆上气，呼吸背痛，不知食味，

穴：气户、云门、天府、神门。

治腹痛喘暴满，穴：昆仑。○治咳逆，穴：鱼际。

治咳嗽上喘，穴：亶中。○治喘不得息，穴：水突。

治喘息如水鸡鸣，穴：扶突。

治喘逆烦满，呕沫流汗，穴：头维。

治喘咳少气百病，穴：肘俞、肾俞、俞府。

治咳喘，穴：曲泽，出血立已。

治咽中鸣喘，穴：扶突。

治咳逆上气，喘，掌中热，穴：经渠。

治咳逆喘，穴：少商、大陵。

治咳逆胸满，喘不得息，穴：太泉。

咳嗽 附论

《灸刺法》论曰：《内经》治咳之法，治脏者治其俞，治腑者治其合，浮肿者治其经，以穴考之，各有定处。诸咳而喘息，有音甚则喘血者，太渊主之，浮肿则治在经渠。咳而两胁下痛，不可转者，太冲主之；浮肿则治在中封。咳而右胁下痛隐隐[1]引肩背痛，甚则不可转者，太白主之；浮肿则治在商丘。咳而腰背相引痛甚，则咳涎者，太溪主之；浮肿则治在复溜。咳而心痛，喉中介介如鲠，甚则咽肿喉痹者，神门主之，浮肿则治在灵道；咳而遗矢，曲池主之；浮肿则治在阳溪。咳而失气者，小海主之；浮肿则治在阳谷。咳而遗溺者，委中主之；浮肿则治在昆仑。咳而呕呕，甚则长虫出者，三里主之；浮肿则治在解溪。咳而呕苦汁者，阳陵泉主之；浮肿则治在阳辅。久咳不已，咳而腹满者，天井主之；浮肿则治在支沟。凡此五脏六腑之咳，治之常法也。俞合之外，别有遗法，附之于后云。

治久喘嗽，咯脓血，有痰不愈者。右用白表纸数重折之，定于凉水内浸湿了，然后燃艾炷，仍蘸些许雄黄末同燃，或艾炷子安在纸上，用火点着，随即放在舌头上正中为妙。下手灸

---

[1] 右胁下痛隐隐：原文为"右脚下痛阴阴"，应为"右胁下痛隐隐"。

人拿着一个铜匙头于患人口内，上胪膈住艾烟，呼吸令患人如常。灸毕，令患人吃蒸饼一小块，压下，仍用秫米粥饮之。此灸炷数，依岁数多少灸之为良。

治咳嗽多喘《资生经》，穴：三里。

治咳嗽，穴：缺盆、膻中、巨阙。

治咳嗽喘又疗肺心痛，咳引尻溺出，穴：鱼际。

治肺嗽，穴：肺俞。

治咳嗽，穴：少泽、心俞、库房。

治咳嗽上气，噎，胸中气喉内，如水声，穴：天突。

治咳嗽少气，穴：廉泉。

治咳嗽上气，气短，穴：膻中。

治咳逆上气，穴：经渠。

治上气咳嗽，胸中气满，喉鸣，四肢不举，腋下肿，穴：天池。

治上气咳嗽，喘息，及腹中鸣，上下行，穴：解溪①。

① 溪：原作"谷"，据《太平圣惠方》卷九十九、《针灸资生经》卷三改。

治咳嗽，穴：鱼际、列缺、少泽、缺盆。

治咳嗽喘渴，穴：尺泽。

治咳嗽上气唾血，穴：肩中俞。

治风劳气咳嗽，穴：大杼。

治喘气卧不安，穴：风门。

治肺痿咳嗽，穴：肺俞。

治肺气咳嗽，穴：膻中。

治咳嗽衄血项颈痛，穴：前谷。

治痎癖咳嗽，不嗜食，上气咳嗽，穴：肺募灸五十壮。

治嗽，手屈臂中有横之外骨头，捻得痛处，灸十四壮良；又灸两乳下黑白际，各百壮即瘥；又以蒲当乳头周匝围身，令前后正平，当脊骨解中，灸十壮。

治咳嗽，穴：廉泉、天井、太渊。

王氏云：嗽最宜灸膏肓穴，其次则宜灸肺俞等穴各随症治之。若暴嗽，则不必灸也，有男子忽气出不绝声，病数日矣，以手按其宣中穴而应，微以冷针频刺之而愈，初不知灸之，甚神也。

治十二种风，风入肺则咳逆气短，肝咳刺足太冲、心咳刺神门、脾咳刺太白、肺咳刺太渊、肾咳刺阳谷、胆咳刺阳陵泉。又第五节下，第六节上，穴：中间，随年灸，主上气。

治喘咳出《危氏方》，穴：肺俞灸各十一壮、天突灸七壮，立效。

治嗽，穴：胸前对乳一处灸随年壮。又用绳横量乳中，折绳从脊，灸绳两头，各八十壮，三报之，三日毕。

治咳嗽，穴：心俞，灸五壮，炷如半枣核大。

肺气

治肺气抢，胁下热痛《资生经》，穴：阴都，灸随年壮。

治肺胀胁满，呕吐上气等病，穴：大椎，并两乳上，第三肋间灸，各七壮，肺与大肠俱实。

治肺寒热，穴：中府。

治肺气咳嗽上喘，唾脓，不得下食，胸中如塞，穴：膻中。

治肺壅，咳唾脓，咽干，舌下急，喉生疮，穴：天突。

治肺系急，胸痛悚悚，背热，呕逆上气，咳唾浊涕，肩背痛风汗出，腹胀食不下，及治肺急胸满，喘逆，唾浊，善噎，皮痛，穴：中府。

治肺满膨膨及疗胸中气满不得卧，穴：太渊。

治肺寒热，肺痿上喘，咳嗽，嗽血，胁气满不得卧，不嗜食，汗不出，及背急强，穴：肺俞。

治肺风气痿绝，四肢满胀，喘逆胸满，穴：肺俞灸各二壮。

治肺肿唇动叶叶，肺风状如虫行，穴：水沟。

治肺风，穴：风池。

唾血

治内损唾血不足，外无膏泽《资生经》，穴：地五会刺入三分，特忌灸。

治唾血，泻鱼际，补尺泽。

治咳唾有血，穴：然谷。

治唾血振寒，呕血上气，穴：太渊、神门。

治唾血吐血，穴：胸堂、手心主、间使、脾俞、胃脘、天枢、肝俞、鱼际、劳宫、肩俞、太溪。

治咳唾血，穴：心俞、肝俞、缺盆、巨阙、鸠尾。

治咳逆上气，呼吸多，唾浊沫脓血，穴：库房、中府、周荣、尺泽。

治呕血，穴：上脘、不容、大陵。

治呕血衄血，穴：郄门。

治短气呕血，胸背痛，穴：行间。

治面唇色白，时时呕血，女子漏，穴：太冲。

治吐血，穴：手少阴郄。

治胸中瘀血揩满，胁膈痛不能久立，膝痿寒，穴：三里。

治心膈下呕血，穴：上脘。

治呕血肩胁痛，口干，心痛，与背相引，不可咳，咳引肾痛，穴：不容。

治唾血，振寒，嗌干，穴：太渊。

治呕血，穴：大陵、郄门。

治呕血上气，穴：神门。

治虚劳吐血及治劳喘逆，少食多睡一作多喘，百病，穴：胃脘灸三百壮。

治吐血，穴：胸堂灸百壮，不针。

治吐血，腹痛雷鸣，穴：天枢，灸百壮。

治吐血唾血，上气咳逆，穴：肺俞，灸随年壮。

治吐血瘦削，穴：肝俞，灸百壮

治吐血呕逆，穴：手心主，灸五十壮大陵是也。

治口鼻出血不止，名脑衄，穴：上星，灸五十壮。

治唾脓，穴：亶中。

治唾血，穴：肝俞、承满、肩中俞。

治咳唾血，穴：大钟、然谷、心俞。

治喀唾脓血，穴：天突。

治多唾浊沫脓血，穴：库房。

治多唾浊沫脓血，穴：屋翳。

治息贲时唾血及呕血烦心，穴：巨阙。

治呕血，穴：太渊、神门、行间、太冲、鱼际。

治逆气呕血，穴：曲泉。○治吐血，穴：五里。

治咽肿唾血及治衄血不止，穴：大谷。

治惊痫破心吐血，穴：巨骨。○治吐血唾血，穴：鱼际。

治吐血，穴：肝俞、紫宫、石门。

治唾血，穴：承满。○治膈气吐血，穴：承满。

治吐血失音，肿痛，穴：孔最。

治心痛出血，呕吐血，穴：曲泽。

治唾血，穴：库房，一七壮。

治呕血兼心痛出血，穴：曲泽，灸七壮。

治吐血，穴：巨阙灸七壮，炷不必大，筋头为之。

治上气唾脓血，穴：两乳下黑白际灸。各一百壮良。

唾

治咳唾浊涕《资生经》，穴：中府。

治多浊浊沫脓血，穴：库房。

治咳唾稠脓，穴：周荣。

治腹满唾沫，穴：少商。

治唾沫，穴：百会。○治多唾呕沫，穴：石关。

治肺寒咳嗽唾脓，穴：库房。

治呕沫吐涎喜唾，穴：幽门。

治脊强不开多唾，穴：石关。

治多唾，穴：日月。○治心胸痛，咳嗽上气，吐脓，不嗜食，穴：天井。

治吐血及唾如白胶，穴：紫宫。

《资生经》云：积主脏病，聚主腑病。积者，是饮食包结不散；聚者，是伏痰结而不化。痰伏在上膈，主头目眩痛，多自涎唾，或致潮热，用平胃散，乌金散①治之。其论有理，故并载之。出《名医贯祐录》云。

痰涎

治热病，胸中痰饮②，腹胀暴痛，恍惚不知人《资生经》，穴：巨阙。

---

①散：原脱，据《针灸资生经》卷三补。
②饮：原作"引"，据《针灸资生经》卷三改。

治结积留饮，胸满，食不化，穴：通谷。

治痰癖，穴：不容。○治痰冷，穴：少冲。

治痰沫胸中满，不得喘息，穴：浮白。

治膈胃寒痰，伤酒风发脑，两角强痛，不能饮食，烦满吐不止，穴：率谷。

治癫疾吐涎沫，穴：本神。

治涎沫，穴：丝竹空。

治涎出，穴：然谷、复溜。

治涎下，穴：阴谷。

治痰饮吐逆，汗出，寒热骨痛，虚胀肢满，痰疟，穴：膈俞。

治痰闷，穴：胆俞。○治痰多吐涎，穴：上脘。

治结积留饮，穴：灸通谷。

治涎出不觉，穴：下廉。

治吐沫，穴：少海、兑端、本神。

治呕沫，穴：丝竹空、通谷、商丘。

治呕沫，穴：谷端。○治吐涎，穴：温溜。

治沫出，穴：上关。

治涎出多唾，穴：或中、云门。

治多唾浊沫，穴：库房。

治呕沫喘息，穴：廉泉。

王氏云：痰涎等症，不一而足，惟劳瘵有痰，为最难治。宜灸膏肓穴，壮数既多，当有所下，咙咙然如流水之状，盖痰下也，余当随症治之。凡人患水症，口中涌水，经谓之肺来，乘肾食后吐水，可灸肺俞，又灸三阴交、期门、泻肺补肾也，各随年壮。然则痰涎有类此者，又当以依此法灸之。

治胸中痰气，蛊毒，霍乱，惊悸，腹胀暴痛，恍惚不止，吐逆不食，刺巨阙；用毫针针入六分即止，此穴化气除涎妙。次针足阳明经三里二穴，应时立愈。

治唾沫，穴：天容。

治痰涎壅塞，声如牵锯，服药不效，灸关元、丹田。

水饮不消

治溢饮胁下坚痛，穴：中脘。

治溢饮水道不通，溺黄，小腹痛，里急后重，洞泄体痛，髀痛引背，穴：京门。

治饮渴，身体痛多唾，穴：隐白。

治水渍入胃，名曰溢饮，滑泄渴能饮水，水下复泄，泄而大渴，此无药症出《卫生宝鉴》，穴：大椎。

霍乱吐泻

治霍乱遗矢，矢气《资生经》，穴：三里。

治霍乱泄注，穴：期门。○治呕泄上下出，胁下痛，穴：尺泽。

治腹胀食不化，喜呕，泄利脓血，穴：太白。

治霍乱，胸中气噎，不嗜食。臂肘痛不举，穴：关冲。

治吐逆霍乱，胸满。喘呼不得息，穴：人迎。

治胸中烦热，贲豚上下，目青而呕，霍乱泄痢，腹坚硬大，喘不得卧，胁下积气，穴：期门。

治霍乱吐痢，身热，汗不出，穴：上脘。

治吐泄，穴：隐白。

治霍乱出泄不自知，穴：中脘。

治呕吐霍乱，穴：支沟、天枢。

治气逆，霍乱腹痛，又吐泄脓血，穴：太白。

治心痛，霍乱胸满，穴：阴郄。

治霍乱心痛不可卧，吐痢，穴：上脘。

治胸胁满，霍乱，吐痢不止，困顿不知人，穴：巨阙。

治吐逆，霍乱吐血，穴：手心主，灸五十壮。

治霍乱先心痛及先吐，穴：巨阙，灸七壮。

治先腹痛，穴：太仓，灸二七壮即中脘。

治先下痢，穴：灸大肠募脐傍二寸，男左女右，又灸谷门。

治吐下不禁，两手脉疾数，灸蔽骨下三寸，又脐下三寸，各灸七十壮。

治霍乱下不止，穴：大都，灸七壮。

治泄利伤烦欲死，穴：慈宫，灸二七壮即冲门穴。

霍乱吐泻，尤当速治，宜服来复丹、镇灵丹等药，以多为贵。尤宜灸上脘、中脘、神阙、关元等穴。若水分穴，尤不可缓，盖水谷不分，而后泄泻。此穴一名水分，能分水谷故也。或连灸中脘穴，须先中脘，而后水分可也。

治霍乱干呕，穴：间使灸各七壮，不瘥，更灸如前数。

治霍乱苦吐不止，而痢不止者，穴：脐一穴约中，灸七壮。又云，脐下一寸二七壮。

治霍乱若宛者，穴：手腕第一横纹中，灸七壮，名心主，当中指。

治霍乱绕脐痛，穴：关元，灸三七壮。

治霍乱烦闷，穴：心厌下三寸，灸七壮；又以盐纳脐中，盐上灸二七壮。

治霍乱欲死者，以物横度病人人中，屈之从心鸠尾度以下灸，先灸中央毕，更横灸左右，脊上；又灸以物围令当心厌；又灸夹脊左右一寸，各七壮，是腹背各灸三处也。

治霍乱危困，诸疾不瘥者，捧病人腹卧之，伸臂相对，以绳度量两头肘尖，依绳下夹臂大骨肉中，去脊各一寸，灸之百壮。未愈者，可灸肘椎，灸毕即起。凡灸霍乱，或虽未能立瘥，终无死忧，不可逆灸，或但先腹痛，或先下后吐，当随病状灸之。

治霍乱泄出不自知，穴：先取太溪，后取太仓之源。

治呕泄，上下出，两头胁下痛，穴：尺泽。

治霍乱吐痢，穴：灸两乳，连黑外近腹白肉际各七壮，亦可至二七壮。

治霍乱手足逆冷，穴：三阴交灸各七壮，不愈，加壮数。

霍乱转筋

治霍乱头痛，胸满，呼吸喘鸣，穹苍不得息，穴：人迎。

治霍乱不识人，穴：巨阙。

治霍乱，穴：关冲、支沟、公孙、阴陵泉、巨阙。

治厥逆霍乱，穴：太阴、大都、金门、仆参。

治霍乱逆气，穴：太白。

治胃逆霍乱，穴：鱼际。

治霍乱，胫不仁，穴：承筋。

治霍乱，穴：承筋、仆参、解溪、阴陵泉。

治转筋霍乱，穴：金门、仆参、承山、承筋。

治转筋霍乱，大便难，穴：承山。

治筋挛，穴：曲泉、悬钟、阳辅、京骨、胃俞。

治转筋，穴：仆参、窍阴、至阴、解溪、丘墟。

治筋络急，穴：髀关。

治小肠热，大肠股外经筋热急，髀枢不仁，穴：浮郄。

治筋缓，捉物不得，挽弓不开，屈伸难，风臂肘细无力，穴：曲池。

治眼青，转筋，乍热，缺盆中相引痛，穴：太泉。

治寒客于分肉间，痛攻上下，筋痹不仁，穴：中渎。

治寒搏转筋，肢肿，大便难，脚腨酸重，引小腹痛，穴：承筋。

治筋急及治脚筋急，穴：委中、辅阳、承山。

岐伯治脚气转筋，发不可忍者，穴：灸脚踝上一壮，肉筋急，灸内外筋，急灸外。

治膝重，脚转筋，湿痹，穴：解谷。

治四肢转筋，穴：窍阴。

治脚急肿痛，战掉不能久立，附筋足挛，穴：丘墟。

治筋急身热，穴：委中、委阳。

治筋寒热颈，筋急，手相引，穴：肝俞。

治筋急，手相引，转筋入腹痛欲死者，穴：心俞、肝俞。又脐上一寸，十四壮。使四人捉手足，灸脐左边二寸，十四壮。

治转筋，穴：灸涌泉，六七壮。

治转筋四厥，穴：灸乳根黑白际一壮。

治手足厥冷，穴：三阴交，二七壮。

治霍乱已死，有暖气者，穴：承筋灸七壮，起死人。又盐纳脐中，灸二七壮。

治腰背不便，转筋痛痹，筋挛，穴：二十一椎灸随年壮。

治腰背痛在两筋及胸中，穴：灸手掌白肉际，七壮；又灸膻中、中府、巨阙、胃脘、尺泽并治筋拘头足，皆愈。

治腹胀转筋，穴：脐上一寸，二七壮。

治有人身屈不可，亦有膝上肿疼动不得，穴：灸阳陵泉皆愈。王氏云：已灸百余人矣，效无比。

治吐泻转筋者，穴：水分灸即止。

治转筋十指挛急，不得屈伸，穴：灸脚外踝骨上七壮。

治转筋，胫骨痛不可忍，穴：灸屈膝下廉，横筋三壮。

治转筋急，穴：仆参二穴，各灸七壮。

治走哺转筋，穴：灸踵踝白肉际，各灸三七壮。又灸小腹下横骨中央，随年壮。

治转入腹痛欲死，四人持手足，穴：灸脐上一寸十四壮，自不动，勿扶持之。又灸股内大筋去阴一寸。

治霍乱转筋，穴：灸大指爪甲际，七壮。

治霍乱转筋，穴：令病人合面正卧，伸两手着身，以绳横量两手尖头，依绳下夹脊骨两边，相去各一寸半，灸一百壮，无不瘥《肘后方》云：此华佗法。

治脚转筋，穴：灸两大拇指，爪甲后连肉处，中央三壮。

治转筋入腹痛，穴：灸脚心下，当拇指上七壮，又灸足大拇指下，约中一壮。

呕吐

治呕吐筋挛食不下《资生经》，穴：胃俞。

治脾虚，令人病寒不乐，好太息，多寒热，喜呕，穴：商丘。

治喜呕，穴：商丘、幽门、通谷。

治呕宿食，心下澹澹，穴：阳陵泉。

治咳逆呕沫，穴：天容。

治逆气呕涎，穴：曲泽。

治呕逆不止，穴：维道。

治烦心满呕，穴：大钟、太溪。

治病热欲呕，穴：绝骨。

治呕吐胸满，穴：俞府、灵墟、巨阙、率谷、神藏。

治呕吐，穴：胃俞、肾俞、石门、中庭、少商、劳宫。

治膈中呕吐，不欲食，穴：隐白。

治呕吐不住多涎，穴：魂门、阳关。

治吐食，穴：巨阙、胸堂。

治吐食，穴：膈俞、章门灸、胃脘灸。

治膈虚食欲呕，身热汗出，唾呕吐血，穴：胃脘、鱼际。

治呕吐，穴：中庭。

治呕逆，穴：云门。

治呕胸满，穴：神藏、灵墟。

治呕吐，穴：承山、大都。

治呕逆发寒，穴：太冲。

治呕逆多寒，穴：大钟。

治气逆呕哕，穴：劳宫。

治呕逆不止，三焦不调，水肿，不嗜食，穴：维道。

治呕逆，穴：上髎。

治呕哕多涎唾，穴：膈关。

治呕吐不止，穴：率谷。

治上气呕吐，穴：肺俞。

治呕吐寒痰，上气，穴：玉堂。

治呕吐气逆，不得下食，穴：心俞，灸百壮。

治呕吐，穴：中庭、俞府、意舍。

治呕则食，无所出，穴：胆俞

治呕吐烦满，穴：魄户。

治咳逆呕逆，膈胃寒痰，食饮不下，胸满肢肿，胁痛腹胀，胃脘暴痛，穴：膈俞。

治吐涎，穴：膻中。

治呕吐，口中如胶，善噫，穴：太溪。

治呕吐涎沫，穴：筑宾、少海。

治喘息呕沫，穴：廉泉。

治呕吐不止，穴：筑宾。

噫

治数噫恐悸，气不足，腹中悒悒《资生经》，穴：蠡沟。

治腹大满，喜噫，穴：陷谷。

治噫喘，胸满咳呕，穴：鸠尾。

治气逆，呼吸噫，哕呕，穴：少海。

治气逆，噫不止，穴：劳宫。

治咳唾噫，善咳，气无所出，先取三里，后取太白、章门。

治哕噫，穴：大敦、石关灸。

治善噫，穴：太溪。

治数噫，穴：蠡沟。

治数噫，恐悸，穴：神门。

治噫气上逆，穴：太渊。

治善哕呕，穴：太渊。

治烦心善哕，心下满，汗出而寒，咳逆，穴：少商。

哕

治哕，穴：少商灸三壮。

治哕噫呕逆，穴：石关灸百壮。

治哕噫，膈中气闭寒，灸腋下肋毛，附肋宛宛中五十壮。

治哕，穴：承浆灸七壮，又脐下四指灸七壮。

治呕啘，灸心主各七壮，在掌腕上约中，吐不止，更灸如前数。

治呕哕而手足逆冷者，灸三阴交七壮，未瘥者，更灸如前数。

治一切哕逆不止，男左女右，乳下黑根尽处韭叶许，三壮立止。

治干哕，穴：幽门。

治卒哕，穴：膻中、中府、胃脘灸数十壮、尺泽、巨阙各灸七壮。

积聚

治积聚《资生经》，穴：膈俞、阴谷。

治心下坚，积聚冷胀，穴：上脘一云灸百壮，三报之。

治腹中积聚上下行，穴：悬枢。○治腹中积聚，穴：商曲。

治腹满积聚，穴：太阴郄。○治坚结积聚，穴：膀胱俞。

治积聚坚满，穴：脾募灸百壮。

治腹中积聚疼痛，穴：冲门。

治积聚坚大如盘，冷胀，穴：胃脘灸二百壮，三报之。

治腹满积聚，穴：冲门、府舍。

治积聚，上下行，水谷不化，下利，腹中留积，腹中尽痛，穴：悬枢。

治积聚，穴：脾俞。

治腹中积聚，肠中切痛，不嗜食，穴：商曲。

治脐下积聚，疝瘕，肠癖切痛，振寒，大肠有水，穴：四满。

治结积留饮，穴：通谷。

治积聚气，穴：章门。○治冷气积聚，时上冲心，饥不能食，穴：中极。

治积聚，穴：中脘。○治积聚，穴：灸肺俞或三焦俞。

治黄疸积聚，穴：脾俞。

治脏腑积聚，胀满，羸瘦不能食，穴：灸三焦俞。

治心腹积聚，穴：灸肝俞。

治喘逆卧不安席，咳逆，胁下积聚，穴：期门。

积气

治胁下积气，食饮不思，大肠滑泄，水谷不化《资生经》，穴：梁门。

治积上下行，穴：解溪、悬枢。

治积气肠鸣，卒痛泄痢，不欲食，腹中气游走，夹脐急，穴：关门。

治气结成块状如覆杯，穴：气海。

治气痛如刀搅，作块如覆杯，穴：阴交。

治积气成噎，穴：膻中。

治积气，穴：三里、不容。○治积气如石，穴：章门。

治胸中积气，穴：梁门。

治五脏积聚气，穴：中脘，灸一七壮。○结气囊里，针药所不及，灸肓募，随年壮，下气，灸肺俞百壮，又灸太冲五十壮。○凡脐下疞痛流入阴中，发作无时，此冷气也，灸关元百壮，又盐灸脐孔中，二七壮。

痃癖

治痃癖气块，膈痛《资生经》，穴：膈俞。

治痃癖，腹寒，膝股内痛逆，小便不利，穴：三阴交。

治痃癖积聚，穴：脾俞①。治寒癖结气，穴：中脘。

治癖块腹坚硬及脉厥厥动，穴：下脘。

治腹满，痃癖，不嗜食，腹虚鸣，呕吐，胸背相引痛，喘咳，口干，痰癖，胁下痛重，胁疝瘕，穴：不容。

治痃癖冷气，心腹胀满，食饮不为肌肤，穴：漏谷。

①脾俞：原脱，据《针灸资生经》卷四补。

治痃癖，穴：太溪、三里。

治癖聚，穴：灸气海、天枢，各百壮。

治痃癖、小肠、膀胱、肾俞、疝气等疾，刺任脉气海一穴，次针五枢二穴，在气海两旁相去各三寸三分，一并三穴燔刺五分，可灸百壮即止。次以毫针刺足阳明经三里二穴，足太阴经三阴交二穴。

治痃气，从乳下即数至第三肋下，共乳上下，相当稍似近内接腰骨外取穴孔即是灸处，两相俱灸，初下火，各灸三壮，明日四壮，每日加一壮至七壮，还从三壮起，至三十日即还。已上两种灸法，若点时拳脚，枕枕即拳脚，枕枕灸，若舒脚点时还舒脚灸。

治瘕聚，穴：关元。

癥癖

治癥癖，穴：内踝后宛中，随年壮。

治久冷及妇人瘕癖，肠鸣泄痢，绕脐绞痛，穴：天枢，灸百壮，三报之，勿针。

治溏瘕，穴：地机[1]。

治疝瘕，穴：阴陵泉、太溪、太阴郄。

治小腹坚大如盘，胸腹胀满，饮食不消，妇人瘕聚瘦瘠，三焦俞灸百壮，内踝后宛宛中随年壮、气海百壮。

治瘕癖，左右相随，患左灸左，患右灸右，第一屈肋头，近第二肋下是灸处，第二肋头，近第三肋头下，向肉翅前，亦是灸处。初日灸三，次日五，后七，周而复始至十止忌大蒜。又关元五十壮，脐下四指五十壮。

治积聚坚满痛，穴：章门灸百壮。

治癖，穴：三焦俞。

治结积留饮，癖囊，阴满，饮食不消，穴：灸大椎五十壮。

治癥癖闪癖，令患人平坐，取麻线一条，绕项，向前垂线头

---

[1] 地机：原脱，据《针灸甲乙经》卷十一第五补。

至鸠尾，横截断，即回线向后当脊取线穷头，即点记。又别横度口吻吻外截，却即取度吻线中折，于脊骨点处中心，上下分之，点小两头通前合灸三处。其所灸处，日别灸至七壮以上，十壮以下，满十日，即停。看患人食稍得味，即去线一二分亦可，就即穴下火，如相去远者不可就节穴。若患无损者，可停二十日外，还依前灸之，仍灸季肋头二百壮。其灸季肋之早晚，与灸脊上同时下火也。

治闪癖。其癖有根，其根有着背者，有着膊上者，遣所患人平坐，熟看癖头，仍手从癖头向上从之，当有脉筑筑然向上，细细寻至膊上，至筑筑头当膊下，即下火还与前壮数无别。王丞云：背上恐不得过多下火，只可细细，日别七炷。

疝瘕

治疝瘕，小便不利，气淋及主妇人疝瘕，按之如以汤沃股内至腰，飧泄，阴痛，小腹痛坚急，下湿，不嗜食，穴：阴陵泉。

治胞中有大疝瘕积聚，与阴相引，穴：太溪。

治疝瘕阴疝，穴：冲门、阴郄。

治脐下疝积，穴：四满。

治腹满疝积，穴：石门。

治疝瘕，穴：四满、中极。

治疝瘕，穴：府舍。

治大疝腹坚，穴：丘墟。

治卒疝，小腹痛，小便不利淋，穴：太冲。

癞疝

治㿗疝，阴跳痛引脐中，不尿，阴痿一云痛引茎中，穴：曲泉。

治㿗疝，穴：中都、合阳、中郄、关元、大巨、交信、中封、太冲、地机。

治㿗疝癃闭，暴痛，痿厥，身体不仁，穴：中封。

治阴痛，实时挺长，寒热，阴暴痛，遗尿，虚则暴痒，气逆，卒疝，小便不利，穴：少府。

治阴股内痛气痈，孤疝走上下引小腹痛，不可俯仰，穴：商丘。

治狐疝，穴：巨阙。

治狐疝呕厥，穴：太冲。

治偏癞，穴：肩井旁，肩解与臂相接处。

治癞阴肿痛，穴：气冲。

治冲疝，冒死不知人，穴：中脘。

治气癃，疝，阴急，股枢脯内廉痛，穴：交信。

治小腹疝气，游行五脏，疝绕脐，冲胸不得息，穴：气海、脐中、石门、天枢。

治脐疝，绕脐痛，冲胸不得息，穴：灸脐中。

治脐疝，绕脐痛，穴：石门。

治脐疝，绕脐痛，时止，又主气疝，烦呕，面肿，贲豚，穴：天枢。

治癞疝，阴肿痛，阴痿，茎中痛，两丸骞痛，不可仰卧，穴：气冲。

治阴疝，两丸上入小腹痛，穴：五枢。

治两丸骞，穴：阴交、石门、太冲。

治㿗疝，穴：交信、中都、大巨、曲骨。

治丈夫㿗疝，阴股痛，小便难，腹胁肢满，癃闭，少气，泄痢，四肢不举，实即身热目眩痛，汗不出，目䀮䀮，膝痛筋挛，不可屈伸，穴：曲泉。

治癫有四种，肠癫卵胀难灸；气癫、水癫，针灸易治。卵偏大，上入腹，穴：灸三阴交，随年壮。

治卵偏大癫病，穴：灸关元百壮，大敦，随年壮，横骨边二七壮夹茎是。

治疝，穴：石门、阴交。

治寒疝，下至腰脚如冷水，水伤诸疝，按之在膝上，状如伏兔，下寒痛，腹胀满厥，少气及卒疝小腹痛，内瘘气少，腰如冷水，小腹胀，腰以下伏兔上，寒如冷冰，穴：阴市、肝俞。

治寒疝，阴偏肿痛，穴：合阳。

治寒疝，小腹胀，上抢心胁，穴：然谷。

治疝气下坠，腰脊痛不得转摇，急引阴器，痛不可忍，腰下至足不仁，背膝寒，小便赤涩淋，心下坚胀，穴：次髎。

治寒疝，穴：太溪、行间、肓俞、肝俞。

治寒疝，引小腹痛，腰膝拘挛，穴：阴交。

治卒疝，小腹痛，穴：陷谷。

治寒疝，引腰中痛，或身蒸热，穴：中封。

治寒疝，阴痛挺出。

王氏云：有舍弟少戏举重，得偏坠之疾，有客人为灸关元两旁相去各三寸青脉上，灸三壮即愈。王彦宾患小肠气，亦如此灸之愈。

治暴疝痛，穴：金门、丘墟。

治卒疝，小便数，遗溺，阴头中痛，心痛汗出，阴上入腹，阴偏大，腹脐中痛，悒悒不乐，穴：大敦病左取右，病右取左。

治卒疝，小腹肿，时小腹暴痛，小便不利如癃闭，数噫恐悸，少气不足，腹痛悒悒不乐，咽中闷，如有息肉，背拘急不可俯仰，穴：蠡沟。

治卒疝，小腹痛，转胞不得小便，穴：关元。

治卒疝，小腹痛，呕吐，嗜食，穴：照海左取右，右取左，立已。

治卒疝，股胫痛，小便不利，脐下积气如卵石，足寒胫疼，屈伸难，穴：蠡沟，兼刺阴跷经照海二穴，左取右，右取左，立已。

治小肠气，以毫针刺足厥阴经行间二穴、足阳明经三里二穴、足少阴经复溜二穴。脉微细不见，或时无脉者，刺复溜，顺针往下刺之，候脉生，乃出针。

治小肠气痛，灸足底中指中纹七壮，立愈。

治一切癞，《千金论》曰：男癞者，肠癞、卵癞、气癞、水癞四种。肠癞、卵癞难瘥；气癞、水癞针灸易瘥。当骑碓轴，以茎伸直轴上，齐阴茎头前，灸轴木上，随年壮。

治阴卵大，癞疝，灸大敦穴，随年壮；又灸足大拇指内侧，去端一寸赤白肉际，随年壮，双之；又灸横骨两边二七壮夹茎是；又灸足太阳五十壮，三报；又灸足太阴三十壮。

治阴癞，灸足大指下理中十壮，随肿边灸之。《肘后方》云：灸足大指第二指下横文正中央五壮。姚氏云：足大指本节三壮。

治阴卵偏大，癞疝，灸阴陵泉百壮，三报在横骨边。

治阴卒肿者，令并足合两拇指，以一艾丸灸两甲端方角处，每甲角各半丸，九九壮愈。

治卵偏大上入腹，灸三阴交，随年壮。

治卵偏大癞病，灸肩井，随年壮；又灸手季指端七壮，病在右可灸左，在左者灸右；又灸关元百壮；又灸玉泉百壮报之；又灸足太阳五十壮，三报之。又男癞，灸手小指端七壮，病在左者灸左，右者灸右，良效。

治疝气偏坠《危氏方》，右以净草一条，度患人口两角为一则，截断，如此三则，折成三角，如厶字样，以一角安脐中心，两角在脐之下两旁尖尽处是穴，若患在左即灸右，在右即灸左，两边俱患，则两穴皆灸。艾炷如麦粒大，灸十四壮，或二十一壮即安也。

治疝气，于左右足下第二指下中节横纹中，各灸七壮，至三七壮止。艾炷不须大，如麦粒大而紧实为上。又恐疮难将息，旬日半月间，不可多步履，仍不妨自服他药。

治肾气外肾肿，小肠气痛，腹内虚鸣《危氏方》，灸风市穴五七壮，又灸气海穴七壮，又灸脐左右各去一寸半，两穴各灸七壮，灸之立效。名外陵穴。

治卒癞，以蒲横度口，如广折之一倍，增之布，着小腹大横纹中央，上当脐，勿使偏僻，灸度头及中央合二处，随年壮。好自养息，勿举重，大怒言，大笑。

又灸牵阴头正上，灸茎头所极。又牵下向谷道，又灸所极。又牵向左右髀直行，灸茎所极。各随年壮。又灸足厥阴，在右灸右，在左灸左，三壮。

治癞疝，穴：关元。

治疝气，穴：天枢。

治疝暴痛，右取足太阴。

治癞卒疝暴痛及阴肿痛，右灸大敦。男左女右，三壮，立已。

治心疝，右灸两足大指甲肉之际，甲肉各半炷，随年壮，良。

治癞心疝，发时心腹痛欲死方，右灸足心及足大指甲后横理节上，及大指岐间白黑肉际。百壮则止。足心者，在足下偏近大指末节际，不当足心中央也。

治诸气心腹痛，小肠气外肾吊痛，疝气，小腹急痛不可忍《危氏方》，灸足大拇指次指中节横纹当中央，灸五壮，男左女右，极妙。艾炷如黑豆大，灸偏坠，左灸右足，右灸左足，其效如神。

治疝法，于疝边竖纹，左右交互灸七壮。

治癫，但灸其上，又灸茎上，又灸白小腹脉上，又灸脚大指三中各一壮，又灸小指头，随癫左右着灸。

治卒疝，穴：交信。

华佗治卒阴卵偏大，取足大指去甲五分内侧白肉际，灸三壮，炷如半枣核大，左取右，右取左。

治四肢淫泺，身闷阴暴起疝，穴：照海。

治卒疝暴痛，阴跳上入腹，寒疝，阴挺出偏大肿，脐腹中悒悒不乐，大敦穴，灸刺立已，左取右，右取左。

治癫疝偏枯，穴：大巨。

治癫疝精不足，穴：太冲、中封、地机。

治男卒疝，小腹痛不可忍，刺足厥阴经大敦二穴，刺足阳明经阴市二穴。

手痹

治手不仁，穴：少商。

治手麻木不举，穴：肩贞。

治四肢厥手足闷，穴：内庭。

治四肢厥，喜笑，穴：列缺。

治节痹，穴：曲池、支沟、臑会、腕骨、肘髎。

治臂痿不仁，穴：曲池、天井、外关。

疗手足不仁，穴：白环俞。

治手不举，又主手不可举重，腕急肘中痛，难屈伸，穴：曲池。

治手痛，穴：间使。

治臂腕外侧，痛不能举，穴：阳溪。

治手掌热，肘中痛，穴：中冲、少冲、劳宫、太渊、经渠、列缺。

疗手掌厚疮痹，手皮白屑起，穴：劳宫。

治手痹，穴：劳宫。

治手臂不仁，穴：附分。

治两手足痹胸不得息，穴：鱼际。

胸痛

治胸满胸痛，穴：浮白。

治胸中痛，穴：俞府。
治胸痹心痛不得息，痛无常处，穴：临泣。
治胸痛，穴：廉泉、中府。
治胸胁不能转及胸胁满，穴：胆俞。
治胸胁满痛不得息，穴：丘墟。
治胸胁小腹痛，穴：下廉。
治胸胁痛，穴：大包。
治两胁急痛，穴：肝俞、脾俞、志室。
治胁腋急痛，穴：支沟。
治胁下坚痛，穴：中脘、承满。
治胁痛不得息，穴：腕骨、阳谷。
治胁痛不得卧，胸满喘无所出，穴：胆俞、章门。
治胁痛咳逆，穴：窍阴。
治短气，胁痛，心烦，穴：尺泽、少泽。
治胁下胀，穴：关元、期门、少商。
治胁下满痛，穴：极泉。

治胁痛，穴：膈俞、中膂俞、窍阴、阳谷、颅囟。

治两胁急痛，穴：肝俞。

治胁下痛，不得息，穴：腕骨。

治胁痛引小腹痛，穴：肾俞。

治飧泄，腹胁痛满，狂走夹脐，腹痛食不化，喘息不能行，穴：上廉。

治腹胁痛连脊，手足厥冷，穴：太溪。

治胸彻背痛，穴：云门。

治胁膈痛，穴：三里。

疗胸胁痛，穴：华盖。

治胸中澹病，穴：束骨，灸随年壮。

治胁卒痛如打出《肘后方》，穴：以绳横度两乳中，屈绳从乳横度，以趁痛胁下，灸绳下屈处，三十壮愈。

治两胁引痛，穴：肾俞。

治胸痹，灸胸膛。

治胸下满痛，膺肿，穴：乳根。

治胸胁痛不可忍，穴：刺期门针入四分。

次针章门针入六分可。灸七壮至七七壮 行间、丘墟、涌泉。

膈痛

疗膈气《资生经》，穴：承满、乳根。○疗膈痛，穴：膈俞。

疗胸膈闷，咳嗽气短喉鸣，穴：膻中。

疗胸膈气满，穴：商阳。○疗胸膈满闷，穴：临泣。

疗胸中膈气聚痛，好吐，穴：厥阴俞，灸随年壮。

治膈中不利，穴：隐白、巨阙。

治膈中雷鸣擦擦，隐隐常有水声，穴：食窦。

治胸膈中气，穴：关腧，灸随年壮。

治胸膈烦满，穴：天池。

治膈气呕吐涎沫，穴：膻中。

治膈胃寒痰，穴：率谷、膈俞。

治气哽，穴：扶突。

疗气鲠鲠，穴：天突。

疗噎，穴：章门。○治胸胁肢满，噎寒，穴：中庭。

治食噎不下，胸喘息胀，穴：大钟。

治胸中气噎，穴：关冲、天突。

治胸中如塞及积气成干噎，穴：膻中。

治膈中气不下食，噎病，穴：乳根。

疗久疟，背气满闷，胸中气塞，穴：噫嘻。

疗善噎，穴：神堂、中府。

治胸中不利，穴：巨阙。

治五噎。

黄帝问岐伯曰：凡人患噎病，百味珍馔不能食者，灸何穴而立得其愈？岐伯答曰：夫人噎病有五般，一曰气噎，二曰忧噎，三曰食噎，四曰劳噎，五曰思噎，此由阴阳不和，三焦隔绝，津液不利，故令人气膈不调，成噎病。

治气噎，穴：膻中；○治忧噎，穴：灸心俞；

治食噎，穴：乳根；○治劳噎，穴：灸膈俞；

治思噎，穴：天府。

治五噎，黄疸，醋心多唾，呕吐不止。刺任脉天突一穴，在结下一寸宛宛中，阴维任脉之会，针入五分，留三呼，得气即泻。次针足少阴经通谷二穴，在中脘穴两傍，同身寸之相去各五分，用长针针入八分，左捻针，能进饮食，右捻针，能和脾胃。许氏云：此穴一针四效，凡下针后良久，先脾磨食，觉针动为一效；次针破病根，肠中作声为二效；次觉流入膀胱，筋骨渐舒为三效；次觉脾胃和而饮食顷加，为四效。

足寒热

治风寒从足小指起，股痹上下《资生经》，穴：至阴。

治足寒，穴：肾俞、京骨、然谷。

治膝上伏兔中寒，穴：阴市。

治足下厥热，穴：行间。

治足下热，胫寒不能久立，湿痹不能行，穴：中都。

治足下热不能立，穴：三里、条口、承山、承筋。

治足热厥逆满，取其经穴立愈，穴：委中。

治足下热喘满，乃热厥也，穴：涌泉。《资生经》云：昔日人患此，针之愈。

治足下热，穴：至阴。○治足下寒热，穴：然谷。

治手足厥冷，穴：大都。

治足寒，穴：隐白、太冲。

治足逆冷，穴：中封。

治足冷无血色，穴：阳陵泉。

治胻寒不能自温，穴：复溜。

治足热腿冷疼不能久立，麻痹不仁，穴：漏谷。

《史记》济北王阿母，足热而懑。太仓公曰：热厥也，刺其足心各三所，按之无不出血，病旋已，病得之，饮酒大醉。

足杂病

治足跟痛，不得履地，脚痿转筋《资生经》，穴：仆参。

治脚股筋急，髀枢不仁，穴：浮郄。○治髀枢股胻痛，穴：附阳。

治足指不屈伸，穴：飞扬。

治足心痛，穴：经渠。

治脚腨酸，穴：承筋。

疗心中结热，脚底白肉际，不得履地，又治足指尽疼，不得践地，穴：涌泉。

治五指尽疼，足不履地，穴：涌泉、然谷。

治足痿不能行，穴：三阴交。

治脚肿不得履地，穴：上廉。

治脚肿踹痛不得履地，穴：昆仑。

治足跗肿不得履地，穴：然谷。

治胫寒，穴：中都。

治胫寒，穴：条口。

治风，身重胫寒，穴：绝骨，灸百壮。

治大惊，胫痛冷痹，膝痛不屈伸，穴：梁丘。

《难经疏》云：足胫寒者，肾主骨，有病，先胫冷也，当以此求之。

治足不能安，胫酸不能久立，穴：然谷。

治胫酸，穴：涌泉、太冲。

治胫疼，四肢重，少气难言，穴：至阳。

治脚胫酸及脚跟痛，脚筋急痛，穴：承山、承筋。

治胫痛不可屈伸，穴：环跳。内庭。

治胫痹不仁，穴：阳关。

治筋酸，穴：至阳。

治胫寒拘急，不得屈伸，穴：膀胱俞。

治足腕不收，足胫偏细，穴：丘墟。

治胫寒，穴：复溜。

治髀中痛不可举，穴：环跳、束骨、交信、阴交、阴谷。

治髀中痛不得行，足外皮痛，穴：临泣、三阴交，凡髀枢中痛，不可举，以毫针寒而留之，以月生死为数，立已。

治髀枢脚痛，穴：丘墟。

治髀不仁，穴：阳辅。

膝以上病，宜灸环跳、风市；膝以下病，宜灸犊鼻、膝关、三里、阳陵泉；足踝以上病，宜灸三阴交、绝骨、昆仓；足踝以下病，宜灸照海、申脉。然须按其脉酸疼处，灸之方效。

治胫寒不得卧，穴：厉兑、条口、三阴交。

治人脚无冬夏裂，灸指头七壮，立愈。

四肢厥

治四肢厥逆，腹胀数欠《资生经》，穴：内庭。

治四肢重痛，穴：至阳。

治厥逆，四肢惰，穴：章门。

治四肢怠惰，穴：膈俞。

治四肢不收，穴：极泉、日月、脾俞。

治四肢不举，穴：支沟、少海、附阳、天池、三阳络。

治偏四肢不举，穴：大巨。

治腰中四肢淫泺，穴：肾俞。

治四肢暴肿，臂寒短气，穴：尺泽。

治四肢肿满，穴：三里。

治手足逆冷四肢肿，穴：大都。

疗厥逆胸痛刺不可忍，腹中如刀疗，大小便难，四肢不收，身体怠惰，腿膝酸痹，屈伸难，穴：丰隆。

主四肢厥，手足闷，穴：内庭。

主手足寒至节，穴：大溪。

主四肢厥手足闷者，久持之，厥热脑痛，腹胀皮痛者，使人久持之，穴：内庭。

主四肢厥喜笑，穴：列缺。

主四肢懈怠喜怒，穴：章门。

主四肢淫泺，穴：照海。

主四肢不举，穴：曲泉、附阳、天池、大巨、少海、支沟、绝骨、前谷。

主嗜卧，四肢不欲动摇，穴：五里、三阳络、三间、厉兑、天井。

主四肢逆冷，穴：行间。

主手足厥冷，穴：太溪。

治手足逆冷，穴：大都。

王氏云：有人患阴症伤寒，手足冷甚，以火温之，亦不暖。王氏与理中汤服，即得汗而愈，手足自温也。若其他手足厥者，当随症灸之。

治四逆，穴：侠溪。

治四厥脉沉绝干呕，四厥起死法，穴：间使、乳根，各灸随年壮。人病狂痴，手足厥，作狂病治不效。《名医录》曰：此惊恐忧思所得，大惊伤心、大恐伤肾、大忧思伤神志，神不足则狂痴，志不足则恐怖，恐怖则肾气留，手足不收，亦因积惊恐气伤肾也。

治风逆四肢肿，穴：复溜、丰隆、大都。

治四肢寒热，腰疼不得俯仰，身黄，腹满，食呕吐，根直，灸第十一椎上及左右各一寸五分，三处，各七壮。

治四肢冷，穴：行间。

治脉不出，穴：不容。

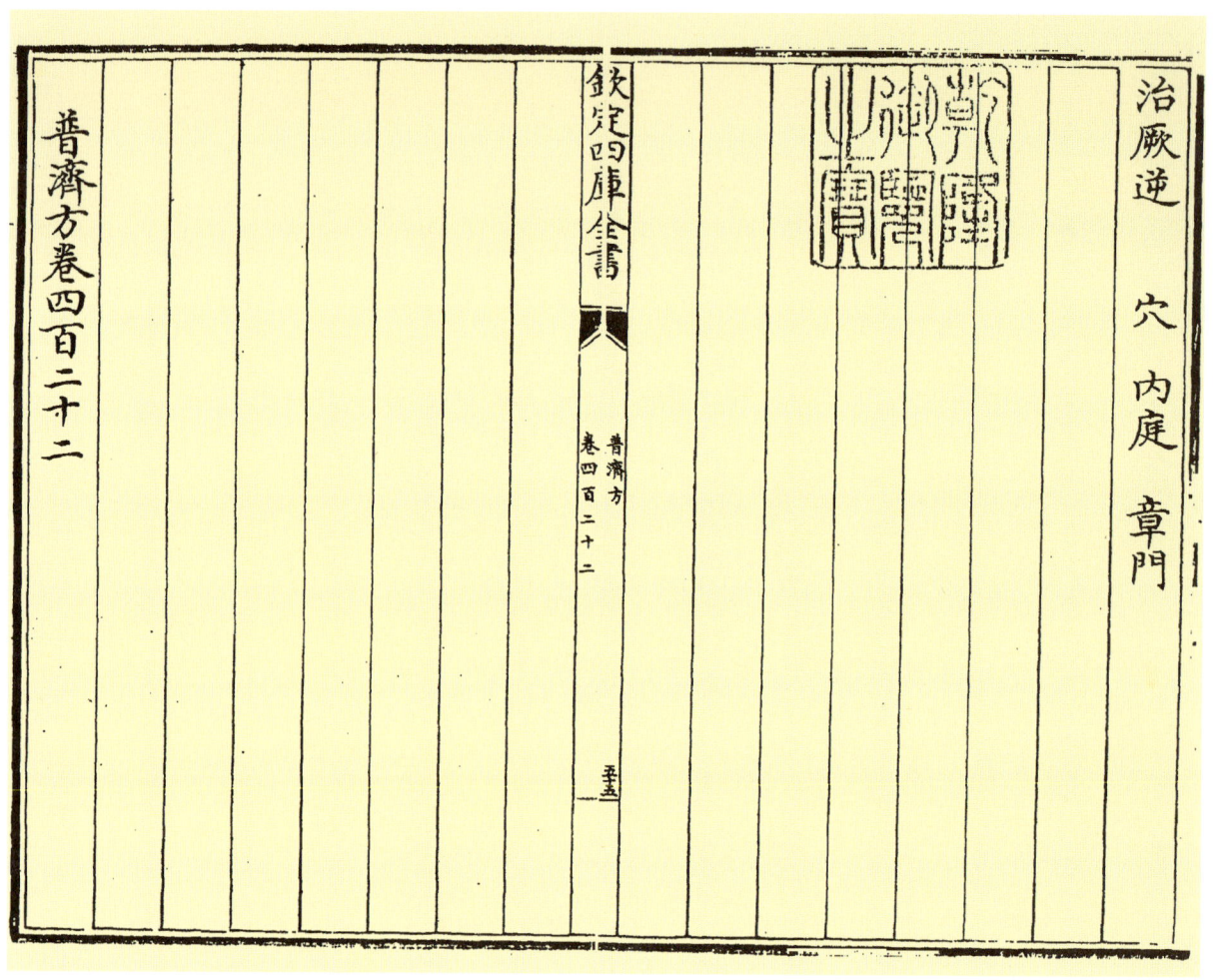

治厥逆，穴：内庭、章门。

《普济方》卷四百二十二

《普济方》卷四百二十三　针灸门

明·周王　朱橚　撰

脚气论

凡脚气，发有阴阳表里，当随状疗之，不可要依古方。患阴疗阳，病表救里，皆为重虚实，危殆之甚也。若病从阴发起，两大指内侧上循胫内及膝里，顽痹不仁，或肿先发于此者，皆须随病灸复溜、中都、阴陵泉等诸穴。灸者，先从上始向下引其气，便各灸二十壮，向后隔七日，灸七壮，取瘥止，余穴皆依此。若病从阳起，两小指外侧，向上循胫外骨至风市穴，顽痹不仁，或肿起于此者，须灸阳绝骨、阳陵泉、风市等诸穴。灸数及上向下，皆依前法。若毒气兼行表里者，乃可量其轻重随灸膏以磨之上下遍发表里，各灸一二处，以此通泄之。其用药内攻，各量病投药也，逐偏若处，常使灸疮不瘥为佳，风气都除，乃随疮瘥。瘥后，瘢色赤者，风毒已尽；青黑者犹有毒气，仍灸勿止，待身体轻利，然后可休矣。又一本云，常须灸三里、绝骨，勿令疮瘥，佳。脚气初发转筋者，灸承山、承筋二穴；哕逆者，灸涌泉；若头至连背痛，寒热如疟及腰痛者，灸委中；头项皆痛，遍身痛，即灸不在正穴也。又云：若脚气盛发时，自腰以上，并不得针灸，当引风气上则杀人；气歇以后，有余病者，灸无妨；惟冬月得灸，春夏不可灸；自风市以下，固宜告耳。又云：若气上击心不退，急灸手心三七壮，气即便退，若未退，即兼闷者，豉酒热饮，逐之即瘥。不去，即取乌犅牛尿一大升，暖服，以利为止，渐至三服五服弥佳。又若已灸脚，而胸中气犹不下满闷者，宜灸间使五十壮，两手掌横纹后一寸处两筋间是也。又若胸中气散，而心下有脉，洪大跳数直向下分入两髀股内，令人心急惊悸者，宜以手按摄小腹下两傍，接髀大斜纹，有脉跳动，便当纹上灸，三七壮即定。灸毕，皆须用灸三里二十壮，以引其气下也。又若心腹气既定，而两髀外连臁闷者，宜灸臁服七壮，在臁头骨下相接处，在筋之外陷中是。若后更发，复灸五壮。又凡人虽不患脚气，但若髀膝疼闷，灸此无不应手即愈，极为要穴。然不可不灸，亦不可多针，唯只灸七壮以下。又若脚十指酸疼闷渐入跗上者，宜灸指头正中，甲肉际三壮即愈。又若大指或小指傍侧疼闷，觉内有脉如流水，上入髀腹者，随指傍处灸三壮即愈。患脚气体，皆春发、夏甚、秋轻、冬歇。大法，春秋宜灸，冬差可行，夏都不可灸，既疮败，又不得覆，风冷因人，反更增疴，冬时血凝，又逆天理，急不得已，无药物处可灸一二要穴，不可遍身多灸。脚气病大论，毒从下上，亦有从上向下者，或云灸上毒气便上，缪矣。此见毒气攻处，疼痛如刺，随病即灸，火彻便瘥，不拘上下。凡毒气所冲，如贼欲出，得穴即出，岂在门也？风毒所攻，亦复如是。此皆经试，万不失一，必不为误耳。〇若手指间本节疼，痛稍入臂者，急宜灸指间疼处七壮即定。又若心胸气满，已灸身胫诸穴及服汤药而气犹不下，烦急欲死者，宜灸两足心下当中陷处，各七壮。

气即下，此穴尤为极要，而不可数灸，但极急乃灸七炷耳，以前诸灸法并经用所试皆验，灸毕应时即愈，故具录记之。凡灸不废汤药，药攻其内，灸泄其外，譬如开门驱贼，贼则易出，若闭户逐之，贼无出路，当反害人耳。世有勤工力学之士，一心注意于事，久坐行立于湿地，不时动转，冷风来击人于经络，不觉成病。故风毒中人，或先中手足十指，因汗毛孔开，腠理疏通，风如击箭，或先中足心，或先中足跟，或先中膝已下腨胫表里者。若欲使人不成病者，初觉即灸所觉处三二十壮，因此即愈，不复发也。

法

治脚气灸法，凡脚气初得，脚弱宜速灸之，并服竹沥汤，灸讫，可服八风散，无不瘥者，惟速治之。若人但灸而不服散，服散而不知，夫灸者半瘥半死，虽得瘥者，或至一二年复更发动。觉便依此法速灸之，及服散者，治十，十愈。此病轻者，虽登时亦未必，即恶治之，而根源不除，久久杀人，不可不以为意。

《资生经》：

初灸风市，次灸伏兔，次灸犊鼻，次灸下两膝眼一云忌灸，次灸三里，次灸上廉，次灸下廉，次灸绝骨。

凡灸八处，第一风市穴，可令病人起，正身平立，垂两臂直下，舒十指掩着两髀，便点当手中央指头髀大筋上是。灸之百壮，多亦佳，轻者不可减百壮，重者，乃至一处五六百壮，勿令顿灸，三报之佳。第二伏兔穴，令病人累跌端坐，以病人手掩横膝上跌下傍与曲膝头齐上傍侧，肤际当中央是。灸百壮，亦可五十壮。第三犊鼻穴，在膝头盖骨上际外骨边平处，以手按之，得节解则是，一云在膝头下，近外三骨箕踵中动脚，以手按之得窟解是。灸之五十壮，可至百壮。第四膝眼穴，在膝头骨下两傍陷者宛宛中是。第五三里穴，在膝头骨节下一肤附胫骨外是，一云，在膝头骨节下三寸，人长短大小，当以病人手肤度取，灸之百壮。第六上廉穴，在三里下一肤，附胫骨外是。灸之百壮。第七下廉穴，在廉下一肤，一云附胫骨外是。灸之百壮。第八绝骨穴，在骨外踝上一肤，一云四寸是。凡此诸穴，原不必一顿灸尽壮数，可日日报灸之，三日之中，灸令尽壮数为佳。凡病一脚，则灸一脚；病两脚则灸两脚；两脚弱亦皆灸。一方云：如觉脚恶，便灸三里及绝骨各一处，两脚恶者，合四处灸之，多少随病轻重，大要虽轻，不可减百壮，不瘥，速以次灸之，多益佳。一说灸绝骨最要，人有患此脚弱不即治及入腹，肿大上气，于是乃作大法，灸随诸俞及诸腕关节腹背，尽灸之，并服八风散，往往得瘥。觉病入腹，若病人不堪痛，不能尽作大灸，但灸胸心腹诸穴及两脚穴，亦有得好瘥者。凡量一肤之法，覆手并舒四指，对度四指上中节上，横过为一肤。肤有两种，有三指为一肤者，此脚弱，灸四指为一肤也。亦依支法存旧法，梁丘、犊鼻、三里、上廉、下廉、解溪、太冲、阳陵泉、绝骨、昆仑、阴陵泉、三阴交、足太阴复溜、然谷、涌泉、承山、束骨等。凡一十八穴，旧法多灸百会、风府、五脏六腑俞、募，顷来灸者，悉觉引气向下，所以不取其法，气不上者，可用之。其要病已成，恐不救者，悉须灸之。其足指去指奇一分，两足凡八穴，曹氏名曰：八冲，极下气有效。足十指端名曰气端，日灸三壮，并大神效。其八冲，可日灸七壮，气下即止。凡八冲，艾炷须小作之，病者非深相委，勿为灸。

治脚气，穴：阳陵泉、绝骨、风市、昆仑、阳辅、上廉、条口、下廉、太冲、犊鼻、膝眼、曲泉、阴陵泉、中都、三阴交、复溜、少阳维、太阴跷、委中、承筋、承山、涌泉、太阴。右件穴并要，不可总能火其穴，最要者，有三里①、绝骨、承筋、太冲、昆仑、涌泉。有患者可灸，又谨按《明堂》，制当以立

---

① 里：底本脱字，据理补。

为正，取穴必须直立，膝膑骨坐立便即移动不定，故宜立取之。其寸取病人中指上节为一寸，若取尺寸有长短，取穴必不着。又按奉承祖、华佗等取穴并云，三指四指为准。取三里穴，四指指阔六分，四六二十四，只阔二寸四分。取穴如何得着，黄帝为本诸说并可信，徐同灸风市、三里、绝骨三穴，未效；灸犊鼻、肩髃、气端日三壮，遇痛深处，针亦效。

治患脚针后四穴，即能起行，穴：环跳、阳陵泉、巨虚下廉、阳辅。

其灸法孔穴亦甚多，恐人不能悉皆知处，今止疏要者。必先从上始，若直灸脚气，上不泄则危矣，先灸大椎，在项上大节高起者，其上面一穴是，若脚气可先灸百会五十壮，在头顶凹中也，肩井各一百壮，在两肩小近头凹处，指掐之安，令正得中穴耳。○次灸膻中五十壮，在胸前两边对乳胸厌骨解间，指按脚气。○次灸巨阙，在心厌尖处凹下一寸，以尽度之，凡灸以上部五穴，亦足治其气，若能灸百会、风府、胃脘及五脏俞则益佳，视病之宽急耳，诸穴出灸经，不可不具载之。○次灸上廉一百壮，又三里下一肤。○次灸下廉一百壮，又在上廉下一肤。○次灸绝骨二百壮，在外踝上三寸余，指端取足踝骨上际，屈指头四寸便是，与下廉颇相对分间二穴也。此下一拾八穴，并是要穴。余伏兔、犊鼻穴。凡灸此穴壮数不必顿毕，三日中灸令尽。

灸脚气法，于左右两脚十指上，用艾炷如麦粒大，各灸七壮、十壮，其效如神。穴在肉甲之间，半着肉，半着甲。

灸脚气，灸法如前，灸后，瘢色赤白如初，风毒尽；色青黑者，毒仍在，更灸勿止，得肢体轻利为佳。故人得此多是针灸，最忌用热药蒸泡。有僧普清，苦二十年，灸风市、肩髃、曲池三穴各二十壮，顿效。又云：若安，三里莫教干，患风人宜常灸，盖三里一穴，为五脏六腑之沟也。○若始觉脚气，速灸风市、三里各一二百壮，以泻风湿毒气。若觉闷热者，不得灸，以本热，灸之则火助风生。食物大忌酒面、海鲜及房劳，不尔，服药无益。王氏云：有同舍为予言。史载之谓脚气有风湿二种，宜泻不宜补，只宜以沉香汤泻，而不许其灸。《千金方》乃载灸法，如此其详，岂虚人患脚气方可灸耶？故《指迷方》云：若觉闷热不得灸，盖有所见也。凡灸脚气、三里、绝骨，为要穴，而以爱护为第一。予旧有此疾，不履湿，则数岁不作，若履湿，则频作，自后常忌履湿。凡有水湿，不敢着鞋践之，或立润地，亦不敢久，须频移足，而后无患，此亦爱护之第二义也。有达官久患脚气，多服八味丸愈，亦以脚气冲心，惟此药能治之。

治脚气上攻，穴：肩井。

《千金》云：脚气病宜针灸，针而不灸，灸而不针，非良医也，针灸不药，药不针灸，亦非良医也，此论甚当。

治脚气偏风，两腿脚不随重，不得履地，刺风痹风脚冷，穴：上廉。

《澹寮方》云：蔡元长知开封，日据案视事，忽觉如有虫，自足心行至腰间，即欲坠笔晕绝，久之方苏。橡即云：此非俞山人不能疗，趣使呼而至。视之曰：脚气也，此当灸风市，为灸一炷，便安然复常。明日疾如初，再呼俞。俞曰：使除病根，非千艾不可。从其言，灸五百壮，自此遂愈。仲冗文安公守姑苏，署舍卑湿，旋感足痹，痛掣不堪，服药不效，乃用所闻灸风市、肩髃、曲池三穴，终身不复作。僧普清，苦此二十年，每发率是两月，用此法灸二十壮，即时痛止。其他蒙此力者，不一而足。

治脚气肾气，穴：阳跷。

脚弱

治脚弱无力，风湿痹筋急，半身不遂，穴：委中。

治脚弱，穴：三里。

治脚弱无力，脚重，偏风不遂，穴：承山。

治脚弱无力，腰尻重，曲䏶中筋急，半身不遂，穴：委中。

王氏云：有人旧患脚弱且瘦削，后灸三里绝骨而脚如故，益知黄君针灸图所谓绝骨治脚疾，神效，尤信也。同官以脚肿，灸承山一穴，疮即干，其后数月不愈，不晓所谓，岂亦失之将摄耶，是未可知也。○《单方歌》云：风毒脚弱痹，肩井及大椎、风市与三里，百壮不须疑。《千金》灸脚弱，凡八穴，病在一脚，则灸一脚；病两脚，则灸两脚。凡脚弱病，皆灸两脚，或未能尽灸且先灸风市、犊鼻、三里、绝骨亦效，或不效。当如其法灸之，但肩井不可多灸耳。

治劳冷气递腰膝冷痹，脚屈难伸，灸阳跷一百壮，在踝下。

脚肿

疗恶血气肿痛，脚肿，穴：上昆仑。

治脚气膝肿，穴：承山。

治脚肿短气，不嗜食，烦热疼痛，穴：小肠俞。

治足跗肿不得履地，穴：然谷。

王氏云：母久病，夏中脚忽肿，旧传夏不理足，不敢着艾，漫以针置火中令热，于三里穴刺之，微见血，凡数次，其肿如失去。执中素患脚疾，见此奇效，亦以火针刺之，翌日肿亦消，何其速也！后亦常灸之。凡治脚肿，当先三里，而后阳蹻等穴可也。又予患脚气，指缝烂，每以茶末渗之愈，他日复烂而肿，用茶末不效，渐肿至脚背上。予以为脚气使然，窃忧之，策杖而后敢行。偶卖药僧者见之云，可取床荐下尘渗之，如其言渗之而愈。此物不值一钱，而能愈可忧之疾，其可忽之。

治足忽肿，腓胫暴大如吹，头痛寒热筋急，不即疗，至老死不愈，随病左右足到内踝直白肉际三壮即愈，不愈再灸。

《姚氏方》疾处有赤脉络，乃灸绝骨经两三处二十一壮，此方大效。末巴豆、蚘虫、少杂艾为炷，灸已下至踝间，可依葛氏，加至五十壮。又有大黄膏、白头翁酒方，摩治之亦良。

足痹

治足痹痛，穴：阴陵泉。

治足湿痹不能行，穴：中都。

治髀枢腕骨痹不仁，穴：阳辅、阳交、阳陵

泉。

治胫痹不仁，穴：阳间、环跳、承筋。○治足痹不仁，穴：膀胱俞、太溪、次髎。

治足不仁，穴：腰俞、风府。○治胫痹不仁，穴：阳关。

治髀枢不仁，穴：浮郄。治脚足不仁，穴：膀胱俞。

治手足不仁，穴：白环俞。○治手足不仁，穴：上廉。

治膝不仁，穴：犊鼻、髀关、阳陵泉。

《列子》载偃师造昌云：废其肾则足不能行。是足不能行，盖肾有病也。当灸肾俞，或一再灸而不效，宜灸环跳、风市、犊鼻、膝关、阳陵泉、阴陵泉、三里、绝骨等穴。但按略酸疼，即是受病处，灸之，无不效也。

泄泻类

泄痢

治腹寒泄痢《资生经》，穴：腹结。

治泄痢不止，小儿奶痢不绝，腹大绕脐痛，穴：神阙。

治大便泄痢，穴：阳纲。○治大便滑泄，穴：意舍。

治大肠滑泄，谷不化，穴：梁门。○治泄痢不欲食，穴：关门。

治泄痢

食不化，穴：天枢。

治水谷不化欲泄注，穴：三焦俞。○治水谷不化下痢，穴：悬钟。

治温病积聚下痢，穴：脊中。○治腹胀下利，食泄，穴：中髎。

治泄利，穴：脾俞。○治泄利腹痛，穴：膀胱俞。

治洞泄食不化，穴：大肠俞、肾俞。○治腹中冷气，泄利不止，穴：会阳。

治小腹急肿，肠鸣洞泄，髀枢引痛，穴：京门。○治腹满肠鸣洞泄，穴：三间。

治腹泄不止，穴：关元。○治洞泄不化，穴：京门、然谷、阴陵泉。

治寒中洞泄不化，穴：肾俞、章门。○治洞泄体痛，穴：昆仑、京门。

治头重，洞泄不禁，穴：长强。○治胸中热暴泄，穴：阴陵泉、隐白。

治肠鸣腹胀肿暴泄，穴：大肠俞。

治胀鸣腹胀欲泄注，穴：三焦俞、小肠俞、下髎、意舍、章门。

治腹中有寒，泄注，腹澼，便血，穴：会阳。○治肠澼泄，穴：束骨。

治冬月重感于寒则泄，当脐痛肠胃间，游气切痛，穴：天枢。

治心腹痛而后泄，此寒客于肠间，穴：关元，灸一百壮 服当归缩砂汤。

治泄泻，

先灸脐中，次灸关元。

治泄痢四肢不举，穴：曲泉。

溏泄

治溏泄食不化《资生经》，治溏泄腹痛脏痹，穴：地机。

治溏泄，穴：太冲。

王氏云：尝患痹疼，既愈而溏痢者，灸脐中遂不登洞，连三日灸之，三夕不登洞，若灸溏泄，脐中第一，三阴交等穴，乃其次也。

飧泄

治腹胀飧泄《资生经》，穴：中髎。

治小腹痛飧泄，次指间痛，唇干，涎出不觉，不得汗出，毛发焦脱，肉少气，胃中热，不嗜食。

治飧泄，穴：上廉。

《素问》云：春伤于风，夏必飧泄。苟知伤于风得之，则药自可治，虽不着艾，未为害也。

痢论

《资生经》云：《素问》言泄痢有五种，一曰胃泄，饮食不化，而色黄，胃与脾合，故黄也；二曰脾泄，腹胀而注泄无休，又上逆呕，此为害热之患也；三曰大肠泄，食毕肠鸣切痛而痢白色，大肠与肺合，故白也；四曰小肠泄，身瘦而便脓血，小肠与心合，心主血也；五曰大瘕泄，里急后重，数至圊而不能便，茎中痛，此肾泄也。诸家方有二十余种，此惟言五种，盖举其纲也，而必用方中，亦有赤白痞蛊之别，其大概则脏腑寒也。廪邱公所谓，诸下悉寒是也，故予治人痢，惟与以镇灵丹，无有不效，或未效，更加数丸则效矣。若蛊痢，则用百叶、黄连煎服，即见效。诸痢惟耆域方，用厚朴罂粟壳末最佳，后人又加木香、黄连、陈皮等分，甘草拌之，黄壳叶数片，姜枣乌梅水煎。予尝用之验，故载于此，然痢本无恶证，而有因此而死者，或者世医以痢为热病，多服冷药故也，若其急难，亦当灼艾，不可专用药云。

法

治肠澼便脓血，泄痢后重，腹痛如痊状《资生经》，穴：复溜。

治泄痢赤白漏血，穴：交信。

治溏泄痢注下血，

穴大冲、曲泉。

治泄痢脓血，五色重下，肿痛，穴：小肠俞。

治泄痢不禁，小腹绞痛，食不化，穴：丹田、脐中、关元。

治痢不止，穴：关元、太溪。○治泄痢不食，食不生肌肤，穴：脾俞。

治泄水痢脓血，穴：曲泉。○治肠冷赤白痢，穴：中膂俞。

治泄痢腹痛，穴：膀胱俞。○治温病积聚下痢，穴：脊俞。

治泄痢，穴：关元。○治泄痢食不消，穴：脾俞灸随年壮。

治泄注五痢，便脓重下，腹痛，穴：小肠俞灸百壮。

治泄痢不禁，小腹绞痛，穴：石门灸百壮，三报。

治久痢，百治不瘥，并治冷痢腹痛，灸足阳明下一寸，高骨上陷中，去大指岐三寸，随年壮，又灸脐中二三百壮。○又灸关元三百壮，十日灸。

治赤白下，穴：穷骨灸多为佳。○治四肢不举多汗洞痢，穴：大横灸随年壮。

治泄痢不止，灸脐中，名神阙穴，五壮或七壮，艾炷如小箸头大及关元穴，三十壮。

治泄痢少食，虽食不消，灸循股际，穴：在侠脐相去五寸，又灸长强五十壮。

治泄痢久下，失气劳冷，灸下腰百壮，三报。穴在八魁正中央脊骨上，灸数多尤佳，三宗是骨忌针。

治泄痢赤白浊，灸足太阴五十壮，三报。○治久泄痢百治不瘥，屈竹量正当两胯脊上点讫,下量一寸,点两傍各一寸,复下量一寸,当脊上合三处,一灸三十壮,灸百壮,以上一切痢皆断,亦治湿匿冷脊,上当胯点处不灸。

治大肠泄痢脓血,穴:意舍灸一百壮,小儿减之,又灸小肠俞七壮。

治下痢白如鼻涕者,灸脐下一寸,五十壮,良,即三阴交。

治脓血痢不止,兼治小腹坚逆,灸幽门二穴,各三壮。

治水痢不止,食不化,刺足阳明经天枢二穴,大肠之募也,在脐两傍各二寸,针入五分,留十呼,可灸百壮。

治痢暴下如水《资生经》,穴:气海,灸百壮。

《卫生宝鉴》云:至元乙亥,廉台王千户,四十余驻兵涟水,卑湿之地,劳役过度,饮食失节,至秋深,疟痢并作,月余不愈,饮食全减,形容羸瘦,乘马轿以归。时已仲冬求治于予,具陈其由,诊得脉弦细而微,如蛛丝,身体沉重,手足寒逆,时复麻痹,皮肤痂疥,如厉风之状,无力以动,腹痞满呕逆不止,皆寒湿为病久淹,真气衰弱,形气不足,病气亦不足,阴阳皆不足。《针经》曰:阴阳皆虚,针所不为,灸之所宜。《内经》曰:损者益之,劳者温之。《十剂》云:补可去弱,以理中丸加附子,温养脾胃,散寒湿。涩可去脱,服养脏汤加附子固肠胃,止泻痢,仍灸诸穴,以并除之。经曰:

府会太仓，即中脘也，先灸五十壮，以温养胃气，进美饮食。次灸气海百壮，生发元气，滋荣百脉，充实肌肉。复灸足三里胃之合穴，三十壮，引阳气下交阴分，亦助气复，灸阳辅穴二七壮，接续阳气，令足胫温暖，散清温之邪，追之月余后，病气皆去，渐至平复，精神不减壮年。

肠鸣

治腹虚鸣《资生经》，穴：不容。

治胸满肠鸣，穴：三间。

治腹满而鸣，穴：胃俞。治肠中常鸣，上冲于心及治妇人，穴：脐中。

治肠鸣，穴：太白、公孙、大肠俞、三焦俞。○治腹胀肠鸣，气上冲胸，穴：天枢。

治心满气逆肠鸣，穴：阴都。○治肠鸣濯濯有如水声，穴：阴交。

治肠鸣相追逐，穴：上廉。○治肠鸣强欠，心悲气逆，穴：漏谷。

治肠鸣泄注，穴：膺窗。

治肠鸣而痛，穴：陷谷、温溜、漏谷、复溜、阳纲。

治胸胁胀鸣切痛，穴：太白。

治肠鸣，穴：三里、三间、京门、关门、三阴交、陷谷、水分、神阙、承满、温溜、三焦俞、大肠俞、胃俞、天枢。

治肠鸣盈盈然，食不化，胁痛不得卧，烦热口干，不嗜食，胸胁支满，喘息心痛，腰痛不得转侧，穴：章门。

治肠鸣气走痊痛，穴：上廉。

治腹胀肠鸣，不便脾①虚，令人不乐，身寒善太息，心悲气逆，穴：商丘。

治腹雷鸣，穴：复溜。

治肠痛雷鸣，穴：督俞。治肠鸣腹胀，上喘气逆，穴：承满。

治饮食不下，腹中雷鸣，肠满䐜胀大便泄，消渴，身热，面色黄，不嗜食，怠惰及治肠鸣，穴：阳纲。

治肠鸣腹胀，肠中雷鸣，相逐痢下，灸承满五十壮，三焦俞。

治腹胀肠鸣，气上冲胸，不能久立，腹痛濯濯，冬月重感于寒则泄，食不化，不嗜食，身肿，夹脐急，穴：天枢。

治腹中雷鸣，灸太冲，无限壮数。

治肠鸣泄注，刺下窌入二寸，留七呼，灸三壮。

脱肛

治大人小儿脱肛《资生经》，穴：百会针二分，灸七壮，至七七壮、中极

治寒冷脱肛，历年不愈，灸翠尾骨七壮立愈，又脐

①脾：原作"痹"，据《圣济总录》卷一九一、《针灸资生经》卷三改。

中随年壮，横骨百壮，龟尾七壮，穷骨。

治卒大便脱肛，灸顶上回发中，百壮。

肠风痔疾类

肠风

治久冷五痔，便血及肠风泻血《资生经》，穴：脊中，灸百壮。

《资生经》云：有人患此疾积年，一灸除根，因传此法，后观灸经，此穴疗小儿脱肛泻血。盖岐伯灸小儿法也，后人因之，以灸大人肠风泻血耳，盖大人小儿之病，初不异故也。

治肠风下血，穴：长强。

王氏云：肠风药多不效，何也？《本草衍义》曰：肠风乃肠痔，苟知其为痔而治之，无不效矣。若灸肠风，长强为要穴。云：近李仓患肠风，医以杖量脐中，于脊骨当脐处灸即愈。予因此为人灸肠风，皆除根陆氏方，治下血除根。

治肠风泻血即愈须颠倒身，方灸得，穴：脊端穷骨脊骨尽处，龟尾当灸中三壮。

肠澼

治肠澼瘈疝，小腹痛《资生经》，穴：中都。○治肠澼，穴：复溜、束骨、会阳。

治肠澼切痛，穴：四满。

治结积留饮，澼囊胸满，饮食不消，穴：通谷，灸五十壮。

治风冷，腹中雷鸣，大肠灌沸及腹澼泄痢，食不消化，小腹绞痛，腰脊疼强，大小便难，不能饮食，穴：大肠俞，灸百壮，三报之。

治诸结积留饮，澼囊胸满，饮食不消，穴：胃脘三百壮，三报之。

治腹中痰腰痛，膀胱寒，澼饮注下，穴：下极俞，灸随年壮。

治腹中有寒，泄注，肠澼便血，穴：会阳。

治肠澼泄，穴：束骨。○治肠鸣泄注，穴：膺窗。

治大便不节，小便赤黄，肠鸣泄注，穴：阳纲。

治肠鸣腹胀，欲泄注，穴：三焦俞、小肠俞、下髎、意舍、章门。

痔漏

治肠风下血，五种痔，疳蚀下部蜃，此痔根本是令，谨冷食房劳及疗久痔《资生经》，穴：长强。

治谷道瘙扰，久

痔相通者死，又云，主痔与阴相通者死，穴：会阴。

治久痔，穴：会阳。〇治五痔疼，穴：小肠俞。

治五痔发肿，穴：秩边。〇治血痔泄后肿，穴：复溜。

治野鸡痔，穴：飞扬。〇治久痔肿痛，穴：承山。

治久痔尻椎肿，大便难，阴胞有寒及小便不利，并五种痔泻鲜血，穴：承扶。

治痔病泻血，穴：气海俞。〇治痔篡伤痛，穴：飞扬。

治痔血泄后重，穴：商丘、复溜。〇治热痔，穴：劳宫。

治痔痛，腹下肿，穴：承筋、承扶、委中、阳谷。

治痔骨蚀及骨疽蚀，穴：商丘。〇治漏，穴：天突、章门、天池、支沟。

治漏颈痛，穴：天突、天窗。〇治下漏，穴：长强。

治五痔便血，失屎出《危氏方》，灸一百壮，穴：在脊穷骨上。

治久冷五痔便血出《危氏方》，灸脊百壮。

灸痔出《百一选方》，鸠尾骨尖少偃处即是穴，麦粒大艾炷，灸七壮或十四壮，甚者止二十一壮，疮发即安，可以除根。

灸痔法：疾若未深，尾间骨下近谷道，灸一穴便可除去。如《传信方》，先以经年槐枝，煎汤洗，后灸其上七壮，大称有验。如《本草》只以马蓝菜根一握，水三碗煎碗半，乘热以小口器瓦瓶中熏洗，令肿退，于元生鼠奶根上灸，却不可灸尖头，恐效迟。如患深，用汤洗，未退再洗，令消，后灸觉火气通至胸乃效。病虽深，至二十余壮，永绝根本。以竹片护四边肉，仍于天色寒凉时灸，忌毒物。

治痔灸法出《仁存方》：以荸荠子二合，豉一升，捣细，令作饼如大钱厚二分许，取一枚当疮孔上，作大艾炷如小指头大，灸饼上，三炷一易，三饼九炷，隔二日复一灸之。《外台》灸瘻痔。○《资生经》云：用荸荠子豉作饼灸漏。《外台》云：不可灸头疮，荸荠气入脑杀人。

又法：平立，量脊骨与脐平处椎上，灸七壮，或年深，更椎骨两傍各一寸，灸如上数，无不除根。

治痔疾如胡瓜，实于肠头，热如溏灰，火发则僵仆出《危氏方》。以柳枝浓煎汤洗，后以艾炷灸三五壮，若觉一道热气入肠中，大泻鲜红血秽恶，一时至甚，痛楚泻后，其疾如失。

灸痔，右以绳围病者项，令两头相拄，展绳从大椎正中量之，垂绳一头，当脊正下，以墨点讫，又量病者口两吻头，接绳头正下复点之，又量病者口吻如前，便中屈绳，接前口吻绳正下复点之，望使相当所三处并下火，重者各五百壮，轻者三百壮即愈。

又法：令疾者平坐解衣，以绳当脊大椎骨中，向下量至尾株骨尖头讫，再折绳，更从尾株尖头向上量，当绳头即下火。高号州初灸至一百壮，得瘥。后三年复发，又灸之便断，兼疗腰脚。

治五痔痛，穴：攒竹。

治五痔痛，不得大小便，穴：会阴。

治痔䐜痛，穴：飞扬、承筋、委中、承扶。

治诸痔，宜灸回气，三七壮。《黄帝针经》云：在尾脆骨上一寸半，又连冈穴主之，在回气穴两边，相去二寸是也，各灸三七壮。

治九漏，穴：肩井，灸二百壮。

治漏，穴：灸鸠尾骨下宛宛中，七十壮。

治诸漏，灸漏洞四畔瘥。

便血

治便血《资生经》，穴：复溜、太冲、会阳。〇治泄利脓血，穴：下廉、幽门、太白。

治吐泄脓血，穴：太白。〇大便脓血出，穴：小肠俞。

治大便下血，穴：下髎。〇治大便脓血，寒中食不化，腹痛，穴：腹哀。

治大小便血不止，穴：劳宫。〇治下血不止，量脐心与脊骨平，于脊骨上灸七壮即止。如再发，即再灸七壮，永除根本，目睹数人有效。○王氏云：尝用灸人肠风，皆除根本，神效无比，然亦须按其骨突处酸痛，方灸之，不疼，则不灸也。但便血本因于肠风，肠风本肠痔，不可分而为三分而为三治之，非也。

治大便下血出《危氏方》，灸第二十椎，随年壮。

治大便下血出《危氏方》，平立，一杖子比脐平，却向后脊骨当中，灸七壮，或年深于脊骨两傍各一寸，灸七壮。余谓寸半则是肾俞，自佳。

大小便诸疾类

淋癃

治石淋，脐下三十六疾，不得小便，灸足太阳，又灸水泉三十壮。

治五淋《资生经》，穴：悬钟。○治五淋不得尿，穴：大敦、气门。

治腹中满，热淋，闭不得尿，穴：气冲。○治气淋，穴：交信。

治血淋及主疗五淋，小便如散灰色，穴：复溜。

治胞转气淋，穴：关元、涌

泉。

治淋癃，穴：长强、小肠俞。○治肾病不可俯仰，气癃，穴：关元、阴陵泉。

治癃闭阴痿，穴：曲泉。○治癃闭茎空痛，穴：行间。

治癃疝，穴：然谷。○治小腹胀，血癃，小便难，穴：曲骨。

治癃闭下重，不得小便，穴：胞肓、秩边。○治气淋小便黄，穴：石门。

治五淋，穴：长强。○治五淋小便黄，穴：曲骨。

治小便淋失精，穴：至阴。

治五淋，小便赤涩及治尿道痛，失精，脐下结如覆杯，阳气虚惫，穴：中极。

治五淋，小便如散灰，穴：复溜。○治不得尿及阴上痛，穴：太冲，灸五十壮。

治气淋，寒热不节，穴：阴陵泉。

治气淋，癀疝，阴急，股引膇内廉骨痛及卒疝，大小便难，穴：交信。

治淋沥，穴：然谷、曲骨。○治赤淋，穴：次髎。

治淋遗溺，鼠蹊肿痛，小便不通。

治实则小便淋闭，腰脊强痛，大便秘涩，嗜卧，口中热，虚则呕逆多寒，欲闭户而处，气不足，胸胀，喘息，舌干，咽中食噎不得下，善惊恐不乐，喉鸣咳唾血，气淋，穴：

大钟，灸关元五十壮，或盐着脐中，灸三壮。

治石淋，灸关元、气门、大敦各三十壮。

治劳淋，灸足太阴百壮，三报之。

治血淋，穴：丹田、复溜，各灸随年壮。

治五淋不小便，穴：中封二七壮、大敦七壮。

治小便淋沥，穴：委阳、志室、中髎。○治不觉遗沥，穴：关元。

治淋沥，穴：小肠俞。

王氏云：予壮年寓学，忽有遗沥之疾，因阅方书，见有五倍子末，酒调服，服之而愈。药若相投，岂在多品，而亦无事于灸也，故附著于此。欲治淋疾者，则有王不留行子，神效。彭侍郎以治张道士，服三粒愈。见《既效方》。有妇人患淋，卧病久之，服诸药更甚，其夫人夜来告急。予令取此花叶十余叶，令研细煎服。翼朝再来云，病已减八分，再与数叶，煎服即愈。一名金盏银台，一名剪金叶。

治血淋。灸足大指前节上十壮。○治五淋不得小便，穴：悬泉，灸十四壮。

治卒淋。灸外踝尖七壮。○治淋病九部诸疾。灸足太阳五十壮。

治诸淋，

穴关元灸三壮。

治胞闭塞，小便不通，劳热石淋，穴：关元。

治小便余沥，灸复溜二穴，各一七壮，次灸脐下中极下屈骨穴，七壮。

小便难

治小便不通《资生经》，穴：涌泉。○治阴跳痛，引茎中不得尿，穴：曲泉。

治小腹坚痛，引阴中不得小便，穴：阴交、石门、委阳。

治三十六疾，不得小便，穴：关元。

治淋闭不得尿，穴：气冲。○治小便难而痛，穴：大敦，又云照海主之。

治小便满，小便难，阴下纵，穴：横骨、大巨、期门。

治阴跳，遗小便难，穴：阴谷、大敦、箕门、委中、委阳。

治振寒，溲白尿难痛，穴：中封、行间。○治腹胀血癃小便，穴：曲骨。

治小便热痛，穴：列缺。○治小便不利，穴：中极、承扶、屈骨端。

治小便不利，癃，穴：少府、三里。○治心下满塞，小便不利，穴：阴陵泉。

治不得小便，穴：胞肓、石门、关元、阴交、中极、曲骨。

治溢饮，水道不通，溺黄，穴：京

门。

治腰引小便痛，小便不利，状如淋，㿉疝，小腹肿，溏泄，遗尿，阴痛，面目苍色，胸胁支满，足寒，大便难，穴：太冲。

治膀胱寒，三焦小便不利，穴：水道。

治小便难，窍中热，皮痛，阴端寒，冲心，穴：会阴。

治腹胀小便难，阴器纵伸痛，穴：横骨。

治小便不利，穴：阴包、至阴、阴陵泉、地机、三阴交。

治小便不通，穴：箕门。○治烦逆溺难，小腹急引阴痛，股内廉痛，穴：阴谷。

治肠中满，热闭不得溺，穴：五里。○治溺难，穴：行间。

治小便不利，失精，尻中肿，大便直出，阴胞有寒，小便不利，穴：中极、蠡沟、漏谷、承扶、至阴。

治小便难，赤浊，骨寒热，穴：肾俞。

治腰痛，小便不利及苦胞转，灸玉泉七壮，又灸第十五椎，五十壮，又灸脐下一寸，又脐下四寸，各随年壮。

治阴中诸病，前后相引痛不得大小便，穴：地机。

《存仁方》云：尝记一人小便闭不通者三日，小腹胀几死，百药不效，余用甘遂末大蒜，捣细和成剂，安脐心，令资以艾灸二七壮，随通后用此方，无不效。

治小便不利，大便频注，灸屈骨端五十壮。

治小便不利，大便注泄，天枢灸百壮。

治小便不通，脐中着盐，灸三壮。又关元灸五十壮。又灸侠玉泉相去一寸半三十半，兼灸气淋。又云足大拇指奇间，有青脉，针挑出血，灸三壮愈。

治小腹肿痛，不得小便，邪在三焦。纳取太阳大络，视其结脉与厥阴小络，结而血者肿上及胃脘，取三穴。

治小便不利，小腹胀满虚乏，大小肠俞，灸随年壮。

治阴跳，遗小便难，穴：箕门、委中、委阳、大敦。

治小肠热满，穴：阴都，灸随年壮。

治尿难，阴痿不用，穴：阴谷。

治小便数而少，且难用力，辄失精者，令其人舒两手，合掌并两手大指令齐，急通之，令两爪甲相近，以一炷灸两爪甲本节肉际方后，自然有角，令炷当甲中，小侵入爪上，此两相共用一炷也，亦灸脚大指与手同法，各三炷而已，经三日，又灸之。

小便五色

治小便难，赤浊，骨寒热，穴：肾俞。○治尿赤难，穴：肾俞、委中。

治小便难黄，穴：上廉、下廉。○治小便赤黄，或时下不禁，穴：承浆。

治小便赤黄，穴：完骨、小肠俞、白环俞、阳纲、膀胱俞。

治小肠有热，尿黄，穴：中脘。○治肾病气癃，尿黄，穴：关元。

治尿黄，水道不通，穴：照海、京门。○治目赤，小便如血，穴：大陵。

治伤中尿血，穴：关元。○治溺浊，穴：关元。

治小便赤，穴：下脘。

治脐下热，小便赤，气痛如刀搅，作块如覆杯，穴：阴交。

治尿黄水，小腹热，小便难，咽干，穴：阴跷。

治小便赤涩，小肠紧急，穴：小肠俞。○治小便黄，穴：太溪、关元、白环俞。

治小便赤色，淋沥，小腹痛，穴：小肠俞。

治小便难赤涩，遗溺，生阴疮，少气胫寒，拘急不得屈伸，穴：膀胱俞。

治小便难赤黄，穴：上廉。○治溺黄，穴：太溪、兑端、阴谷、下廉。

治小便赤黄，穴：魂门。○治小便赤涩，

穴：关元、秩边、气海、阳纲。

治小便赤，穴：下脘。

治尿血，穴：大敦，灸三壮。

小便有五色，惟赤白色多，赤色亦多，因酒得之，宜服本事方清心丸。予教人服，效。白色乃下元冷，宜服补药，着灸肾俞、关元、小肠俞、膀胱俞等，皆要穴也。近有患小便出血者，人教酒与水煎苦荬菜根服之，即效。

治小便实，苦心下急，热痹，小肠内热，小便赤黄，刺手太阳后溪，在手小指外侧本节陷中。

治尿黄，石门，灸三十壮。

治小便出血，平立一杖子比脐平，却向后脊骨当中，灸七壮，或年深于脊骨两傍各一寸，灸七壮。余谓寸半则是肾俞，自佳。又灸第二十椎，随年壮，穴：脾俞、三焦俞、肾俞、章门各百壮，丹田、复溜随年壮。一云：灸五十壮。《资生经》云：凡尿青取井、黄取俞、赤取荥、白取经、黑取合。

治小便白浊，灸两足内踝上脉名三阴交，各二十一壮。

治小便出多，灸足第二指本第一纹七壮，立愈。

大便不通

治大便难《资生经》，穴：大钟、中髎、石门、承山、太冲、中脘、太溪、承筋。

治不大便，穴：昆仑。○治大便干，腹中切痛，穴：肓俞。

治大便闭寒，气结，心坚满，穴：石关。○治大便难，穴：承山、太溪。

治大便秘涩，穴：石关、大钟。○治大便燥，穴：肓俞。

治小腹有热，大便坚燥不利，穴：中注。○治腰痛，大便难，穴：太白。

治足寒，大便难，穴：太冲。○治腹痛，大便难，穴：石关、膀胱俞。

治大便难，灸七椎旁各一寸，七壮，又承筋三壮。

治大便不通，穴：大敦，灸四壮。○治大便闭寒气结，心坚满，穴：石门，灸百壮。

治大便秘，腹中有积，不得下，以巴豆为饼，置脐中，灸三壮，即通，神效。耆域蜜公丸，亦治大便秘。

治大便不通，灸侠玉泉相去各二寸，名曰肠遗，随年壮，一云二寸半。

治大小便不通，灸脐下一寸，三壮，又横纹百壮，又灸八髎各百壮。

治老人小儿大便失禁，灸两脚大指，去甲一寸，三壮，又灸大指奇间，各三壮。

治大小便不利，欲作腹痛，灸荣卫四气穴百壮，穴：在背脊四面各一寸。

治腹热闭，大小便难，腰痛连胸，灸阳纲百壮，穴：在小肠俞上八寸横三寸，灸之。

治大便难，穴：玉泉，灸随年壮，又灸大敦四壮。

治大便不通，刺任脉气海一穴，在脐下一寸五分。用长针入八[①]分，令病人觉急便三五次为度。次针足阳明经三里二穴，在膝下三寸，䯒外廉两筋分肉间，极重按之，则足跗上动脉止矣，当举足取之，针入五分。凡大便不通，勿便攻之，先刺气海穴讫，令人侠脐揉胃之经，即刺三里穴，觉腹中鸣三五次，即透矣。

治便闭不通，足大都，灸随年壮。

大小便不通

[①] 八：原脱，据《针灸摘英集》补。

治大小便涩难《资生经》，穴：丰隆。○治大小便难，淋癃，穴：长强、小肠俞。

治癃闭下重，大小便难，穴：胞肓、秩边。

治三焦约大小便不通，亦主妇人，穴：水道。○治大便难，尿黄，穴：太溪。

治小腹热，大便坚，穴：中注、浮郄。

治大小便不利，穴：白环俞、扶承、大肠俞。○治不得大小便，穴：会阴。

治小肠热，大肠结，穴：浮郄。○治大小便难，尿赤，穴：膀胱俞。

治大小便难，穴：交信。○治大小便不利，穴：太冲二穴。

小便不禁

治小便不禁《资生经》，穴：承浆。○治小便数，穴：关元、涌泉。

治遗尿，穴：关元、中府、神门。○治失禁遗尿不自知，穴：阴陵泉、阳陵泉。

治遗溺善满，穴：关门。

治遗溺，穴：箕门、通里、大敦、膀胱俞、太冲、委中、神门。

治遗溺不禁，穴：阴包。

治遗溺，穴：阳陵泉，足阳明，灸各随年壮，又灸水道侠玉泉五壮。

治小便失禁，穴：大敦，行间，灸各七壮。○治遗尿，穴：曲泉、阴陵泉、复溜。《资生经》云：此诸穴断小便，利大便，不损阳气。

治阴暴痛，遗尿，穴：少府。

治遗溺失禁，出不自知，穴：阴陵泉，灸随年壮。

治溺床，灸脐下横纹七壮，垂两手两髀上，尽指头上有陷处，灸七壮。

治腹中满，小便数起，玉泉下一寸名尿胞，一名屈骨端，灸二七壮，小儿以意减之。

大便不禁

治大小便利《资生经》，穴：大肠俞、次髎一作八髎。

治大便不解，肠鸣泄注，小便赤黄，穴：阳纲。

治尻中肿，大便直出，阴胞有寒，小便不利，穴：承扶。

治大便泄数，小便不利，穴：在屈骨端，天枢。

治泄利不禁，小腹绞痛，穴：丹田。

治泄利虚胀，小便难，穴：关元。　治大便不节，穴：魂门。

治老人小儿大便失禁，灸两足大指，去甲一寸三壮，又灸大指岐间三壮。

治霍乱遗失，穴：三里。〇大便不禁病亦憖矣，神阙、石门、丹田、屈骨端等，皆是穴处，宜速灸。王氏云：顷患脾泄，医谓有积，以冷药利之，大便不禁，服镇灵丹十余丸，午夜各数丸而愈。今人服此丹三五丸不效，则不服，是以一杯水救一车薪之火也，可乎哉。

转胞

治胞转《资生经》，穴：涌泉。

治腰痛，小便不利，苦胞转，穴：中极，灸七壮。又灸十五椎，或脐下一寸，或四寸，随年壮。

治饱食讫，忍小便，或走马，或忍小便入房，或大走，皆致胞脐下急满不通，又尿不在胞囊中，为胞屈僻，津液不通，葱叶除尖头，内阴茎孔中深三寸微。用口吹胞胀津通愈。

治转胞，不得小便，穴：关元灸一七壮。

治脬转，小便不通，刺任脉关元一穴，脐下三寸，小肠之募也，足太阴少阴厥阴之会。下纪者，关元也，用长针针入八分。患人觉如淋沥，三五次为度，次针足太阴经三阴交二穴，在足内踝上三寸骨下陷中，足太阴少阴厥阴之交会，针入三分。凡小便不通，勿便攻，先针关元一穴讫时，别使人揉小腹，刺三阴交二穴，即透矣。

下部诸疾类
阴痿缩

治精溢阴上缩《资生经》，穴：然谷、大赫。

治两丸蹇缩，腹坚不得卧及脐环痛，穴：太冲。

治小腹坚痛，下引阴中不得小便，两丸蹇，穴：石门。

治腹膜坚痛，引阴中不得小便，两丸蹇，穴：阴交。

治阴缩《资生经》，灸中封。治痿厥，穴：大赫、中封。○治不尿阴痿，穴：曲泉。

治阴痿茎痛，两丸蹇，痛不可忍，穴：气冲。○治卵缩，穴：五枢、归来。

治筋挛阴缩入腹，相引痛，穴：中封，灸五十壮，或不满五十壮，老少加减。又云，此二穴，喉肿厥逆，五脏所苦鼓胀，并主之。

治阴痿，小腹急，引阴内廉痛，穴：阴谷。

阴茎痛

治癃闭茎中痛《资生经》，穴：曲泉、行间。○治阴痿茎痛，穴：气冲。

治阴痛，穴：列缺、阴陵泉、少府。○治阴器纵伸痛，穴：横骨。

治小腹胀满，引阴痛，穴：水道。○治茎痛癃闭，穴：气冲。

治阴中诸病，前后相引痛，不得大小便，阴端寒冲心，穴：会阴。

治阴头痛，穴：大敦。○治阴痛，穴：肾俞、志室、阴谷、太冲。

《资生经》云：七伤为病，小便赤热，乍数，时难，或时伤多，或如针刺，阴下常湿，阴痿而小，精清而少，连连独泄，阴端寒冷，茎中疼痛，当早服药着艾。

治茎中痛，穴：行间，灸三十壮。

阴汗

治阳气虚乏，阴汗湿《资生经》，穴：会阳。

治阴汗阴湿，腹中余疾，穴：鱼际。

治阴痒，穴：中极、阴跷、腰尻、三阴交、曲泉。

治阴头寒，穴：会阴。○治阴痒，穴：少府。

《资生经》云：仲景论七伤，曰：一阴汗；二阴精寒；三精清；四精少；五囊下湿痒；六小便数；七夜阴人，然则阴汗，阴湿痒者，盖七伤之数也，可不早治之乎。有人作文字则气湿，亦心气使然，心肾相为表里故也，《千金翼叙》虚损云：疾之所起，生自五劳，即生六极详见寒热，复生七伤，一阴寒；二阴痿；三里急；四精连连不绝；五精少囊湿；六精清；七小便数。其病，小便赤热，或如针刺，阴痿小，阴下常湿，精清而少，论与仲景少异，故载之于此。

阴肿

治阴肿《资生经》，穴：泉曲、阴跷、大敦、气冲。

治阴痛下肿，穴：志室、胞肓。

治气肿，穴：昆仑。

治阴肿骱痛，穴：曲泉。

治阴肿，穴：气冲。

治阴生疮，穴：膀胱俞。

《资生经》云：有人阴肿，医以赤土涂之，令服八味丸而愈。一小儿阴肿，医以赤土涂愈今人用写字油柱采用。若病久而阴肿，病已不可救，宜速灸水分穴，能分水谷，水谷不分，故阴肿，不特阴肿，他处亦肿也，尤宜急服禹余粮丸云。

治阴蜃疮肿，用大丸艾灸下部。

诸疮肿类

治疗疮及治便毒皆验，用细草一茎，随所患左右手，量中指，自掌尽处横纹量起，通三节至指尽处为则，不量指甲，绝断，却将于手腕横纹量起，引草向背当中草尽处即是穴，用细好艾炷如麦粒大，灸三壮即安。

治疗肿出《危氏方》，灸掌后横纹后五指，男左女右，七壮即瘥，已用得效。疗肿灸法虽多，然此法甚验，出于意表。○又刮竹箭上，取茹作炷，灸疗肿上，二七壮即消。

治疡疮振寒，穴：小海。

治马刀疡瘘，穴：太冲、临泣。

治一切瘰疮《资生经》，足大指奇指间，灸二七壮，灸大指头亦佳。

治疮毒久不合，穴：合谷，灸七壮，至七七壮，极验，仍服内托散。

治疗肿，

在左，灸左臂曲肘纹前，取病人三指外于臂上处中灸之两筋间，从不痛至痛肿；在右者，从右灸下，不过三日即瘥。

治瘺疮，灸瘺上周匝最良。

治睡后忽一点疼起，遂至遍身赤痛，诸药不效，用艾炷如小指头大，以水透湿纸，约五分重缠裹其手痛处，又用断木匙头安于湿纸上，对抵痛处，却将艾炷于木匙上灸，须臾，诸痛悉除。所灸处，有浓水出，生痂瘢而后愈。

治马刀肿瘘，渊腋《资生经》，穴：章门、支海。

治马刀腋下肿，肩肿吻伤，灸太冲。

治马刀瘘腋肿，穴：绝骨。

治腋下肿，马刀瘘，穴：侠溪、阳辅、太冲。

癣疥

治痂疥《资生经》，穴：阳溪。○疗皮肤痂疥，穴：合谷、曲池。

王氏云：少患疥凡十五年，遇冬则为疮，人教用羊蹄菜根、蛇床子根，片切如钱，米泔浸三二宿，漉出，入生姜磨同研细裹，以生布过浴，擦洗良久，以水洗三四次用，即除根。后数年，再生用前法愈，神效，如此何以灸为也。

治白癜风：灸左右手中指节，去延外中三壮，永瘥报之。

治白癜驳：重午日午时，灸膝外屈脚当纹头，随年壮，一时下灸，不得动。

治白癜白驳浸淫，疬疡著头颈胸前：灸两乳间随年壮，立瘥。

治癣出《危氏方》：日中时灸病处影上三壮。咒曰：癣虫，毛戎，戎，若欲治，待午日。又治八月八日日出时，令病人正当东向户长跪，平举两手，将户两边取肩头小垂际骨解宛宛中，灸两火俱下各三壮，若七壮，十日愈。

治疥癣，穴：大陵、支沟、阳谷、后溪。

治干癣，诸治久不瘥者，但看癣头有痱瘟子处，即以小艾炷灸之。

发背痈疽

治泄诸阳热气，背永不发痈疽《资生经》，穴：风门，频刺之。

治发背或不见疮头，以湿纸敷先干，是以大蒜去皮，生切钱子大，先安一蒜钱在上，次艾灸三壮，换蒜复三灸，如此易无数。痛灸至不痛，不痛灸至痛方住。若第一日急，灸减九分，三日减八分，至第七日犹可，自此以往灸，已后时灸讫。以石上生者龙鲜茄荔，洗研取汁，汤温呷即泻出恶物去根。凡疗疮头疮廉疮等疮，一切无名者，悉治即效。○凡发肿至坚，有根者名痈，治灶当上，灸之百壮，石子当碎出。如不出，益壮乃佳。凡发背，皆因服五石寒食更生散所致，亦有服钟乳而发者，又有生平不服而自发背者。其候率多于背两胛间起，初如粟米大，或痛或痒，仍作赤色。人皆初不以为事，日渐长，不过十日，遂至于死。临困之时，已阔三寸，高一寸，疮有数十孔，以手按之诸孔中皆脓出，寻时失音。所以养生者，小觉背上痒痛者有异，即便用此法。火急取净土，水和为泥，捻作饼子，厚三分，阔一寸半，粗艾大作炷，灸泥上，贴着疮上灸之，一炷一易饼子。若粟米时可灸三饼子即瘥；如榆荚大，灸七七饼炷即瘥；如钱大，可日夜灸，不限炷数，更服五香连翘汤及诸药以攻之，乃愈。〇凡肿起背胛，中头白如黍粟，四边相连肿赤黑，令人闷乱，即名发背。禁房室、酒肉、蒜面。若不灸治，即入内杀人，当疮上灸七八百壮。有人不识，多作杂肿治者，皆死。〇有善治发背痈疽者，皆于疮上灸之，多至三二百壮，无有不愈。但艾炷小作之，炷小，则人不畏灸，灸多则作效矣。盖不得此法也，然亦不得泥此。近有医，以治外科得名，有人发背，疮大如碗，有数孔，亦无药可治，只以艾遍敷在疮上灸之，灸之而不疼，则以疮上皆死肉，故初不觉疼也。旋以药调治之，愈。盖出于意表也。〇昔王蘧疽发于背，张生以艾大加疮上，自旦及暮，凡一百五十壮，知痛乃已。明日镊去黑痂脓血尽溃，肤理皆红，亦不复痛。如别以药传之，日一易焉，易时旋剪去黑烂恶肉，月许疮乃平。是岁夏秋间，京师士大夫病疽者七人，余独生，此虽司命事，然固有料理，不知其方，遂至不幸者。

治营疽，穴：商曲。

治膝膑痈，穴：犊鼻。

治营一作骨疽发厉，项痛引头目痛及痈疽头痛心烦，穴：窍阴。

治疽卒着五指，筋急不得屈伸者，灸踝骨尖数十壮，或至百壮。

附骨疽，穴：间使后一寸，灸随年壮，立瘥。

疗肺痈唾脓血，气壅不通，穴：天突。

治肺痈，咳嗽上气，唾血，不下食，胸中气满如塞，穴：亶中。

治石痈，凡发肿至坚有根者，是也。《资生经》歌云：恶患是石痈，不针可药取，当上灸百壮，石子出如雨。

治疡肿振寒，穴：小海。〇治颊肿唇痈，穴：颧髎。

王氏云：余尝为刘和叔序，灸痈疽方云：必以毒药攻于内，伐其根也，又以火艾灼其外，宣其毒也，法尽于此矣。痈疽始作灼艾，服大黄等药，无不愈者大黄宜随人虚实服。王子病背疽，京师外医，以为不可治，得一徐人，教以灼艾如枣大，近千壮。○又，鲁直数患背疮，亦灼艾而愈，灸为第一法也。

治背疽《外科精要》，凡觉背上肿硬疼痛，用湿纸贴肿上，先干便是痛顶，可用大蒜十头，淡豉半合，乳香一块，如龙眼大，细研，随疮头大小，用竹片作圈子，竹片阔二分许，随大小顿在疮头上，将所研药填平铺艾灸之。若痛处灸至痒为度，若痒处亦灸至痛为度，以百壮为率。自头上见疽，及项已上见疽，千万不可用此法，灸之，则反增其疾。

治发背，若初觉赤肿，肿上作小疮，疼不可近，急用针刺上七八针，取冷水，用筩击射肿上，日夜不止，疼歇肿消。

治发背，头未成疮及诸热肿，以湿纸拓上，先干处是热气冲上，欲作疮子，便灸之。如先疼痛，灸即不痛，如先不痛，以痛为度。

治脚脉及曲瞅中痒搔，则黄汁出，是名风疽，灸足大指岐间二七壮，又灸大指头亦佳。

治肺痈而作，吐脓血不止，灸肺俞二七壮，在三椎下两旁各一寸半，及灸噫嘻二次二七壮，其穴在第六椎两旁各三寸，抱肘取之。

治发背、痈疽，疔肿诸毒，疮初发出，小包如鱼眼，或陷顶，或紫黑色无头，疼作渴恶心者，皆恶毒也，此法治肿令消。速以独蒜切作片，盖其患处，大艾炷多灸，令不痛者痛，痛者不痛，痒者不痒，不痒者痒，每随火出即愈。如肿甚无头，即以湿纸一张，盖合先干处，即头也，如前以蒜片炷灸之肿大者，五花灸，壮数多为妙，此《外科精要方》内第一法也。五花灸者，∴∴，如样，下灸炷。

又云：灸多为善，勿令大热，但痛即去，蒜焦换用，勿损皮肉，体干不须灸，常用此大效。

治悬痈：

择人神不在日，早空心先用井花水，调百药煎末一碗服之，微利却须得秋葫芦，亦名苦不老生，在架上而苦者，切皮片置疮上，灸二七壮，昔有人患连年，一灸效验。

骑竹马灸法 治痈疽发背，不问男女，无不效验。

其法先令病人，以肘凭几间，臂腕要直，用篾一条，自臂腕中曲处横纹，男左女右，贴肉量起，直中指尖尽处，截断为则，不量指甲。却用竹扛一条，令病人脱衣骑定，令身正直前后，用两人扛起，令脚不着地。又令一人扶定，勿令僵仆。却将前所量臂腕篾，从竹扛坐处，尾骶骨尽处，直向上贴脊背量至篾尽处为则，用墨点定，此是取中，非灸穴也。却用篾作则子，量病人中指节相两横头为则，男左女右，截为一则，就前所点记处，两边各量一则，尽处即是灸穴。两各灸五壮，或七壮止，不可多灸，不问痈生何处，并用此法灸之，无不愈。一云：可看痈发于左则灸右，发于右则灸左，甚则左右皆灸。《经》云：诸痛痒疮，皆属于心，此二穴，皆心脉所过处，灸之使心火调畅，血脉流通，愈于服药。○又灸足三里穴并气海穴，引热毒气归下，其理甚长，皆良法也。

治大人小儿痈肿，灸两足大拇指奇中，仍随病左右。

治痈疽：凡痈疽始发，或小或大，或如米粒，皆须微候，急须攻之。若无医药处，即灸当头百壮。一云，七八百壮。其太重者，灸四面及中央二三百壮，亦宜当头以大针针入四分。

治痈肿者，刺痈上，视痈大小深浅，刺大者多而深之，必端纳针。

治发背痈肿，已溃未溃出《圣惠方》：用香豉三升，以水和，捣作饼子，厚三分，有孔勿覆之，布豉饼，以艾列其上，灸之。取温热勿令破，内如热痛，急汤之，一日两度。灸如有疮，以疮孔中汁出为度。腋痈大热，刺足少阳五。热不止，刺手心主三。刺痈疽不得顷时回，痈不知所，按之不应手，乍来乍已，刺手太阴傍三痏，与阴脉各二。

治面目上痈肿，刺陷谷出血立愈。

治头大侵潭一作浸淫，穴：间使。

治肠痈及诸痈肿：灸两手后肘尖上，各一七壮，左右同。又灸两足大指岐间，各三壮。兼治诸痈肿病。又出两肘，正灸肘头锐骨各百壮，下脓血即瘥。

痈疽、瘤、石痈、结核、瘰疬皆不可就针角针，角者鲜有不及祸。

瘰疬

治寒热颈瘰疬《资生经》，穴：大迎、五里、臂臑。

治寒热颈痛瘰疬，穴：大迎。

治寒热瘰疬，缺盆中肿外溃，则生胸中热，满腹大水气，缺盆中痛，汗出，穴：缺盆。

治寒热瘰疬咳嗽，穴：五里。

治寒热颈项急，瘰疬，臂中痛不得举，穴：臂臑。

治腋下瘰疬，臂屈伸不得，风痹疼注病，穴：少海。

治瘰疬寒热，颈有积气，暴聋肩痛，穴：天牖。

治一切瘰疬，在顶上及觸处，但有肉结，凝已作瘻，及癰瘤者，以独头蒜截两头留心，大作艾炷，如蒜大小，贴疬上灸之。勿可令破肉，但取热而已，七壮一易蒜，日日灸之，即消止。

治一切瘰疬：灸两颊里患疬处宛宛中，日一壮，七日止。又五里人迎各三十壮。又患人背两边腋下后纹上，随年壮。又耳后发际直脉七壮。

王氏云：有人项上患疬，人教用忍冬草研细，酒与水煎服，以滓敷而愈。次年复生，用前药不效，以艾灸之而除根。有小儿耳后疬，用药敷不效，亦灸之而愈。云：瘰疬初生如梅李大。切忌以毒药点蚀及针刀鑱割，劳疬为甚，即经蚀取之后，无有不死者，特宜戒之。

治疬疡著颈及胸前，灸乳间。

治腋下瘰疬漏，臂疼屈伸不得，风痹漏瘙，

针少海三分，留七呼，泻五吸，针瘰疬先拄针皮上三十六息，推针入内之，追核入小勿出核，三上三下乃出针。

治颈漏：灸天池百壮；又心鸠尾下宛宛中，七十壮；又章门、临泣、支沟、阳辅百壮；又肩井随年壮；又以艾炷绕四边周匝七壮即止。○若诸恶漏中冷息肉出，灸足内踝上各三壮，二年者六壮。

治一切瘰疬：以手仰置肩上，微举肘取之，肘骨尖上是穴，随所患处，左即灸左，右即灸右，艾炷小箸头大，三壮即愈。复作，即再灸，不过三次，除根，神效。○《百一选方》云：汤寿资顷宰钟离有一小鬟，病疮已破，传此法于本州，一曹官早灸，晚间脓水已干，凡两灸，遂无恙。后屡以治人皆验。骆安之妻，患四五年，疮痂如白，螺靥不退，辰时着灸，申时即落，所感颇深，凡三作三灸，遂除根矣。

灸瘵，

灸两腋中患瘰疬处宛宛中，百壮止。又用商陆捣捻饼子，置瘘上，以艾炷灸饼上，干熟则易之。灸三十壮。一云二七壮。

治瘘：用韭菜畦中蚯蚓粪，和水为饼子，量疮大小用之，过疮二三钱地位，贴疮上，外以艾圆灸之。患人觉得疮热，或痛止火，休去饼子，上以膏药固定，少五日，多七日开，平复初。疮已破愈好医，未破者自痊。

治疬疮：用七月七日日出时收麻花，五月五日收艾二件作炷子，于疬疮上灸百壮。

治卒患瘰疬子不痛方，取桃树皮贴上，灸二七壮。

治瘰疬疮：用蒜薄切，铺于疮上，用艾圆灸得知疼痛，次用水鸡弹九个，每三分齐造三个，每一个内斑蝥七个，去翅足，巴豆半粒，分作三分，或一粒，过三日又灸，又用三个，每个用十四个斑蝥，巴豆半粒或一粒分作三分，再过三日，又灸，每个用二十一个斑蝥，巴豆一粒分作三分，加信少许。

治瘰疬结核，宜用此灸法，用巴豆一枚，去皮心，艾叶一鸡子大，相和捣烂，擘碎曝干，捻作炷，灸疬子上，三壮即止。

治瘰疬灸葶苈饼子法。用葶苈子二合，豉半升，汤浸令软，捣熟捻作饼子，如钱厚，安在疬子上，以艾炷如小指大，灸饼子，五日一度，灸七壮，不可破头，不可灸葶苈，气入脑能杀人。

治瘰疬结核，宜灸茛菪根法。用茛菪根一两，粗者切厚，约三四分，安疬子上，紧作艾炷灸之，热彻则易，五六壮，频频灸，当即退矣。

治瘰疬，凡瘰疬欲成瘘，周四畔灸之即瘥，一云于连核引脚处截灸之，即不开，去后，乃当顶灸之，各七壮。

治瘤瘿气咽肿《资生经》，穴：天府、臑会、气舍。

治瘿，穴：通天，灸五十壮，胸堂、羊矢灸百壮。

治头有大气，穴：胸户、通天、消泺、天突。

治项瘿气瘤及臂肿，穴：臑会。

治瘿肩不举，穴：浮白。

治瘿上气短气，穴：肺俞，灸百壮。

治瘿上气胸满，穴：云门，灸五十壮。

治瘿恶气，穴：天府，灸五十壮，胸堂百壮。

治瘿劳气，穴：冲阳，灸随年壮。

治瘿，穴：天瞿，灸三百壮，三间小灸之。

治瘿气面肿，穴：通天，灸五十壮。

治瘿，穴：中封，灸随年壮。

治诸瘿，灸肩髃，左右相对宛宛处，男左十八壮，右十七壮，女右十八壮，左十七壮。或再三取瘥止，又风池灸百壮，又两耳后发际百壮，又耳后发际有一阴骨，骨间有一小穴，亦有动脉，准前大效。

治瘿恶气：大椎横三寸间灸之，风池穴，耳后发际，大椎各百壮，大椎两边各寸半，小垂下，各三十壮。又臂臑随年壮，凡五处共九穴。又垂两手两腋下纹头各百壮，针亦良。○《资生经》云：大智禅师治皮肤头面生瘤，大如拳，小如枣，或软或硬，不痛不可辄灸。天南星生干皆得，滴少醋研膏，先将小针刺病处，令气透，以药膏摊纸上贴三五易瘥，此一说也，故并存之。

治脑瘘诸节诸痈肿牢坚治之方：削附子令如棋子厚，正着肿上，以少唾湿附子，艾灸附子，常令热彻，如附子欲干又更唾湿之，如前常使附子气入肿中，无不即愈。此法绝妙秘而不传，凡肉瘤勿可治，治之杀人。《肘后方》云：不得灸针。

治面生赘瘤：灸一壮，即用好醋磨雄黄涂纸上，剪如靥子大，贴于灸处，用膏药封贴，二日易，候汁出脓如豆粉愈。

治瘿瘤病：男左女右，灸肘后屈高骨尖点穴，却伸手背灸七壮，并灸胸坎骨下巨阙穴五壮，常服复元通气散大效。

疗诸瘿，头冲一作颈冲。一作臂臑，各灸随年壮。

治诸瘿：将患人男左女右，以绳量手中指，从指端齐绳头向下至指下横纹上截绳头中屈，从横纹直下点绳头，灸七壮。五年以后，量加壮数，须三月三日午时下灸，无不瘥者，石瘿难愈，气瘿易治。

疣目

治手足忽生疣目《资生经》，作艾炷如疣目大，灸三壮即除。

治生疣目。《资生经》云：疣目虽可灸，《千金方》亦有用杏仁烧令黑，研碎，涂上者；有用松柏脂合和，涂之一宿，失去者；有用牛口中涎，数涂，自落者；有用苦酒渍石灰，六七日滴取汁点疣上，疣即落者；有以猪脂揩痒处，令少许血出即瘥。

其中神效无以加者，原不必拘灸法，以为更无他法治也。

蛊毒尸厥兽伤类

蛊毒

　　当足下小指尖上，灸三壮。当有物出酒上得者，有酒出饭上得者，有饭出肉菜上得者，有肉菜出即愈，神效，皆于疮上灸出。

　　治蛊毒，穴：巨阙。

尸厥中恶

　　主卒起僵仆，恶见风寒《资生经》，穴：百会、玉枕。

　　主暂起僵仆，穴：通天、络郄。

　　主僵仆不能久立，烦满里急，身不安席，穴：大杼。

　　主卒尸厥不知人，脉动如故，穴：隐白、大敦。

　　主尸厥暴死，穴：金门。

　　主恍惚尸厥，烦痛，穴：中极、仆参。

　　治邪客于手足少阴、太阴足阳明之络，此五络者，皆会于耳中，上络左角五络俱竭，令人身脉动如故，其形无所知，其状若尸，刺足大指之内侧，爪甲上去端如韭叶；后刺足心，后取足中指爪甲上各一痏；后取手大指之内，去爪甲如韭叶；后刺手心主，少阴兑骨上之端各一痏，立已。以筒吹其两耳中，立已，不已，拔其左角发方寸，燔治饮以淳酒一杯，不能饮者，灌之立已。

主厥逆，足卒青，痛如刺，腹若刀切之状，大便难，烦心，狂见鬼，好笑，头面四肢肿，穴：丰隆。

治飞尸遁注，胸膈胀满又或时上心，呕吐喘逆，咽干胁痛，刺入五分，灸五十壮，在腋四肋之间，高下正与乳后二寸陷中，举腋取之。俗名注市。

主恶风邪气遁尸，内有瘀血，九曲中府刺入五分，灸三十壮，又云灸五十壮，此法神良。

主卒中，恶风邪气，飞尸恶注，鬼语遁尸，穴：天府。

治卒尸厥不识人，足寒不能温，穴：隐白。

治恍惚尸厥不知人，穴：中极。

治尸厥状如死，穴：大敦。

治尸厥如

中恶状，霍乱，癫痫狂见鬼，穴：仆参。

治尸厥，口噤气绝，壮如中恶，心腹胀满，尸厥如死不知人，穴：厉兑。

治癫痫，尸厥暴疝，穴：金门。

治腋肿膨，失志身热，飞尸遁注，痿厥不仁，穴：委阳。

疗尸厥走注，胸背连痛，穴：魂门。

疗癫疾尸厥，霍乱马痫，穴：仆参。

疗卒中恶鬼注，不得安卧，穴：天府。

疗尸厥，穴：攒竹、禾髎。

凡尸厥而死脉动如故，此阳脉下坠，阴脉上争，气闭故也。针百会入三分补之。又熨斗，熨两胁下。又灶突墨弹丸大，浆水和饮之。又针足中指头，去甲如韭叶。又刺足大指甲下内侧，去甲三分。一云灸百会百壮。

治卒中恶，穴：水沟。

凡五尸者，飞尸、遁尸、风尸、尸疰、沉尸也。今皆取一方，兼治之，其状腹胀痛急不得气息，上冲心胸，旁攻两胁，或累块踊起，或挛引腰背，治之法。灸乳后三寸，男左女右，可二七壮，不止者，多壮数即愈。又两手大拇指头各七壮。又心下三寸六十壮，又乳下一寸，随病左右多其壮数。又以细绳量患人两乳头内，即截断中屈之，又从乳头向外量，使当肋罅于绳，灸三壮或七壮，男左女右。

治卒疰忤，攻心胸，灸第七椎，随年壮；又心下一寸三壮；又手肘，灸随年壮。

治五毒疰，不能饮食，百病，灸心下三寸，胃脘十壮。

治水疰，口中吐水。《内经》云：肺来乘肾，食后吐水。灸肺俞①，又灸三阴交，又灸期门，泻肺补肾，各随年壮。

治一切疰无新久及治诸气，神良。先仰卧，灸两乳边斜下三寸，第三肋间，随年壮，可至三百壮，一名注市。

治鬼神邪，穴：间使。

治鬼神邪卒死，穴：阴囊下第一指里，十四壮。

王氏云：有贵人内子，产后暴卒，急报其母，为办后事，母

①俞：原作"前"，据《千金翼方》卷二十七第七改。

至，灸会阴、三阴交，各数壮而苏，母盖名医女也。

治溺死一宿尚可救，解死人衣，灸脐中即活。

治尸厥，灸膻中季肋间二七壮，又灸鼻下人中七壮，又灸阴囊下去下部一寸百壮，若妇人灸两乳中间。又以爪刺人中，良久以针针人中，入至齿立起，此亦全是魏大夫传中扁鹊法，即赵太子之患。又张仲景云：尸厥，脉动而无气，气闭不通，故静然而死也，又灸膻中穴二十八壮。

治尸厥，针百会，当鼻中入发际五寸，针入三分，补之；针足大指甲下内侧，去甲三分；又针足中指甲上各三分，大指之内去端韭叶；又针手少阴锐骨之端，各一分。

治尸厥，刺任脉玉泉一穴，在脐下四寸，针入三分，次针足太阴隐白二穴，在足大指端内侧去爪甲角如韭叶，针入三分，更兼两胁下熨之。

治卒中五尸，以四指尖其痛处，灸指下际数壮，令人痛爪其鼻人中。又爪其心下一寸，多其壮即瘥。

治尸厥，灸头上百会穴，四十九壮，兼脐下气海、丹田穴三百壮，觉身体暖即止。

治一切病，食疰，灸手小指，随年壮，男左女右。

治尸厥，穴：厉兑，灸三壮，炷如小麦大。

治卒死而张目反折者《肘后》，灸手足两爪后十四壮，仍饮以五毒诸膏散，有巴豆者良。

治卒死而四肢不收失便者，灸心下一寸、脐下三寸、脐上三寸，各一百壮。

治中恶《肘后》，灸胃脘五十壮，又以绳横其人口以为度，度脐去四面各一处，灸三壮，令火俱起，更又用心下灸下头，五壮。

治尸厥，以绳围其臂腕，男左女右，绳后大椎上度下行脊上，灸绳头五壮是。又亶中二七壮。

治卒中邪魅恍惚振噤，灸鼻下人中及两手足大指爪甲，令艾丸半在爪上半在肉上，各七壮，不止至十四壮便愈，炷如雀屎大。

治中恶短气欲死《肘后》，灸足两拇指上甲后聚毛中，各十四壮，即愈。未瘥，又灸十四壮，前灸三七壮。

治救卒客忤者中恶之类也，多于道路门外得之，令人心腹胀满，绞痛气冲心胸，不即活亦杀人《肘后》，灸鼻下人中三十壮，令切鼻柱下也，以水渍粳米取汁一二升，饮之，口已禁者，以物强发之。

治卒忤死，又治卒死而张目反折者《肘后》，灸手十指爪下各三壮，又灸鼻下人中三壮，又灸肩井百壮，又灸间使七壮，又巨阙百壮。又法，令大痛爪人中取醒，不起者卷其手，灸下纹头，随年壮。

治卒死无脉及治尸厥，针间使各百余息；又灸鼻下人中；又熨斗熨两胁下；又葱刺耳；又灸其唇下宛宛中，名承浆，十壮大良；又以细绳围其人肘宛宛中，男左女右，伸绳从背大椎上度以下，行脊上灸绳头，一云五十壮；又从此灸，横行各半绳，此凡三灸，各灸三壮即起。

治卒死并卒忤死《肘后》，灸心下一寸巨阙、脐上三寸建里、脐下四寸中极，各百壮。又灸脐中百壮，用此即活。

治卒死而口噤不开者，

以绳缚两手大拇指,灸两白肉中二十壮。

治自缢死,灸四指大节陷,大指本纹名曰地轴,各七壮。

治溺水死,灸法,急解本人衣服,脐中灸百壮。或倒悬病人,挑去脐上垢,或吹两耳中,或绵包皂角末,内下部。《外台》云:虽溺死一宿者,以皂角绵包内下部,须臾出水即活。

治卒中恶,短气欲死,以其人置地,取利刀画从肩起,男左女右,画地令周遍讫,以刀锋刺病人鼻下人中,令入一分急,勿动其人,当鬼语求去,乃具问,何与何故来,自当乞去,乃以指灭向所画地,当肩上头数寸,令得去,不可具诘问之。

治鬼击卒死及诸暴绝证,灸鼻中一壮立愈,不瘥,更灸脐上一寸七壮及两踵白肉际,即瘥。又灸脐下一寸三壮,及两脚大拇指内离甲一韭叶许,各灸三五壮即活。脐中灸百壮亦效。

治鬼魅惊恐哭泣，上星穴，直鼻入发际一寸，灸五壮。又唇表中央线者中，灸三壮。又主邪鬼妄语。

治鬼击，刺足阳明三里二穴、手少阳经支沟二穴立愈，不愈复刺灸。《灵枢经》云：刺之气不至，无问其数，刺之气至，即出其针。

治中恶卒死，短气，胃脘穴。《甲乙经》云：一名太仓，胃募也。在上脘下一寸，若蔽骨脐中，手太阳少阳足阳明所主，任脉之会，宜灸三壮。又云，灸足大指横纹，随年壮，左右同。又云刺督脉水沟一穴，任脉中脘、气海二穴。凡刺胸腹者，必以布缴，乃单布上刺。又灸两足大爪甲，聚毛甲中七壮，此华佗法。又云三七壮。又灸脐中百壮。

虫兽伤

治猘犬所伤，毒①不出，发寒热见外丘穴，

---

①毒：原无，据本书卷四一六外丘穴治症、《针灸资生经》卷七、《圣济总录》卷一九一补。

速以三姓人饭敷之，可灸咬处，立愈。春末夏初，狂犬咬人，即令人狂，过百日乃得免，当终身禁食犬肉蚕蛹，食此，则发不可救也。先去却恶血，灸疮中十壮，明日以后，日灸一壮。百日乃止，忌酒，每七日捣韭汁饮一二盏。

治睡着蛇入七窍，以艾灸蛇尾即出。○又法，刀破蛇尾些子，入椒七粒，蛇自出，出后，急以雄黄朱砂细研，煎人参汤，调灌去蛇毒。

治蛇伤，即以溺溺之，拭干，以艾灸之效。又云，朝野佥载记：艾炷当毒蛇咬处，灸引出毒气，瘥。薄切独头蒜，贴蛇咬处，灸热彻即止，灸蛇毒上三七壮，无艾以火头称疮孔大小热之。

治狂犬咬人，令人吮去恶血尽，灸百壮，后日日灸，百日止。若血不出，一生忌酒猪肉。

治一应蛇虺蜈蚣咬伤，

用艾炷于伤处，灸三五壮，拔去毒即愈。或七壮，其痛止。

治毒蛇所伤，用艾炷当咬处灸之，引去毒气即愈。其余恶虫所螫，马汗入疮等，用之亦效。

治射工中人，寒热，或发疮，偏在一处有异于常者。又云：江南有射工毒虫，一名短狐，一名蜮，常在山间水中，人行及浴，此虫口中横骨角弩，即以射人形影则有病。若见身中即有疮者，切蒜令薄以搨疮上，灸蒜上十壮瘥。凡治射工毒，灸疮毒处射工毒。若见身中有积疮处，便急治之，用急周绕遍，去此疮边一寸，辄灸一处，百壮，疮上亦一百壮，大良。

治沙虱毒，右用大蒜十片，着热灰中温之令热，断蒜及热拄疮上尽十片，复以艾灸疮上七壮则良。又方，已深者，针挑取虫子，正如疥虫着爪上，映光方见行动也，挑不得，便就上灸三四壮，则虫死病除。若犹觉惛惛，是其病已大深，便应依土俗作方术拂出之，并诸汤药以浴，皆三升出都尽乃止，亦依此方，并杂用前中溪毒，及射工法急救七日中宜瘥。不尔，则仍有飞虫来入攻，啖人心脏便死，慎不可轻。

治蝎螫不可忍者，详其经络部分，逆顺蹙气，毫针刺之，其针咒过，咒曰：天灵节荣，愿保长生，太玄之一，守其真形，脏腑神君，各保安宁，神针欲下，万毒潜形。急急如律令。摄凡针咒之，其病速愈。点念一遍，吹一口气，于针上刺之。

治蛇螫，嚼盐唾上讫，灸三壮，复嚼盐唾灸疮上。

《普济方》卷四百二十三

《普济方》卷四百二十四 针灸门

明·周王 朱橚 撰

妇人诸疾

治女子心痛，逆气善吐，食不下《资生经》，穴：幽门。

治妇人惊悲不乐，又疗大风卧惊，视如见鬼，穴：阴蹻。

治妇人里急瘕疝，穴：带脉。○治女子逆气，穴：幽门。

治妇人小腹满石水，穴：关元。○治女子淋，穴：阴蹻。

治女子小便淋沥，穴：水泉、委阳、志室、中髎。

治妇人淋沥，阴挺出，又四肢淫泺心闷及诸淋，穴：阴蹻、小肠俞。

治妇人小便不通，穴：曲骨。○治妇人遗尿，穴：横骨，灸七壮。

治妇人泄痢不止，穴：气穴。○治妇人飧泄，穴：阴陵泉。

治妇人赤白里急瘕疝，穴：五枢。○治妇人水泄痢，穴：气海，灸百壮，三报

治妇人肠鸣注泄，穴：下髎。○治妇人目眣眣不能远视，穴：水泉。

治妊娠三月数堕胎，穴：膝下一寸，灸

七壮。

治妇人漏血不止，小腹急引阴痛，腹胀如蛊，女子如妊娠《济生拔粹方》，穴阴谷①，灸三壮。

治妇人转胞，不得小便，又主胞闭塞及小腹急，六脉虚弱《仁存方》，穴：关元灸七壮，便得小便，次服八味丸调理。

治妇人阴肿，穴：气冲。○治妇人小腹肿胀，阴痛直引心下，穴：曲泉。

治妇人阴疝，穴：冲门。

治女子疝及小腹肿，溏泄癃遗尿，阴痛，面黑目眦痛，漏血，穴：太冲。

治妇人伤寒过经不解，使经不传，穴：针期门。 治妇人汗出，穴：阴蹻。

治妇人八部诸疾，穴：伏兔。○治女子背脊急痛，穴：支沟。

治男子如蛊，女子如阻，身体腰脊如解，不欲食，有此病者，宜用此法治之验，穴：涌泉、阴谷。

治癥疝崩中，腹上下痛，肠澼，阴暴败痛，穴：合阳、中都。

治女人阴中痛引心下及小腹内绞痛，腹中五寒，穴：灸交仪。

治妇人口噤语言不出，风痫之疾，穴：承浆。

治妇人疝气客于膀胱，难于前后，泄而溺赤，穴：灸足厥阴，左右各一所。

①阴谷：原作"阴右"，据《圣济总录》卷一九一改。

《资生经》云：太仓公诊司空命妇，曰：疝气客于膀胱，难于前后，溲而溺赤。灸足厥阴脉左右各一所，即不遗溺而溲清，更为火齐汤饮之，而疝气散。

治妇人伤风，发热恶寒，经水适来，得七八日，热除脉迟，身凉和胸胁下满，如结胸状谵语者，此为热入血室也。当刺期门穴，随其实而取之。期门穴在乳直下肋骨近腹处是穴也。凡妇人病，法当刺期门，不用行子午法，恐缠脏膜引气上，但下针令病人吸五吸，停针良久，徐徐行针，此是平泻法也。凡针期门，必泻勿补，可肥人二寸，瘦人寸半深也。○《资生经》云：凡妇人伤寒过经不解，当针期门，使经不传。

《卫生宝鉴》云：一妇人患热入血室证，医者不识，用补血调血补气药，亟养数日，遂成血结胸，或权用前药。予曰：小柴胡用已迟，不可行也，无已，则有一为刺期门可用矣。予不能针，请善针者治之，如言而愈。或者问曰：热入血室，何为而成结胸也？予曰：邪气传入经络，与正气相搏，上下流行，或遇经水适来适断，邪气乘虚而入，血室为邪迫上入肝经，肝受邪则谵语而见鬼，复入膻中，则血结于胸中。何以言之？妇人平居，水当养于木，血当养于脾也，方未受孕则下之以为月水，既妊娠，则中畜之以养胎，及已产，则上壅之以为乳，皆血也。今邪逐血，并归肝经，聚于膻中，结于乳下，故手触之则痛，非剂可及，故当刺期门也。

治妇人小便数，泄不止及治不觉遗沥，穴：关元。

治女遗尿，穴：太冲。

治咳逆。其法：妇人屈乳头向下尽处骨间是穴，丈夫及乳小者，以一指为率。男左女右，与乳相直间陷中，动脉处是穴。艾炷如小豆许，灸三壮。又乳根穴在两乳下一寸，艾炷如小豆大，灸三壮即止。妇人则屈乳头下尽骨间动脉陷中是穴。

治妇人脊急目赤，穴：支沟。

治疝瘕，按之如以汤沃股内至膝，飧泄，阴中痛，小腹痛坚，急重下湿，不嗜食。刺阴陵泉入二分，灸三壮。在膝下内侧辅骨上陷中，伸足乃得之。

治癫疝崩中，穴：中都。

治妇人阴痛，引心下小腹绞痛，灸膝外边上去一寸宛宛中。

治胞中有大疝瘕积聚与阴引，穴：大溪。○治疝瘕阴疝，穴：太阴郄、冲门。

治脐下疝积，胞中有血，穴：四满。○治腹满疝积，穴：石门。

治疝瘕，穴：四满、中极。

治妇人癥瘕，肠鸣泄利，绕脐绞痛，穴：天枢灸百壮，三报之，勿针。

治妇人瘕聚瘦瘠，穴：三焦俞灸百壮，三报，内廉后宛宛中，随年壮。又气海灸百壮。

治妇人癥癖，肠鸣泄痢，绕脐绞痛，穴：天枢百壮，三报，勿针。

妇人血气痛

治子脏有恶血，内逆满痛《资生经》，穴：四满。○治生胞中有血，穴：石门。

治妇人血脏积冷，穴：四满。○治妇人血气，穴：阳蹻。

治妇人本脏气血癖走刺痛，坐卧不得，或大小便不通，不思饮食。左右脚第二指第一节曲纹中心，各灸十壮，每炷亦如小豆大，甚验。

治妇人贲豚抢心，穴：关元、中极。〇治女人腹痛，穴：天枢。

治妇人贲豚，穴：关元、中极、阴交、石门、四海、期门。

治女子血瘕，按之如汤沃股，穴：曲泉。

血块

治妇人因产，恶露不止，遂结成块，崩中漏下《资生经》，穴：石门。

治血结成块，穴：中极。

治因产恶露不止，遂成疝瘕，或因月事不调，血结成块，穴：下极。

治血瘕，穴：漏谷、曲泉。〇治血癃，穴：曲骨。

治血淋，穴：复溜。〇治血淋，穴：丹田，灸七壮。

治胸中瘀血，穴：三里。〇治内有瘀血，穴：商曲、中府。

治妇人瘕聚，穴：关元。〇治女子瘕聚脚膝无力，穴：膀胱俞。

治血块腹痛，穴：阴交。〇治瘕聚，灸气海、天枢各百壮

治小便淋赤，尿道痛，脐下结块如覆盆，或因食得；或因产得，恶露不下，遂成疝瘕；或因月事不调，血结成块，皆针之，穴：间使。

血崩

治血崩不止《资生经》，穴：大敦。○治崩中，穴：合阳。

治崩中漏下，穴：石门、气海。○治崩中因产恶露不绝，穴：中都。

治女子，血不止，穴：交信、阴谷、太冲、三阴交。

治崩中漏下涌，穴：石门。○治漏下恶血，月事不调，逆气腹胀，穴：气海。

治女子漏下不止，穴：三阴交、太冲。

治漏血，小腹胀，体寒热，腹肿及漏血，小便黄，穴：阴谷。

治经漏，穴：太冲、然谷。○治阴挺下血，阴肿或痒，沥清汁若葵汁，穴：阴蹻。

治白崩及血伤，带下赤崩，灸小腹横纹，当脐孔直下百壮，又内踝上三寸左右百壮。

治崩中，穴：阴蹻、石门。

治漏下赤白及腹大坚，食不化，面色苍苍，穴：天枢。

治经候过多，其色瘀黑，甚者崩下，吸吸少气，脐腹冷极，则汗出如雨尽脉微小，由冲任虚衰，为风冷客乘胞中，气不能固，灸关元百壮，宜鹿茸丸。

治女子月事不绝，带下，产后恶露不止，绕脐冷痛，穴：阴交。治恶露不止，穴：气海、中都、关元。○治因产恶露不止，穴：中极、石门。

治漏胞，下血不禁，灸关元两傍三寸，百壮。

治产难，月水不禁，横生胎动，针三阴交。

治胎动，崩中下痢，贲气上逆，针石门，一寸四分。

治漏胞见赤，灸胞门五十壮，气门五十壮。○治崩中带下，穴：针灸中极。

治妇人经血过多不止并崩中者，穴：三阴交、行间、通里，用毫针刺后，各灸二七壮。凡灸虚则炷火自灭，实则火吹灭。

月事

治月水不利，身热腹痛，癃疝阴肿，难乳，子上抢心，痛不得息，气冲腰痛不得俯仰，穴：气冲。

治女子经不通，穴：会阴。○治月脉断绝，穴：关元。

治月事不利，季胁支满，乳痛，心痛周身痹，痛无常处，逆气，喘不能行，穴：足临泣。

治妇人断绪，又因恶露不止，月事不调，血结成块，穴：中极。

治月事不时，血结成块，肠鸣腹痛，不嗜食，穴：天枢。

治月事不来，来即多，心下闷痛，目不

能远视，阴挺出，小便淋沥，腹痛，穴：水泉。

治下月水，惊悲不乐，如堕坠，汗出面黑，病饥不欲食，妇人淋沥，阴挺出，四肢淫泺，心闷，及月水不调，嗜卧怠惰，手足偏枯不能行，穴：阴跷。

治月水不通，穴：太冲。○治月水不调，穴：阴包、交仪。

治经逆，四肢淫泺，阴暴跳，小腹偏痛。又云：主女子淋，阴挺出，月水不来，穴：阴跷。

治月事不利，见赤白有身，则败阴寒，穴：行间。

治月水不利，见血而有身，则败乳肿，穴：足临泣。

治月闭溺赤，脊强互引反折，汗不出，穴：腰俞。

治经闭不通，穴：中极。

治女人从小至大，月经未尝来，服黄芩牡丹汤两剂后，灸乳下一寸黑员际，各五十壮。

治胎中痛恶血，月水不以时休止，腹胀肠鸣，气上冲胸，穴：天枢。

治月水不利，或暴闭塞，腹胀满，癥淫泺，身热乳难，子上抢心，若胞不出，众气尽乱，腹中绞痛，不得反息，穴：气冲，正仰卧，屈一膝伸一膝，并气冲针上入二寸，气至泻之。

治月经不断，灸内踝下白肉际青脉上，随

年壮。

治小腹坚痛，月水不通，穴：带脉、侠溪。

治小腹胀满，痛引阴中，月水不至，则腰背痛，胞中瘕，子门寒，大小便不通，水道刺入二寸半，灸五壮，在大巨下三寸。

治女子下苍汁不禁，中痛引小腹疼，大便不利，寒湿内伤，穴：下髎。

治月事过时不止，穴：隐白，刺立愈。

治妇人月事不调，至月则闭；男子失精，尿有余沥，刺足少阴经，治阴在足内踝下动脉是也。

治妇人经脉不通，穴：曲池、支沟、三里、三阴交。如经脉壅塞不通者，泻之立通。如经脉虚耗不行者，补之经脉益盛，即通行矣。

治月事不调，泄痢不止，贲气上下，引腰脊痛，穴：气海。

治月脉不调，穴：血海、带脉。〇治月事不绝，穴：阴交。

治月水不利，灸四满。〇治月水不调，血结成块，穴：间使。

治产后月水不禁，横生胎动，穴：三阴交。

治月水不利，贲气，上下无子，穴：四满，灸三十壮。

治月事不调带下崩中，因产恶露不止，绞脐疼痛，穴气海。

治血不通《卫生宝鉴》，刺会阴入二寸，留七呼，灸三壮。

治子脏中有恶血，内逆满痛，穴：石门，刺入一寸，灸五壮。

赤白带下

治带下瘕聚，因产恶露不止，月脉断绝，下经冷《资生经》，穴：关元。

治带下，穴：气海、小肠俞。○治带下赤白及胁下气转连背，痛不可忍，穴：带脉。

治带下，月事不调，穴：中髎。○治带下，穴：阴交。

治带下赤白，恶合阴阳，小便闭涩不通，但是虚冷之极，皆宜灸，穴：曲骨。

治白沥，穴：上髎。○治赤白沥，心积腰痛，不可俯仰，穴：次髎。

治赤白淫，时白气癃，月事少，淫泺及主下苍汁不禁，赤沥阴痒痛，引小腹控抑不可俯仰，穴：中髎、腰尻交。刺腰尻交者及胂上，以月死生为痏数，发针立愈。一云下髎。

治赤白沃中，阴干痛，恶合阴阳，小腹膹坚，小便闭，穴：曲骨。

治女子赤沃，穴：大赫。

《资生经》王氏云：有来觅赤白带药者，并以镇灵丹与之，镇灵丹，能活血温中故也，以其神效，故书于此，但有孕不可服耳，若有灸带脉穴，尤奇于此丹也。有妇人患赤白带，林氏得予针灸经，初为灸气海穴未效，次日为灸带脉，有鬼附患身云：昨日灸亦好，只灸我未著，今灸著我，我今去矣，可为设酒食祭我。其家如其言祭之，其病立起。此实事也。予初怪其事，因思晋景公膏肓之病，盖有二鬼焉，以其虚劳甚矣，鬼得乘虚而居之。今此妇人之疾，亦有鬼者，岂其用心虚损，故有此疾鬼乎，亦乘虚而居之耳。灸既著穴，其鬼不得不去，虽不祭之可也，自此有来觅灸者，必为之。按此穴，莫不应手酸疼，予知是正穴也，灸之无有不愈。其穴在两胁季肋之下一寸八分，有此疾者，速宜灸之。妇人患此疾，而丧生者甚多，切不可忽，若更灸百会尤佳，此疾多因用心使然故也。

治带下，穴：间使，灸三十壮。

治绝嗣不生，漏下赤白，穴：泉门，十壮，三报。

治下血泄痢，赤白漏血，穴：足太阴，五十壮，腹中有寒百壮。

治漏下赤白，月水不利，

穴交仪，灸三七壮一作三十壮。

治下血漏赤白，穴：营池四穴，二十壮。一作三十壮，在内踝前后两边泡上脉。

治漏下赤白，四肢酸削，穴：漏阴，三十壮。在内踝上五分，微动脉上。

治赤白漏泄注，阴阳穴灸随年壮，三报之。在足拇指下，屈里表头白肉际是也。

治崩中带下，因产恶露不止，妇人断绪最要穴，针中极四度，即有子，若未有，更针入八分，留十呼，得气即泻，灸亦佳，不及针，日灸三十至三百止。

治女子疝，赤白淫下，时多时少，暴腹痛，穴：蠡沟。

治女子下赤白，穴：腰俞。○治女子漏下赤白及血，灸三阴交。

难产

治难产，子上冲心，不得息及阴疝，穴：冲门。

治横产先出手，诸符药不效，右脚小指尖头灸三壮，炷如小麦粒大，立产。

治小腹大，子难，嗌干，嗜饮，夹脐疝，穴：中封。

治子难，若胞衣不出，泄风从头至足，穴：上昆仑。

治胞不出，穴：气冲。○治子上抢心，穴：气冲。

治产生理不顺，或横或逆，胎死腹中，胎衣不下，穴：太冲，针八分，补百息。次补合谷，次泻三阴交，立时分解，其验如神。

治产难，针两肩井入一寸，泻之，须臾即分娩。

治产子上逼心，令病人正坐，用人抱头抱腰，微偃，以毫针刺任脉、巨阙二穴，举手下针，即刺至即止。令人立苏醒不闷，次针补手阳明经合谷二穴，次泻足太阴经三阴交二穴，应针而落，如子手掬心，生下手心内有针痕，如子顶母心，向前；人中有针痕，向后，枕骨上有针痕是验。

产后余疾

治产后余疾及治食不下，贲豚上下，伤食腹满，胸胁满，心切痛《资生经》，穴：期门。

治妇人产后浑身疼，针百劳穴，遇痛处，即针。避筋骨及禁穴。又云，产后未满百日，不宜灸。

治产后小便不通，腹胀如鼓，闷乱不醒，缘未产之先，内积冷气，遂至产时，尿胞运动不顺《危氏方》。用盐于产妇脐中填，可与脐平，却用葱白，剥去粗皮，十余根作一束，切作一指厚，盐上。用大艾炷满葱饼子大小，以火灸之，觉热气直入腹内，即时便通，其神验不可细述。

治产后恶露不止，绞脐冷痛，穴：阴交。

治产后阴下脱，灸脐下横纹二七壮。一云：因产脱出者。灸脐中，二七壮。因寒冷脱者灸脐中，随年壮。

治妇人产后气血俱虚，灸脐下一寸至四寸，灸百壮，炷如小麦大。

治产后恶露不止及诸淋，穴：气门。

治妇人产前产后乍伤风邪，头目昏重及血风头疼，穴：囟会，灸七壮。真头痛者，其痛上穿风府，陷入泥丸宫，不可以药愈，夕发旦死，旦发夕死，盖头中人之根，根气先绝也。

治产妇血晕，不省人事，穴：支沟、三里、三阴交。

治堕胎后，手足厥逆，针肩井立愈，灸更胜针，可七壮。

治产后善噫，穴：陷谷、期门。

乳痈

治乳痈寒热卧不安《资生经》，穴：膺窗。

治乳痈，穴：临泣。〇治乳洒淅恶寒，穴：神封。

治乳痈凄惨寒热，痛不可按，及阴肿，穴：乳根。

治乳痈有热肿痛，诸药不能止痛者，穴：三里针五分，痛即止。

治乳痈，惊痹胫重，喉痹骱肿，足跗不收，跟痛，穴：下廉。

治乳痈寒热，短气卧不安，穴：神封、膺窗。

治乳痈肿溃，穴：大溪、侠溪。

治妒乳。论曰：产后宜勤挤乳，不宜令汁蓄积，蓄积不去，便结不复出，恶汁于内，引热温壮结牵坚掣痛，大渴饮，引乳急痛，手不得近，成妒乳，非痈也。急灸两手鱼际二七壮，断痛脉也，不复恶手近乳，汁亦自出。便可手助迮将之。则乳汁大出，皆如脓状，内服连翘汤，外以小豆薄涂之便瘥。○法以绳横度口，以度从，乳上行灸度头二七壮。《资生经》云：女人患乳痈，四十以下，治之多瘥；四十以上治之多死，不治自终天年。王氏云：有妇年七十，生乳痈，不信此论。令外科用刀割开，其时虽快，未几而殂，方知《千金》犹信也。有捣地黄汁敷，有捣蔓荆叶或根敷，热即易之，有用白芷末温汤调敷，效。

治痈疽发于乳者，不可治之，自得终其天年，然无坐视之理，今录验方于后。令患人敛足正立张两手，以小竹须要平直，量两中指尖尽处为则，却用薄篾，比如竹长截断，兜从项下两头，垂向背心，会于一处，点定当中，不偏。又以小篾比患人右中指，自指根横纹至指尖截断为则，安于点处，对中两头尽处是穴，左患灸右，右患灸左，或三壮，或五七壮。

乳肿痛

治乳痛《资生经》，穴：乳根。○治妇人乳有余疾，穴：盲门。

治乳余疾，穴：中极。治乳汁少，又云，奶脉滞无汁，下火立愈，穴：膻中。

治厥气两乳，穴：府舍。○治妒乳膺胸痛，穴：太泉。

治乳肿贲膺，穴：太溪。○治乳肿，穴：梁丘、地五会。

治乳肿，缺盆中肿，穴：天牖。○治乳肿，穴：足临泣。

阴挺出

治阴挺出《资生经》，穴：大敦。○治阴挺长，穴：少府。

治阴挺出，穴：阴跷。○治妇人阴挺出不禁，穴：上髎。

治妇人阴挺出，穴：阴跷、照海、水泉、曲泉。

绝孕

治妇人绝产，若未经产者《资生经》，穴：阴廉，灸三壮，即有子。

治绝子带下，月事不调，穴：中髎。○治绝子，穴：次髎、漏泉、商丘。

治妇人断绪，及疗失精绝子，穴：中极。

治绝子，脏有恶血，上冲腹，疼痛不可忍，及腹厥痛绞刺，穴：石门。

治女子疝瘕，按之如以汤沃两

股中，小腹肿，阴挺出，痛经带下，阴肿或痒，漉青汁如菜羹，血闭无子，不嗜食，穴：曲泉。

治女子不子，阴暴出，淋漏，月水不来，多闷心痛，穴：水泉、阴跷。

治不子，阴暴出，经痛，穴：然谷。

治绝子，疟寒热，阴挺出，不禁白沥，痉脊反折，穴：上窌。

治拘挛腹满疝，月水不下，乳余疾，绝子，阴痒，贲豚上膹，腹坚痛，下引阴中，不得小便，穴：阴交。

治绝子，有恶血在内不下，胞转不得尿，小腹满石水痛，及治引胁下胀，头痛身背热，贲豚寒，小便数泄不止，穴：关元。

治妇人怀孕，不论月数及生产之后，未满百日，不宜灸，若绝子，则灸脐下二寸五分间动脉中，三壮。

治子门不端，小腹苦寒，阴痒及痛，贲豚抢心，饥不能食，腹胀，经闭不通，小便不利，乳余疾，绝子，及拘挛腹疝阴痒，穴：中极。

治大疝绝子，穴：华宾。治女子无子，咳而短气，穴：涌泉。

治无子小腹痛，穴：气冲。○治绝产若未曾产，穴：阴廉。

治妇人绝子，穴：然谷灸五十壮。○治妇人绝嗣不生胞门闭塞，穴：关元，灸三十壮，报之。

治妇人妊子不成，若堕落，腹痛漏见赤，穴：胞门，灸五十壮。

治妇人绝嗣不生，穴：气门，灸百壮。

治妇人子脏闭塞，不受精，疼，穴：胞门灸五十壮。

治妇人绝嗣不生漏赤白，穴：泉门，灸十壮，三报。

治月水不利，贲豚上下并无子，穴：四满，灸三十壮。

治妇人胞落颓，脐中灸三百壮，身交灸五十壮，三报在脐下横纹中。又脐对脊骨五十壮，又玉泉灸五十壮，三报。

治妇人下胞垂注，阴下脱，穴：侠玉泉，灸五十壮，三寸，灸随年壮，三报。

治妇人阴冷肿痛，穴：归来，灸三十壮，三报。〇治妇人断绪，带下，穴：中极。

治断绪，产道冷，穴：关元，日灸百壮止。

治妊不成，数堕落，穴：玉泉。灸五十壮，三报玉泉，即中极。又龙门三十壮。

治妇人无子，穴：关元，灸七壮。

治妇人无子及心痛不嗜食，五指端尽痛，足不得履地，穴：涌泉，宜针灸。

治妇人欲断产，右踝上一寸，灸三壮即断。

治腹满疝积，乳余疾，绝子，阴痒，贲豚上膜，小腹坚痛，下引阴中不得小便，穴：石门。

《资生经》云：石门忌灸，绝孕针之绝子，怀胎必不针关元，若针而落胎，胎多不成。出针外昆仑立出，阴交灸多绝孕。○又云：石门、关元，相去一寸，针关元，治妇人无子；针石门，则终身绝嗣，其道幽隐，岂可轻侮哉。

治妇人无子，咳嗽身热，穴：涌泉。

治绝子，灸脐中，令人有子。

治妇人无子及已经生子，久不再孕及怀孕不成者，以女人右手中指中节一寸及指向上量之，用草一条，量九寸，舒足仰卧，以所量草，自齐心直垂下至草尽处，以笔点定，此不是穴，却以原草平折，横按前点处，其草两头是穴，按之有动脉，各灸三壮，如筋杪大，神效。

治妇人足逆寒，绝产，带下无子，阴中寒，刺足少阴经治阴。《资生经》云：凡妇人妊娠，不可刺。昔宋太子善医，行出苑逢一妊妇，太子诊曰：女。又令徐文伯诊，曰：一男一女。针之，泻三阴交补合谷，应针而落。果如文伯之言，故妊娠不可刺。

小儿诸疾

治小儿初生三四日，二七日内，著噤不吮奶多啼者，是客风中于脐，循流至心脾二经，遂使舌本强，唇痉，嘲奶得斯疾，所施方药，不能十全，大抵宜去风无过。灸承浆，次灸颊车二穴，穴：承浆、颊车，各七壮，如雀屎大。

治小儿初生，脐风口噤，痿厥洞泄，及脐风撮口，诸药不效者，灸然谷穴，在内踝前起大骨下陷中，可灸三壮，针入三分，不宜见血，立效。

治脐风目上插，刺丝竹空。

治小儿脐风，口不开，善惊，穴：然谷。

治小儿脐肿，灸腰对脐骨节间，三壮。

治小儿中风客忤，而吐不止者，灸手心主、间使、大都、隐白、三阴交，各三壮。

治小儿中客忤恶气，灸脐上下左右半寸及心鸠尾下一寸，凡三处，三十壮，不在大，此兼治小儿百病。

治小儿夜上灯啼，鸡鸣止《全婴方》，灸中冲一壮，在中指甲后一分。

惊风

治急慢惊风，色危极不可救者《危氏方》，右先当两乳头上，即乳中穴，男左女右，灸三壮。次灸发际、眉心、囟会三壮。又手足大指当甲角，以物缚两手作一处，以艾骑缝灸，男近左边半甲半肉之间，灸三壮。先脚后手，亦可治阴阳诸痫病，艾炷如麦子大。

治小儿慢脾惊，危恶证候，药力不到者，但看两脚面中间陷处有大冲脉，灸百会穴，其穴直取前后发际折中，横取两耳尖折中，在头之中心，端正旋毛处是也。如有双旋，及旋毛不正者，非所，捏艾炷约如小麦许，但三五壮而止。灸后，仍与醒脾之剂。

治月内婴儿，胎风、惊风、慢风、潮搐涎堵，目直口噤，乳食不下，一切惊风皆治《卫生宝鉴》，灸顶中央百会穴三七壮，鼻下人中穴三壮，又灸囟周四角各三壮，鼻上天庭穴，三壮。

治小儿缓惊风，灸尺泽各一壮。

王氏云：夫急慢惊风，非风也，古人谓之阴阳痫。犹伤寒之有阴阳证也，阳痫如阳证，当治以凉药；阴痫如阴证，当治以温药；庸医不知此例，以风药治之，风药多凉，或是慢惊，未有不罹其害者，戒之戒之。若灸惊风，惟灸慢惊风慢脾风为稳当云。

治小儿急惊风及惊痫等，灸前顶三壮，若不愈，须灸两眉头及鼻下人中。

治小儿睡中惊，目不常合，灸屈肘横纹中上三分，各一壮。

治小儿惊恐，穴：瘈脉。

治小儿睡中惊掣及惊痫《全婴方》，灸足大指次指端，去爪甲如韭叶，各一壮。

治惊不得卧，灸阴交、气海、大巨。

治卧惊视如见鬼，灸阴跷。

治惊恐畏人，神气不足，灸大钟、郄门。

治心中悚惕，恐人将捕之。灸然谷。

治瘈疭而惊，灸解溪。

治太息烦满，少气悲惊，灸少冲。

治心下澹澹喜惊，灸曲泽。

治心痛数惊，心痛不乐，灸行间。○治风眩惊卷，灸阳谷。

治多卧好惊，灸厉兑。○治喜惊妄言，面赤，灸腋门。

治数噫，恐悸少气，灸神门。○治喜惊，喑不能言，灸间使。

治喜惊，灸三间、合谷。○治瘛惊，灸阳溪、天井。

治心下悸，灸通里。○治心中澹澹惊恐，灸大陵。

治气惊心痛，灸手少阳、阴郄。○治泪出而惊，灸后溪。

治烦满惊，灸腕骨。○治小儿善惊，穴：然谷。

治小儿惊恐失精，穴：长强。○治小儿惊啼及多哭，穴：百会。

治一切慢惊风，厥危病证。灸百会穴七壮，至七七壮，量轻重加减艾壮数。○又两足外踝下，赤白肉际陷中金门穴，灸七壮，至七七壮。

诸风

治小儿中风，角弓反张，多哭，言语不择，发无时节，盛则吐沫《济生拔粹》，灸百会七壮。

治卒中风毒，如口眼喎斜，语言不得《全婴方》，灸合谷三壮，在手大拇指合足处，喎左灸左，喎右灸右。

治角弓反张，灸神庭，在发际直鼻下及椎骨，并鼻上入发际三分，各三壮。

治风痉，角弓反张，口噤不语，四肢拘急《全婴方》，灸百会、间使、神庭，各三壮。百会在发上五寸。间使在掌后二寸两筋中间。神庭在发际直鼻。

治小儿喘胀，俗谓马脾风，又谓风喉者《济生拔粹方》，以草茎量病儿手中指里近掌至中指尖截断，如此三茎，自乳上微斜直上立两茎于稍尽头，横一茎两头尽点下，各灸三壮，此法多曾见效。

治小儿喜欠，穴：上关。

治小儿身强，角弓反张，灸鼻上入发际三分，三壮；次大椎下节间，三壮。

治小儿大风癫病，灸曲池二穴，各随年壮，发即灸之，神良。

治小儿但是风病，诸般医治不瘥，灸率谷。

痫病 附论

凡小儿新生，无疾慎不可逆针灸之，如逆针灸，则忍动痛其五脉，因喜成痫。河洛关中土地多寒，儿喜病痉。其生儿三日，多逆灸以防之，又灸颊以防噤。有噤者，舌下脉急，牙车筋急，其土地寒，皆决舌下，去血灸颊，所以防噤也。吴蜀地温，无此疾也。方既传之今人，不详南北之殊，便按方而用之，是以多害于小儿也。所以田舍小儿，任其自然，皆得无有夭横。小儿惊啼，眠中四肢掣动，挛蒸未解，慎不可针灸。爪之动其百脉，仍因惊成痫也，惟阴痫噤痉，可针灸爪之。凡灸痫，当先下儿使虚，乃承虚灸之，未下有实而灸者，气逼前后不通，杀人。若身体不甚热，心腹下胀满，便可灸之。若壮热满者，先须下后灸。痫发平旦者，在足少阳；晨朝发者，在足厥阴；日中发者，在足太阳；黄昏发者，在足太阴；人定发者，在足阳明；夜半发者，在足少阴。右痫发时病所在，视其发早晚，灸其所也。○痫有五脏之痫，六腑之痫，或在四肢，或在腹内，当其候随病所在灸之，虽少必瘥，若失其要，则为害也。○

王氏云：小儿发逆上啼笑，面暗色不变，是痫候。或鼻口青时小惊，或目厥青时小惊，或身热头常汗出，或身热吐呃而喘，或身热目时直视，或卧惕惕而惊、手足振摇，或卧梦笑、手足动摇，或意气下而妄怒，或咽乳不利，或目瞳子卒，大黑于常，或喜欠上视，或身热小便难，或身热目视不清，或吐痢不止、厥痛时起，或弄舌摇头。诸候二十条，皆痫之初也。见其候，使爪其阳脉所应灸，爪之皆重手，令儿骤啼及足绝脉，亦依方与汤。瞳子直视，腹满转鸣，下血，身热，口噤不得乳，反张脊汗出发热，嗜卧不悟，手足掣疭喜惊。凡八条，痫之恶者也。如有此，非复汤爪所能救，当时而灸之。

法

治肝痫病，面青目反视，手足摇，灸足少阳厥阴各三壮。

治心痫病面赤，心下有热，短气，息微数，灸心下第二肋端宛宛中，此为幽门也，又灸手心主及少阴各三壮。

治脾痫病，面黄腹大下利，灸胃脘三壮，侠胃脘旁灸二壮，足阳明太阴各二壮。

治肺痫病，面白口沫出，灸肺俞三壮又灸手阳明太阴各二壮。

治肾痫病，面黑，正直视不摇，如尸状，灸心下二寸二分，三壮；又灸肘中动脉各二壮；又灸足太阴少阳各二壮。

治膈痫病目反，四肢不举。灸风府；又灸顶上鼻下人中下唇承浆，皆随年壮灸之。

治阳痫病不动摇，灸两承山；又灸足心两手劳宫；又灸两耳后完骨各随年壮；又灸脐中五十壮。

治马痫病，张口摇头，马鸣欲反折，灸项风府、脐中三壮，病在腹中，烧马蹄末服之，甚良；又灸仆参。

治牛痫病，目正直视，腹胀乃发，灸鸠尾骨，及大椎各三壮，烧牛蹄末服之良。

治羊痫病，喜扬目吐舌羊鸣，灸大椎上三壮。又灸第九椎下节间三壮。

治猪痫病如尸厥，口唉，喜吐沫，灸完骨两傍各一寸七壮。又法：灸巨阙三壮，在鸠尾下一寸陷中。

治犬痫病，手屈拳挛，灸两手心一壮、灸足太阳一壮、肋户一壮。又法：灸足阳明脚头两空，各一壮。

治鸡痫病，摇头反折喜惊，自摇，灸足诸阳，各三壮。又法：灸手少阴三壮，在掌后去腕半寸阴郄穴陷中。

治小儿暴痫，灸两乳头，女儿灸乳下二分。

治小儿暴痫，身躯正直，如死人，及腹中雷鸣，灸太仓，及脐中上下两傍各一寸。凡六处，又灸当腹度取背，以绳绕颈，下至脐中，竭便转绳向背，顺脊下尽绳头，灸两傍各一寸，五壮。○若面白啼声色不变，灸足阳明太阴。○若目反上视，眸子动，当灸囟中，取之法，横度口尽两吻际，又横度鼻下亦尽两边，折去鼻度半，都合口尽为度，从颊上发际，上行度之，灸度头一处，正在囟上未合骨中。随手动者是，此最要处也，灸三壮；次灸当头上入发二分许，直望鼻为正；次灸其两边，目瞳子直上入发际二分许；次灸顶上回毛中；次灸客主人穴，在眉后际动脉是；次灸两耳门，当耳开口则骨节开，动脉陷中是也；次灸两耳上卷取之，当卷上耳头是也。○一法：大人当耳上横三指，小儿各自取其指也。次灸两耳后，完骨上青脉，亦可以针刺令血出；次灸玉枕，项后高骨是也；次灸两风池，在项后两辕动筋外，发际陷中是也；次灸风府，当项中央发际下，可与风池三处高下相等；次灸头两角，当回毛两边起是也。又灸鼻人中，口上灸当令近鼻，次灸承浆，至此又有太极者，可灸两眉头是也出《婴孺方》。已上头部，凡十九处，儿生十日，可灸三壮；三十日可灸五壮；五十日可灸七壮，病重俱灸之。轻者只要灸囟中、风池、玉枕也，艾使熟炷，令平正著肉，火势乃至病所也。艾若生炷不平正，不著肉，徒灸多炷，无益也。○若腹满短气转鸣，灸肺募，在两乳上第二肋间宛中，悬绳取之当童子是，次灸膻中、次灸胸堂、次灸脐中、次灸薜息，薜息在两乳下，第一肋间宛宛中是也；次灸巨阙，大人去鸠尾下一寸，小儿去脐作六寸之分，去鸠尾下一寸是也；次灸胃脘、次灸金门，金门在谷道囊之后，当中央是也，从阴囊下度至大前中分之。○已上腹部十二处，胸堂巨阙胃脘，十日儿只可灸二壮，一月以上可灸五壮，阴下缝中可灸二壮或云随年壮。○若脊强反张，灸大椎，并灸诸脏俞及督脊上当中，从大椎度至穷骨中屈，更从大椎度之，灸度下头，是督脊也。○已上背部十二处，十日儿可灸三壮，一月以上可灸五壮。○

若手足掣疭惊者，灸尺泽、次灸阳明、次灸少商、次灸劳宫、次灸心主、次灸合谷、次灸三间。次灸少阳。○已上手部十六处，其要者阳明、少商、心主、尺泽、合谷、少阳也，壮数如上。○又灸伏兔、次灸三里、次灸腓肠、次灸阳明、次灸少阳、次灸然谷。○已上足部十四处，皆要可灸，壮数如上。手足阳明谓人四指，凡小儿惊痫皆灸之。若风病动，手足掣疭者，尽灸手足十指端，又灸本节后。

治小儿癫痫瘛疭，脊强低引项，灸长强穴三十壮，在脊底端，趺地取之乃得。

治小儿癫痫，惊风目眩，灸神庭穴七壮，在鼻直上入发际五分。

治小儿风痫者，先屈指手如数物，乃发也，灸鼻柱上发际宛宛中，三壮。

治小儿惊痫，先惊啼叫后乃发也，灸顶上旋毛中三壮，及耳后青络脉旋毛中即百会穴也。

治痫，头目眩痛，颈项强急，胸胁相引，不得倾侧，癫疾不呕沫，灸本神，在曲差傍一寸半，在发际，又直耳上入发际四分，足少阳阳维之会，灸五壮。

治小儿惊痫，灸临泣，当目上眦直上入发际五分陷者中，足少阳太阳之会，灸三壮。主颊青不得视、口沫出、两目眉头痛、小儿惊痫反视。○《外台》《甲乙经》云：灸筋缩在第九椎节下间，督脉气所发，俯取之，灸三壮，主小儿惊痫瘛疭，狂走，疾急，脊强，目转上插。○《圣惠》灸长强一穴，在腰俞下，脊体骸端陷者中，灸五壮。主腰脊急强，不可俯仰，癫狂病，大小便难，洞泄不禁，五淋久痔，小儿惊痫病。又灸瘈脉二穴，一名资脉，在耳后鸡足青脉是穴，主头风，耳后痛，小儿惊痫瘛疭，呕吐泄注，惊恐失精，视瞻不明膴瞀，灸二壮，针入一分。○又小儿惊痫，灸鬼禄穴一壮，右唇中央线上炷如小麦大，用钢刀尖断更佳。○又秦承祖，灸小儿胎痫奶痫惊痫狐魅神邪，及癫狂病，诸般医治不瘥者，以并两手大拇指，用软丝绳子急缚之，灸三壮，艾炷着四处，半在甲上，半在肉上，四处尽烧，一处不烧，其灸不愈，神效不可量也，诸开灸上一壮如小麦大。○《婴孺方》审是痫候，急灸顶上旋发中。○若眼直视，灸两目直瞳子发际各一处，心下一寸宛宛中，脊上一处，当兑骨上一处，大观一处，各灸二七壮，顶上多灸亦良。○更见有痫候，两乳内各一寸七壮，屡试大效。○小儿食痫者先寒热，洒淅乃发也，灸鸠尾，以上各穴，不可一时下灸，待诸处无效即续次灸之，轻者囟中、额上发际、鼻人中、耳门、风池、玉枕可也。○凡灸头风，多者，不过三十壮，此则沉者不可懒灸，可日日灸之也。○又灸口吻，各二七壮。○又灸诸痫穴，不可悉灸，候诸处无效，方灸之。○《千金翼》云：灸第二椎及下穷骨两处，以绳度中，折绳端一处。是脊中骨也。○凡三处，复断此绳作三折，令合等参合，如厶字，以一角注中央，灸下二角，夹脊两边便灸之，凡五处也，以丹注灸所五处，各百壮，削竹为藤绳。

○《婴孺》又云：凡灸痫得啼为轻，易治；不得啼为重，难治。小儿生十数日，便得痫者，皆可灸也，可灸一壮，其要极若三五壮。

治小儿惊痫，灸囊下缝二七壮；又两乳头三壮；又灸天窗百会；又灸耳上发际各五壮。

治小儿痫喘不得息，耳聋，穴：取颅息。

治痫惊如有见者，穴：列缺并取阳明经。

治痫瘦遗精，若虚则病诸瘕癫，实则闭癃，少腹中热，善寐，穴：大敦。

治痫瘦手足扰，目昏口噤溺黄，穴：商丘。

治风从头至足，痫瘦口闭不得开，每大便腹暴满，按之不下，一作噫悲喘，穴：昆仑。

痫病腹满，常噫气，灸膻中、巨阙各五壮膻中在乳中间。平乳取之。巨阙在脐上六寸。

风眩痫病，角弓反张《全婴方》，灸上星三壮。

治马痫，穴：金门、仆参。

治羊痫，穴：会宗下空中。

治小儿但是风痫病症，诸医治不瘥《明堂经》，穴：率谷。

治小儿发痫瘦疯，呕吐涎沫，惊恐赤

颊，瞻视不明，穴：颅囟。

治小儿发痫瘛疭，穴：昆仑。○治小儿发痫瘛疭，穴：瘛脉、神道、颅囟。

治小儿发痫，张口摇头，身反折，穴：金门。

治狂痫不识人，及治风痫《全婴方》，灸百会五壮。

治风癫，灸督脉在鼻直中央入发际三壮。

治癫厥，狂走欲死，灸足大指毛中三壮。

治狂发无常，披发大叫，欲杀人不避水火，灸间使在掌后三寸两筋中间。男左女右。随年壮。

治小儿惊痫，风痫瘛疭，发作无时，鼻多清涕，顶肿，穴：前顶。

治小儿惊痫，穴：长强、身柱。

治小儿惊痫瘛疭，呕吐泄注，惊恐失精，瞻视不明，穴：瘛脉、长强。

治小儿惊痫，穴：囟会、前顶、本神、大椎。

治小儿惊痫，张口摇头，啼叫反折《全婴方》，灸脐中三壮。

治痫发目上插，穴：攒竹。 治小儿痫，喘不得息，穴：囟会。

治小儿二十四种痫法

第一痫，牙关紧，口不开，灸耳门相对一寸七壮，穴：在直耳门近眼。

第二鬼癎，手脐冷，眼不转睛，口中乱道，灸大拇指后纹每七壮，在大指节上。

第三獐癎，浑身壮热，两手如梳头，啼哭声促，灸两手心，及顶前一寸，各灸二七壮。

第四牛癎，弄唇撮口，灸鬼门穴，在乳下，麦粒七壮。

第五癎。浑身壮热，上气抬肩，喘息不调，头足俱冷，肚胀，灸两肋头，并发心各七壮，两肋是章门穴。

第六虎癎，目不转睛，两手不开，乍寒乍热，灸百会穴，大拇指节上各三七壮。

第七猫癎，连牙欠，口吐舌上唇，灸人中穴，鼻柱下玉泉穴，在枕骨下一寸，第四椎两边各一寸半，各七壮。

第八风癎，灸玉枕穴，在脑杓尖头二七壮。

第九螳螂瘹，撮口吐沫，两手在胸前，灸肩上头、脐心各三七壮。

第十蛇瘹，吐舌不时狂，灸耳垂下，七壮。

第十一脾瘹，胸内气结，喘息不匀，灸脐下一寸三七壮，未瘥；灸胃脘脐上四指，并穴两傍各四指，各七壮，腹中鸣是效。

第十二血瘹，泻血不定，灸大腹穴三壮，在足大指去爪甲如韭叶。

第十三搜腹瘹。脚冷，泻痢不常，灸脊俞，腰眼上四寸是；又灸穴两旁各一寸半，各三七壮，未瘥；灸腰眼三七壮。

第十四心瘹，吐逆不定，身体壮热，灸百会穴三七壮，未瘥，后心三七壮。

第十五喑瘹，不语言，灸玉泉穴，在玉枕下一寸；灸乳上三指，各二七壮。

第十六腊痫，不热乳食，寻常多睡，眼不开，灸足踝骨上四寸，男内踝，女外踝各三七壮；又灸发际二七壮。

第十七鸡痫，手爱抓人，口黑色，灸后心五壮，未瘥，灸两手心各三七壮。

第十八猴痫，搐一边眼不住，灸前后心三七壮，或有手如梳头者，灸第六椎两傍各一寸半，各三七壮。

第十九弓痫，身体壮热，脊骨凉急如反弓，灸后心三七壮，未瘥，灸第九椎两傍，各一寸半，三七壮。

第二十痫，干呕不定，四肢无力，灸气俞十五壮，第十二椎两傍，灸各一寸半。

第二十一癎痫，握两手如弓，不转眼睛，灸后心五十壮。

第二十二痫，面青撮口，眼中泪下。此是破军星所作。灸后心五十壮。

第二十三痫，惊哭不定，咬牙作声。此是廉贞星所作，灸第五椎下两傍各一寸半，各三七壮。

第二十四癎，揉眼睛咬指甲，此是文曲星所作，灸两手心三七壮，未瘥；灸中指头七壮。

治小儿惊癎

牙关硬，百会上灸三七壮，又灸耳后一寸，当时得效。

舌舐唇连牙欠口，此名牛星癎，灸人中三七壮。

爱吐逆舌不住，名蛇惊，灸承浆穴二壮。

爱咬人名狐癎，灸后心一百壮。下元虚腹胀，气块排连脐上，脐心，灸一七壮。

翻眼抬睛名天癎，于足大拇指当节上，灸一七壮。

破腹害肚，米谷不消，脚脉不行，是搜腹癎病，准前之穴灸之。

多睡，瞑目不开，内踝上面正四寸，急灸之。

疳病

治小儿疳瘦，于胸下鸠尾骨尖上灸三壮，次于脊下端尾翠骨尖上，灸三壮。○兼小儿疳瘦脱肛，体瘦渴饮，形容瘦瘁，诸方不瘙，尾翠骨上三寸骨陷中，灸三壮。

治小儿惊疳黄瘦痞块腹胀泻痢一切损虚

灸鸠尾下，脐上中停中脘穴二七壮；又脊骨从上第十椎下两傍各一寸半，脾俞穴二七壮，甚佳。

治小儿脾神法

未灸之前，先于土田地上，画个十字中心，先灸一炷。令云：不灸天神，不灸地神，只灸脾神。灸毕后，灸病儿。男左女右手，用竹片四五寸长，令小儿搦定拳头，将竹片于中指背节头为准，比至中节尽处，将竹虚折过，再比回一般齐折，折作如此样。令点腰眼下，左右隐然有二坑窝处，将◇此样竹二尖顶一窝，穴：中尖落处，即腰眼也，如此比定◇窝，窝以上尖为腰眼穴。其艾炷，视小儿岁数大小，病势轻重，加减。小者如箸头大，大者如小指尖大，多者灸四七，少者灸三七，灸毕，男于左脚腕上凹中窝穴内，拔出火气，小儿三岁以下，灸三炷；五岁以上，灸七壮；灸毕，将竹杖◇如上者通长，舒直于病儿心坎上边，立直竹片下边尽处为穴，心坎作如此样。亦看小儿大小，及病势轻重，轻则灸三炷，重则灸二七。病发者中病也，如不发，可用发瘡物，令小儿食之即发。既发之后，却须忌口十数日，于瘡则有效验，只在十日半月之间，进饮食、退黄色、变容颜，取万全之效。吾家之孙，赖此以活。余人愈者甚多，如若灸时，得一知穴法之人点定尤佳。

治小儿腹大，灸水分。

治小儿无辜疳，脑后顶边有核如弹子，按之转动，软而不疼，其间有虫如米粉，不速破之，则虫随热气流散，淫蚀脏腑，以致肢体作恶瘡、便利脓血、壮热羸瘦、头露骨立，皆因气血虚惫所致，或因沥濯儿衣，露于檐下，为鸱鸟落羽所污，儿著此衣虫入皮毛，亦致斯疾。凡晒儿衣，随须微火烘之，用针刺破，以膏药贴则愈。

治小儿癖气，久而不瘥者，灸中脘一穴、章门一穴，在大横外直脐季肋端。侧卧，曲上足，举臂取之，右中脘、章门二穴，各灸七壮，脐后脊中，灸二七壮，取中脘从䯏骬下取病人四指是穴，灸之无不效也。

治小儿乳癖，用粗线二条，各量两乳头，中间阔狭，于两乳头上，垂下照端直方，停对两乳于左右肋上，各灸七壮，炷如麦大。

治小儿癖出《危氏方》，灸两乳下一寸，各三壮。

治小儿哺露，灸大椎穴；又灸尺泽，在腕内横纹中尖；又灸九角。

治小儿疳蚀疮，灸第十五椎侠脊两傍七壮，未瘥，再加七壮。

治小儿腹满，不能食饮，穴：悬钟。

治羸瘦不肥，食饮少，不生肌肤出《资生经》，灸胃俞，三壮，一作一壮在第十二椎下两傍，各一寸半。

治小儿身羸瘦，贲豚腹肿，四肢懈惰，肩背不举出《济生拔粹方》，灸章门二穴，二七壮，在大横外直脐季肋端，侧卧，屈上足伸下足举臂取之。

治小儿大肠虚，肛门出出《直指方》，灸百会穴，直取前后发际折中，横取两耳尖折中，在头之中心，端正螺毛处是也。两手握蒜灸，灸则肛肠自收。

治小儿脱肛泻血，每发脏腑撮痛不可忍者出《明堂经》，灸百会穴，七壮。

治小儿痢下赤白，秋末脱肛，每厕腹痛不可忍者《明堂》作肛疼。灸十二椎下节间，名接脊穴，一壮。

治脏热，肛门脱出，及痔痢脱肛，体瘦渴饮，形容瘦悴，诸治不瘥，灸顶上旋毛中，三壮。即入；又灸尾翠骨三壮；又灸脐中，随年壮。○岐伯曰：兼三伏内，用桃枝水浴儿，午时当日灸之，后用青绵子拭，当有痔虫随汗而出，此法神妙。

目病

治小儿雀目疳眼，及眼暗冷泪，穴：睛明。

治小儿疳眼，灸合谷，一壮。

治目涩怕明，状如青盲，灸中渚，各一壮。

治小儿奶癖，目不明，灸肩中俞，各二十壮《明堂》作各一壮。

治小儿二三岁，忽发两眼大小角俱赤，灸

大指次指后间一寸五分陷者中，各三壮。

治小儿热毒风盛，眼睛疼痛，灸手中指本节头三壮，名拳尖也。

治小儿三五岁，两眼每至春秋，忽生白翳遮瞳子，疼痛不可忍者，灸九椎上一壮。

治雀目夜不见物出《全婴方》，灸手大指甲后一寸，内廉横纹头白肉际各一壮，亦治翳障。

治小儿斑疮入眼，灸大杼二穴各一壮，顶后第一椎下两傍各一寸半陷者中，炷如小麦大。

治小儿目不明，穴：肝俞，可灸一二七壮。

治小儿口吐臭气出《幼幼新书》，灸手心，一炷。

治小儿口中肿，或有疮蚀断，腥臭秽气冲人，灸劳宫，七壮。

口耳喉舌病

治小儿重舌，灸行间，随年壮，穴：在足大指岐中；又灸两足外踝上三壮。

治喉中鸣，咽乳不利，穴：璇玑，灸三壮。

治小儿急喉病出《幼幼新书》，灸天突穴，一壮。

治喉痹，哽噎咽肿不得息，水浆不下出《全婴方》，灸膈俞在第七椎下两傍各一寸半。又灸鸠尾在蔽骨下五分。

治耳聋嘈嘈无所闻出《全

癞病

治小儿癞法

右将儿坐碓头祝之曰坐汝令儿某甲阴囊癞故灸汝三七二十一枚灸訖便牽小兒令雀頭下向者囊縫當陰頭灸縫上七壯即消已驗艾炷蝟鬐頭大耳

治小兒氣癩灸厥陰大敦左灸右右灸左各一壯

治小兒胎疝痛不得乳 穴築賓 治小兒卒疝嘔逆 穴太衝

惡寒喉乾腹腫內踝前痛淫濼䯒痠腋下腫

又云治小腹痛小便不利如淋 者拔粹方

治小兒偏墜若非胎中所有在後生兒出濟生

灸莖下堅囊前中門強子上七壯即愈

治小兒疝氣陰囊核腫痛

如一歲兒患甚向陰下縫小下有血灸三壯瘥如五歲兒以上患即從陰上有穴灸之即愈又法灸大敦七壯

治小兒胎產疝卵便腫者

灸囊後縫十字文當上三壯春灸夏較夏灸秋較秋灸冬較冬灸春較

婴方》，灸浮白，在耳后入发一寸。

治小儿耳聋，穴：颅囟。

针牙疼出《幼幼新书》，针随左右边疼，在手大指次指掌间入一寸，得气泻，补三十九息。

大小便病

治小儿遗尿，亦治尿血，灸脐下一寸半，随年壮；又灸大敦，三壮。

治小儿尿血，灸第七椎两傍各三寸，随年壮。

治大小便不利，欲作腹痛，灸营冲四穴，百壮穴在胸背脊四面各一寸。

治腹热闭，时大小便难，腰痛连胸，灸团冈，百壮穴在小肠俞下二寸横三寸间，灸之。

治大小便不通，灸脐下一寸三壮；又灸横，百壮。

治小儿大小便不通，灸口吻两旁各一壮。○治小儿卒不尿。右安盐于脐中，灸之。

治大小便不通，灸八髎穴，在腰目下三寸，背脊相去四寸边，各四穴，计八穴，故名八髎。

治小便不利，大便泄注。灸天枢百壮，穴：在侠脐相去一寸，魂魄之舍，不可针，大法在脐傍一寸，合脐相去可三寸也。

治小便不利，大便数注，灸屈骨端五十壮。

癞病

治小儿癞法，右将儿坐礁头祝之曰：坐，汝令儿某甲阴囊癞，故灸汝三七二十一枚，灸讫，便牵小儿令雀头向下者，囊缝当阴头，灸缝上七壮即消已验，艾炷蝎簪头大耳。

治小儿气㿗，灸厥阴大敦，左灸右，右灸左，各一壮。

治小儿胎疝痛，不得乳，穴：筑宾。

治小儿卒疝，呕逆恶寒喉干，腹肿，内踝前痛，淫泺骱酸，腋下肿，穴：太冲 又云疗小腹痛，小便不利如淋。

治小儿偏坠，若非胎中所有，在后生者出《济生拔粹方》，灸茎下肾囊前中门强子上，七壮即愈。

治小儿疝气，阴囊核肿痛，如一岁儿患甚，向阴下缝小下有血灸三壮，瘥；如五岁儿以上患，即从阴上，有穴，灸之即愈。又法灸大敦七壮，瘥。

治小儿胎产疝，卵便肿者，灸囊后缝十字文，当上三壮，春灸夏效，夏灸秋效，秋灸冬效，冬灸春效。

治小儿阴肿，灸内昆仑二穴，三壮，即太溪穴。

治小儿阴疝、肿发、便肿痛，灸足大指本节三炷，随痛左右灸之。

杂病

治小儿多涕者，是脑门被风拍著，及肺寒也，灸囟会。

治小儿饮水不歇，面目黄者，灸阳纲各一壮。

治小儿五六岁不语者，心气不足，舌本无力，拨转难，灸心俞三壮，或足两踝各三壮。

治小儿卒患肚皮青黑，不急治，须臾即死，灸脐上下左右去脐半寸，并鸠尾骨下一寸，凡五处，各灸三壮。

治小儿囟陷，灸脐上下各寸半，及鸠尾骨端，又足太阴各一壮。

治小儿囟不合，灸脐上下各五分，二穴，各三壮，灸疮未发，囟门先合。

治水气，四肢浮肿及腹大，灸水分三壮，在脐上一寸，炷如小麦大。

小儿龟背，生时被客风拍着脊骨，风达于髓也，以致如是，灸肺俞、心俞、膈俞各三壮。然法亦累用，十有三得效，亦无全效之功。符直殿之孙绍熙，辛亥春，灸即效。

治小儿龟胸，缘肺热胀满，攻胸膈所缘生，又缘乳母食热面五辛，致使转更胸高起也，灸两乳前各一寸五分，上两行三骨罅间六处，各三壮，炷如小麦大。春夏从下灸上，秋冬从上灸下，若不依此法，灸十患不愈一二也。

治失欠颊车蹉，灸背第五椎，一日二七壮，满三日未瘥，灸气冲二百壮，胸前喉下旧骨中是，亦名气堂。

治颊车蹉闪，灸足内踝上三寸宛宛中，或三寸五分百壮，三报。此三阴交穴也。

治小儿食，每头痛及五心热者，穴：譩譆。

治小儿胁下满泻痢，体重，四肢不收，痎癖积聚，腹痛不食，痰疟寒热，灸脾俞二穴在十一椎下两傍，相去各一寸五分。○又治腹胀引背，食饮多，渐渐黄，可灸七壮。黄疸者，可灸三壮。

治瘾疹痒痛方，灸曲池二穴。小儿随年壮，发即灸之，神良。

治邪病卧瞑瞑如死，灸风府五壮，在后发际上一寸大筋内宛宛中，禁针，妄语鬼言，灸鬼禄五壮，刀子决断尤佳，凡人中恶先掐鼻是也。又法大叫狂走，灸足三里，在膝下三寸胫外。又法邪病四肢重痛，并诸杂候，尺泽主之，在动脉中。

治咳嗽久不瘥，灸肺俞五壮，在第三椎下两傍各一寸半。

治咳而泄不欲食，穴：商丘。○治小儿心疼，灸足大拇指中节上三艾即止，男左女右。

治小儿顶肿，穴：前顶。○治小儿鼻多清涕，穴：前顶。

《普济方》卷四百二十四

图书在版编目（CIP）数据

中国针灸大成. 综合卷. 普济方·针灸门 / 石学敏总主编；王旭东，陈丽云，梁尚华执行主编. — 长沙：湖南科学技术出版社，2020.12
ISBN 978-7-5710-0807-9

Ⅰ. ①中… Ⅱ. ①石… ②王… ③陈… ④梁… Ⅲ. ①《针灸大成》②方书－中国－明代 ③针灸学－中国－明代 Ⅳ. ①R245②R289.348

中国版本图书馆CIP数据核字(2020)第205118号

中国针灸大成 综合卷
PUJIFANG ZHENJIUMEN

普济方·针灸门

总　主　编：石学敏
执行主编：王旭东　陈丽云　梁尚华
责任编辑：李　忠　王跃军
出版发行：湖南科学技术出版社
社　　址：长沙市湘雅路276号
网　　址：http://www.hnstp.com
湖南科学技术出版社天猫旗舰店网址：
　　　　　http://hnkjcbs.tmall.com
邮购联系：本社销售部 0731-84375808
印　　刷：湖南凌宇纸品有限公司
　　　　　（印装质量问题请直接与本厂联系）
厂　　址：长沙市长沙县黄花镇黄花工业园
邮　　编：410137
版　　次：2020年12月第1版
印　　次：2020年12月第1次印刷
开　　本：889mm×1194mm　1/16
印　　张：64.5
字　　数：1539 千字
书　　号：ISBN 978-7-5710-0807-9
定　　价：645.00元

（版权所有·翻印必究）